临床实用中医与针灸推拿

主编 周东侠 陈 丽 刘 洋 王 霞
魏新颖 周晓静 白 楠

黑龙江科学技术出版社
HEILONGJIANG SCIENCE AND TECHNOLOGY PRESS

图书在版编目（CIP）数据

临床实用中医与针灸推拿 / 周东侠等主编. -- 哈尔滨：黑龙江科学技术出版社，2023.4

ISBN 978-7-5719-1849-1

Ⅰ．①临… Ⅱ．①周… Ⅲ．①针灸学②推拿 Ⅳ．①R24

中国国家版本馆CIP数据核字（2023）第051538号

临床实用中医与针灸推拿
LINCHUANG SHIYONG ZHONGYI YU ZHENJIU TUINA

主　　编	周东侠　陈　丽　刘　洋　王　霞　魏新颖　周晓静　白　楠
责任编辑	陈兆红
封面设计	宗　宁
出　　版	黑龙江科学技术出版社
	地址：哈尔滨市南岗区公安街70-2号　邮编：150007
	电话：（0451）53642106　传真：（0451）53642143
	网址：www.lkcbs.cn
发　　行	全国新华书店
印　　刷	黑龙江龙江传媒有限责任公司
开　　本	787 mm×1092 mm　1/16
印　　张	27.75
字　　数	704千字
版　　次	2023年4月第1版
印　　次	2023年4月第1次印刷
书　　号	ISBN 978-7-5719-1849-1
定　　价	198.00元

编委会

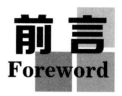

前言
Foreword

  中医学是在古代朴素的唯物论和自发的辩证法基础上,通过长期医疗实践逐步形成并发展而成的医学理论体系。中医学以阴阳五行作为理论基础,将人体看作气、形、神的统一体,通过望、闻、问、切四诊合参的方法,探求病因、病性、病位,分析病机及人体五脏六腑、经络关节、气血津液的变化,判断邪正消长,进而得出病名、归纳证型、制订治法,使用中药、针灸、推拿、按摩、拔罐、气功、食疗等多种治疗手段,使人体达到阴阳调和而康复。其中,针灸、推拿疗法因其经济实惠、安全便捷、疗效显著而备受推崇。为适应时代发展潮流、帮助中华传统医疗技术更加广泛深入地传播,我们特组织一批专家编写了《临床实用中医与针灸推拿》一书。

  本书凝结了编者们多年临床经验,充分体现了中医整体观念与辨证论治的特色。内容编排上,首先介绍了中医基础理论知识,使读者得以窥见中医传统精华;然后讲解了肺系、脾胃系、肝胆系等病证的中医内科治疗方法,重点突出中医在辨证分型方面的独特优势;最后,从辨证取穴的视角讲述了各科病证的针灸、推拿疗法,并特色性地讲解了针灸推拿在康复科的临床应用。本书充分结合历史文化发展中的中医精粹与现代前沿科研成果,内容精炼、主次分明,适合临床各级中医医师、针灸推拿医师及医学院校学生阅读。

  由于中医文化博大精深、内容浩如烟海,加之编者们学识与时间有限,书中难免存在不足之处,恳请读者见谅,并提出宝贵的修改意见,以期再版时修正完善。

《临床实用中医与针灸推拿》编委会

2022 年 11 月

目录
Contents

第一章

中 医 学 说

第一节 阴 阳 学 说

阴阳学说是中国古代朴素的对立统一理论,它认为阴和阳两个对立统一的方面贯穿于一切事物之中,是一切事物运动和发展变化的根源及规律。

阴阳是宇宙中相互关联的事物或现象对立双方属性的概括。凡是运动的、外向的、上升的、温热的、无形的、明亮的、兴奋的都属于阳,相对静止的、内守的、下降的、寒冷的、有形的、晦暗的、抑制的都属于阴。

一方面阴阳双方是通过比较而分阴阳:如60 ℃的水同10 ℃的水相比当属阳,但同100 ℃的水相比则属阴,因此,单一事物就无法定阴阳;另一方面,阴阳之中复有阴阳,如昼为阳,夜属阴,而白天的上午属阳中之阳,下午则属阳中之阴,黑夜的前半夜为阴中之阴,后半夜为阴中之阳。但是必须注意任何事物都不能随意分阴阳,不能说寒属阳,热属阴,也不能说女属阳,男属阴,必须按照阴和阳所特有的属性来一分为二才是阴阳。

阴阳学说的基本内容概括为以下5个方面。

一、阴阳交感

阴阳交感是指阴阳二气在运动中互相感应而交合的过程,阴阳交感是万物化生的根本条件。在自然界,天之阳气下降,地之阴气上升,阴阳二气交感,形成云、雾、雷、电、雨、露,生命得以诞生,从而化生出万物。在人类,男女媾精,新的生命个体诞生,人类得以繁衍。如果阴阳二气在运动中不能交合感应,新事物和新个体就不会产生。

二、阴阳对立制约

对立即相反,如上与下、动与静、水与火、寒与热等。阴阳相反导致阴阳相互制约。如温热可以驱散寒气,冰冷可以降低高温,水可以灭火,火可以使水沸腾化气等,温热与火属阳,寒冷与水属阴,这就是阴阳对立相互制约。阴阳双方制约的结果,使事物取得了动态平衡。

三、阴阳互根互用

阴阳互根是指一切事物或现象中相互对立着的阴阳两个方面,具有相互依存、互为根本的关

1

系,即阴和阳任何一方都不能脱离另一方而单独存在。每一方都以相对的另一方的存在为自己存在的前提和条件;如热为阳,寒为阴,没有热也就无所谓寒,没有寒也就无所谓热。阴阳互用是指阴阳双方不断地资生,促进和助长对方;如藏于体内的阴精,不断地化生为阳气,保卫于体表的阳气,使阴精得以固守于内,即阴气在内,是阳气的根本,阳气在外是阴精所化生的。

四、阴阳消长平衡

阴阳消长平衡是指对立互根的双方始终处于一定限度内的彼此互为盛衰的运动变化之中,致阴消阳长或阳消阴长等,包括以下四种类型。

(一)此长彼消

这是制约较强造成的,如热盛伤阴、寒盛伤阳皆属此类。

(二)此消彼长

这是制约不及所造成的,如阴虚火旺、阳虚阴盛皆属此类。

(三)此长彼亦长

这是阴阳互根互用得当的结果,如补气以生血、补血以养气。

(四)此消彼亦消

这是阴阳互根互用不及所造成的,如气虚引起血虚、血虚必然气虚,阳损及阴、阴损及阳等。

五、阴阳相互转化

阴阳相互转化指对立互根阴阳双方在一定条件下可以各自向其相反的方面发生转化。即阳可转为阴,阴可转为阳,气血转化,气精转化,寒热转化等,一般都产生于事物发展变化的"物极"阶段,即所谓"物极必反"。阴阳消长是一个量变的过程,而阴阳转化是在量变基础上的质变。

(魏新颖)

第二节 五 行 学 说

五行学说也属古代哲学范畴,是以木、火、土、金、水五种物质的特性及其"相生"和"相克"规律来认识世界、解释世界和探求宇宙规律的一种世界观和方法论。所谓五行是指木、火、土、金、水五种物质及其运动变化。

一、五行特性

(一)木的特性

"木曰曲直","曲"屈也,"直"伸也。曲直即是指树木的枝条具有生长柔和,能曲又能直的特性。因而引申为凡具有生长、升发、条达、舒畅等性质或作用的事物均归属于木。

(二)火的特性

"火曰炎上","炎"是焚烧、热烈之义,"上"是上升。"炎上"是指火具有温热上升的特性。因而引申为凡具有温热、向上等特性或作用的事物,均归属于火。

（三）土的特性

"土爰稼穑"，"爰"通"曰"，"稼"即种植谷物，"穑"即收割谷物。"稼穑"泛指人类种植和收获谷物的农事活动。因而引申为凡具有生化、承载、受纳等性质或作用的事物，均归属于土。

（四）金的特性

"金曰从革"，"从"由也，说明金的来源，"革"即变革，说明金是通过变革而产生的。自然界现成的金属极少，绝大多数金属都是由矿石经过冶炼而产生的。冶炼即变革的过程，故曰"金曰从革"。因而凡具有沉降、肃杀、收敛等性质或作用的事物，都归属于金。

（五）水的特性

"水曰润下"，"润"即潮湿、滋润、濡润，"下"即向下、下行，"润下"是指水滋润下行的特点。故引申为凡具有滋润、下行、寒凉、闭藏等性质或作用的事物皆归属于水。

二、自然界五行结构系统

见表1-1。

表1-1　自然界五行结构系统

五行	五音	五味	五色	五化	五方	五季	五气
木	角	酸	青	生	东	春	风
火	徵	苦	赤	长	南	夏	暑
土	宫	甘	黄	化	中	长夏*	湿
金	商	辛	白	收	西	秋	燥
水	羽	咸	黑	藏	北	冬	寒

* 长夏指农历六月份。

三、人体五行结构系统

见表1-2。

表1-2　人体五行结构系统

五行	五脏	五腑	五官	形体	情志	五声	变动	五神	五液	五华
木	肝	胆	目	筋	怒	呼	握	魂	泪	爪
火	心	小肠	舌	脉	喜	笑	忧	神	汗	面
土	脾	胃	口	肉	思	歌	哕	意	涎	唇
金	肺	大肠	鼻	皮	悲	哭	咳	魄	涕	毛
水	肾	膀胱	耳	骨	恐	呻	栗	志	唾	发

人体五行结构系统构成了中医藏象学说的理论构架。

四、五行的生克制化规律

（一）五行相生

五行相生是五行之间递相资生、促进的关系，是事物运动变化的正常规律。其次序为木生火、火生土、土生金、金生水、水生木。

(二)五行相克

五行相克是五行之间递相克制、制约关系,是事物运动变化的正常规律。其次序为木克土、土克水、水克火、火克金、金克木。

五行相生关系又称为"母子关系",任何一行都存在"生我"和"我生"两方面的关系。"生我者为母","我生者为子"。五行相克关系又称为"所胜""所不胜"关系,"克我"者为"所不胜","我克者"为"所胜"。

(三)五行制化

五行制化是指五行之间生中有制,制中有生,递相资生制约以维持其整体的相对协调平衡的关系。如木克土,土生金,金克木,说明木克土,而土生金,金反过来再克木,维持相对平衡关系。水克火,水生木,木生火。说明水既克火,又间接生火,以维持相对协调平衡的关系。

五、五行乘侮和母子相及

(一)五行相乘

五行相乘是五行中的某一行对被克者的另一行过度克制,从而致事物与事物之间失去了正常的协调关系,其原因是克我者一行之气过于强盛或我克者一行之气本气虚弱。如生理状态下,木克土;在病理状态下,即出现木乘土,原因有木旺乘土或土虚木乘。

五行相乘规律与五行相克的次序完全一致,但意义不同,前者是病理状态,后者是生理状态。

(二)五行相侮

五行相侮是五行中某一行对原来克我者的一行反向克制,从而使事物间失去了正常的协调关系。其原因是我克者一行之气过于强盛或克我者一行之气本身虚弱。如生理状态下,木克土;在病理状态下,即出现土侮木。五行相侮规律与五行相克规律相反,是一种病理状态。

(三)母子相及

1.母病及子

母行异常影响到子行,结果母子两行均异常。

2.子病犯母

子行异常影响到母行,结果母子两行均异常。

(魏新颖)

第三节　藏象学说

藏象学说是通过对人体的生理、病理现象的观察,研究人体脏腑等的生理功能、病理变化及其相互关系的学说。

一、内脏的分类及其区别

见表 1-3。

表1-3 内脏的分类及其区别

类别	内容	生理功能特点	形态特点
五脏	心,肝,脾,肺,肾	藏精化气生神 藏精气而不泻 满而不能实	主要为实体性器官
六腑	胆,胃,大肠,小肠,膀胱,三焦,心包络	传化物而不藏 实而不能满 以通降为用	多为管腔性器官
奇恒之腑	脑,髓,骨,脉,胆,女子胞(精室)	藏精气而不 泻,不传化物 除胆外,无表里关系 除胆外,无阴阳五行配属关系	形态中空有腔 相对密闭

二、五脏

(一)心的主要生理功能及病理表现

1.心主血脉

心主血脉是指心气推动血液在脉中运行,流注全身,发挥营养和滋润作用。心主血脉的前提条件是心行血,指心气维持心脏的正常搏动,推动血液在脉中运行;心生血,是指心火将水谷精微"化赤"生血;心主脉,是指脉道的通畅,血液在脉中的正常运行,形成脉象。心主血脉的生理表现,主要从以下四个方面观察。面色红黄隐隐,红润光泽;舌质淡红;脉象和缓有力,节律均匀,一息四至;虚里搏动(指心尖)和缓有力,节律均匀,其动应手。其病理表现:心气虚,心血虚,血脉空虚可导致心悸不安,面色苍白或萎黄,舌质淡白,脉细弱微,虚里心悸不安;心血瘀,心血阻滞,可出现心绞痛症状,面色灰暗,唇青舌紫,脉结、代、促、涩,虚里闷痛。

2.心藏神

心藏神主要是指心具有主宰人体五脏六腑,形体官窍的一切生理活动和人体精神意识思维活动的功能。而精神意识思维活动主要体现在五神,即神、魂、魄、意、志。五志,即喜、怒、忧、思、悲。五神五志又分属五脏,但主宰是心。中医学中有心(属五脏)和脑(属奇恒之腑)等概念,但以心概脑。心主神志的生理表现,主要是精神饱满,反应灵敏。其病理表现:①心不藏神:反应迟钝,健忘,神志亢奋,烦躁不安,失眠,谵语多梦。②神志衰弱:神志不合,萎靡不振;神志错乱和癫狂等,后者属现代医学重型精神病范畴。

(二)肺的主要生理功能和病理表现

1.肺主宣发

肺主宣发指肺气向上升宣,向外布散。其生理作用:①通过呼吸运动,排除人体内浊气;②通过人体经脉气血运行,布散由脾转输而来的水谷精微、津液于全身,内至五脏六腑,外达肌腠皮毛;③宣发卫气,调节腠理开合,排泄汗液,并发挥抗邪作用。

病理表现为肺失宣发:恶寒发热、自汗或无汗、胸闷、咳喘、鼻塞、流清涕,属现代医学上感范畴。

2.肺主肃降

肺主肃降指肺气向下通降或使呼吸道保持洁净,其生理作用:①通过呼吸运动,吸入自然界清气。②通过经脉气血运行,将肺吸入清气和由脾而来的水谷精微,津液下行布散。③通过咳嗽等反射性保护作用,肃清呼吸道内过多的分泌物,以保持其清洁。

其病理表现:肺气上逆,肺失肃降,胸闷,咳喘。

3.肺主气,司呼吸

肺主气指肺具有主持呼吸之气、一身之气的功能概括。肺司呼吸,指肺具有呼浊吸清,实现机体内外气体交换的功能。其生理作用如下:①吸入自然界的清气,促进人体气的生成,营养全身。②呼出体内浊气,排泄体内废物,调节阴阳平衡。③调节人体气机的升降出入运动。

其病理表现:胸闷,咳喘,呼吸不利,呼吸微弱。

4.肺主通调水道

肺主通调水道指肺主宣发肃降功能,对体内水液的输布排泄起着疏通和调节作用。水道指人体内水液运行的通道。肺主通调水道其生理作用主要是调节体内水液代谢的平衡。机制主要是肺主宣发使津液向外、向上散布,濡养脏腑、器官、腠理、皮毛,呼浊和排汗,将部分水分和废物排出人体外。肺主肃降,使津液下行布散,濡养人体,使代谢后水液下行布散至膀胱,通过膀胱的气化作用生成尿液。

其病理表现:肺通调失职可出现痰饮水肿。

5.肺朝百脉,助心行血

肺朝百脉指全身血液通过经脉聚会于肺并进行气体交换,再输布于全身。肺气宣发肃降具有协助心脏、助心行血、促进血液运动的作用。

其病理表现:肺气虚,血脉瘀滞,肺气宣降失调,胸闷,心悸,咳喘,唇青舌紫。

6.肺主治节

肺主治节指肺具有协助心脏对机体各个脏腑组织器官生理活动的治理调节作用,是肺的生理功能的概括。

(三)脾的主要生理功能和病理表现

1.脾主运化水谷

脾主运化水谷指脾对饮食物的消化,化为水谷精气,以及对其的吸收、转输和散精作用。其生理机制:①脾协助胃消磨水谷。②脾协助胃和小肠把饮食物化为水谷精微。③吸收水谷精微转输到心肺,经肺气宣发肃降而布散全身经脉、气血。

病理表现:主要表现为纳少,腹胀,便溏,四肢倦怠无力,少气懒言,面色萎黄,舌质淡白。

2.脾主运化水液

脾主运化水液指脾对水液的吸收、转输、布散作用。其生理机制:①脾吸收津液。②将津液转输到肺,通过肺的宣降而布散全身,起濡养作用,转输到肾、膀胱,经膀胱的气化作用而形成尿液。病理表现主要是脾虚失运而致水液停滞,表现内湿。痰饮,水肿,带下,泻泄等。

3.脾主升清

脾主升清指脾具有将水谷精微等营养物质吸收并入心肺头目,通过心肺的作用化生气血以营养全身的功能。其病理表现:①升清不及可出现眩晕、腹胀、便溏、气虚的表现。②中气下陷,腹部胀坠,内脏下垂,如胃下垂、脱肛、子宫下垂等。

4.脾主统血

脾主统血指脾有统摄血液在脉内运行,不使其逸出脉外的作用。脾不统血表现有脾气虚,出血,崩漏,尿血,便血,皮下出血等。

(四)肝的主要生理功能及病理表现

1.肝主藏血

肝主藏血指肝具有贮藏血液、调节血量、防止出血的生理功能。其病理表现:①机体失养:如头目失养,视力模糊,夜盲,目干涩,眩晕;筋脉失养:肢体拘急,麻木,屈伸不利;胞宫失养:月经后期,量少,闭经,色淡,清稀。②血证:肝血虚,肝火旺盛,热迫血行。③肝肾阴虚:肝阳上亢,阳亢生风,眩晕,上重下轻,头胀痛,四肢麻木。④月经过多,崩漏。

2.肝主疏泄

肝主疏泄指肝具有疏通、宣泄、升发、调畅气机等综合生理功能,其病理表现如下。疏泄不及:气郁,气滞,胸胁、乳房、少腹胀痛。疏泄太过:气逆,面红目赤,心烦易怒,头目胀痛。气滞则血瘀,胸胁刺痛,痛经,闭经。气滞则水停,鼓胀水肿。肝失疏泄还可引起肝脾不调、肝胃不和致腹胀,恶心,呕吐,嗳气,返酸。肝胆气郁则口苦,恶心,呕吐,黄疸等。肝气郁结:闷闷不乐,多疑善虑,喜太息。肝气上逆,情志亢奋,急躁易怒,失眠多梦。肝失疏泄可引起气血不和,冲任失调,经带胎产异常,不孕不育。

(五)肾的主要生理功能及病理表现

1.肾藏精

肾藏精是指肾具有封藏精气、促进人体生长发育和生殖功能,以及调节机体的代谢和生殖活动的作用。

肾精包括先天之精和后天之精。先天之精指禀受于父母的生殖之精,后天之精即水谷精微和脏腑之精,二者之间的关系是后天之精依赖于先天之精活力资助,才能不断化生,先天之精依赖于后天之精的培育充养。肾精可化生肾气,肾气有助于封藏肾精。肾中精气按其功能类别可划分为肾阴、肾阳。肾阴是指肾中精气对各脏腑组织器官起滋养濡润作用的生理效应。肾阳指肾中精气对各脏腑组织器官起推动温煦作用的生理效应。

病理表现:①肾中精气不足,可导致生长发育障碍,生殖繁衍能力减弱,发生某些遗传性或先天性疾病。②肾阴阳失调,肾阳虚可致虚寒证,肾阴虚可致虚热证。

2.肾主水液

肾主水液指肾主持和调节人体的水液代谢平衡。人体代谢水液经三焦下行归肾,肾将含废物成分多的水液下注膀胱。通过肾及膀胱气化作用而排出体外,以维持体内水液代谢的平衡。

病理表现:肾气(阳)虚(肾气不化)可致气化失常,导致水液代谢障碍,津液停滞,尿少,痰饮水肿,癃闭;津液流失(肾气不固),尿频,尿多。

3.肾主纳气

肾主纳气指肾具有摄纳肺所吸入的清气,以防止呼吸表浅的作用。

病理表现:呼吸表浅微弱,呼多吸少,动辄气喘。

三、六腑

(一)胆的生理功能

藏泻精汁助消化。

（二）胃的生理功能

1.主受纳，腐熟水谷

主受纳，腐熟水谷指胃具有接受容纳饮食物，消化饮食物成为食糜，吸收水谷精微和津液的功能。

2.胃主通降，以通降为和

胃主通降，以通降为和指胃气下行降浊特点而言，主要是指胃受纳水谷并将食糜下传入小肠的作用，同时也概括了胃气协助小肠将食物残渣下传入大肠协助大肠传化糟粕的功能。

（三）小肠的生理功能

1.主受盛化物

主受盛化物指小肠具有接受由胃下降的食糜并将其进一步消化，化为水谷精微的功能。

2.主分清别浊

主分清别浊指小肠将食糜进一步分别为水谷精微、津液和食物残渣、剩余水分的功能。

（四）大肠的生理功能

主传化糟粕，具有接受食物残渣，吸收水分，将食物残渣化为粪便，排出大便的功能。

（五）膀胱的主要生理功能

贮藏津液排泄小便。

（六）三焦的概念及生理功能

三焦的概念其一是指脏腑的外围组织，是分布于胸腹腔的大腑，又称孤腑，其主要功能：①通行元气：元气通过三焦而至五脏六腑，推动和激发各脏腑生理功能活动。②决渎行水：具有疏通水道、通行水液的功能，是水液、津液运行输布的道路。

三焦的概念其二是指人体上中下三个部位及其相应脏腑功能的概括。上焦指膈以上，即心、肺、心包络、头面部、上肢。中焦指膈以下脐以上，包括脾、胃、肝脏等。下焦指脐以下，包括肝、肾、大小肠、膀胱、精室、子女胞、下肢。其中肝按功能特点可划归下焦，按部位分类划归中焦。三焦的主要生理功能："上焦如雾"，指上焦心肺布散全身津液，营养周身的作用，如同雾露弥散一样。"中焦如沤"，指中焦脾胃消化饮食物，吸收水谷精微，津液的作用，如同酿酒一样。"下焦如渎"，指胃、大肠、小肠、膀胱传导糟粕，排泄废物作用，如同沟渠必须疏通流畅。

四、脏与脏之间的关系

（一）心和肺

心和肺主要表现在气血互根互用。肺主气司呼吸，生成宗气，主宣降，肺朝百脉，助心行血，促进心主血脉的生理功能。心行血，肺脏得养，血为清气载体而布散全身，促进肺主宣降的生理功能。

（二）心和脾

心和脾主要表现在血液的化生、运行上的相辅相成。脾运化水谷精微，则心血充盈。心脏化赤生血，则脾得血养。脾主统血，防止血逸脉外，心气维持心脏的正常搏动，推动血行脉中。

（三）心和肝

心和肝主要反映在血液运行，精神活动的相辅相成。心气维持心脏的正常活动；肝主疏泄则气机条畅，促进血液运行，肝主藏血，调节人体部分血量，有助于血液的正常运行。在精神活动方面，心藏神，产生和主宰人的精神活动，调节人体脏腑生理功能，肝主疏泄，调畅人的精神情志活动,肝藏魂,主谋虑。

（四）心和肾

心和肾主要表现在心肾相交。肾阴上济于心,以滋心阴,则心火不亢,心火下降于肾,以温肾阳,则肾水不寒。

（五）肺与脾

肺与脾主要表现在气的生成,津液输布代谢的协同作用。脾为生气之源,脾主运化水谷精微功能旺盛,则水谷精气来源充足。肺为主气之枢,肺在自然界中吸入的清气和脾主运化的水谷精气,合称宗气。肺的宣降作用推动全身气血正常运行。在代谢方面,脾主运化水液,上输布于肺,经肺的宣降而输布全身,肺主宣降,通调水道,防止内湿痰饮。

（六）肺与肝

肺与肝主要表现在气机升降协调,气血运行的协同作用。肺主肃降,肝主升发,升降相因,则气机协调,肺朝百脉助心行血,促进气血运行,肝主疏泄,气机条畅,促进血液运行,肝主藏血,调节血量,有助于血液的正常运行。

（七）肺与肾

肺与肾主要表现在水液代谢,呼吸运动,脏阴互资的协同作用。肾主水液,升清降浊,肺主宣发肃降,通调水道,维持水液代谢平衡。肺司呼吸,肺主气,肾主纳气,摄纳肺从自然界吸入之清气,防止呼吸表浅,肾阴是一身阴液之根本,肾阴充养肺阴,肺主肃降下输清气、水谷精气滋养肾阴。

（八）肝与脾

肝与脾主要表现在对饮食物的消化、血液的生成运行方面的协同作用。"土得木而达",脾属土,肝属木,肝主疏泄,气机条畅,促进脾纳腐运化,促进脾升胃降,疏泄胆汁,进入小肠,有助消化。"木赖土以培之",脾胃功能健旺,气血生化有源,促进肝藏血,藏魂。脾主运化水谷精微,气血生成有源,肝主疏泄,气机条畅,促进血液运行,肝主藏血,调节血量。脾主统血,防止血逸脉外。

（九）肝与肾

肝与肾主要表现在肝肾同源。肝藏血,肾藏精,精血同源于水谷精微,且精血互化。

（十）脾与肾

脾与肾主要表现在水液代谢中的协同作用（见前述）和先后天的资生促进作用。肾阳温煦脾阳,脾运化水谷精微充养肾精。

由于六腑是以传化物为其生理特点,故六腑之间的相互关系主要体现于饮食物的消化吸收和排泄过程中的相互联系和密切配合。

五脏与六腑之间的关系,实际上就是阴阳表里的关系,由于脏属阴,腑属阳,脏为里,腑为表,一脏一腑,一阴一阳,一里一表,相互配合,并有经脉相互络属,从而构成脏腑之间的密切联系。

（魏新颖）

第四节 经络学说

经络是经脉和络脉的总称,是人体运行全身气血,联络脏腑形体官窍,沟通上下内外的通道。

经络学说是研究人体经络系统的组织结构、生理功能、病理变化及其与脏腑形体官窍、气血津液等相互关系的学说,是中医理论体系的重要组成部分。

一、经络系统

经脉是人体气血循行的主要通道,经脉包括十二正经、奇经八脉和十二经别。经脉有固定的循行路线,且循行部位一般较深,多纵行分布于人体上下。十二正经包括手、足三阴经和手、足三阳经。奇经包括督脉、任脉、冲脉、带脉、阴跷脉、阳跷脉、阴维脉、阳维脉。十二经别是十二经脉的较大分支,起于四肢,循行于脏腑深部,上出于颈项浅部。

络脉也是经脉的分支,但多无一定的循行路径,纵横交错,网络全身,多布于人体浅表。络脉有别络、浮络和孙络之分,其中别络的主要功能是加强相为表里的两条经脉之间在体表的联系。

经脉外连经筋和皮部,经脉络脉内络属脏腑,联系全身的组织、器官,散布于体表各处,同时深入体内,连属各个脏腑。经络的基本生理功能是运行全身气血,营养脏腑组织,联络脏腑器官,沟通上下内外,感应传导信息,调节功能平衡。

二、十二经脉

(一)经脉的命名与分布

经脉的命名主要是根据阴阳、手足、脏腑三个方面而定的。人体各部位按阴阳分类,脏为阴,腑为阳,内侧为阴,外侧为阳,手经循于上肢,足经循于下肢。阴经属脏,循行于四肢内侧,阳经属腑,循行于四肢外侧。

十二经脉命名及分布规律见表 1-4。

表 1-4　十二经脉命名及分布规律

			(前)	(中)	(后)
十二经脉	阴经	手	肺	心包	心
		(内侧)	太阴	厥阴	少阴
		足	脾	肝	肾
	阳经	手	大肠	三焦	小肠
		(外侧)	阳明	少阳	太阳
		足	胃	胆	膀胱

(二)走向规律

手之三阴,从胸走手;手之三阳,从手走头;足之三阳,从头走足;足之三阴,从足走腹胸。阴经向上,阳经向下。

(三)交接规律

阴阳经交于四肢末端,阳经交于头面部,阴经交于内脏,即手三阴经与手三阳经交于上肢末端,手三阳经与足三阳经交于头面部,足三阳经与足三阴经交于下肢末端,足三阴经与手三阴经交于内脏。

(四)表里关系

主要与脏腑的表里关系有关,如手太阴肺经属肺络大肠,手阳明大肠经属大肠络肺,其特点是四肢内外侧相对的两条经互为表里。如手太阴肺经分布于上肢内侧前部,手阳明大肠经分布于上肢外侧前部。

(五)流注次序

手太阴肺经经过食指端传入手阳明大肠经,经过鼻翼旁传入足阳明胃经,经足大趾端传入足太阴脾经,经心中传入手少阴心经,经小指端传入手太阳小肠经,经目内眦传入足太阳膀胱经,经过足小指端足少阴肾经,经胸中传入手厥阴心包经,经无名指端传入手少阳三焦经,经目外眦传入足少阳胆经,经足大趾传入足厥阴肝经,经肺中传入手太阴肺经。

三、奇经八脉

奇经八脉是督、任、冲、带、阴跷、阳跷、阴维、阳维脉的总称。其主要功能是可加强十二经脉之间的联系,调节十二经脉气血,参与肝、肾、女子胞、脑、髓等重要脏器生理功能。其中督脉为阳脉之海,总督一身之阳经。任脉为阴脉之海,总督一身之阴经,冲脉为血海,调节十二经脉气血。

(魏新颖)

第二章

针　法

第一节　针刺临床基本功

《灵枢·官能》云："语徐而安静,手巧而心审谛者,可使行针艾。"《后汉书》云："腠理至微,随气用巧,针石之间毫芒即乖。神存心手之际,心可得解而不可得言也。"这说明针刺手法的基础,一是治神守机,二是随气用巧。手法操作必须做到手巧心静,形神合一,意气相随,才能得神取气,获得临床疗效。

一、治神法及其应用

(一)神与治神

中医藏象理论以精、气、神为人之三宝。生命取源于精,其维持正常活动则有赖于气,而生命现象总的体现即是神。精、气、神三者相互依存,是生命活动的根本。《灵枢·本神》云："生之来谓之精,两精相搏谓之神。"《灵枢·平人绝谷》云："神者,水谷之精气也。"这说明人体的神以先后天精气为基础,从先天而来,赖后天调养以维持,两者不可缺一。神是生命活动的根本,"失神者死,得神者生"(《灵枢·天年》),其主要功能即高级精神意识运动。

神寄藏于五脏,心藏神,肺藏魄,肝藏魂,脾藏意,肾藏志,所谓"五脏神"者。精神意识活动的过程,《灵枢·本神》分为神、魂、魄、意、志、思、虑、智等方面的内容。神是人体维持生命活动的基础,在抵御外邪、保证健康状态的过程中,起着主导作用。故《灵枢·小针解》云："神者,正气也。"神充精足则正气盛,神衰精亏则正气虚。神的功能,还表现在经脉气血运行上,神行则气行,气行则神行,神气相随则经脉运行通畅。故《灵枢·本神》云："脉舍神。"《素问·八正神明论》云："血气者,人之神。"

神周游于全身,游行出入于经络腧穴之中,故《灵枢·九针十二原》云："所言节者,神气之所游行出入也。"节,即腧穴之谓。在针刺操作过程中,必须先治其神、后调其气,使神气相随,方能针刺得气取效。所以,窦汉卿《标幽赋》云："凡刺者,使本神朝而后入;既刺也,使本神定而气随。"这充分强调了治神在针刺治疗过程中的意义。其理论依据,即神气游行出入于腧穴之处。从这个意义上说,针刺得气的过程也就是治神的过程,治神是一切针刺手法的基础。

《素问·宝命全形论》云："凡刺之真,必先治神。"《灵枢·官能》云："用针之要,无忘其神。"治

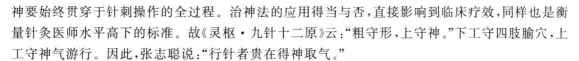

神要始终贯穿于针刺操作的全过程。治神法的应用得当与否,直接影响到临床疗效,同样也是衡量针灸医师水平高下的标准。故《灵枢·九针十二原》云:"粗守形,上守神。"下工守四肢腧穴,上工守神气游行。因此,张志聪说:"行针者贵在得神取气。"

（二）治神法的应用

治神法又称守神法、本神法、调神法等,是通过患者精神调摄和医师意念集中等,使针下得气甚而气至病所,提高临床疗效的方法。治神法包含气功和心理疗法等内容在内,在临床上经常配合应用。

1.针刺前必须定神

定神即医师与患者在针刺前要调整自己的心理状态,调匀自己的呼吸节律,稳定自己情绪变化的过程。如此,患者精神安宁才能显现其真正的脉证之象,医者情绪稳定则可专心分析病情,审察患者的形神变化,亦即"静意视义,观适之变"(《素问·宝命全形论》)的意思。

2.治神要重视心理安慰

治神法要根据患者的心理状态变化而施,掌握其情绪心态的根结加以调摄,进行言语劝导。《灵枢经·师传》云:"告之以其败,语之以其善,导之以其所便,开之以其所苦。"患者与医师之间如此交流感情,心心相印,默契配合,对提高临床疗效大有裨益。

3.进针要注意守神

进针时,医者要全神贯注,目无外视,属意病者,审视血脉,令志在针,意守针尖,迅速穿皮刺入。同时,要随时注意患者的任何神情变化,并嘱咐患者仔细体察针下感觉,配合医者进行操作。在进针后,医者守神则静候气至,正确体察针下指感以辨气,合理调整针刺深浅和方向;患者守神则可促使针下得气,令气易行。

4.行针宜移神制神

针刺入一定深度后,医者宜采用各种催气手法,促使针下得气。同时,又必须双目观察患者的神态和目光,通过医患之间的目光暇接,使患者神情安定。《素问·针解》所云"必正其神者,欲瞻患者目制其神,令气易行也"就是这个意思。在行针过程中,还须通过移神之法,使患者意守针感,促使得气。故《灵枢·终始》云:"浅而留之,微而浮之,以移其神,气至乃休。男内女外,坚拒勿出,谨守勿内,是谓得气。"

5.治神可守气行气

治神法应用得当,可维持和加强针感。在得气后,医者用手紧持针柄,用意念守气勿失,亦即"如临深渊,手如握虎,神无营于众物"(《素问·宝命全形论》)。意念集中于针尖,以意引气,不仅可维持针感,还可促进经气运行,循经感传甚而气至病所。现代临床证明,医者在应用"气至病所"手法时,合理配合"入静诱导""心理暗示"等各种方法,可提高气至病所的发生率。

6.调神可诱导针下凉热

不少有经验的针灸医师,在采用烧山火或透天凉手法时,经常结合静功,发气于指,同时令患者意守病所或针穴,调摄自己的神气,以诱导针下温热或凉爽感。

7.针后要注意养神

针刺以后,宜嘱患者稍事休息,安定神态,并嘱其稳定自己的心态,勿大怒、大喜、大悲、大忧,以免神气耗散。《素问·刺法论》对此有详细介绍。如能配合静功、自我按摩、太极拳等养生方法,则可巩固疗效。

综上所述,治神法是一切针刺手法的基础,应当始终贯穿于针刺过程之中。

(三)医者意气的训练

既然治神法是一切针刺手法的基础,因此医者必须逐步加强自身意气的训练。练太极拳和内养功,就可练意、练气,使全身气血旺盛,形神合一。对于针灸医师的身体素质,应该有特殊的要求。《素问·宝命全形论》云:"针有悬布天下者五……一曰治神,二曰知养身……"清代周树冬《金针梅花诗钞》云:"养身者却病强身也,以不病之身方可治有病之人。"通过练太极拳和内养功治神养身,至少可以达到以下3个目的。

1.蓄积丹田之气以增强周身之力

气是维持生命的动力,脏腑功能的活动都要依靠气。内养功的目的就是培养这种气。练内养功法要求调整呼吸,气沉小腹,肌肉放松,头脑空静,杂念俱除,吸气时以意领气送至丹田,以蓄养真气。这时就会觉小腹微微发热,即所谓少火生气。长期坚持就会使真气充盈,经络畅通,周身之力也就随之加强;并可以通过丹田之气的蓄积,升提上达肩、臂、肘、腕、指,运针而作用于患者,以控制及驾驭经气。

2.调自身之气机以利于控制经气

太极拳是用意练气,也是行气练气的一种运动方法。练太极拳要以意行气,用意不用力,先意动,而后形动。这样就能做到"意到气到、气到力到"。因此可以说太极拳是一种意气运动,这种意气运动的过程也就是调自身气机的过程。

内养功主要是通过意守丹田,调整呼吸以蓄养真气,待真气充盈,然后以意领气,使气行全身,偏重蓄养真气。太极拳把意、气、力合为一体,随动作而运行不止,达到调气机的目的,偏重于运气和用力。两者结合就会相得益彰。久练太极拳和内养功法,才能在针刺时把全身各方面的力量巧妙地调动起来,使之到达指端施于针下。

3.去浮躁二字以练清静之功

作为针灸医师就要禁浮躁。《灵枢·官能》云:"语徐而安静,手巧而心审谛者,可使行针艾。"心浮则不能辨别针下之气,神躁则不能随气用巧。太极拳和内养功法的练习要求心静、气沉,力戒浮躁,但要做到这一点必须经过长期艰苦的训练和坚持不懈的练习。

二、指力的练习

熟练掌握毫针操作,并自如运用于临床,是每一个针灸医师必须做到的。要达到如此水平,只有通过自己不断的练习。医者指力的练习,是针刺手法的基础。持之以恒、循序渐进的手法练习,不仅对初学者十分重要,即便是训练有素者仍然应该坚持不懈,如此则能"手如握虎""徐推其针气自往,微引其针气自来",达到预定的得气效应。

毫针针体细软,犹如毛笔之端,没有相当的指力和熟练的技巧,就难以掌握毫针出入自如,减少进针疼痛,防止弯针、折针和晕针。故行针之法首重指力练习。《灵枢·九针十二原》云:"持针之道,坚者为宝,正指直刺,无针左右。"在练习指力之初,应先练直刺,务求针体垂直于实物,切勿左右倾斜。这样积少成多,天长日久,手指的力量和灵活度就会明显提高。

(一)纸垫练针法

用松软的细草纸或毛边纸,折叠成厚约2 cm的纸垫,外用棉线呈"井"字形扎紧。在此纸垫上可练习进针指力和捻转动作。练习时,一手拿住纸垫,一手如执笔式持针,使针身垂直于纸垫上,当针尖抵于纸垫后,拇、示、中三指捻转针柄,将针刺入纸垫内,同时手指向下渐加一定压力,待刺透纸垫背面后,再捻转退针,另换一处如前再刺。如此反复练习至针身可以垂直刺入纸垫,并能保持针身不弯、不摇摆、进退深浅自如时,说明指力已达到基本要求。做捻转练习时,可将针刺入纸垫后,在原处不停地做拇指与食、中两指的前后交替捻转针柄的动作。要求捻转的角度均匀,运用灵活,快慢自如,应达到每分钟可捻转150次左右。纸垫练针,初时可用短毫针,待有了一定的指力和手法基本功后,再用长毫针练习。同时还应进行双手行针的练习,以适应临床持续运针的需要(图2-1)。

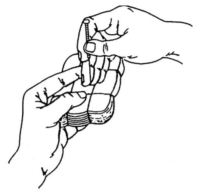

图2-1 纸垫练针法

(二)棉球练针法

取棉絮一团,用棉线缠绕,外紧内松,做成直径6～7 cm的圆球,外包白布一层缝制,即可练针。因棉球松软,可以练习提插、捻转、进针、出针等各种毫针操作手法的模拟动作。做提插练针时,以执毛笔式持针,将针刺入棉球,在原处做上提下插的动作,要求深浅适宜,幅度均匀,针身垂直。在此基础上,可将提插与捻转动作配合练习,要求提插幅度上下一致,捻转角度来回一致,操作频率快慢一致,达到动作协调、得心应手、运用自如、手法熟练的程度(图2-2)。

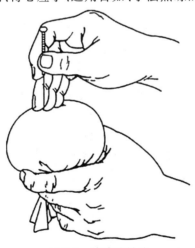

图2-2 棉球练针法

(三)纸板练针法

用毫针在普通包装用纸箱板上练针。练针姿势要求端坐周正,全身放松,呼吸平稳,两脚与肩同宽并自然放平,虚腋、沉肩、垂肘、悬腕,凝神于手下,聚意于指端。针孔要求均匀,针行平直,每天练针半小时以上。这种方法可以增强指力、腕力和悬臂力。由于针粗纸硬,初练3～5分钟即感手指酸痛、肩肘不支,但坚持月余后就会感到整个上肢力量增强。最直接的练针效果就是进针不痛,达到"持针之道,坚者为宝"的要求。本法要在守神前提下进行,在锻炼了上肢力量的同时,也锻炼了清静之功,增强了气机的升提力、定向力,使蓄于丹田的下元之气通过臂、肘、腕、指达于针下,从而驾驭经气。这是进一步的练针方法。

(四)守神练针法

在自制支架木框上,平铺毛边纸1~2张,每边用3~5个图钉固定,亦可用绣花撑夹住1~2张毛边纸。练习者要端坐于支架前,两脚与肩同宽,挺胸、沉肩、垂肘、悬腕,右手持针,在毛边纸上每隔3 cm针一下,扎满一行后换下行继续扎。因毛边纸纤维粗糙不均,每针之间均有细微差别,所以练习者必须要全神贯注于针与纸之间,才能体会出这种差别。随着指力的增强和手法的熟练,可以逐渐增加纸的张数。要求针后针眼横竖成行,针刺时全神贯注,心定神凝,体察针感。

(五)捻转手法的练习

可先练拇指的力量,即右手拇、示二指持针,示指不动,拇指向前、向后均匀捻转。待拇指力量日渐增大以后,再练示指,即右手拇、示二指持针,拇指不动,示指向前、向后均匀捻针。然后,再用拇、示二指交互前后往返搓捻针柄,使针体左右旋转,反复连续不断。在练习本法时,要求针尖保持原位不变,切忌上下移动。同时,在指力日进的过程中,要不断提高捻针的频率,掌握捻针幅度,逐步达到运针自如的境界。

(六)提插手法的练习

待捻转手法纯熟之后,再练习提插手法。右手三指持针,在物体内上下提插,提针和插针时要保持幅度均匀、起落有度、深浅适宜和针体的垂直。同时,在指力日进的过程中,要不断提高提插频率,掌握提插在小幅度(1分左右)范畴内行针,用力上提和下插。待上下提插行针自如以后,再练习紧按慢提或慢按紧提的补泻手法。

(七)颤法和捣法的练习

捻转、提插练习以后,可练习颤法和捣法。颤法即要求快速而小幅度的捻转、提插相结合,用腕力带动手指,使针体颤动。捣法又称雀啄术,在进针后,用快速小幅度的提插手法,上下捣动针体,务求针尖在分许范围内上下移动。在指力日进的过程中,要不断提高捣针和颤针的频率,达到每分钟150~200次。他如弹、飞、盘、搓、摇等手法,均应在实物上专门练习,持之以恒,循序渐进,才能做到手法纯熟、指力日进。

练指的方法,除在实物上进行之外,还可采用徒手练习的方法,随时随地练习。如经常搓捻右手拇、示二指,或颤动手腕,或拇、示二指指端捏紧上下捣动等。还可采用五指排开,按压桌子,前、后、左、右推揉按压的方法,来练习指力。

(八)练指练针要全神贯注

练针时要求环境安静,动作规范,凝神聚意,治神调息,体验针感。练指时要求全神贯注,发内力于指端,达到"如临深渊,不敢堕也;手如握虎者,欲其壮也"(《素问·针解》)的境界,才易于进步。所谓"指力"并不单指力量,而是一种内在的气力,这种"气力"只有在全神贯注、运全身之力于指腕时才能产生和日益增强。这点和写字绘画的功夫相似,不是单靠用劲就能提高的。所以古代针灸家都非常强调练习必先调神,"凡刺之真,必先治神"(《素问·宝命全形论》)和"凡刺之法,必先本于神"(《灵枢经·本神》)都有这一层含义。因为针刺的目的是要使针下得气,欲能得气于针端,须贯神气入指力,才能得到最佳效应。而现时练指力者,多求刺之痛少、快捷,大多忽视了这最重要的一点。如能把意气内养与指力练习相结合,使神易聚于指,手指活动自如,就能达到较好的练针练指效果。

指力有 3 个层次:第一是医师能熟练用针,患者在针刺时不感痛苦;第二是医师针刺后使患者立即产生得气效果;第三是在产生得气后,指下能精确感到精气的变化,指力和指下细微感觉相结合,以及时应用针刺手法,扶正祛邪,达到针到病除的目的。因此,必须持之以恒,循序渐进,经过长期艰苦的训练和不间断的练习,才能逐步做到。

三、气功与针刺的配合

气功是在意识主导下,通过体态调整(调身)、呼吸训练(调气)和意念内守(调神),达到强身健体、性命双修目的的养生方法。在针刺操作过程中,如配合气功方法,以意引针,以意领气,则可调动自身真气,达到最佳针刺效应。目前,气功和针刺配合施术,称为无极针法、气功针刺术和意气行针法等。

(一)医者气功针刺术

医者必须在自身守神练气、意守丹田的基础上,逐步打通任督二脉,贯气于指,才能施行意气运针诸法。

1.守神练气法

守神练气法是医师自身的内功修炼方法。要求形神自然,含胸拔背,双睑垂帘,口唇微闭,舌抵上腭,两目内视,自然站立,两膝稍屈,脚尖内收。两手掌心由下向上,同时向前方如捧球提起平肩后,再将掌心向内如抱圆球,在膻中穴前,徐徐下按至丹田(脐下 1.3 寸处)或气海穴(脐下 1.5 寸处)前,抱住固定不动,意念内守丹田或气海,摒除杂念,凝神修炼,达 20～30 分钟,然后两手徐徐放下收功。每天早晚各练功 1 次,连续不断坚持练习,数月后自觉下腹充实,气沉丹田。再将两手上移,抱球在两乳间膻中穴之前,稍加意守,并与丹田连成一气。待膻中与丹田之气相连以后,再意守两掌心的劳宫穴,坚持练功至两手手指发生震动,并觉两手掌心均向内吸,是内气发动之象。但要注意,不要用意导引而使两手手指发生剧烈震动,相反要抑制其震动。

2.运气练针法

在守神练气内功修养的基础上,可贯气于手指,用手持针进行捻转、提插手法的练习。一般采取坐位练功,两脚平放,自然坐在椅子上。右手拇、示二指持针,置于胸前,先意守丹田,后意守劳宫,并配合呼吸捻转针体。吸气入丹田(腹式深吸气),持针不动;呼气徐徐时,意守劳宫,将针捻动。如此吸气停针、呼气捻针,反复练习 20 分钟。经过一段较长时间练习,即可用于临床。提插手法的练习,可在实物上进行。一般使用棉花芯的枕头(棉花要塞实),固定于厚木板上,牢靠地置于自己的胸前。配合呼吸进行提插,吸气时下插针,呼气时上提针,针体宜直,幅度不要过大,每次 30 分钟左右。如此练习半个月左右,改用呼气时下插针、吸气时上提针的方法,每次 30 分钟左右,连续半个月后,再改用上法。两者反复交替,经过较长时间的练习,即可用于临床。

3.意气运针法

意气运针法分为意气进针、意气行针、意气热补、意气凉泻四法,可在运气纯熟后用于临床。

(1)意气进针法:医者端正姿态,调匀气息,心神内守,注视患者。右手持针迅速刺入穴内,意守针尖,稍待片刻,徐徐插针至一定深度。持针时要密切注视患者神情变化;欲刺时运全身气力于指端,意念集中于进针处;下针时要属意针尖,借持针手指上的微弱触觉变化,判断针尖所到部位,仔细体察针下得气感应。

(2)意气行针法:针刺入一定深度,施术使之得气。得气后,就密意守气勿失,拇指向前捻针

(180°),紧捏针柄,保持针体挺直不颤状态,并意守针尖,静候针下气聚。然后医师用意念引动患者经气,通过"以意领气"之法,促使针感缓慢地循经传导,并结合导引、循按等方法,诱导经气达到病所。

(3)意气热补法:得气后全神贯注于针尖,小幅度徐进疾退,提插 3～5 次,以插针结束,不分天、人、地三部操作。继而拇、示二指朝向心方向微捻针(180°),紧捏针柄,保持针体挺直不颤,意守针尖,以意领气至病所。最后守气勿失,使气聚生热。

(4)意气凉泻法:得气后全神贯注于针尖,小幅度徐退疾进,提插 3～5 次。以提针结束,不分地、人、天三部操作。继而拇、示二指朝离心方向微捻针(180°),紧捏针柄,保持针体挺直不颤,意守针尖,以意领气于病所。最后守气勿失,使经气四散,产生凉感。

此外,还可用单指呈剑指状(或手掌劳宫穴)对准针柄发放外气,持续 1～5 分钟,以促使患者经气运行、气至病所,甚而产生凉热感应。如中风偏瘫用头皮针刺法,在留针期间可采取本法,并结合患侧肢体穴位(如涌泉、劳宫)导引,则患肢感到轻松、温热,肌肉颤动,而手足心自觉有冷气外泄。

(二)患者的气功养生法

在针刺过程中,患者自觉运用意守针感、形体放松等法,可激发经气,提高针刺疗效。

1.意守针感法

患者先宽衣松带,体位放松,排除杂念,调匀呼吸,意念集中于治疗部位。在行针得气后,仔细体察针感,并意想针感循经上下传导,配合"气至病所"手法,将意念随针感移动,直达病所。如中风偏瘫,可将意念集中于患侧肢体,意想肢体功能的恢复,并引导肢体主动活动,将自己的内气逐渐移至患肢。其意念配合,可由丹田上移至膻中,再由膻中移至肩、肘、腕,最后意守劳宫;亦可由丹田移至命门穴,再下移至髋、股、胫、踝,最后意守涌泉。通过意守针感和意守病所,常可促使经气运行,有利于功能恢复和症状缓解。在临床上,如静心意守病所,还可出现一种特殊感觉传导现象,此种感觉或直中病所,或从病所流出,前者常出现于虚证,后者则出现于实证。

2.形体放松法

形体放松是患者在针刺过程中必须具备的条件,应用放松功法可有意识地使身体各部位逐渐放松,达到神情安定、气息平稳的状态。一般可采用三线放松法。摆好姿势、心平气和后,把身体分为以下三线依次放松。①第一线(两侧):头部两侧-颈部两侧-两肩-两上臂-两肘-两前臂-两腕-两手掌-两手指。②第二线(前面):头顶-面部-颈部-胸部-腹部-两大腿-两膝-两小腿-两踝-两脚趾。③第三线(后面):头部-枕项-背部-腰部-两大腿后侧-两腘窝-两小腿后侧-足跟-足心。

先从第一线开始,等放松第一线后,再放松第二线,最后放松第三线。每一条线放松的时间约 3 分钟。等放松第三线以后,可把意念内守于脐部或病位上,约 1 分钟。上述过程可作为一个循环,一般应循环放松 1～3 次。

在使用本法时,宜在空气清新、环境安静之处施行。练功时要摒除杂念,尽量使形体放松,即使感到没有放松时,也不必急躁,可任其自然依次逐一放松。

患者的气功养生方法,还有静功吐纳和意守丹田等法。在医者应用呼吸补泻手法时,患者以腹式深呼吸配合,可激发经气,补虚泻实。如远端穴针刺时,若配合患者意守丹田法,对安定神情、缓解症状,特别是提高心身病症的针刺疗效常有意想不到的作用。

四、意气训练的效果

(一)增强指感,体察经气

针灸医师通过指感去了解体内经气的变化,要有一个过程。而其中正确体察针下变化是一重要环节,它是得气和应用针刺补泻手法的依据。但针下的变化细微难测,并且因人、因时、因病而发生不同变化。要想迅速体察这些细微的经气变化,必须认真守神,从而增强指感的训练。在此基础上,结合临床反复的实践,就可在针刺入腧穴后,通过针下感觉来了解腧穴的反应(如沉、紧、涩、轻、缓、滑),根据腧穴的反应来判断经脉气血的情况,根据经脉气血的变化来推测全身的虚实。当我们不断地体察腧穴反应,并不断地对这些反应进行分析判断,总结出针感与机体虚实之间的规律,就可为进一步控制针感、驾驭经气打下基础。

(二)增强气力,气力结合,驾驭经气

当了解经脉气血变化之后,下一步的工作就是根据经脉气血的变化实施手法,控制针感,驾驭经气,补虚泻实。要达到以上过程,必须以指力、腕力、悬臂力、周身力、丹田力为基础,自身气机通畅,心神内守,以意领气。这些方面的训练首先要调动丹田之力使之升提,通过肩、臂、肘和腕聚于指端,达于指下,或微引其针提退以泻,或微按其针插进以补,或气力结合随针而入,使气至病所。

(三)守神定志,意气力结合

守神定志,才能了解经脉气血的变化;意气力结合,才能控制针感,驾驭经气。医者给患者针刺,患者出现反应(包括针下的感觉、患者的面部表情和全身状况等),根据反应来确定手法运用并不断调整针刺手法,以达到最佳的刺激,取得最好的临床疗效。在针灸临床上,经过长期反复的实践,就可掌握患者反应和针刺手法之间的规律,从而在针刺手法的运用上有章可循,并灵活自如,得心应手,取得显著的临床疗效。

(周东侠)

第二节 得气和针感

在针刺过程中采用相应手法,使患者针穴局部和所属经脉出现某些感觉,并取得一定疗效的反应,古时称之为"得气"或"气至",目前则称为"针刺感应",又简称为针感。

一、得气的临床表现

得气出自《素问·离合真邪论》:"吸则内针,无令气忤,静以久留,无令邪布;吸则转针,以得气为故。"得气是由医患双方在针刺过程中分别产生的主观感觉与客观效应组成的,可通过各种临床表现而察知。

(一)患者的主观感觉

在针刺之后,患者针穴局部和所属经脉路线上可出现不同性质的针刺感觉,主要有酸、胀、重、麻、凉、热、痒、痛,局部肌肉松弛或紧张,甚而有上下传导的触电感、水波样感和气泡样感,有时还可出现蚁走样感或跳跃样感等。

1.不同性质的针感

不同性质的针感与机体反应性、病证性质和针刺部位有密切关系,并与相应手法的操作有关。酸感多现于局部,有时亦可放散至远端,特别在深部肌层、四肢穴位处多见,腰部次之,颈、背、头面、胸腹少见,四肢末梢一般无酸感出现。胀感较多见于局部,多在酸感出现前感知,时而呈片状向四周放射,犹如注射药液所呈现的物理压迫感,常现于四肢肌肉丰厚处。重感即沉重的感觉,犹如捆压,多见于头面、腹部,以局部为主,基本上不放射。麻感呈放射状态,多见于四肢肌肉丰厚处,呈条状、线状或带状等。痛感多见于局部,以四肢末端或痛感敏锐处为重,如十二井穴、水沟、涌泉、劳宫等。在针尖触及表皮时间较长,或手法不当,或针尖触及骨膜、血管时,亦可出现痛感。

触电样针感呈放射状,可快速放散至远端,多见于四肢敏感穴位,刺及神经干处亦可引起触电样感觉,时而会引起肢体搐动,患者常表现为不舒适的反应。水波样或气泡串动样感觉,常在四肢和肌肉丰厚处出现,可上下循经传导,患者感到舒适。痒感和蚁走感常出现在留针期间,皮肤瘙痒难忍,犹如虫蚁上下走行。跳跃感指肌肉的跳动或肢体不随意的上下抽动,亦为施行较强手法后所出现的一种针感。

2.不同程度的针感

针感的程度与患者体质、病证性质和针刺耐受性有关。患者体格强壮、对针刺敏感或不耐针刺者,针感多明显强烈;患者体格弱,对针刺反应迟钝。耐受针刺者,针感多不明显,甚而微弱不现。寒证、虚证为阴,得气后多呈酸、麻、痒感;热证、实证为阳,得气后多为胀、涩、紧张、抽动,甚而有触电感。

针感的强度是由针刺手法操作的指力、针刺的深浅、针刺手法操作持续的时间,以及个体对针刺的敏感程度组成的。一般来说,指力强,所获针感亦强,但个体对针感很敏感,即使针刺指力很轻,也能获得较强的针感。因此,医师必须密切注视个体对针感的敏感程度,给予恰当的指力,以获得适宜的针感强度,才能收到良好的治疗效果。

针感强者,适用于治疗急性病、实证和体质壮实者;针感柔和,适用于治疗慢性病、虚证和体质虚弱者。但是虚实有程度之别,有局部与全身之分,因此针感强度亦随之而异。如在临床针刺时,病情缓解时间短暂,说明针感强度不足,应结合病情,加强指力或延长手法操作时间。反之,针刺后病情反而加剧,过几小时或1~2天病情逐渐减轻,则说明针感过强,应予减轻指力或缩短操作时间。

(二)医师的手指触觉和客观诊察

医师通过自身的手指触觉,常可掌握针下得气的情况。通过医师持针的手指触觉,在针下得气后常有一种"如鱼吞饵"的感觉出现,此时针下由原来的轻松虚滑慢慢变为沉紧重满。充分运用押手的指感,亦可辨析得气的情况,如可触知肌肉紧张、跳动和搏动感,所谓"如动脉状"者即是得气征象。

在临床上,望、触、问诊是医师辨析得气常用的方法,可结合应用。诸如应用透天凉手法后,皮肤温度会有所下降,患者诉局部有吹凉风似的感觉;用烧山火或其他诱导热感的手法后,皮肤温度会有所上升,患者诉局部或全身有温热感觉,甚而可有出汗湿润、面部烘热等,这都需要通过仔细诊察而得知。

医师随时注视患者的面部表情,是及时掌握手法轻重和得气程度的方法。针感徐缓而至,患者感觉舒适,面部则呈现平稳坦然的表情;针感紧急而至,过于强烈,患者不堪忍受时,则可出现痛苦的表情,如蹙眉、咧嘴,甚而呼叫啼哭,此时医师即须停针观察。

在针刺过程中,针刺得气还可通过一些客观征象表现出来,如肌肉的颤动、蠕动和肢体抽搐、跳动等。诸此针感的表现与针刺得气的性质、手法刺激强度等有关(表 2-1)。

表 2-1　得气的客观征象

征象	刺激强度	得气情况	详细内容
局部紧张	轻	气至,多为胀麻复合	针周围沉紧,局部微感坚实
局部颤动	较轻	多为麻感,不放散	局部附近颤动轻微,只有手触才能知道,特别是在经脉线上
附近抽动	较重	多为麻感,并传导	较上述感觉明显,多与针体转动同时出现,多为断续呈现
抽搐	重	多为麻感,多向一定方向放散	可明显看到,有时在局部,有时在远端可见
抽动	很重	多为麻的复合感,传导快,近似触电样	清晰可见,患者很难忍受,可因肢体抽动而弯针
肢体跳动	非常重	触电样感	肢体猛烈跳动,有的离床很高。多在针环跳、委中、合谷等大穴时出现

从上表可见,手法轻柔时,局部紧张或肌肉颤动;手法较重时,肌肉呈搐动、抽搐样;手法很重时,则肢体可上下跳动。如针刺三阴交、极泉,治疗上下肢瘫痪时,可见上下肢连续抽动。又如施以行气针法时,针肩髃可触及腕部肌肉颤动,针环跳可触及踝部昆仑穴处肌肉颤动等。

值得指出的是,不少患者在针刺后常没有明显的针感,但其症状可明显缓解或消失,临床体征有所改善,功能有所恢复。这种现象出现在远端取穴和耳针、腕踝针、眼针、头皮针等施术过程中,称为"隐性气至"。在中风偏瘫治疗时,取对侧顶颞前斜线,用抽气法或进气法,针下有吸针感而局部并无明显感觉,患者肢体运动功能迅速恢复,即是其例。因此,我们强调"气至而有效",并不是要求每个患者都要有强烈的针感,而是要在针刺适度、取穴得当的前提下,去寻求有效的得气感应,从而提高疗效。从这个意义上说,"有效即得气"的观点无疑是正确的。

二、针感的获得、维持和辨识

自古以来,历代医家就很重视得气,可以说一切针刺操作方法都是围绕"得气"而进行的。有关得气的相应手法,可分为候气法、催气法、守气法等。

(一)针感的获得和维持

1.候气法

在针刺过程中,静候气至的方法称为候气法。一般而言,具体的候气方法是以留针(包括静留针和动留针)的方法来实施的。

2.催气法

催气法是针刺入穴后,通过相应手法,促使经气流行、气至针下的方法。催气法常在针刺未得气时应用。明代陈会《神应经》首倡催气之法。常用的催气手法有行针催气法、押手催气法、熨灸催气法 3 种。

（1）行针催气法：包括适度的捻转、提插、颤法（震颤术）、捣法（雀啄术）、飞法（凤凰展翅术）和弹针、刮针等。徐出徐入的导气法亦属此范畴。一般而言，频率快、幅度大、用力重者，针感可疾速而至，针感较为强烈；频率慢、幅度小、用力轻者，针感徐缓而至，不甚强烈。颤法、捣法、飞法针感明显，弹、刮之术针感较为平和。

（2）押手催气法：包括爪切、循摄、按揉穴位等方法，弹穴法亦属此范畴。诸此方法在未得气时应用，可催使针下得气；若在得气后应用，又可促使经气流行、上下传导。一般来说，上述方法都应和行针催气法结合使用，是按摩与针刺配合的过程。循法、按法的作用相对缓和，爪切、摄法则作用较强。

（3）熨灸催气法：熨法指用温热物体（如炒盐、炒药、热水袋）用布包裹后，贴敷穴位、经脉，或上下来回移动，以促使针下得气的方法。灸法常用回旋悬灸法，艾条熏灸针穴四周，并配合行针，促使针下得气。上述两法常用于虚证、寒证。

上述诸法在使用时，宜因人、因病、因穴而异，根据针下得气的具体情况灵活掌握。

3.守气法

在针刺得气后，慎守勿失、留守不去的方法，即守气法。

（二）针感性质和相应手法

在针刺过程中，可根据不同性质的针感情况，采用捻转、提插和押手等方法，来进行调节，以达到预定的要求。

1.酸感

要促使酸感的产生，押手的运用至关重要。如针下出现麻感，押手要用力重些；如针下出现胀感，押手要用力轻些。此时，可将针向一方捻转，如捻转后出现痛感，则较难再出现酸感。如经捻转后胀感明显，可将捻针的动作改为小幅度高频率提插。如仍不成功，可按上法反复进行操作，但必须注意针向始终不变。

2.胀感

要促使针下产生胀感，需重押其穴，边捻针（向一个方向）边按押。如仍不成功，则可结合小幅度高频率提插手法，同时注意针尖方向始终不变的状态。

3.麻感

如针下未取得麻感时，可不用押手，或用轻柔力量的押手，捻转角度要大些，提插幅度要大些，但其速度可以不拘，针尖方向要根据针感具体情况灵活变动。

4.痛感

在出现痛感时，要尽力避免和缓解之。除四肢末端穴必见疼痛之外，其他穴位如呈疼痛，可将示、中二指放在针柄一边（其间要保持一个手指的间隙），拇指放在另一边（对准这个间隙），三指如此持针固定针体，同时相向用力，按针柄2～3次即可缓解疼痛。或用拇指轻弹针柄，或提针豆许，亦有缓解疼痛的作用。

5.触电样感

一般应避免发生，如行"气至病所"手法时，也要适当控制手法强度，用力过强或提插幅度大时，就容易引起触电样针感。对反应敏感者尤须十分小心，四肢针感较强处提插幅度不可过大，严禁盲目捣动，同时要注意押手固定，以免因肢体抽动而弯针。

6.水波样或气泡串动样针感

如基础针感是麻感，在出现麻感的瞬间，可将右示、中二指靠在针柄一边，用右手拇指指甲缓缓地上下刮动针柄。同时,还要根据基础针感的不同,一边刮针,一边上下捣动(幅度要小),如此则多有麻感并向远端放散。以柔和而均匀的手法刺激,连续作用于穴位和所属经脉上,就可出现水波样或气泡串动样的舒适针感。

7.凉感和热感

一般而言,胀感和酸感是热感的基础,麻感是凉感的基础。推而内之,即进针得气后缓缓压针1~2分钟,将针刺入应刺的深度易获热感。动而伸之,即将针刺入应刺的深度,得气后将针慢慢提至天部(1~2分钟),易获凉感。个体对针刺敏感者,易获各种针感。个体对针刺不敏感者,欲获热感、凉感就不太容易。对于这种患者,欲获热感而不至者,可配合温针灸;欲获凉感而不至者,可以配合放血。

如将以上针感根据不同性质加以分类,可参见表2-2。

表2-2 针感性质和相应手法表

分类	感觉部位	提插幅度	提插速度	捻转角度	针上用力	押手
酸、胀、重、热	多在局部	较大	较大	较大	重	重
痒、麻、蚁走样、水波样、凉、触电样	多呈放射状	较小	较小	较小	轻	轻

针感的产生,就其过程分析似乎呈现以下的规律性:针刺后多出现麻、酸、胀感。酸胀感为热感基础。为使气传至病所,往往要使之出现麻感,待气至病所后,按上法可使之改变为胀、酸,进而转化为热感。如出现麻感后,由于其手法用力强弱的不同,可能逐次出现蚁走感、水波样感、触电样感。

(三)不同性质的针感及其适应证

1.酸胀感

临床经常混合出现。柔和的酸胀感,适用于治疗虚证、慢性病和体虚者。以此治疗虚证者,针后感到舒服。

2.麻、触电感

针感强烈,适用于治疗实证、急性病和体质强壮者。如针刺环跳穴,寻找触电感,传导至足,对坐骨神经痛、癔症性瘫痪尤宜,但当剧痛消失后仅残留微痛或足外麻木时,则不相适宜。又如针刺环跳,针感传至少腹可治肾绞痛、经闭实证等。

3.热感

适用于治疗寒证,包括虚寒证、寒湿证及风寒证,如寒湿痹证、寒湿腹泻、肾虚腰痛、面瘫后遗症的风寒证,以及麻痹和肌肉萎缩等。

4.凉感

适用于治疗热证,包括风热证、火热证、毒热证、燥热证等。如风热感冒、咽痛,风火、胃火牙痛,肝郁风火所致的高血压头痛,偏头痛的火热证等。

5.抽搐感

适用于治疗内脏下垂,如胃下垂、子宫下垂。

6.痛感

针刺手足部的井穴、十宣、涌泉,面部的水沟,耳穴与尾骶部长强穴时,主要是痛感。

(四)得气的辨识

得气是针刺取效的关键,得气与否及其气至迟速往往决定了针刺后疾病的变化和预后状况。

1.辨气法

针刺得气以后,通过医师指感以分析辨别针下不同性质感应,从而决定相应手法的过程,称为辨气法。针灸界历来有"刺针容易辨证难,辨证容易取穴难,取穴容易补泻难,补泻容易辨气难"的说法,说明辨气之紧疾、徐和,分析辨识其邪气、谷气的不同,是针灸医师必须掌握的方法。

2.辨气要治神调息静意视义

辨气必须治神调息,全神贯注,静察针下感觉。

3.邪气和谷气

所谓"谷气"者,即为徐缓而至、柔和舒适的得气感应;此时针下沉紧,但仍可上下提插、左右捻转,而医师指下无阻力感,欲守气时则持针不动,针下仍有持续不断的舒适针感产生。所谓"邪气"者,即为疾速而至、坚搏有力的得气感应;此时针下涩滞不利,捻转提插有阻力感,勉强操作可引起局部滞针和疼痛。

4.辨气和辨证

辨气的过程也是辨别病证虚实、病邪寒热的过程。一般而言,气已至如鱼吞饵,沉紧重满;气未至如闲处幽堂,轻浮虚滑。虚证,针下松弛,如插豆腐,针感每多迟缓而至;实证,针下紧涩,针感每疾速而至,捻转提插不利。寒证,针体可自动向内深入,称为吸针;热证,针体可自动向外移动,称为顶针。阳气盛者针感出现较快,阴阳平衡者针感适时而至,阳气衰者则针感出现较慢。

5.辨气的意义

(1)指导手法的应用:如针下松弛、针感迟缓时,可加强押手力量,或加灸法以补虚;如针下紧涩、针感疾至时,可减轻押手力量,或加用刺血法以泻实。针体内吸为寒,宜久留针,深刺之,所谓"寒则深以留之";针体外顶为热,宜疾出针,浅刺之,所谓"热者浅以疾之"。如谷气徐缓而至,可用徐入徐出的导气法;如邪气紧疾而至,则可留针数分钟,或在穴旁爪切、刮弹针柄,令气血宣散。

(2)病情预后的判断:辨气至之迟速,可帮助病情预后的判断。

三、循经感传和气至病所

针刺得气后,采用相应手法使针感沿经脉循行路线向病所或远处传导的现象,称为循经感传和气至病所。循经感传和气至病所可明显提高针刺疗效,在临床上有较重要的意义。

(一)行气法的应用

促使经气循经传导,甚而直达病所的针刺手法称为行气法。行气法包括捻转、提插、针刺方向、龙虎龟凤、运气法、进气法,以及循、摄、按压、关闭、接气通经等,在临床上可根据具体情况结合应用。

1.针刺方向

针刺达到一定深度,行针得气后,将针尖朝向病所,常可促使经气朝病所方向传导。汪机《针灸问对》云:"得气,便卧倒针,候气前行,催运到于病所。"此即针向行气法。一般来说,针尖方向与针感传导方向相一致。在临床上,可在进针时即将针尖直指病所,然后行针得气,得气后再用行气手法逼气上行至病所。在针尖不离得气原位时,亦可向相反方向搬动针柄,来调节针感传导,但仅适用于浅刺而患者反应敏感的情况。如针尖离开得气原位,可将针体提出一段,然后改变针向,向下按插,另找基础针感,此法则用于深刺或上法无效时。在应用此法时,提插幅度要

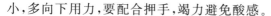

小,多向下用力,要配合押手,竭力避免酸感。

2.捻转提插

捻转提插是以针向行气为基础,激发循经感传的主要针刺手法。在临床上,可用右拇指指腹将针柄压于右示指指腹上,示指不动,拇指指腹沿示指指腹将针柄来回提插(进退)捻转。一般来说,捻转提插的幅度宜小,频率宜快,使之维持中等以下的刺激强度,如此可促使针感循经传导。

3.按压关闭

充分运用押手,按压针柄或按压针穴上下,以促使针感向预定方向传导,是临床常用的辅助手法。按压针柄法即医师将中指和无名指放在针柄之下,示指按压针柄,持续按压10～20分钟;此法要在针向行气基础上进行,其用力大小可根据得气感应的强弱程度来决定。按压针穴法即用左手拇指按压针穴上下,关闭经脉的一端,并向经脉开放的一端缓缓揉动,向针尖加力的方法;在具体操作时,用力要适当,关闭、引导和指尖揉动要密切配合,可与循摄引导相结合。

4.循摄引导

本法可在进针前或进针得气后应用,可促使针感传导。在进针前,先循经脉路线用拇指指腹适当用力按揉1～2遍,再用左手拇指指甲切压针孔,直至出现酸麻胀感沿经传导,再行进针。在进针得气后,可将左手4个手指(除拇指外)垂直放在皮肤上,呈"一"字形排开,放在欲传导的经脉上,在行针(捻转提插)的同时一起加力揉动,或逐次反复加力。如用于针距病所较远时,手指位置在经脉路线上亦可以不固定,而是在其适当部位(如较大穴区或针感放散受阻部位)进行循、摄、按揉。也可不用四指只用两三指,放在腧穴中心点上,此法多用于头面部及针距病所较近时。

5.呼吸行气

在临床上,配合呼吸激发经气达到气至病所的目的,是行之有效的方法。古代有抽添法和接气通经法,即以提插和呼吸配合,以激发经气的针刺手法。此外,运气、进气之法亦须嘱患者深吸气,配合进针以激发经气。现代临床可嘱患者先呼气一口,再缓缓深长地吸气,下达于丹田;或先吸气,吸气完毕后,再用力缓缓地自然呼气(吐出)。随其呼气,向下捻按,提针豆许向病所,是为补法;随其吸气,向上捻提,无得转动,是为泻法。

此外,还可采用龙虎龟凤等飞经走气法,促使经气通关过节,循经感传。

(二)行气法的注意事项

在临床采用各种行气手法时,要注意以下几个方面。

1.环境安静和体位舒适

在临床上,诊疗环境的安静,可使患者在神情安定的状态下接受针刺治疗,如此则身心放松,神朝病所,并能仔细体察针感,容易得气而使气至病所。针刺前,要合理处置患者的体位,嘱其宽衣松带,保持平稳舒适的姿态。有不少患者采用平卧体位后接受针刺,容易激发循经感传。

2.言语诱导和入静放松

针刺前,医师要耐心询问患者,说明其病变之来由和针刺治疗的效应,解除其心理负担和对治疗的疑虑,同时可适当配合言语诱导,以配合行气手法操作。询问内容可包括针感程度和性质,传导方向和部位,以及针感传导和维持的时间等方面。既不能用暗示,又要注意引导,其方法要巧妙。患者在进针后,必须令其充分放松,可用意守丹田或三线放松功法,使患者处于"入静"状态,亦即"缓节柔筋而心调和"的状态,以配合行气手法,诱发气至病所。

3.取穴准确和基础针感

在和病所相关的经脉上,根据辨证结果,正确地循经选穴取穴,做到病、经、穴三者吻合,是气至病所的必要前提。一般来说,四肢穴位、肌肉丰厚处,针感明显者容易获得气至病所的效应,且易控制感传方向。要促使气至病所,其针感不能过强。如手下感觉过于紧涩,常不易获得针感传导;手下感觉略显沉紧,患者主诉有轻、中度麻酸胀感时,则较易引发循经感传。在临床上,掌握基础针感的性质,对气至病所极为重要。欲使针感放散,常首先要找到麻感,使之向一般部位传导,然后再改变手法使之向预定方向传导。如见明显酸感,可根据具体情况进行调节,务必保持良好适度的基础针感,是行气至病所的重要条件之一。

(周东侠)

第三节 进 针

一、持针法

持针法是医师操作毫针保持其端直坚挺的方法。临床常用右手(刺手)持针,以三指持针法为主。"持针之道,坚者为宝"是持针法操作的总则。同时,医师持针应重视"治神",全神贯注,运气于指下,勿左顾右盼,以免影响针刺疗效,给患者造成不必要的痛苦。

(一)方法

1.两指持针法

用拇指、示指末节指腹捏住针柄,适用于短小的针具(图2-3)。

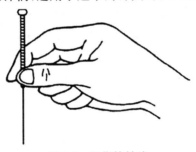

图2-3 两指持针法

2.三指持针法

用拇指、示指、中指末节指腹捏拿针柄,拇指在内,示指、中指在外,三指协同,以保持较长针具的端直坚挺状态(图2-4)。

3.四指持针法

用拇指、示指、中指捏持针柄,以无名指抵住针身,称四指持针法。适用于长针操持,以免针体弯曲(图2-5)。

4.持柄压尾法

用拇指、中指夹持针柄,示指抬起顶压针尾,三指配合将针刺入。适用于短针速刺(图2-6)。

5.持针身法

用拇、示两指捏一棉球,裹针身近针尖的末端部分,对准穴位,用力将针迅速刺入皮肤(图2-7)。

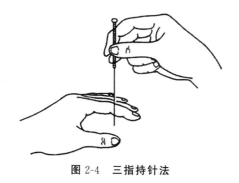

图 2-4 三指持针法

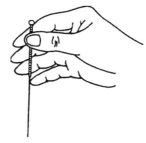

图 2-5 四指持针法

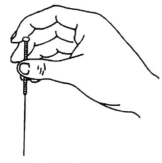

图 2-6 持柄压尾法

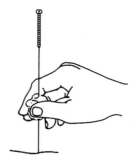

图 2-7 持针身法

6.两手持针法

用右手拇、示、中三指持针柄,左手拇、示两指握固针体末端,稍留出针尖1～2分许。适用于长针、芒针操持。双手配合持针,可防止长针弯曲,减少进针疼痛(图2-8)。

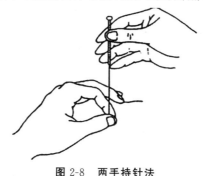

图 2-8 两手持针法

(二)临床应用

1.保持针体端直坚挺

应用以上诸法持针,可保持针体端直,避免进针与行针过程中针体弯曲。

2.有助于指力深透

各种持针法如应用得当,有助于医师灵活利用自己的指力、掌力、腕力,通过针体到达针尖,从而使针尖易于透皮,并透达至穴位深层,从而激发经气。

3.掌握针刺的方向和深浅

有经验的针灸师可通过持针之刺手,体察针刺方向、深浅及有效刺激量,尤其是针下如鱼吞饵的得气感。

4.催气、守气、行气

刺入一定深度后,刺手持针应用各种手法,可激发和维持针感,并使其循经传导甚而气至病所。

(三)注意事项

1.持针必须端正安静

刺手持针,进针前要调神安息,进针时宜心、手配合,进针后仍须全神贯注,如此才能达到针刺有效的目的。

2.持针必须正指直刺

刺手持针宜将针柄(或针体)固定,以保持针体端直坚挺,不致弯曲、歪斜。

二、押手法

押手法是医师用手按压、循摄穴位皮肤和相关经脉,以协同刺手进针行针的方法。临床常用左手按压、爪切穴位,称为押手。针刺时押手的正确运用,有揣穴定位、爪切固定、减轻疼痛、激发经气等实际意义。历代医家如窦汉卿、杨继洲、高武、汪机,以及近现代医家周树冬、赵缉庵、陈克勤等均重视押手的应用,在具体操作上又有较多补充和发展。

(一)方法

押手一般可分为指按和掌按两法,常用左手按压、爪切,也有用右手为押手者。

1.指按法

指按法为进针时用左手手指按压的方法。

(1)单指押手法:用左手拇指或示指定穴位后,用指尖按压、爪切穴位。适用于一般情况。

(2)双指押手法:用左手拇指、示指按住穴位两侧,并向外用力将皮肤撑开,以固定穴位,便于进针。适用于肌肉松弛、肥厚处的穴位,以及长针深刺。

2.掌按法

掌按法为用左手手掌按压穴位左下方,以固定穴位、协同进针的方法。

(1)左手掌位于穴位左下方,拇、示二指位于穴位上下,绷紧皮肤,固定穴位,其余三指自然屈曲或伸开放平,尽量扩大与皮肤接触的面积。进针时,可用其余三指在穴位周围等处频频爪刮、轻弹,或用力点按。押手与刺手同时用力向下,在双手配合下,针尖随之迅速透皮。

(2)左手掌位于穴位左下方,示、中二指位于穴位皮肤两侧,用示指重按穴位,中、示二指紧夹针体末端(近针尖处),再用左手拇指抵住右手的手掌心处,以协同右手进针。进针时,左手两指紧压穴位,拇指紧抵右手掌心,可减轻疼痛,固定穴位,尤宜于长针。这是近代医家赵缉庵常用的押手法,姑名之为"赵缉庵押手法"。

(二)临床应用

1.揣穴定位

临床常用左手揣穴,取定腧穴的部位,或两手配合分拨、动摇、旋转、循按,使穴位显露,并避免刺入肌腱、血管、关节、骨骼等处而造成损伤。

2.减轻进针疼痛

用左手手指爪切或手掌按压穴位,或在进针时按揉穴位,使局部感觉减退,可减轻针刺疼痛,甚而达到无痛。双手配合,是无痛进针的重要方法之一。

3.辨别得气

进针之前用左手揣揉按压穴位,或在进针后用左手循摄穴位相关经脉,可激发经气,迅速获得针感,如左手指下有如动脉搏动一样的感觉,即是气至的征象。许多有经验的针灸医师,都通过手指触觉来体会"气至"感应,如穴周肌肉有抽动、跳动感等。

4.减轻组织损伤

临床正确应用押手固定穴位,可协同掌握针刺方向和深浅,减轻因手法过强而引起的肌肉挛缩和局部出血,从而减轻组织损伤所引起的疼痛,以及滞针、弯针、折针等意外情况的发生。

(三)注意事项

(1)一般情况下,应双手协同进针,左手按穴,右手持针刺入。如双手同时持针操作,可分别用左右手的小指或无名指按压穴位,以代替押手。

(2)押手用力宜与刺手配合,适度而施。或双手同时用力下压,或左手稍稍放松、右手持针向下刺入,总以方便进针为原则。

三、进针法

进针法又称下针法,是将毫针刺入穴位皮下的技术方法。临床常用的进针法有双手、单手、管针3类。若从进针速度而言,又有快速进针与缓慢进针的区别。不论哪一种进针法,其关键在于根据腧穴部位的解剖特点,选择合适的毫针,并重视"治神"和左右手的配合,以达到无痛或微痛的进针。

历代医家重视进针方法的应用,但多散见于文献各处。唯清代周树冬《金针梅花诗钞》中专列"进针十要",分为端静、调息、神朝、温针、信左、正指、旋捻、斜正、分部、中的等十方面内容,对临床从事针灸工作者有一定指导意义。现代各家尤其重视无痛进针,在快速进针等法的应用方面有较多发展。

(一)方法

1.双手进针法

双手进针法即左手按压爪切,右手持针刺入,双手配合进针的操作方法。

(1)爪切进针法:又称指切进针法,临床最为常用。左手拇指或示指的指甲掐切固定针穴皮肤,右手持针,针尖紧靠左手指甲缘速刺入穴位(图2-9)。

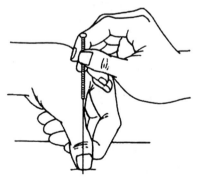

图2-9 爪切进针法

(2)夹持进针法:多用于3寸以上长针。左手拇、示二指捏持针体下段,露出针尖,右手拇、示二指持针柄,将针尖对准穴位,双手配合,迅速将针刺入皮内,直至所要求的深度(图2-10)。

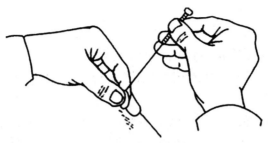

图 2-10　夹持进针法

（3）舒张进针法：左手五指平伸，示、中二指分张置于穴位两旁以固定皮肤，右手持针从左手示、中二指之间刺入穴位（图 2-11）。行针时，左手中、示二指可夹持针体，防止弯曲。此法适用于长针深刺。对于皮肤松弛或有皱褶处，用左手拇、示二指向两侧用力，绷紧皮肤（图 2-12），利于进针，多用于腹部穴位的进针。

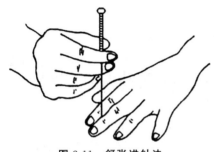

图 2-11　舒张进针法

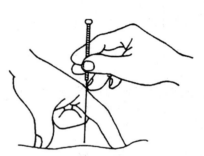

图 2-12　舒张进针法

（4）提捏进针法：左手拇、示二指按着针穴两旁皮肤，将皮肤轻轻提捏起，右手持针从提起部的上端刺入。此法多用于皮肉浅薄处，如面部穴位的进针（图 2-13）。

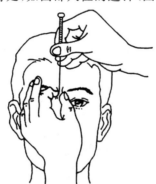

图 2-13　提捏进针法

2.单手进针法

多用于较短的毫针。用右手拇、示二指持针，中指端紧靠穴位，指腹抵住针体中段；当拇、示二指向下用力按压时，中指随之屈曲，将针刺入，直刺至所要求的深度。此法三指两用，在双穴同进针时尤为适宜（图 2-14）。

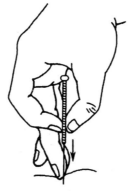

图 2-14　单手进针法

尚有梅花派单手进针法,其操作技术为用拇、示二指夹持针体,微露针尖两三分;用中指尖在针穴上反复揣摩片刻,发挥如同左手的作用,使局部有酸麻和舒适感。然后将示指尖爪甲侧紧贴在中指尖内侧,将中指第 1 节向外弯曲,使中指尖略离开针穴中央,但中指指甲仍紧贴在针穴边缘,随即将拇、示二指所夹持的针沿中指尖端迅速刺入,不施旋捻,极易刺入。针入穴位后,中指即可完全离开应针之穴,此时拇、示、中三指即可随意配合,施行补泻。

3.管针进针法

将针先插入用玻璃、塑料或金属制成的比针短 3 分左右的小针管内,放在穴位皮肤上,左手压紧针管,右手示指对准针柄一击,使针尖迅速刺入皮肤,然后将针管去掉,再将针刺入内(图 2-15)。此法进针不痛,多用于儿童和惧针者。也有用安装弹簧的特制进针器进针者。

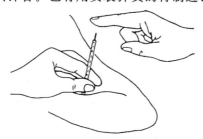

图 2-15　管针进针法

4.快速进针法

除上述爪切进针、夹持进针、管针进针之外,还可采用以下两种方法快速刺入。

(1)插入速刺法:医师用右手拇、示二指捏住针体下端,留出针尖两三分,在穴位切痕上猛急利用腕力和指力快速将针尖刺入皮肤。

(2)弹入速刺法:左手持针体,留出针尖两三分,对准穴位;右手拇指在前、示指在后,呈待发之弩状,对准针尾弹击,使针急速刺入皮下。可用于 2 寸以下的毫针,对易晕针者和小儿尤宜。

5.缓慢进针法

原则上进针宜迅速穿皮而无痛,但对于一些特殊部位仍宜缓慢进针,亦即"下针贵迟,太急伤血"之义。

(1)缓慢捻进法:左手单指爪切或双指舒张押手,右手持针稍用压力,轻微而缓慢地以<45°角的手法,均匀捻转针柄,边捻边进,使针体垂直于皮肤,渐次捻刺皮内。进针时,不要用力太猛,捻转角度不可太大。

(2)压针缓进法：右手拇、示二指持针柄，中指指腹抵住针体，用腕力和指力不捻不转，缓慢进针匀速压入穴位皮内。针刺入皮内后，不改变针向，如遇有明显阻力或患者有异常感觉时，应停止进针。进针后不施捻转、提插手法。适用于眼眶内穴位及天突穴等(图2-16)。

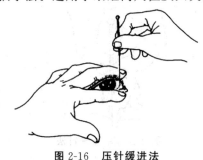

图2-16　压针缓进法

(二)临床应用

进针法的合理应用，旨在刺入部位正确，透皮无痛或微痛，迅速取得针感。为此，根据不同情况选择应用相应的进针法，可达到以上所述的目的。

1.针具长度

2寸以内的毫针，可采取爪切进针、单手进针和快速进针。2.5寸以上的毫针，则宜采取夹持进针、缓慢捻进等进针法。

2.患者体质

小儿和容易晕针者，宜采用管针进针法；成人和针感迟钝者，则可采用其他各种进针法。

3.腧穴部位

腹部穴位及肌肉松弛处宜用舒张进针法，面部穴位及肌肉浅薄处宜用提捏进针法，眼眶内穴位及一些特殊穴位(天突)则宜用压针缓进法。目前，临床较常用的是爪切进针法、快速插入法和缓慢捻进法。

(三)注意事项

(1)进针必须持针稳，取穴准，动作轻，进针快(个别亦须慢)。

(2)进针必须手法熟练，指、腕、掌用力均匀。在双手进针时，押手爪切按压，刺手持针刺入，相互配合。

(3)进针前要对患者做好安慰工作，要求医患双方配合，进针时患者体位合适，切莫随意变动。

(4)进针时可配合咳嗽、呼吸等法，以减轻进针疼痛。随咳下针，还可激发经气。如针刺头额等痛觉敏感处，可屏息以缓痛。

(周东侠)

第四节　针刺方向和深浅

进针入穴后，根据针刺治疗的要求和腧穴部位的特点，正确掌握针刺的方向和深浅，并根据针刺感应和补泻法等具体情况，适度调节针向和深浅，是获得、维持和加强针感的重要措施。

一、针向法

在进针和行针过程中,合理选择进针角度,以及时调整针刺方向,以避免进针疼痛和组织损伤,获得、维持与加强针感的方法,即所谓针向(针刺方向)法。

(一)方法

1.进针角度选择法

进针角度选择法指进针时可根据腧穴部位特点与针刺要求,合理选择针体与表皮所形成角度的方法。一般分为直刺、斜刺和横刺3种(图2-17)。

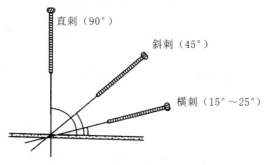

图2-17 常用的3种进针角度

(1)直刺法:将针体垂直刺入皮肤,针体与皮肤成90°。适用于大多数穴位,浅刺与深刺均可。

(2)斜刺法:将针体与皮肤成45°左右,倾斜刺入皮肤。适用于骨骼边缘和不宜深刺者,如需避开血管、肌腱,也可用此法。

(3)横刺法:又称沿皮刺、平刺或卧针法。沿皮下进针,横刺腧穴,使针体与皮肤成15°左右,针体几乎贴近皮肤。适用于头面、胸背及皮肉浅薄处。

2.针向调整法

针向调整法指针刺入穴位后,根据针感强弱及其传导方向等情况,以及时提针、调整针向以激发经气的方法。

(1)针向催气法:在针刺入穴内一定深度,行针仍不得气,或针感尚未达到要求时,可提针至浅层,呈扇状向穴位深层再度刺入。

(2)针向行气法:行针得气后,为促使针感传导、控制感传方向,可搬倒针体、调整针向,使针尖对准病所(或欲传导之方向),再次刺入或按针不动。常配合应用摆、努、按、关闭、循、摄等辅助手法。

(二)临床应用

1.保证针刺安全,避免针刺疼痛

针刺时根据不同穴位组织结构与生理特点,严格掌握进针角度和针刺方向,可避免针刺疼痛和组织损伤,防止重要脏器的损伤。如肺俞、风门宜微斜向脊柱直刺5分至1寸,不可深刺以免损伤肺脏。哑门穴宜对准口部、耳垂水平进针,直刺1寸,不可向内上方深刺,以免损伤延髓。

2.通经导气

采取适当针刺方向,将针尖对准病所,再施行各种手法如循、摄、弹、摆、搓、捻转、按压关闭等,可促使经气运行,达到气至病所的目的。在得气基础上,针尖向上可使气上行,针尖向下可使气下行,往往较单纯应用循、摄等法为佳。

3.有效地发挥腧穴治疗作用

通过不同针向的针刺,可达到不同的针感,从而扩大腧穴主治范围,发挥其治疗作用。如秩边穴直刺,针感向下肢放射至足跟,可治下肢疼痛、瘫痪;向会阴部方向斜刺,针感可向外生殖器放射,治生殖器疾病;向内下方斜刺,针感向肛门部放射,可治脱肛、痔疮。

4.透穴而起到一针多穴作用

根据不同治疗要求,采取不同针向,一针透多穴,临床可用直刺、斜刺、沿皮刺,以及单向透刺、多向透刺等方法,疏通经络,调整气血运行,促使针感扩散、传导,达到更佳的治疗效应。

(三)注意事项

(1)针刺方向要根据施术部位、腧穴特点、病情需要、患者体质、形体胖瘦等具体情况决定,选择合适的角度进针。

(2)针刺方向要以能否得气为准则,不得气时要调整方向,使气速至,得气后则应固定针向,守气调气。

二、针刺深浅法

针刺深浅法是根据腧穴部位特点和病情需要,在针刺得气取得疗效前提下,结合患者体质、针刺时令等因素,正确掌握针刺深度的方法。

在皇甫谧《针灸甲乙经》卷三中,有342穴针刺深度的记述,后世诸家大多以此为据。近代以来,各穴针刺深度大多有增无减。但必须指出,针刺深浅应该正确掌握,以确保安全而取得针感为原则。

(一)方法

1.依据腧穴部位定深浅

一般肌肉浅薄,内有重要脏器处宜浅刺;肌肉丰厚之处宜深刺。如头面、胸背部及四肢末端腧穴当浅刺,腰背、四肢、腹部穴位可适当深刺。此即"穴浅则浅刺,穴深则深刺"。此外,还应根据经脉阴阳属性来掌握针刺深浅。一般来说,阳经属表宜浅刺,阴经属里宜深刺。

2.依据疾病性质定深浅

热证、虚证宜浅刺,寒证、实证宜深刺。如"脉实者,深刺之,以泄其气;脉虚者,浅刺之,使精气无得出。""气悍则针小而入浅,气涩则针大而入深。"表证,可浅刺以宣散;里证,宜深刺以调气等。总之,应辨疾病证候之性质来选择针刺深浅。

3.依据疾病部位定深浅

一般病在表、在肌肤宜浅刺,在里、在筋骨、在脏腑宜深刺。"刺骨者,无伤筋;刺筋者,无伤肉;刺肉者,无伤脉;刺脉者,无伤皮;刺皮者,无伤肉;刺肉者,无伤筋;刺筋者,无伤骨。"

4.依据体质定深浅

一般肥胖、强壮、肌肉发达者,宜深刺;消瘦、虚弱、肌肉脆薄者,宜浅刺。成人宜深刺,婴儿宜浅刺。

5.依据时令定深浅

"春夏宜刺浅,秋冬宜刺深。""春气在毛,夏气在皮肤,秋气在分肉,冬气在筋骨,刺此病者各以其时为齐。故刺肥人者,以秋冬之齐;刺瘦人者,以春夏之齐。"《难经·七十难》解释说:"春夏者,阳气在上,人气亦在上,故当浅取之;秋冬者,阳气在下,人气亦在下,故当深取之。"

6.依据得气与补泻要求定深浅

针刺后浅部不得气,宜插针至深部以催气;深部不得气,宜提针于浅部以引气。有些补泻方法要求先浅后深,或先深后浅,此时应依据补泻要求定针刺深浅。

(二)临床应用

1.深浅刺法

根据病变深浅,分别采用浅刺与深刺,以治皮、肉、筋、脉、骨之疾。浅刺如毛刺、半刺、浮刺,深刺如输刺、短刺、关刺等;并灵活选择针具,浅刺用短毫针、锃针和皮肤针,深刺用较长的毫针、芒针等。

2.深浅补泻

结合营卫、徐疾等补泻法,补法从卫分(浅层)候气,泻法从营分(深层)候气。补法由浅层逐渐深入,三部进针,一部退针;泻法由深层逐渐退出,一部进针,三部退针。

3.透穴刺法

应根据病变深浅和腧穴部位特点,采取直刺深透、斜刺平透、横刺浅透。病在浅表、皮薄肉少,宜在浅层沿皮透刺,如地仓透水沟;病在肌肉、四肢穴位,宜斜刺平透,如合谷透后溪;病在肌腱关节,可直刺深透,如肩髃透极泉。

4.取穴处方

浅刺取穴宜多,可反复多行捻转,适用于病变后期、正气不足者;深刺取穴宜少,中病即止,注意掌握深度,勿盲目提插捻转,适用于病变进行期、邪气炽盛者。

5.深刺处方

如治中风假性延髓性麻痹吞咽困难,翳风穴用3寸针,向喉结方向进针2.25寸,行小幅度、高频率捻转手法,配风池、完骨、内关、天柱、合谷、太冲等可取得佳效。针刺翳风穴深部可及颈内动脉,风池穴深部有椎动脉、椎静脉,从而可改善椎-基底动脉及颈内动脉的血液循环,获得临床效果。

又如通阳要穴大椎,取用以治阳气失于温通之阳气郁闭证时,可在保证安全前提下适当深刺(一般可刺2寸)。并因其针刺角度不同而使针感向不同方向传导,从而达到预期的临床疗效。

(三)注意事项

(1)针刺深浅应以得气为准,并根据治疗要求,结合针刺方向和手法操作来掌握。

(2)针刺深浅宜确保安全,在各穴深浅分寸的标准范围内掌握。如确需深刺并超过界定范围者,必须认真仔细体察针下感觉,在充分掌握局部解剖特点的前提下进行操作,以免损伤重要脏器、血管、神经等组织。

(3)针刺深浅以病位深浅、病证虚实寒热为关键,病深则深刺,病浅则浅刺,以免犯"虚虚实实"之戒。

(陈 丽)

第五节 提插和捻转

进针后施以一定手法,促使针下得气,气至后又可行针,以加强针感。其基本手法是提插和捻转。提插和捻转手法,既可单独施行,又可合并运用。在临床上,提插、捻转兼施,用力均匀,速度缓慢,手法平和,即所谓导气法。

一、提插法

提插法包括上提和下插两个动作,即针体在腧穴空间上下的运动。《灵枢·官能篇》有"伸"和"推"的方法,但尚未述及提插之名。实际上,伸就是提,推就是插。提插法常称为提按法,琼瑶真人《琼瑶神书》就有"提提、按按"之称。提针和插针两者相对,一上一下,是进针达到一定深度后,在所要求的层次或幅度内反复操作的手法,与分层进退针不可混淆。

提插是针刺过程中具体行针的基本手法,陈会《神应经》用以催气,杨继洲《针灸大成》用以行气,泉石心《金针赋》则结合在"龙虎龟凤"四法中。后世在"推而内之是谓补,动而伸之是谓泻"(《难经·七十八难》)的启发下,将提插法应用于针刺补泻,发展为单式补泻手法的一种,并与徐疾、捻转、呼吸、九六补泻等结合,构成烧山火和透天凉等各种复式补泻手法。所以杨继洲《针灸大成》有"治病全在提插"之说,可见其在针刺过程中具有重要作用。

(一)方法

1.提插法

进针后,将针从浅层插至深层,再由深层提到浅层。前者为下插,又谓内、入、按、推;后者为上提,又称出、伸、引。下插与上提的幅度、速度相同,均匀不分层操作。如此一上一下均匀的提插动作,是为提插法。(图2-18)

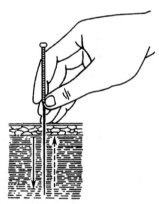

图2-18 提插法

2.分层呼吸提插法

提插结合患者呼吸,并分层操作,提针与插针并无用力之不同。如先在人部(穴位中层)得气后,趁患者吸气时,提针退至天部;或趁患者呼气时,将针插至地部。如此反复进行,可促使经气运行。

(二)临床应用

1.催气

针刺未得气,可用提插、捻转结合,促使气至。单独运用提插手法,也有催气作用。

2.行气

在针刺得气基础上,针体在1分左右范围内连续均匀提插,可使针感扩散。《针灸大成》云:"徐推其针气自往,微引其针气自来。"此即指提插可以行气,可使针感扩散,甚至循经感传、气至病所。提插亦可配合呼吸,如此则激发经气的作用更加明显。

(三)注意事项

(1)提插作为基本手法时,指力要均匀,提插幅度一般以3~5分为宜,不可过大。同时频率也不宜过大。

(2)提插幅度大(3~5分),频率大(120~160次/分),针感即强;反之,提插幅度小(1~2分),频率小(60~80次/分),针感相对较弱。因此,需根据患者体质、年龄与腧穴部位深浅,乃至病情缓急轻重、接受针刺的次数(初诊、复诊)而逐步调节提插的幅度与频率。

(3)提插又称提按:提并不是要拔针外出,与出针不同;插也不是使针直入,仅是按插针体,使其下沉。

(4)肌肉菲薄的穴位,用提插宜慎,一般可用捻转法代替。

二、捻转法

捻转法是拇、示二指持针,捻动针体使针左右均匀旋转的手法。作为一种基本手法,《灵枢·官能篇》云:"切而转之""微旋而徐推之"。其中的旋和转,即指捻转针体的动作。《黄帝内经》中有关捻转针体动作的描述,尚无左转、右转的区别,尽管后世有以左转、右转针体来注释《黄帝内经》针刺补泻手法的,但毕竟无可靠的文献依据。直至金代,窦汉卿《针经指南》才以左转、右转的动作来区别针刺补法和泻法,从而发展为捻转补泻手法。捻转又称为撚,临床应用广泛。除捻转可以进针之外,还可配合提插以催气,配合针向与呼吸行气。

(一)方法

作为基本手法的捻转,即针体进入穴位一定深度以后,用拇指和示指持针,并用中指微抵针体,通过拇、示二指来回旋转捻动,反复交替而使针体捻转。(图2-19)

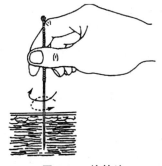

图2-19　捻转法

捻转时,拇指与示指必须均匀用力,其幅度与频率可因人而异。患者体弱,对针刺敏感者,捻转幅度小(180°),频率小(60~80次/分);患者体强,对针刺不太敏感者,捻转幅度大(360°),频率大(120~160次/分)。因其用力均匀,左右交替旋捻,无左转与右转用力之别,故有人称为"对称捻转术"。

(二)临床应用

1.进针

捻转进针是临床常用的方法,一般可用轻微、缓慢、幅度<90°的捻转手法进针。

2.催气

针刺至一定深度,患者尚未得气时,可将针上下均匀地提插,并左右来回地做小幅度的捻转,如此反复多次,可促使针下得气,是目前临床常用的催气法。

3.行气

(1)配合呼吸:呼气时,拇指向前用力大些,向后用力小些,如此捻转,以左转为主,经气可向穴位下方传导。吸气时,拇指向后用力大些,向前用力小些,如此捻转,以右转为主,经气可向穴位上方传导。

(2)配合针刺方向(针尖):即利用针刺方向行气,出现针刺感应循经传导时,将针体连续捻转,幅度稍大时,使针下有紧张感,往往可促使针感进一步循针尖方向扩散,甚至达到"气至病所"的效果。

4.针感保留与消减

将出针时,用力持针向一个方向捻针,然后迅速出针,可使针感保留。针感保留的强弱程度及时间长短,与用力和捻转幅度有关。如将出针时,针感过强,患者难以忍受,医师可用极轻微的指力持针,均匀反复捻转针体,针感即可迅速减轻或消失。

(三)注意事项

(1)以拇指和示指末节的指腹部来回捻转。

(2)捻转的幅度一般掌握在180°左右,最大限度也应控制在360°以内。具体情况须根据治疗目的、患者体质及耐受度而定。

(3)捻转时切忌单向连续转动,否则针体容易牵缠肌纤维而使患者感到局部疼痛,并造成出针时的困难。

(4)捻转手法应轻快自然,有连续交替性,不要在左转与右转之间有停顿。

三、导气法

导气法是徐入徐出,缓慢地由穴位浅层进入至深层,由深层退出至浅层,不具有补泻作用的针刺手法。在临床上,本法常用于气血逆乱、清浊相干,以及虚实病证表现不明显者。导气之名,"徐入徐出,谓之导气,补泻无形,谓之同精,是非有余不足也。"导,有引导之义。导气之旨,在于引导脏腑经络中互扰乖错的清浊之气,恢复正常的阴阳平衡状态。金元李东垣阐发经旨,重视气机升降,立法升清降浊,以"导气"针法和药物同用,来治疗各种病症。明代高武《针灸聚英》专列"东垣针法"一节,详明五乱导气针法之要诀。刘纯《医经小学》平针法,按天、人、地三部徐徐而入,再按地、人、天三部徐徐而出,是属导气法。今人论平补平泻,云进针后"再作均匀地提插捻针,使针下得气,然后根据情况,将针退出体外,这种方法主要用于虚实不太显著或虚实兼有的病证"。这种以得气为度的手法,不具有补泻作用,手法平和,应属本法。

(一)方法

1.导气法

根据从阳引阴、从卫取气、从阴引阳、从营置气的原则,在进针得气后做导气手法。由天部徐徐进针至地部,再从地部徐徐退针至天部;或由地部徐徐退针至天部,再从天部徐徐进针至地部。每进退1次需时3~4分钟,每1次为导气1°。可反复行针3°~5°。每度导气可留针3~5分钟后,再行下一度导气手法,也可连续操作。待导气完毕后,留针15~20分钟。

2.平补平泻法

进针至穴位一定深度,用缓慢的速度,均匀平和用力,边捻转、边提插,上提与下插、左转与右转的用力、幅度、频率相等,并注意捻转角度要在90°~180°,提插幅度尽量要小,从而使针下得气,留针 20～30 分钟,再缓慢平和地将针渐渐退出。

(二)临床应用

1.催气、守气

如针刺尚未得气时,可用本法催气,促使针下得气;如已得气,可用以维持与保留针感。

2.适用病症

本法可用于虚实不太明显或虚实相兼的慢性病症,如郁证、瘿病、慢性喉痹、癫病、脏躁、遗精等。尤其适用于清浊相干、气乱于脏腑经络的病症,如胸痹、咳嗽、脘痞、胀满、痹证等。在临床上,可根据脏病取背俞、腑病取募穴,经脉病取荥、输穴(以输穴为主)的原则来取穴,远取与近取结合组方,施以本法每有佳效。

(三)注意事项

(1)本法操作的全过程,医师必须全神贯注,用力均匀,进、退针的方向和每度导气的针刺深度要保持一致。

(2)注意"徐入徐出",进入针与退出针的时间相等,用力均匀,速度缓慢,始终如一。本法不同于徐疾补泻(进针、退针两者时间不等),也不同于提插补泻(提针、插针用力大小不等,速度有快、慢之分)。

(3)手法平和,有连续性,务使针感舒适,不宜过强(补泻无形)。

(4)根据不同情况决定留针时间长短,一般可留针 20～30 分钟。

(陈　丽)

第六节　留针和出针

在针刺得气以后,可根据病情需要,将针留置穴内或取出穴外,前者称为留针,后者称为出针。留针与出针两法,在临床上是加强针刺感应,协助针刺补泻,提高针刺疗效的又一重要方法,不可忽视。

一、留针法

留针法是针刺得气以后,将针体留置穴内,让它停留一段时间后,再予出针的方法。临床可分为静留针法和动留针法两种,根据病情和患者体质不同而分别使用。此外,还有不少患者并不适宜留针,有的留针反而会影响疗效。因此,对是否需要留针,以及留针时间的长短,都必须辨证而施,不可机械。

留针法为历代医家所重视。在《黄帝内经·灵枢》81 篇经文中,言及留针法应用的就有 29 条之多。如《灵枢·本输篇》根据四时阴阳之序指出:"冬取诸井诸腧之分,欲深而留之。"《灵枢·经脉篇》则认为,热证宜疾出针,寒证宜久留针。此外,还有依据患者形体肥瘦等具体情况来决定留针与否的经文。

对于留针法的应用,承淡安《中国针灸学》将其分为置针术和间歇术,前者即静留针法,后者即动留针法。他认为,置针术可抑制镇静,间歇术则以兴奋为目的。

（一）方法

根据留针期间是否间歇行针，可分为以下两类方法施用。

1.静留针法

针刺入穴内，让其安静自然地留置一段时间，其间不施行任何针刺手法。《素问·离合真邪论》所云"静以久留"，即是此例。静留针法，又可根据病证情况的不同，分别采取短时间静留针和长时间静留针法。短时间静留针法，可静留针 20 分钟至 1 小时；长时间静留针法，可静留针几小时，甚而几十小时，现代大多用皮内针埋植代替。

2.动留针法

将针刺入穴内，得气后仍留置一段时间，其间间歇行针，施以各种手法。短时间动留针法，可留针20～30分钟，其间行针 1～3 次；长时间动留针法，可留针几小时，甚而几十小时，每 10～30 分钟行针 1 次，在症状发作时尤当及时行针，加强刺激量。

（二）临床应用

1.候气

进针至穴内一定深度后，可静以留针，以候气至。《素问·离合真邪论》所云"静以久留，以气至为故，如待所贵，不知日暮"就是这种候气法。候气时，可以采用静留针，也可采用捻转、提插结合以催其气至。

2.守气和行气

留针期间静而留之，保持针体在穴内深度不变，或手持针柄运气于指下，并治神调息，以维持针感，是为守气之法。留针期间，调整针刺方向与深浅，或采用相应的手法间歇行针以加强针感，促使针感循经传导，是为行气。

3.协调补泻

虚寒证用各种针刺补法后，再予留针，有的在留针一段时间后可出现针下热感，正气得以充实。实热证用各种针刺泻法后，再予留针，有的在留针期间可出现针下凉感，邪气得以清泄。

4.辨证施用

留针需根据患者的具体情况而施用。急性病症或慢性病急性发作，如急性细菌性痢疾、急腹症、哮喘和坐骨神经痛等症状发作时，宜长时间行动留针法；慢性病患者一般采用静留针法，体弱不耐针刺者可短时间静留针，顽固性病症如头痛、久泻、慢性鼻炎等，可采取长时间静留针法。头皮针、耳针或远道刺、巨刺时，留针期间可配合病所运动、导引、按摩诸法。正气不虚，症状不显著，常采用短时间动留针法。留针应根据病证性质而施，里证、阴证、寒证宜久留针，表证、阳证、热证宜短时间留针，甚而不留针。留针还必须因人、因时制宜。婴幼儿不宜留针，可浅刺、疾刺；老年人、体虚者可短时间留针；青壮年则可留针时间适当延长。春夏季留针时间宜短，秋冬季留针时间则可适当长些。

（三）注意事项

1.根据患者针感和针刺耐受性来掌握

针感显著，气至病所，或对针刺不能耐受者，宜短时间留针，甚而不予留针。针感不显、感应迟钝，或对针刺有较强耐受性者，可采用长时间留针或间歇行针。

2.根据治疗要求正确使用

针刺已达到治疗目的，所谓"中病"者，如仍留针不去则会损伤正气。如针刺未达到治疗目的，留针时间过短，又易造成邪气滞留、病情反复等不良后果。

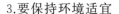

3.要保持环境适宜

一般而言,留针大多取患者卧位的姿势,患者应保持体姿舒适平稳,避免乱动、乱碰,以免滞针、弯针、折针等。留针时,诊室要保持安静,空气要保持清新,气氛良好,以免影响患者情绪。冬春寒冷季节,留针时要保持室内温度,对虚寒者尤须覆盖衣被以保暖。

二、出针法

出针是毫针技术操作过程的最后步骤,是针刺达到要求后将针取出的方法。在临床上,出针法应根据病证虚实、患者体质、针刺深浅和腧穴特点等具体情况正确施行,否则会影响疗效,甚而引起出血、血肿、针刺后遗感等不良后果。

《灵枢·邪气藏府病形》云:"刺滑者,疾发针而浅内之,以泻其阳气而去其热。刺涩者,必中其脉,随其逆顺而久留之,必先按而循之,已发针,疾按其痏,无令其血出,以和其脉。"经文中的"发针"即是出针。《素问·针解》云:"徐而疾则实者,徐出针而疾按之;疾而徐则虚者,疾出针而徐按之。"这都说明出针的快慢宜以脉象之滑涩、病证之虚实等为依据。

泉石心《金针赋》云:"出针贵缓,太急伤元气。"历代针家都强调指出,出针不可草率从事,否则容易耗伤气血,影响疗效。在现代临床上,对出针法又有发展。如高玉椿主张出针当重视先后顺序,有升降出针法的区别;而李志道则根据病情缓急,采用阴性和阳性不同的出针法。

(一)方法

1.双手出针法

出针前,稍捻针柄,待针下轻松滑利时方可出针。出针时,左手持一消毒干棉球按压穴位(或夹持针体底部),右手拇、示二指持针柄,捻针退出皮肤。出针后,虚证宜速按针孔以防气泄;实证则摇大针孔,暂不按针孔,以祛邪。

2.单手出针法(梅花派)

用左手或右手拇、示二指捻动针柄,轻轻提针外出,中指则按住针孔旁的皮肤,略施力按摩或按压不动,以免肌肉随针牵起,再逐步或一次外提。出针后迅即用中指按压针孔或不按针孔。此法可用于左右手同时出针。

3.快速出针法

左手用干棉球按压腧穴旁,右手快速拔针而出。此法具有不疼痛、出针快的特点,适用于浅刺的腧穴。

4.缓慢出针法

左手用干棉球按压腧穴旁,右手持针先将针退至浅层,稍待片刻后缓缓捻针退出。此法可防止出针后出血,减轻针刺后遗的麻、胀、重、痛等不适感,不伤气血。

(二)临床应用

在临床上,出针法应根据病证虚实、病情缓急等情况正确施行。

出针补泻法:虚证宜徐出针而疾按针孔,为补法;实证宜疾出针而徐按针孔(或不按针孔),为泻法。

(三)注意事项

1.出针前应注意针下感觉

一般而言,只有在针下感觉松动滑利时,方可出针。如针下沉紧,推之不动,按之不移,多为邪气未退、吸拔其针,或真气未至,或肌肉缠针产生滞针现象。此时不可出针,宜留针以候邪气退、真气至,或循、切经络腧穴周围,使气血宣散。滞针者可在针旁5分处再进一针,或左右前后各进一针,分别摇动捻转,使肌肉松弛,再逐步将针退出。必须注意的是,此时退针宜缓,退出些许,留针片刻,不得孟浪,以免折针、弯针。

2.出针时应注意用力轻巧

不论是快速出针,还是缓慢出针,都应柔和、轻巧、均匀捻动针柄,将针取出。如遇有阻力,宜稍停后再按一般方法施术。如用力过猛,往往会引起疼痛、出血及针刺后遗感。

3.头、目等部位应注意针孔按压

对于头皮、眼眶等易出血的部位,出针时尤其要注意缓缓而行,同时左手要用力按压针孔,出针后尤须用干棉球按压较长时间,以免出血或血肿。对于留针时间较长,出针后亦应着力按压针孔。

4.出针当重视先后顺序

一般而言,出针应按"先上后下、先内后外"的顺序进行。也就是说,先取上部的针,后取下部的针;先取医师一侧的针,后取另一侧的针。

5.针刺后遗感的处理

出针后,如针孔局部或循经上下胀、痛、麻木而难忍受,可用一手指轻微按揉落零五穴(手背第2、3掌骨间,指掌关节后1寸处)片刻,或针刺之,即可使其消减。此外,亦可在腧穴四周进行按摩,或循经上下推、按、敲、刹,以消减不适针感。

6.出针后患者须稍事休息

出针后不必急于让患者离去,当稍事休息,待气息调匀、情绪稳定后方可离去。有的患者出针后不久会出现晕针,有的患者出针后无局部出血或血肿,但过了片刻可能出血、血肿,因此出针后令患者休息,并严密观察,可防止意外发生。

(陈　丽)

第三章

灸　法

第一节　灸法临床基础

一、灸法材料和分类

灸法古称灸焫。《说文解字》云："灸,灼也,从火音久,灸乃治病之法,以艾燃火,按而灼也。"可见,灸法是用艾绒或药物为主要灸材,点燃后放置于腧穴或病变部位,进行烧灼和熏熨,借其温热刺激及药物作用,温通气血、扶正祛邪,以防治疾病的一种外治方法。

灸法可分为艾灸法和非艾灸法两大类。艾灸法以艾绒为灸材,是灸法的主要内容,可分为艾炷灸、艾条灸等。非艾灸法可用除艾叶以外的药物或其他方法进行施灸,有灯火灸、药线灸、药笔灸等。

(一)艾叶与艾绒

艾为自然生长于山野之中的菊科多年生灌木状草本植物,我国各地均有生长,但古时以蕲州产者为佳,故特称"蕲艾"。艾在春天抽茎生长,茎直立,高60～120 cm,具有白色细软毛,上部有分支。茎中部的叶呈卵状三角形或椭圆形,有柄,羽状分裂,裂片椭圆形至椭圆状披针形,边缘具有不规则的锯齿,表面深绿色,有腺点和极细的白色软毛,背面布有灰白色绒毛,7～10月开花。瘦果呈椭圆形。艾叶有芳香型气味,在农历的4～5月,当叶盛而花未开时采收。采时将艾叶摘下,晒干或阴干后备用。

1.艾叶化学成分

艾叶中纤维质较多,水分较少,还有许多可燃的有机物,是理想的灸疗原料。其化学成分见表 3-1。

表 3-1　艾叶的化学成分

成分	%
无氮素有机物	66.85
含氮素有机物	11.31
水分	8.98
溶醚成分	4.42
离子成分(包括钾、钠、钙、镁、铝)	8.44

2.艾叶的性能

艾叶气味芳香,味辛、微苦,性温热,具纯阳之性。艾叶经加工制成细软的艾绒,便于搓捏成大小不同的艾炷,易于燃烧;艾火燃烧时热力温和,能窜透皮肤,直达体表深部;艾产地广泛,易于采集,价格低廉。故从古至今,灸不离宗,艾是最常用的施灸材料。

3.艾绒的制备

每年农历的4~5月,采集肥厚新鲜的艾叶,放置日光下曝晒干燥,然后投于石臼中,用木杵捣碎,筛去杂梗,再晒、再捣、再筛,如此反复多次,即成为淡黄色、洁净、细软的艾绒。

艾绒按加工(捣筛)程度不同,有粗、细之分。粗绒多用做艾条或间接灸,细(精)绒则常用做直接灸。艾绒的质量以无杂质、柔软易团聚、干燥者为优,以含杂质、生硬不易团聚、湿润者为劣。后者燃烧时易爆裂,散落火花而灼伤皮肤,故不宜采用。新制艾绒内含挥发油较多,灸时火力过强,有失温和之性,常致患者不能耐受,故临证以陈久的艾绒为佳品。

4.艾绒的贮藏

艾绒其性吸水,易于受潮,平时应放在密闭的干燥容器内,置于阴凉干燥处保存;并于每年天气晴朗时重复曝晒几次,以防潮湿、霉烂或虫蛀,否则会影响燃烧与效用。

(二)艾绒制品

1.艾炷

以艾绒施灸时,所燃烧的圆锥体艾绒团称为艾炷,常用于艾炷灸。每燃尽1个艾炷,为1壮。

(1)艾炷规格:小炷重0.5g,相当于中炷的一半,常置于穴位或病变部烧灼,常做直接灸用。中炷重1g,炷高1cm,炷底直径约1cm,可燃烧3~5分钟,常做间接灸用。大炷重2g,相当于中炷的1倍,常做间接灸用。艾炷无论大小,直径与高度大致相等。

(2)艾炷制作方法:有手工制作与艾炷器制作两种方法。①手工制作法:小炷可先将艾绒搓成大小适合的艾团,夹在左手拇、示二指指腹之间,示指要在上,拇指要在下,再用右手拇、示二指将艾团向内向左挤压,即可将圆形艾团压缩成上尖下平的三棱形艾炷,随做随用,至为简便。中炷、大炷则须将艾绒置于平板上,用拇、示、中三指边捏边旋转,将艾绒捏成上尖下平的圆锥体(图3-1)。要求搓捏紧实,能放置平稳,燃烧时火力由弱到强,患者易于耐受,且耐燃而不易爆。艾炷大小可随治疗需要而定。②艾炷器制作法:艾炷器中铸有锥形空洞,洞下留一小孔,将艾绒放入艾炷器空洞中,另用金属制成下端适于压入洞孔的圆棒,直插孔内紧压成圆锥体,倒出即成艾炷。用艾炷器制作的艾炷,艾绒紧密,大小一致,更便于应用。

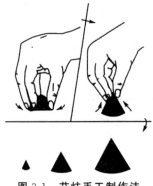

图3-1 艾炷手工制作法

2.艾条

艾条又名艾卷,系用艾绒卷成的圆柱形长条。一般长 20 cm、直径 1.5 cm,常用于悬起灸、实按灸等。根据内含药物之有无,可分为纯艾条和药艾条两种。

(1)纯艾条:取制好的陈久艾绒 24 g,平铺在长 26 cm、宽 20 cm、质地柔软疏松而又坚韧的桑皮纸上,将其卷成直径约 1.5 cm 的圆柱形艾条,越紧越好,用胶水或糨糊封口。

(2)药艾条:有以下 3 种。①常用药艾条:取肉桂、干姜、木香、独活、细辛、白芷、雄黄、苍术、没药、乳香、川椒各等分,研成细末。将药末混入艾绒中,每支艾条加药末 6 g。制法同纯艾条。②雷火神针:沉香、木香、乳香、茵陈、羌活、干姜、穿山甲各 15 g,研为细末,过筛后,加入麝香少许和匀。以桑皮纸 1 张约 30 cm×30 cm 摊平,取艾绒 40 g 均匀铺于纸上,然后将药末 10 g 匀掺于艾绒中。再搓捻卷紧成爆竹状,外糊上桑皮纸 1 层,两头留空纸 3 cm,捻紧即成。阴干备用,勿令泄气。③太乙神针(韩贻丰《太乙神针心法》方):硫黄 6 g,麝香、乳香、没药、松香、桂枝、杜仲、枳壳、皂角、细辛、川芎、独活、穿山甲、雄黄、白芷、全蝎各 3 g,均研成细末,和匀。以桑皮纸 1 张约 30 cm×30 cm 大小,摊平。先取艾绒 24 g,均匀铺于纸上;再取药末 6 g,均匀掺入艾绒中;然后卷紧如爆竹状,外用鸡蛋清涂抹;再糊上桑皮纸 1 张,两头留空纸3 cm左右,捻紧即成。阴干待用。

二、灸法作用和适用范围

根据艾灸法的作用特点,其适用范围以寒证、虚证、阴证为主,对慢性病及阳气虚寒者尤宜。

(一)艾灸法的作用特点

(1)艾灸法的作用主要是温热透达腧穴深部,以及艾叶芳香温通药性的综合效应。

(2)艾灸法的应用以经脉陷下、阴阳皆虚、络脉坚紧者为宜,如《灵枢·经脉》:"陷下则灸之。"

(3)艾灸法可治针刺或中药疗效不显者,亦即"针所不为,灸之所宜""凡病药之不及,针所不到,必须灸之"。在临床上,可以单用灸法,亦可先灸后针,先针后灸,针灸并用等。

(4)艾灸法主要用于寒证。《素问·异法方宜论》:"藏寒生满病,其治宜灸焫。"即是其例。

(二)适用范围

1.温经通络

温经通络适用于寒凝血滞、经络痹阻所致的风寒湿痹、痛经、经闭、寒疝、腹痛等。

2.祛风解表、温中散寒

祛风解表、温中散寒适用于风寒外袭之表证,脾胃寒盛的呕吐、胃痛、腹泻。

3.温肾健脾

温肾健脾适用于脾肾阳虚之久泄、久痢、遗尿、阳痿、早泄。

4.回阳固脱

回阳固脱适用于阳气虚脱之大汗淋漓、四肢厥冷、脉微欲绝。

5.益气升阳

益气升阳适用于气虚下陷之内脏下垂、阴挺、脱肛、崩漏日久不愈等。

6.消瘀散结、拔毒泄热

消瘀散结、拔毒泄热适用于疮疡、痈疽初起,疖肿未化脓者;瘰疬及疮疡溃后久不愈合者。

7.防病保健

灸法用于防病保健有着悠久的历史。孙思邈《备急千金要方·针灸上》云:"凡入吴蜀地宦游,体上常须三两处灸之,勿令疮暂瘥,则瘴疠、温疟、毒气不能着人。"

三、灸法禁忌病症

(一)临时情况的禁忌

基本和毫针刺法禁忌一致,在过劳、过饥、过饱、醉酒、大渴、惊恐、大怒等情况下,不可施灸。

(二)病症禁忌

外感或阴虚内热证、咳血、中风闭证等,凡脉象数疾者禁灸。高热、抽搐或极度衰竭、形瘦骨弱者,亦不宜灸治。

四、灸法禁忌部位

古之禁灸穴,主要是指直接灸、化脓灸,与其说是禁灸穴,不如说是禁忌部位更合适。

(1)颜面部穴不宜着肤灸。

(2)腋窝、睾丸、乳头、会阴部均不可灸。

(3)心脏虚里处、重要脏器和大血管附近,动脉应手处,尽量不用艾炷直接灸,更不宜用瘢痕灸,可选用其他灸法或针刺等方法治疗。

(4)皮薄肌少、筋肉积聚部位,以及关节活动处不能行瘢痕灸等。

五、艾灸意外

艾灸可引起晕灸、变态反应、感染、中毒等不良反应。除皮肤感染外,均在此介绍。

(一)晕灸

晕灸和晕针一样,都是短暂性血管抑制性晕厥。其临床表现、发生原因、防治措施均与晕针相类似。大多发生在艾炷灸过程中,也有在灸后发生的,则称为延迟晕灸。

1.临床表现

(1)先兆期:头晕不适,眼花耳鸣,心悸胸闷,上腹不适,面色苍白,出冷汗,呵欠连连。有的无先兆表现。

(2)发作期:轻者头晕胸闷,恶心欲呕,肢体无力发凉,摇晃不稳,可伴瞬间意识丧失;重者意识丧失,昏仆不醒,唇甲青紫,冷汗淋漓,面色灰白,两眼上翻,二便失禁,也可有四肢抽搐。

(3)缓解期:及时处理恢复后,自觉疲乏无力,面色苍白,嗜睡,汗出,或仅轻度不适。

2.处理方法

(1)轻度:停止施灸,将患者扶至通风处,抬高两腿,头部放低,静卧片刻,给服温开水或热茶。

(2)重度:停止施灸后平卧,在百会穴行艾条雀啄灸,针刺水沟、涌泉,也可配合人工呼吸或注射强心剂。

3.预防措施

(1)心理预防:对猜疑、恐惧、情绪过度变化的患者,要做好心理安慰、语言诱导等工作。对性格内向、精神压抑者,可做松弛训练。对性格外向、急躁好动者,可用各种有效方法转移其注意力。

(2)生理预防:饥饿者灸前适量进食,过劳者要令其休息,恢复体力后再行施灸。对易晕灸者,要尽量采用侧卧位,简化灸穴,减少灸量。施灸结束后,稍事休息后再离开诊室,以免发生延迟晕灸。

(二)变态反应

1.临床表现

以过敏性皮疹为多见,表现为局限性红色小疹,或全身性风团样丘疹,周身发热,瘙痒难忍。甚而可有胸闷,呼吸困难,面色苍白,大汗淋漓,脉细微。多在艾灸后一至数小时发生,可反复出现。

2.处理方法

皮疹可在停用艾灸后数天内,自行消退。发生变态反应,可用抗组胺药、维生素 C 等,多饮水。如发热、奇痒烦躁等,可用皮质激素。当面色苍白、大汗淋漓、脉细微时,必要时可肌内注射肾上腺素或肾上腺皮质激素。

3.预防措施

对艾灸过敏者忌用之,对穴位注射过敏者则慎用之。在施灸过程中如见变态反应先兆,则立即停用艾灸。

(三)药物中毒

因药艾条中含有雄黄,点燃后可产生含砷的气体,经呼吸道吸入而引起砷中毒。

1.临床表现

可出现流泪、咽痒、呛咳等,随之发生流涎、头晕、头痛、乏力、心悸、胸闷、气急等,甚而可出现恶心、腹痛、吐泻、冷汗淋漓等。

2.处理方法

轻者用绿豆汤(200 g 煮成 500 mL)送服小檗碱片(每天 6 片,分 3 次服),重者应送医院抢救。

3.预防措施

要限制药艾条用量,每次不超过半支,对孕妇、过敏者禁用之。

(陈 丽)

第二节 灸法操作原则

一、选择方法

根据患者、病证、病种的不同,可选用不同的灸治方法。

(一)因人而宜

老人、小儿尽量少用或不用直接艾炷灸。糖尿病患者尽量不用着肤灸,以免皮肤感染伤口不易愈合。面部宜用艾条悬起灸或艾炷间接灸。

(二)因病而宜

化脓灸防治慢性支气管炎和哮喘有效。灯火灸或火柴灸,可治流行性腮腺炎、扁桃体炎,而铺灸则适用于类风湿关节炎等。慢性病多用温和灸、回旋灸和温针灸等,而急性病则多用着肤灸、雀啄灸等。

隔物灸和敷灸中所用的药物,皆按药物的性味、功能、主治等,予以选用,如甘遂灸多用于逐水泻水,而附子饼灸则多用于补虚助阳。疮疡、痈疽、顽癣、蛇丹常用局部灸治。

(三)因时而宜

艾灸常宜于午时阳气极盛之时,季节以春秋两季更佳。当然又需根据具体情况而定,或冬病夏治,或夏病冬治等。

(四)因法而宜

各种不同的灸法,有其不同的作用,可因法而选其适宜病症。如化脓灸引邪外出、开辟门户,灯火灸疏风解表、化痰定惊,温针灸温通经脉、活血化瘀,艾条温和灸则可行气活血。

二、掌握灸量

灸量是灸疗时刺激时间和刺激强度的乘积,取决于施灸的方式、灸炷的大小、壮数的多少,施灸时或施灸后刺激效应的持续时间等。掌握最佳灸量,可提高疗效,防止不良反应。

(一)灸量取用的原则

灸量指灸法达到的温热程度,不同的灸量可产生不同的治疗效果。下列两方面的因素与灸量密切相关。

1.艾炷、壮数

灸量一般以艾炷的大小和壮数的多少计算,炷小、火势小、壮数少则量小,炷大、火势大、壮数多则量大。艾条灸、温灸器灸以时间计算,太乙针、雷火针是以熨灸的次数计算。

2.疗程

灸量还与疗程相关。疗程长、灸量大,用于慢性病;疗程短、灸量小,多用于急性病。掌握灸量应根据患者的体质、年龄、施灸部位、病情等因素来综合考虑。

(二)灵活掌握灸量的方法

根据施灸部位、体质和年龄等,灵活掌握灸量,是临床治疗必须遵守的原则。现以艾炷灸为例加以说明。

1.施灸方法

艾炷直接灸时,可用小炷、中炷;间接灸则用中炷、大炷。

2.体质和年龄

青壮年、男性、初病、体实者,宜大炷、多壮;妇女、儿童、老人、久病、体虚者,宜小炷、少壮。

3.施灸部位

头面、胸背,艾炷不宜大而多;腰背腹部,肌肉丰厚处,可用大炷、多壮;四肢末端,皮肉浅薄而多筋骨处,宜少灸。

4.病情

风寒湿痹,上实下虚者,欲温通经络,祛散外邪,或引导气血下行时,不过7壮,小、中炷即可,否则易使热邪内郁而产生不良后果。沉寒痼冷、元气将脱者,需扶助阳气、温寒解凝,非大炷多壮不能奏效。

5.天地自然环境

冬日灸量可大,夏日灸量宜小。北方寒冷,灸量可大;南方温暖,灸量宜小。

6.施灸次数

将规定的艾炷壮数,一次灸完的称顿灸,分次灸完的称报灸。对体质差或头面四肢部,可用报灸,分若干次灸完,以控制灸量、完成疗程,避免产生不良反应。

三、合理补泻

(一)根据辨证,选用不同的灸治部位

可起到补虚泻实、调和气血的目的。如涌泉穴用艾条雀啄灸或蒜泥敷灸,治疗鼻衄、咯血等,能起到清热泻火的作用。用百会穴雀啄灸或蓖麻子捣泥敷灸,治疗脱肛、遗尿,则起到补气升阳的作用。此外,《理瀹骈文》根据三焦辨证提出上焦病多用取嚏法(如皂角末涂鼻治感冒);中焦病多用填脐法(如填脐敷治腹痛);下焦病多用坐药、蒸洗法等,也可归属于灸法辨证施治的范畴。

(二)隔物灸与敷灸的补泻

要根据隔物灸和贴敷时所用的药物,按其性味、功能、主治等,予以选用。如选用偏重于泻的药物进行隔物灸或贴敷,就能起到泻的作用,如甘遂贴敷多用于逐水泻水,豉饼隔物灸则多用于散泄毒邪。选用偏重于补的药物进行隔物灸或贴敷,就能起到补的作用,如附子饼隔物灸多用于补虚助阳,蓖麻仁贴敷百会穴治疗胃下垂、子宫脱垂、脱肛等,能起到补气固脱的作用。

(三)艾卷灸的抑制和兴奋作用

抑制法为强刺激,用艾卷温和灸或回旋灸,每穴每次 10 分钟以上,特殊需要时可灸几十分钟;主要作用是镇静、缓解、制止,促进正常的抑制作用。兴奋法为弱刺激,主要用雀啄灸,每穴每次半分钟到 2 分钟,30～50 下,或用温和灸、回旋灸,时间 3～5 分钟;主要作用是促进生理功能,解除过度抑制,引起正常兴奋作用。

(陈　丽)

第三节　艾炷着肤灸

艾炷着肤灸是将艾炷直接放置施灸部位皮肤上烧灼的方法,故又称直接灸。根据灸后有无烧伤化脓,又可分为化脓灸和非化脓灸。骑竹马灸、横三间寸灸等都是灸背部穴的特殊艾炷着肤灸。背部灸穴有特定测量法,在历史文献中殊多记述,值得研究。

一、瘢痕灸

瘢痕灸又称化脓灸,是用黄豆大或枣核大艾炷直接放置腧穴进行施灸,局部组织经烧伤后产生无菌性化脓现象(灸疮)的灸法。这种烧伤化脓现象,古称灸疮。因灸疮愈合之后,多有瘢痕形成,故又称瘢痕灸。王执中《针灸资生经》:"凡着艾得灸疮,所患即瘥,若不发,其病不愈。"可见本法必须达到化脓方有效果,灸疮的发与不发是取效的关键。

(一)方法

1.体位选择

可采取卧位或坐位,应以体位自然,肌肉放松,施灸部位明显暴露,艾炷放置平稳,燃烧时火力集中,热力易于深透肌肉为准。亦需便于医师正确取穴,方便操作,患者能坚持施灸治疗全过

程。体位放妥后,再在施灸部位上正确点穴,点穴可用圆棒蘸甲紫溶液或墨笔做标记。

2.施灸顺序

一般宜先灸上部,后灸下部;先灸背部,后灸腹部;先灸头部,后灸四肢;先灸阳经,后灸阴经。先阳后阴,取其从阳引阴而无亢盛之弊;先上后下,则循序渐进、次序不乱;先少后多,使艾火由弱而强,便于患者接受。

如需艾炷灸多壮者,必须由少逐次渐多,或分次灸之,即所谓报灸。需大炷者,可先用小艾炷灸起,每壮递增之,或用小炷多壮法代替。

但在特殊情况下,也可酌情灵活运用,不可拘泥。如气虚下陷之脱肛,可先灸长强以收肛,后灸百会以举陷等,如此才能提高临床疗效。

3.艾炷制备安放

艾炷按要求做好,除单纯采用细艾绒之外,也可加些芳香性药末,如丁香、肉桂等分研末(丁桂散),利于热力渗透。先在穴位上涂些凡士林,以增加黏附作用,使艾炷不易滚落。放好后,用线香点燃艾炷。

4.间断法和连续法

当艾炷燃尽熄灭后,除去灰烬,再重新换另一个艾炷点燃,称为间断法,不易出现灸感循经传导。不待艾炷燃尽,当其将灭未灭之际,即在余烬上再加新艾炷,不使火力中断,每可出现感传,则称为连续法。

5.灸穴疼痛灼热

当艾炷燃烧过半时,灸穴疼痛灼热,患者往往不能忍受。此时,医师可用手拍打穴处周围,或在其附近抓挠,或拍打身体其他部位,以分散其注意力,从而减轻疼痛。一般只有在第1壮时最痛,以后各壮就可忍受。

6.艾炷灸补泻

以徐疾和开阖分别补泻。

(1)补法:艾炷点燃置穴,不吹其火,待其徐徐燃尽自灭,火力缓慢温和,是为徐火、弱火。灸治的时间较长,壮数可多。灸毕一炷,用手指按一会儿施灸穴位,是闭其穴,以使真气聚而不散。

(2)泻法:艾炷置穴点燃,用口吹旺其火,促其快燃,火力较猛,快燃快灭,是为疾火、强火。当患者觉局部灼痛时,即迅速更换艾炷再灸。灸治时间较短,壮数较少,灸毕不按其穴,是开其穴,以起到祛散邪气的作用。

7.敷贴淡膏药

灸毕,可在灸穴上敷贴淡膏药,每天换贴1次。或揩尽灰烬,用干敷料覆盖,不用任何药物。

8.灸疮

待5～7天后,灸穴处逐渐出现无菌性化脓现象,有少量分泌物,可隔1～2天更换干敷料或贴新的淡膏药。疮面宜用盐水棉球揩净,避免污染,防止并发其他炎症。正常的无菌性化脓,脓色较淡,多为白色。若感染细菌而化脓,则脓色黄绿。经30～40天,灸疮结痂脱落,局部可留有瘢痕。

如灸疮干燥,无分泌物渗出,古人称为"灸疮不发",往往不易收效。可多吃一些营养丰富的食物,或服补气养血药物,以促使灸疮的正常透发,提高疗效。也有在原处再加添艾炷数壮施灸,以促使灸疮发作。

对瘢痕进行观察,常可判定临床疗效。如瘢痕灰白,平坦柔软,说明已达到治疗要求。如瘢痕紫黯,起坚硬疙瘩,病根未除,须在原处继续艾灸。

(二)临床应用

适用于全身各系统顽固病症而又适宜灸法者,如头风、中风、癫痫、哮喘、瘰疬、肺结核、慢性肠胃病、骨髓炎、关节病等。

(三)注意事项

(1)医师应严肃认真,专心致志,精心操作。施灸前应对患者说明施灸要求,消除恐惧心理。若需瘢痕灸,必须先征得患者同意。应处理好灸疮,防止感染。

(2)根据患者的体质和病证施灸,取穴要准,灸穴勿过多,热力应充足,火力宜均匀,切勿乱灸暴灸。

(3)灸治中,出现晕灸者罕见。若一旦发生晕灸,则应按晕针处理方法而行急救。

(4)施灸过程中,应防止艾火烧伤衣物、被褥等。施灸完毕,必须将艾炷熄灭,以防止发生火灾。对于昏迷、反应迟钝或局部感觉消失的患者,应注意勿灸过量,避免烧烫伤。

(5)灸法尤忌大怒、大劳、大饥、大倦,受热、冒寒。灸后不可马上饮茶,恐解火气。忌生冷瓜果。

二、麦粒灸

非化脓灸法主要是麦粒灸,即用麦粒大或黄豆大的小艾炷直接在腧穴施灸,灸后不引起化脓的方法。因其艾炷小,刺激强,时间短,收效快,仅有轻微灼伤或发疱,不留瘢痕,故目前在临床应用较多。更宜用于小儿病及头面穴。因须在艾炷烧近皮肤时用压灭方法中断灸火,故又称为压灸。

(一)方法

1.点燃

为防止艾炷滚落,可在灸穴抹涂一些凡士林,使之黏附,然后将麦粒大的艾炷放置灸穴上;用线香或火柴点燃,任其自燃,或微微吹气助燃。

2.移去或压灭

至艾炷烧近皮肤,患者有温热或轻微灼痛感时,即用镊子将未燃尽的艾炷移去或压灭,再施第2壮。也可待其燃烧将尽,有清脆之爆炸声,将艾炷余烬清除,再施第2壮的。

3.灸穴疼痛

若需减轻灸穴疼痛,可在该穴周围轻轻拍打,以减轻痛感。若灸处皮肤呈黄褐色,可涂一点冰片油以防止起疱。

4.壮数

根据情况一般可用3～7壮。若第2次再在原处应用,每多疼痛,效果亦大减,故需略行更换位置,但不要超出太远。

5.程度

本法灼痛时间短,约20秒,一般以不烫伤皮肤或起疱为准。即使起疱,亦可在2～3天内结痂脱落,不遗瘢痕。

(二)临床应用

适用于气血虚弱、小儿发育不良及虚寒轻证等。对各种痛证与急性炎症,效果也很明显,每可立即生效。

（三）注意事项

（1）操作要熟练，避免烧伤。

（2）灸后如起小疱，宜涂甲紫溶液，令其自行吸收。

（3）如灸百会，灸前先剪去穴区头发（如中指甲大）一块，灸后半月不洗头。

（4）若是小儿，要家长抱扶，配合治疗，以免意外。

（陈　丽）

第四节　艾炷隔物灸

艾炷隔物灸又称间接灸、间隔灸，是在艾炷与皮肤之间衬垫某些药物而施灸的一种方法。艾炷隔物灸具有艾灸与药物的双重作用，火力温和，患者易于接受。

一、隔姜灸

隔姜灸是在艾炷和皮肤间隔生姜片进行灸治的方法。早见于朱端章《卫生家宝方·痈疽发背方》，而后清代吴尚先的《理瀹骈文》等也有记载。本法有温中散寒、和胃止呕等治疗作用。

（一）方法

将新鲜老姜，沿生姜纤维切成厚 0.2～0.5 cm 的姜片（大小据穴区部位所在和所选艾炷大小决定），中间用针扎小孔数个。置施灸穴位上，用大艾炷或中艾炷点燃，放在姜片中心施灸。若患者有灼痛感时，可将姜片提起，使之离开皮肤片刻，旋即放下，再行灸治，反复进行。以局部皮肤潮红湿润为度。一般每次施灸 5～10 壮。

（二）临床应用

温中散寒，和胃止呕，祛寒解表。适用于感冒、咳喘、呕吐、胃痛、腹痛、腹泻、遗精、阳痿、不孕、痛经、面瘫、风寒湿痹等。

（三）注意事项

（1）用新鲜老姜，现切现用为好，不用干姜和嫩姜。

（2）姜片厚薄根据灸治部位和病证而定。面部等敏感处要厚些，急性病、痛证要薄些。

（3）如不慎起水疱时，须防止感染。

二、隔蒜灸

隔蒜灸又称蒜钱灸，是在艾炷和皮肤间隔蒜片进行灸治的方法。早见于葛洪《肘后备急方》，古人主要用于痈疽，现代还用于肺结核和疣等。除此之外，还有用蒜泥、药粉和艾绒铺在背部的长蛇灸。

（一）方法

1.隔蒜片灸

将独头大蒜横切成厚约 0.3 cm 的薄片，用针扎孔数个，放在患处或施灸穴位上，用大、中艾炷点燃放在蒜片中心施灸，每施灸 4～5 壮，须更换新蒜片，继续灸治。

2.隔蒜泥灸

将大蒜捣成蒜泥状,制成厚约 0.3 cm 的圆饼,置患处或施灸穴位,再上置艾炷,点燃施灸。

此两种隔蒜灸法,每穴每次宜灸足 7 壮,以灸处泛红为度。

(二)临床应用

消肿拔毒,散结止痛。用于治疗痈、疽、疮、疖、瘰疬、肺结核、腹中积块及蛇蝎毒虫所伤等病症。

(三)注意事项

(1)用新鲜大蒜,现切现用为好。

(2)蒜片厚薄根据灸治部位和病证而定。面部等敏感处要厚些,急性病、痛证要薄些。

(3)如不慎起水疱时,须防止感染。

三、隔盐灸

隔盐灸是用盐做隔物进行艾灸的方法。早见于《肘后备急方》,用治小便不通、霍乱、蛇咬伤等。而后有用治阴证伤寒的。隔盐灸一般只能用于脐中,也就是神阙穴。近今有用竹圈隔盐灸的报道,可用于四肢躯干,从而扩大了它的主治范围。

(一)方法

1.隔盐灸

将纯干燥的食盐纳入脐中,填平脐孔,上置大艾炷施灸。如脐部凹陷不明显,可预先在脐周围一湿面圈,再填入食盐。如患者稍有灼痛,即应更换艾炷。也有于盐上放置姜片施灸,待患者有灼痛时,可将姜片提起,保留余热至燃完一炷。一般可灸 3～7 壮。急性病可多灸,不限制壮数。

2.竹圈隔盐灸

空心竹圈若干个,内径 3～5 cm 不等,高 1 cm,再用两层纱布包裹其底部,纱布边缘用橡皮筋系紧在竹圈的外围。竹圈内均匀铺上食盐,以能遮盖纱布为限,然后在竹圈内再装满艾绒,中央隆起,不能太松。点燃艾绒,使其慢慢燃烧至底部盐层响起噼啪声,1 圈可灸 20～30 分钟。

(二)临床应用

回阳、救逆、固脱,适用于急性腹痛、吐泻、痢疾、脱证、癃闭等。

(三)注意事项

(1)要求患者保持原有体位,呼吸匀称。

(2)如有脐部灼伤,要涂以甲紫溶液,并用消毒纱布覆盖固定,以免感染。

(3)竹圈隔盐灸时,如患者疼痛难忍,可将竹圈稍离穴位。

四、隔附子灸

隔附子灸首见于唐代《备急千金要方》《外台秘要》,用治痈疽、风聋等。后世有用于外科疮久成瘘者。隔物分为附子片和附子饼两种,有温经散寒、温肾壮阳作用。

(一)方法

1.附子片灸

将附子用水浸透后,切成 0.3～0.5 cm 的薄片,用针扎数孔,放施灸部位施灸(同隔姜灸法)。

2.附子饼灸

取生附子切细研末,用黄酒调和做饼,大小适度,厚 0.4 cm,中间用针扎孔,置穴位上,再以大艾炷点燃施灸,附子饼干焦后再换新饼,直灸至肌肤内温热、局部肌肤红晕为度。日灸 1 次。

(二)临床应用

附子性味辛温大热,有温肾壮阳的作用,与艾灸并用,适用于各种阳虚证,如阳痿、早泄、遗精、疮疡久溃不敛、痛经等。

(三)注意事项

(1)注意室内通风。

(2)选择平坦不易滑落处灸治。

(3)阴虚火旺及过敏体质者不宜。

五、隔药饼灸

隔药饼灸又称药饼灸,可分为两类。一类为单味中药或加 1～2 味辅助中药研末制作而成的隔药饼灸,如上述的隔附子饼灸等;另一类是指将复方中药煎汁或研末后加入少量赋形剂制成小饼状,并隔此药饼用艾炷灸或艾条灸的一种间接灸法。

(一)方法

1.药饼的分类

大致可分为两类:一为针对某些病证的,如骨质增生药饼、溃疡性结肠炎药饼、足跟痛药饼、硬皮病药饼等;一类为根据中医治则制作的药饼,如活血化瘀药饼、健脾益气药饼、补肾药饼等。

2.药饼制作法

(1)药汁浓缩法:按配方称取各味中药,加水适量煎 2 次,去渣,再以文火浓缩至一定量,加入赋形剂;亦可根据要求,部分药物煎汁浓缩,部分药物研末成粉,二者混合调匀后加入赋形剂。用特制的模子压成薄饼。

(2)研末调和法:可配方称取药物,研极细末,一般要求过 200 目筛,装瓶密封备用。用时据临床需要临时用调和剂调和,再用特制的模子压成药饼。目前,常用的调和剂有醋、黄酒、乙醇、姜汁、蜂蜜等。

也可先按上法研成极细末备用,临用时据证情可分别选用大蒜、嫩姜、葱白等其中之一,与药粉各取适量,一齐捣烂,用模子压成药饼。

3.药饼灸法

根据病证选用药饼。隔药饼灸,多取经穴,亦可用阿是穴;可只取单穴,亦可多穴同用。应用时,将药饼置于穴位上,将中或大壮艾炷隔饼施灸,患者觉烫时可略做移动,壮数多少据症情而定。灸疗过程中,如药饼烧焦,应易饼再灸。一般于灸毕移去药饼,亦可根据病证特点和药饼的性质,灸毕仍留置药饼于穴区,固定数小时后去掉。灸治的间隔时间与疗程,可视病证而定。

(二)临床应用

近年来隔药饼灸在临床上应用颇广,且多用于难治性病证,如骨质增生及脊髓空洞症、冠心病、慢性非特异性溃疡性结肠炎、小儿硬皮病、胃下垂、软组织损伤、足跟痛、过敏性鼻炎等。另外,还可用于保健与延缓衰老等。

(三)注意事项

(1)药饼的配方及制作,应根据病证具体情况决定。

(2)药饼要求新鲜配制,现制现用,每只药饼只能使用 1 次。

(3)灸后如出现水疱、灼伤等情况,可按前述的方法来处理。

(陈　丽)

第五节　艾条悬起灸

艾条悬起灸是将艾条和穴区保持一定距离进行灸治的方法,主要有温和灸、回旋灸、雀啄灸 3 种。

一、温和灸

温和灸是将艾条和穴区保持一定距离,局部皮肤温热而无灼痛的艾条灸法。

(一)方法

将艾卷的一端点燃,对准应灸的腧穴部位或患处,距离皮肤 2～3 cm,进行熏烤(图 3-2),使患者局部有温热感而无灼痛为宜,一般每穴灸 20～30 分钟,至皮肤红晕潮湿为度。

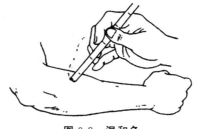

图 3-2　温和灸

若遇到昏厥或局部知觉减退的患者及小儿时,医师可将一手示、中两指置于施灸部位两侧,这样可以通过医师的手指来测知患者局部受热程度,以便随时调节施灸距离,掌握施灸时间,防止烫伤。

(二)临床应用

临床应用广泛,适用于一切灸法主治病症。用温和灸,艾条距皮肤 1～1.5 cm。

(三)注意事项

(1)灸治时艾条要和皮肤保持一段距离,其热力要注意因人、因病而宜。

(2)本法力缓,不宜于急重病证。

二、回旋灸

回旋灸是用艾条在穴位上往返回旋施灸的方法。

(一)方法

点燃艾条,悬于施灸部位上方约 3 cm 高处。艾条在施灸部位上左右往返移动,或反复旋转进行灸治(图 3-3)。使皮肤有温热感而不致灼痛,以局部深色红晕为宜。一般每穴灸 20～30 分钟,移动范围在 3 cm 左右。

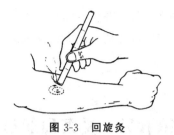

图 3-3　回旋灸

(二)临床应用

热力强,适用于急性病症,病灶较小的痛点。尤其是病损表浅而面积大者,如神经性皮炎、牛皮癣、股外侧皮神经炎、皮肤浅表溃疡、带状疱疹等,对风寒湿痹及面瘫也有效。

(三)注意事项

同温和灸。

三、雀啄灸

艾条灸的一种,用艾条在穴位处上下移动,因其如鸟雀啄食样,故名。

(一)方法

置点燃的艾条于穴位上约 3 cm 高处,艾条一起一落,忽近忽远上下移动,如鸟雀啄食样(图 3-4)。一般每穴灸 5 分钟。此法热感较强,注意防止烧伤皮肤。

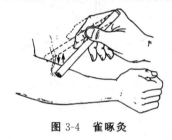

图 3-4　雀啄灸

(二)临床应用

温经通络。多用于昏厥急救、小儿疾病、胎位不正、无乳等。

(三)注意事项

(1)不可太靠近皮肤,尤其是小儿和皮肤知觉迟钝者。

(2)可配合三棱针、皮肤针放血,但要注意局部消毒。

(陈　丽)

第六节　温针灸和温灸器灸

一、温针灸

温针灸是针刺与艾灸结合应用的一种方法,适用于既需要留针而又适宜用艾灸的病症。本法兴于明代,高武《针灸聚英》、杨继洲《针灸大成》均有记载。现代临床应用广泛,简便易行,针灸并用,值得推广。

(一)方法

将针刺入腧穴得气后并给予适当补泻手法,留针时将纯净细软的艾绒捏在针尾上,或用艾条一段(长 1～2 cm),插在针柄上,均应距皮肤 2～3 cm,再从下端点燃施灸(图 3-5)。待艾绒或艾条烧完后除去灰烬,将针取出。

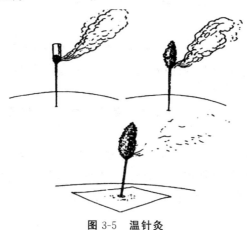

图 3-5 温针灸

帽状艾炷的主要成分是艾叶炭,类似无烟艾条,长度为 2～3 cm,直径为 0.5～1 cm,一端有小孔,点燃后可插在针柄上,无烟,可燃烧 30 分钟,形如帽状,故名之。

(二)临床应用

温经散寒,活血通脉。用于风湿痹证和各种疼痛等。

(三)注意事项

(1)嘱患者不要任意移动肢体,以防灼伤。

(2)严防艾火脱落,可预先用硬纸剪成圆形纸片,并剪一至中心的小缺口,置于针下穴区上。

二、温灸器灸

温灸器的式样很多,大多底部均有数十个小孔,内有小筒一个,可以装置艾绒和药末后点燃,然后在灸穴或相应部位上来回熏熨,其实是熨法的一种。以下介绍一种温灸筒,可以固定在腧穴上持续灸疗,以治疗疾病。

(一)方法

1.温灸筒结构

灸筒由内筒、外筒两个相套而成,均用 2～5 mm 厚度的铁片或铜片制成。内筒和外筒的底、壁均有孔,外筒上用一活动顶盖扣住,无走烟孔,施灸时可使热力下返,作用加强。内筒安置一定位架,使内筒与外筒间距固定。外筒上安置一手柄以便夹持或取下。亦可在外筒上安置两个小铁丝钩,其尾端可系松紧带以固定灸筒于腧穴上。(图 3-6)

2.操作方法

(1)装艾:取出灸筒的内筒,装入艾绒至大半筒,然后用手指轻按表面艾绒,但不要按实。

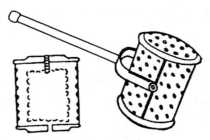

图 3-6　温灸筒

（2）点火预燃：将内筒装入外筒，用火点燃中央部的艾绒（不能见火苗），放置室外，灸筒底面触之烫手而艾烟较少时，可盖上顶盖，取回施用。但必须注意，预燃不足则施灸时艾火易灭，过度则使用时艾火不易持久。

（3）施灸：将灸筒（底面向下）隔几层布放置于腧穴上即可，以患者感到舒适、热力足够而不烫伤皮肤为佳。

（4）固定：在灸筒上预置小铁丝钩，其尾端可系以一绳（或松紧带）之两端，如灸四肢偏外侧的穴位（如足三里），将两个铁丝钩分别钩住绳的两端，如此灸筒即可固定在穴位上。

（5）灸后处置：一般在下次灸时再将筒内艾灰倒出为妥。

（二）临床应用

1.主治

凡适用于艾灸的病症，可用本法施灸。尤其适用于慢性病，但贵在持之以恒。

2.灸量

久病羸弱，进食少而喜凉恶热者，可用小火灸治。前 15 天的灸量，腹部穴每次灸 20 分钟，背部、四肢穴每穴每次灸 15 分钟。待进食增多、体力增长后再用一般的灸量，头部灸 10 分钟，背部、四肢灸 20 分钟，腹部灸 30 分钟。

（三）注意事项

（1）极少数患者灸后可见头晕、口干、鼻衄、纳呆、乏力，应该减少灸量。

（2）各种慢性病，可用中脘、足三里等通理腑气。

（3）温灸时如觉过热，可增加隔布层数。若仍觉过热，可用布块罩在灸筒上，如此进入空气减少，温度即可下降。不热时则减少隔布，或将顶盖敞开片刻，但不可将筒倾倒。

（陈　丽）

第四章

推拿手法

第一节 叩击类手法

一、拍法

(一)操作方法

以虚掌拍打体表。要求手指自然并拢,掌指关节微屈呈虚掌;拍打要平稳且有节奏,拍下后迅速提起,用力宜先轻后重(图4-1)。

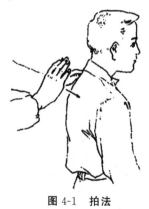

图 4-1 拍法

(二)临床应用

本法着力面较大,刺激较重,常用于肩背、腰臀和大腿部。具有舒筋活络,行气活血,缓急止痛等作用。

二、击法

(一)操作方法

用拳背、掌根、小鱼际,指端等击打体表。要求用力快速而短暂,垂直叩击体表,着力时不能拖抽,叩击频率要均匀而有节奏(图4-2)。

(二)临床应用

本法力度较大,且动作迅速,对应用部位有较大冲击力,具有舒筋通络,调和气血,缓解痉挛,消瘀止痛的作用。不同的击法适用于不同的部位:拳击法多用于大椎穴与腰骶部,每次打击3～5下;掌根击法多用于臀部与大腿;小鱼际击法又称侧击法,可单手操作,也可合掌双手击打,多用于头部、肩背和四肢部;指尖击法可用中指或三指、五指,用于全身各部。注意本法刺激较强,对老年体弱、久病体虚者慎用。

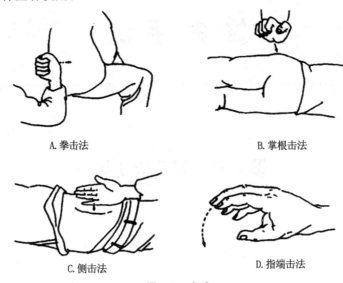

A. 拳击法   B. 掌根击法

C. 侧击法   D. 指端击法

图 4-2 击法

三、拳叩法

(一)操作方法

双手握空拳,用小鱼际和小指尺侧着力交替叩击体表。要求用小臂发力,腕部放松,快速而有节奏的叩打体表(图 4-3)。

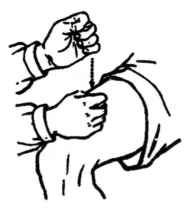

图 4-3 拳叩法

(二)临床应用

本法轻重交替,刺激较强;具有舒松筋脉,行气活血的作用。拳叩法多用于肩背、腰骶和大腿等部位。

(魏　芳)

第二节 挤压类手法

一、按法

（一）操作手法

以手指或掌着力，逐渐用力，按压一定的部位或穴位。要求按压的方向垂直向下，用力由轻渐重，平稳而持续不断，使压力深透（图 4-4）。

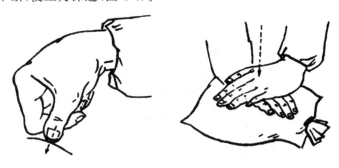

A. 指按法　　　　　　　B. 叠掌按法

图 4-4　按法

（二）临床应用

本法刺激较强，适用于全身各部位。具有通经活络，解痉止痛，开通闭塞等作用。临床应用时，指按法可用于全身各部位和穴位，掌按法多用于腰背及臀部，叠掌按法多用于脊背部。

二、点法

（一）操作方法

用指端或屈曲的指间关节突起部按压某一穴位或部位。要静止发力，逐渐加压，以得气或患者能够耐受为度，不可久点（图 4-5）。

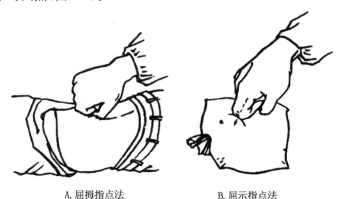

A. 屈拇指点法　　　　　　B. 屈示指点法

图 4-5　点法

（二）临床应用

本法为刺激较强的手法,其应用范围和作用与按法大致相同,但多用于骨缝处的穴位和某些小关节的压痛点等。

三、拿法

（一）操作方法

以拇指与示、中二指相对用力捏住某一部位或穴位,逐渐用力并做持续的捏揉动作,为三指拿法;如加上环指一起揉捏则为四指拿法;如再加上小指同时着力则为五指拿法,也称抓法。要求用指面着力,揉捏动作要连续不断,用力由轻到重,再由重到轻(图 4-6)。

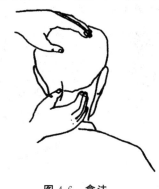

图 4-6 拿法

（二）临床应用

本法刺激较强,常用于颈项、肩背和四肢等部位。具有疏通经络,解表发汗,镇静止痛,开窍醒神等作用。临床应用时,三指拿常用于颈项,肩部和肘、膝、腕、踝等关节处;四指拿多用于上臂、大腿和小腿后侧;五指拿多用于头部、腰背部等。

四、捻法

（一）操作方法

用拇指和示指的指面着力,捏住一定部位,稍用力作对称的搓捻动作。要求捻动快速灵巧,移动缓慢(图 4-7)。

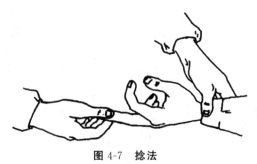

图 4-7 捻法

（二）临床应用

本法是比较轻柔缓快的手法,多用于四肢小关节,如手指、足趾等部位。具有滑利关节,通经活络,促进末梢血液循环等作用。

五、掐法

(一)操作方法

以拇指指甲着力,在一定穴位或部位上深深掐压,要求用力平稳,逐渐加重,以有得气感为度;若用于急救,则用力较重,以患者清醒为度(图4-8)。

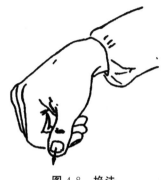

图 4-8　掐法

(二)临床应用

本法刺激性极强,临床较少应用。常作为急救手法,治疗昏厥、惊风、肢体痉挛、抽搐等,具有开窍醒神,镇惊止痛,解除痉挛等作用。

(周东侠)

第三节　摩擦类手法

一、推法

(一)操作方法

以手指、掌、肘部着力,紧贴皮肤,做缓慢的直线推动。要求用力均匀,始终如一,重而不滞,轻而不浮(图4-9)。

(二)临床应用

本法适用于全身各部位,具有理顺经脉,舒筋活络,行气活血,消肿止痛等作用。临床应用时,指推法多用于头项、胸腹、腰背和四肢部的穴位和病变较小的部位,掌推法多用于肩背与腰骶部,肘推法多用于脊背、腰骶部,分推法多用于头面、胸腹和背部。

二、摩法

(一)操作方法

以手掌面或示、中、环三指指面着力,用前臂发力,连同腕部做盘旋活动,带动掌、指等着力部位做环形抚摩动作,可顺时针或逆时针方向摩动,每分钟50～160次。要求用力平稳,不可按压,不带动皮下组织(图4-10)。

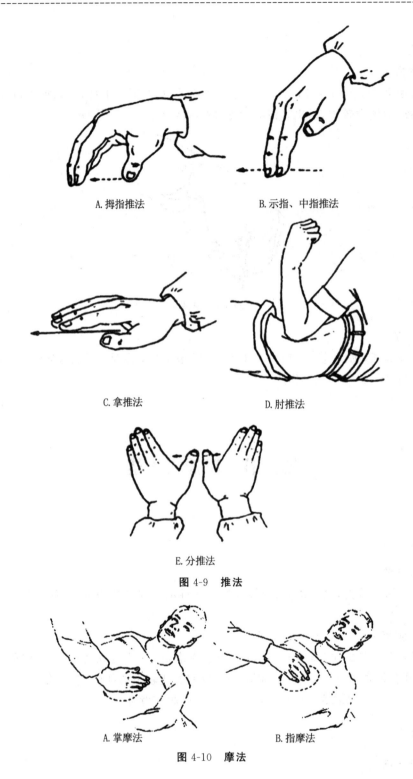

A.拇指推法

B.示指、中指推法

C.拿推法

D.肘推法

E.分推法

图 4-9　推法

A.掌摩法

B.指摩法

图 4-10　摩法

(二)临床应用

本法轻柔和缓,刺激量小,适用于全身各部位。具有健脾和中,消食导滞,理气止痛,活血散瘀,消肿止痛等作用。临床应用时,指摩法多用于胸腹及头面部,掌摩法多用于腹部、腰背和四肢部。

三、擦法

(一)操作方法

以手掌面或大、小鱼际处着力,进行直线往返摩擦,要求着力部分紧贴皮肤,但不可重压;不论是上下擦还是左右擦,均须沿直线往返进行,不能喝斜;用力要均匀、连续,先慢后快,以局部深层发热为度,注意不要擦破皮肤,可使用润滑介质(图 4-11)。

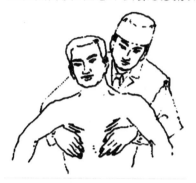 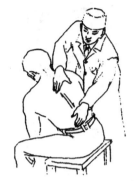 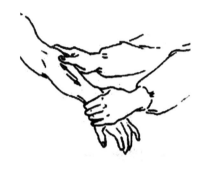

图 4-11(A) 掌擦法　　　图 4-11(B) 小鱼际擦法　　　图 4-11(C) 大鱼际擦法

(二)临床应用

本法温热柔和,可用于全身各部位,具有温经散寒,活血通络,调理脾胃,温中止痛,消肿散结等作用。临床应用时,掌擦法多用于胸腹和腰骶部,大鱼际擦法多用于面部、胸腹及上肢、小鱼际擦法多用于肩背、腰骶和臀部。

四、搓法

(一)操作方法

用双掌手面挟住一定部位,相对用力做方向相反的来回快速搓揉,要求双手用力对称,搓动轻快、柔和、均匀,移动缓慢(图 4-12)。

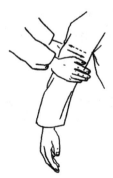

图 4-12　搓法

(二)临床应用

本法轻快柔和,常用于四肢,胁肋等部位。具有舒筋活络,行气活血,疏肝理气、放松肌肉等作用。

五、抹法

(一)操作方法

以拇指螺纹面贴紧皮肤,做上下左右或弧形曲线的往返推动。要求用力轻柔,不可重滞;动作轻快灵活,但不能飘浮(图4-13)。

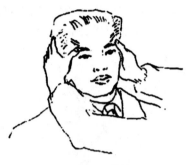

图4-13 抹法

(二)临床应用

本法常作为临床治疗的开始或结束手法,主要用于头面部和手掌部。具有开窍醒目,镇静安神等作用。

(王 霞)

第四节 摆动类手法

一、一指禅推法

(一)操作方法

手握空拳,拇指盖住拳眼,以拇指端或指面、偏峰着力,沉肩垂肘,手腕悬屈,以前臂摆动带动拇指指间关节的屈伸活动。摆动幅度要均匀一致,每分钟120~160次,紧推慢移,做缓慢的直线或循经往返移动(图4-14)。

(二)临床应用

本法着力点小,压强较大,刺激深透柔和,具有舒筋活络,调和营卫,行气活血,健脾和胃的作用。本法可用于全身各部穴位或部位,其中指峰推多用于四肢关节部和腰臀部;指面推多用于胸腹部和颈项部;偏峰推多用于头面部。

二、滚法

(一)操作方法

以小鱼际掌背侧至第3掌指关节部着力,用前臂旋转摆动,带动腕部屈伸、外旋的连续不断的动作。要求压力均匀柔和,滚动时贴紧体表,动作协调、连续,每分钟120~160次(图4-15)。

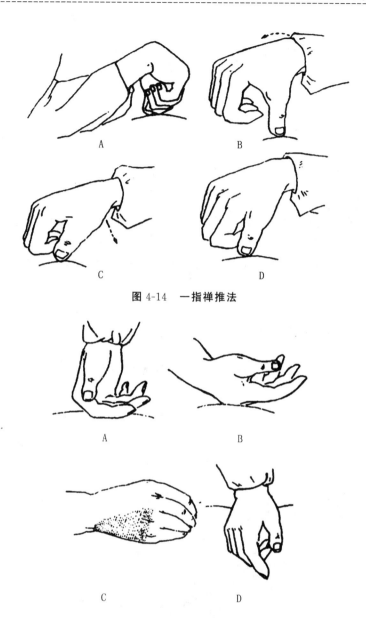

图 4-14　一指禅推法

图 4-15　擦法

(二)临床应用

本法接触面积大,压力大而柔和,除头面部、胸腹部外,全身各部均可使用。具有舒筋活血,滑利关节,缓解肌肉、韧带痉挛,消除肌肉疲劳等作用。临床应用时,掌背擦法多用于肌肉丰厚的部位,小鱼际擦多用于颈项部,掌指关节擦多用于腰臀、大腿等部位。

三、揉法

(一)操作方法

以鱼际、手掌、手指螺纹面和肘、小臂尺侧等部位着力,吸定于一定部位和穴位上,作轻柔缓和的顺时针或逆时针旋转推动,并带动皮下组织。要求压力均匀适度,揉动和缓协调,不能滑动和摩擦,每分钟120～160次(图4-16)。

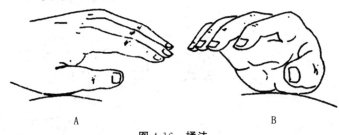

图4-16　揉法

(二)临床应用

本法着力面积有大有小,刺激缓和,柔软舒适,全身各部位均可使用。具有宽中理气,消积导滞,舒筋活络,温通气血,活血祛瘀等作用。临床应用时,鱼际揉多用于头面、颈项和四肢部,掌揉多用于胸腹和腰背部,指揉多用于头面、胸腹和四肢部的穴位,肘臂揉多用于腰臀等肌肉丰厚的部位。

(孙华安)

第五节　振动类手法

一、抖法

(一)操作方法

用双手握住患肢远端,用力做小幅度的上下连续抖动。要求患者尽量放松肢体肌肉,抖动的幅度由小渐大,抖动频率要快,使患肢有松动感(图4-17)。

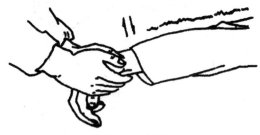

图4-17　抖法

(二)临床应用

本法比较柔和、轻快、舒松,常用于上肢、下肢和腰部。具有疏通经络,滑利关节,松解粘连等作用。

二、振法

(一)操作方法

以手掌或手指为着力点,按压在一穴位或部位上,做连续不断的快速颤动。要求前臂和手静止发力,使肌肉强力收缩,产生快速振动,幅度要小,频率要快,振动不可时断时续(图 4-18)。

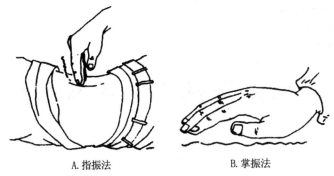

A. 指振法　　　　　　　　　　　B. 掌振法

图 4-18　振法

(二)临床应用

本法作用温和,常用于胸腹、头面和肢体部。具有祛瘀消积,和中理气,消食导滞,调节胃肠功能等作用。

（王　艳）

第五章

肺系病证的中医内科治疗

第一节 感 冒

感冒是感受触冒风邪,邪犯卫表而导致的常见外感疾病,临床表现以鼻塞、流涕、喷嚏、咳嗽、头痛、恶寒、发热、全身不适、脉浮为其特征。

本病四季均可发生,尤以春冬两季为多。病情轻者多为感受当令之气,称为伤风、冒风、冒寒;病情重者多为感受非时之邪,称为重伤风。在一个时期内广泛流行、病情类似者,称为时行感冒。

早在《黄帝内经》即已有外感风邪引起感冒的论述,如《素问·骨空论》说:"风者百病之始也……风从外入,令人振寒,汗出头痛,身重恶寒。"《素问·风论》也说:"风之伤人也,或为寒热。"汉代张仲景《伤寒论·辨太阳病脉证并治》篇论述太阳病时,以桂枝汤治表虚证,以麻黄汤治表实证,提示感冒风寒有轻重的不同,为感冒的辨证治疗奠定了基础。

感冒病名出自北宋《仁斋直指方·诸风》篇。元·朱丹溪《丹溪心法·中寒二》提出:"伤风属肺者多,宜辛温或辛凉之剂散之。"明确本病病位在肺,治疗应分辛温、辛凉两大法则。

及至明清,多将感冒与伤风互称,并对虚人感冒有进一步的认识,提出扶正达邪的治疗原则。至于时行感冒,隋·巢元方《诸病源候论·时气病诸候》中即已提示其属"时行病"之类,具有较强的传染性。如所述:"时行病者,春时应暖而反寒,冬时应寒而反温,非其时而有其气。是以一岁之中,病无长少,率相近似者,此则时行之气也。"即与时行感冒密切相关。

至清代,不少医家进一步强化了本病与感受时行之气的关系,林佩琴在《类证治裁·伤风》中明确提出了"时行感冒"之名。徐灵胎《医学源流论·伤风难治论》说:"凡人偶感风寒,头痛发热,咳嗽涕出,俗谓之伤风……乃时行之杂感也。"指出感冒乃属触冒时气所致。

凡普通感冒(伤风)、流行性感冒(时行感冒)及其他上呼吸道感染而表现感冒特征者,皆可参照本节内容进行辨证论治。

一、病因病机

感冒是因六淫、时行之邪,侵袭肺卫;以致卫表不和,肺失宣肃而为病。

(一)病因

感冒是由于六淫、时行病毒侵袭人体而致病。以风邪为主因,因风为六淫之首,流动于四时之中,故外感为病,常以风为先导。

但在不同季节,每与当令之气相合伤人,而表现力不同证候,如秋冬寒冷之季,风与寒合,多为风寒证;春夏温暖之时,风与热合,多见风热证;夏秋之交,暑多夹湿,每又表现为风暑夹湿证候。但一般以风寒、风热为多见,夏令亦常夹暑湿之邪。至于梅雨季节之夹湿,秋季兼燥等,亦常可见之。再有遇时令之季,如旱天其情为火为热为燥,伤阴津,耗五脏之阴气血,其证为干燥竭液证,治多以润、清、凉育之,如冬旱、春旱、夏秋之旱都常出现,应按此调之。

若四时六气失常,非其时而有其气,伤人致病者,一般较感受当令之气为重。而非时之气夹时行疫毒伤人,则病情重而多变,往往相互传染,造成广泛的流行,且不限于季节性。正如《诸病源候论·时气病诸候》所言:"夫时气病者,此皆因岁时不和,温凉失节,人感乖戾之气而生,病者多相染易。"

(二)病机

外邪侵袭人体是否发病,关键在于卫气之强弱,同时与感邪的轻重有关。《灵枢·百病始生》曰:"风雨寒热不得虚,邪不能独伤人"。

若卫外功能减弱,肺卫调节疏解,外邪乘袭卫表,即可致病。如气候突变,冷热失常,六淫时邪猖獗,卫外之气失于调节应变,即每见本病的发生率升高。或因生活起居不当,寒温失调及过度疲劳,以致腠理不密,营卫失和,外邪侵袭为病。

若体质虚弱,卫表不固,稍有不慎,即易见虚体感邪。它如肺经素有痰热、痰湿,肺卫调节功能低下,则更易感受外邪,内外相引而发病。加素体阳虚者易受风寒,阴虚者易受风热、燥热,痰湿之体易受外湿。正如清·李用粹《证治汇补·伤风》篇说:"肺家素有痰热,复受风邪束缚,内火不得疏泄,谓之寒暄。此表里两因之实证也。有平昔元气虚弱;表疏腠松;略有不慎,即显风证者。此表里两因之虚证也。"

外邪侵犯肺卫的途径有二,或从口鼻而入,或从皮毛内侵。风性轻扬,为病多犯上焦。故《素问·太阴阳明论》篇说:"伤于风者,上先受之。"肺处胸中,位于上焦,主呼吸,气道为出入升降的通路,喉为其系,开窍于鼻,外合皮毛,职司卫外,为人身之藩篱。故外邪从口鼻、皮毛入侵,肺卫首当其冲,感邪之后,随即出现卫表不和及上焦肺系症状。因病邪在外、在表,故尤以卫表不和为主。

由于四时六气不同,以及体质的差异,临床常见风寒、风热、暑湿三证。若感受风寒湿邪,则皮毛闭塞,邪郁于肺,肺气失宣;感受风热暑燥,则皮毛疏泄不畅,邪热犯肺,肺失清肃。如感受时行病毒则病情多重,甚或变生它病。在病程中亦可见寒与热的转化或错杂。

一般而言,感冒预后良好,病程较短而易愈,少数可因感冒诱发其他宿疾而使病情恶化。对老年、婴幼儿、体弱患者及时感重症,必须加以重视,防止发生传变,或同时夹杂其他疾病。

二、诊查要点

(一)诊断依据

(1)临证以卫表及鼻咽症状为主,可见鼻塞、流涕、多嚏、咽痒、咽痛、周身酸楚不适、恶风或恶寒,或有发热等。若风邪夹暑、夹湿、夹燥,还可见相关症状。

(2)时行感冒多呈流行性,在同一时期发病人数剧增,且病证相似,多突然起病,恶寒、发热(多为高热)、周身酸痛、疲乏无力,病情一般较普通感冒为重。

(3)病程一般3～7天,普通感冒一般不传变,时行感冒少数可传变入里,变生它病。

（4）四季皆可发病，而以冬、春两季为多。

（二）病证鉴别

1.感冒与风温

本病与诸多温病早期症状相类似，尤其是风热感冒与风温初起颇为相似，但风温病势急骤，寒战发热甚至高热，汗出后热虽暂降，但脉数不静，身热旋即复起，咳嗽胸痛，头痛较剧，甚至出现神志昏迷、惊厥、谵妄等传变入里的证候。而感冒发热一般不高或不发热，病势轻，不传变，服解表药后，多能汗出热退，脉静身凉，病程短，预后良好。

2.普通感冒与时行感冒

普通感冒病情较轻，全身症状不重，少有传变。在气候变化时发病率可以升高，但无明显流行特点。若感冒1周以上不愈，发热不退或反见加重，应考虑感冒继发它病，传变入里。时行感冒病情较重，发病急，全身症状显著，可以发生传变，化热入里，继发或合并它病，具有广泛的传染性、流行性。

（三）相关检查

本病通常可做血白细胞计数及分类检查，胸部X线检查。部分患者可见白细胞总数及中性粒细胞升高或降低。有咳嗽、痰多等呼吸道症状者，胸部X线摄片可见肺纹理增粗。

三、辨证论治

（一）辨证要点

本病邪在肺卫，辨证属表、属实，但应根据证情，区别风寒、风热和暑湿兼夹之证，还需注意虚体感冒的特殊性。

（二）治疗原则

感冒的病位在卫表肺系，治疗应因势利导，从表而解，遵《素问·阴阳应象大论》"其在皮者，汗而发之"之义，采用解表达邪的治疗原则。风寒证治以辛温发汗；风热证治以辛凉清解；暑湿杂感者，又当清暑祛湿解表。

（三）证治分类

1.风寒束表证

恶寒重，发热轻，无汗，头痛，肢节酸疼，鼻塞声重，或鼻痒喷嚏。时流清涕，咽痒，咳嗽，咳痰稀薄色白，口不渴或渴喜热饮，舌苔薄白而润，脉浮或浮紧。

证机概要：风寒外束，卫阳被郁，腠理闭塞，肺气不宣。

治法：辛温解表。

代表方：荆防达表汤或荆防败毒散加减。两方均为辛温解表剂，前方疏风散寒，用于风寒感冒轻证；后方辛温发汗，疏风祛湿，用于时行感冒，风寒夹湿证。

常用药：荆芥、防风、苏叶、豆豉、葱白、生姜等解表散寒；杏仁、前胡、桔梗、甘草、橘红宣通肺气。

若表寒重，头痛身痛，憎寒发热，无汗者，配麻黄、桂枝以增强发表散寒之功用；表湿较重，肢体酸痛，头重头胀，身热不扬者，加羌活、独活祛风除湿，或用羌活胜湿汤加减；湿邪蕴中，脘痞食少，或有便溏，苔白腻者，加藿香、苍术、厚朴、半夏化湿和中；头痛甚，配白芷、川芎散寒止痛；身热较著者，加柴胡、薄荷疏表解肌。

2.风热犯表证

身热较著,微恶风,汗泄不畅,头胀痛,面赤,咳嗽,痰黏或黄,咽燥,或咽喉乳蛾红肿疼痛,鼻塞,流黄浊涕,口干欲饮,舌苔薄白微黄,舌边尖红,脉浮数。

证机概要:风热犯表,热郁肌腠,卫表失和,肺失清肃。

治法:辛凉解表。

代表方:银翘散或葱豉桔梗汤加减。两方均有辛凉解表,轻宣肺气功能,但前者长于清热解毒,适用于风热表证热毒重者,后者重在清宣解表,适用于风热袭表,肺气不宣者。

常用药:金银花、连翘、黑山栀、豆豉、薄荷、荆芥辛凉解表,疏风清热;竹叶、芦根清热生津;牛蒡子、桔梗、甘草宣利肺气,化痰利咽。

若风热上壅,头胀痛较甚,加桑叶、菊花以清利头目;痰阻于肺,咳嗽痰多,加贝母、前胡、杏仁化痰止咳;痰热较盛,咳痰黄稠,加黄芩、知母、瓜蒌皮;气分热盛,身热较著,恶风不显,口渴多饮,尿黄,加石膏、黄芩清肺泻热;热毒壅阻咽喉,乳蛾红肿疼痛,加青黛、玄参清热解毒利咽;时行感冒热毒较盛,壮热恶寒,头痛身痛,咽喉肿痛,咳嗽气粗,配大青叶、蒲公英、鱼腥草等清热解毒;若风寒外束,入里化热,热为寒遏,烦热恶寒,少汗,咳嗽气急,痰稠,声哑,苔黄白相兼,可用石膏和麻黄内清肺热,外散表寒;风热化燥伤津,或秋令感受温燥之邪,伴有呛咳痰少,口、咽、唇、鼻干燥,苔薄,舌红少津等燥象者,可酌配南沙参、天花粉、梨皮清肺润燥,禁用伍辛温之品。

3.暑湿伤表证

身热,微恶风,汗少,肢体酸重或疼痛,头昏重胀痛,咳嗽痰黏,鼻流浊涕,心烦口渴,或口中黏腻,渴不多饮,胸闷脘痞,泛恶,腹胀,大便或溏,小便短赤,舌苔薄黄而腻,脉濡数。

证机概要:暑湿遏表,湿热伤中,表卫不和,肺气不清。

治法:清暑祛湿解表。

代表方:新加香薷饮加减。本方功能清暑化湿,用于夏月暑湿感冒,身热心烦,有汗不畅,胸闷等症。

常用药:金银花、连翘、鲜荷叶、鲜芦根清暑解热;香薷发汗解表;厚朴、扁豆化湿和中。

若暑热偏盛,可加黄连、山栀、黄芩、青蒿清暑泻热;湿困卫表,肢体酸重疼痛较甚,加豆卷、藿香、佩兰等芳化宣表;里湿偏盛,口中黏腻,胸闷脘痞,泛恶,腹胀,便溏,加苍术、白蔻仁、半夏、陈皮和中化湿;小便短赤加滑石、甘草、赤茯苓清热利湿。

感冒小结:体虚感冒应选参苏饮、血虚宜不发汗等补血解表。

四、西医治疗

呼吸道病毒感染目前无特异性抗病毒药物,治疗着重在减轻症状,休息,多饮水,戒烟,室内保持一定的温度和湿度,缩短病程,防止继发细菌感染和并发症的发生为主。

(一)对症治疗

发热、头痛可选用阿司匹林、对乙酰氨基酚或一些抗感冒制剂,也可选用中成药。咽痛可选用咽漱液或咽含片。声音嘶哑可用雾化吸入。鼻塞流涕可用1%麻黄素滴鼻液等。

(二)抗菌药物治疗

一般患者不必用抗菌药物,如年幼体弱、有慢性呼吸道炎症或细菌感染时,可根据临床情况及病原菌选择抗菌药物,临床常首选青霉素、磺胺类、大环内酯类或第一代头孢菌素。

(三)抗病毒药物治疗

早期应用抗病毒药物有一定效果,并可缩短病程。利巴韦林对流感病毒、副流感病毒和呼吸道合胞病毒有较强的抑制作用。奥司他韦对甲、乙型流感病毒有效。也可选用金刚烷胺、吗啉胍或抗病毒中成药。

五、预防调护

(一)在流行季节须积极防治

(1)生活上应慎起居,适寒温,在冬春之际尤当注意防寒保暖,盛夏亦不可贪凉露宿。

(2)注意锻炼,增强体质,以御外邪。

(3)常易患感冒者,可坚持每天按摩迎香穴,并服用调理防治方药。冬春风寒当令季节,可服贯众汤(贯众、紫苏、荆芥各 10 g,柴胡 10 g,甘草 3 g);夏令暑湿当令季节,可服藿佩汤(藿香、佩兰各 10 g,薄荷 3 g,鲜者用量加倍);如时邪毒盛,流行广泛,可用贯众、板蓝根、生甘草煎服。

(4)在流行季节,应尽量少去人口密集的公共场所,防止交叉感染,外出要戴口罩。室内可用食醋熏蒸,每立方米空间用食醋 5～10 mL,加水 1～2 倍,加热熏蒸 2 小时,每天或隔天 1 次,做空气消毒,以预防传染。

(二)治疗期间应注意护理

(1)发热者须适当休息。

(2)饮食宜清淡。

(3)对时感重症及老年、婴幼儿、体虚者,须加强观察,注意病情变化,如高热动风、邪陷心包、合并或继发其他疾病等。

(4)注意煎药和服药方法。汤剂煮沸后 5～10 分钟即可,过煮则降低药效。趁温热服,服后避风覆被取汗,或进热粥、米汤以助药力。得汗、脉静、身凉为病邪外达之象,无汗是邪尚未祛。出汗后尤应避风,以防复感。

(左常宇)

第二节 咳 嗽

咳嗽是由六淫之邪侵袭肺系,或脏腑功能失调,内伤及肺,肺气不清,失于宣肃所成,临床以咳嗽,咳痰为主症的疾病。咳指有声无痰,嗽指有痰无声,咳嗽则是有声有痰之症也。

《素问·宣明五气论》:"五气所病……肺为咳。"《素问·咳论》:"五脏六腑皆令人咳,非独肺也。"《河间六书·咳嗽论》:"咳谓无痰而有声,肺气伤而不清也,嗽为无声有痰,脾湿动而为痰也,咳嗽谓有声有痰……"。《景岳全书》:"咳嗽之要,止惟二证,何有二证?一曰外感,一曰内伤,而尽之矣。"

本病证相当于现代医学上的呼吸道感染,肺炎,急、慢性支气管炎,支气管扩张,肺结核,肺气肿等肺部疾病。

一、病因病机

(一)外感咳嗽

六淫外邪,侵袭肺系,多因肺的卫外功能减弱或失调,以致在天气寒暖失常、气温突变的情况下,邪从口鼻或皮毛而入,均可使肺气不宣,肃降失司而引起咳嗽。由于四时主气的不同,因而感受外邪亦有区别。风为六淫之首,其他外邪多随风邪侵袭人体,所以,外感咳嗽有风寒、风热和燥热之分。

(二)内伤咳嗽

内伤致咳的原因甚多,有因肺的自身病变;有因其他脏腑功能失调,内邪干肺所致。他脏及肺的咳嗽,可因嗜好烟酒,过食辛辣,熏灼肺胃;或过食肥甘,脾失健运,痰浊内生,上干于肺致咳;或由情志刺激,肝失条达,气郁化火,火气循经上逆犯肺,引起咳嗽。因肺脏自病者,常因肺系多种疾病迁延不愈,肺脏虚弱,阴伤气耗,肺的主气及宣降功能失常,而致气逆为咳。

外感咳嗽与内伤咳嗽可相互影响。外感咳嗽如迁延失治,邪伤肺气,更易反复感邪,咳嗽屡发,肺气日损,渐转为内伤咳嗽;而内伤咳嗽患者,由于脏腑虚损,肺脏已病,表卫不固,因而易受外邪而使咳嗽加重。

二、诊断与鉴别诊断

(一)诊断
1.病史

有肺系病史或有其他脏腑功能失调伤及肺脏病史。

2.临床表现

以咳嗽为主要症状。

(二)鉴别诊断
1.哮病、喘证

哮病、喘证、咳嗽均有咳嗽的表现。哮病以喉中哮鸣有声,呼吸困难气促,甚则喘息不能平卧为主症,发作与缓解均迅速。喘证以呼吸困难,甚则张口抬肩,不能平卧为主要临床表现。咳嗽则以咳嗽、咳痰为主症。

2.肺胀

肺胀除咳嗽外,还伴有胸部膨满,咳喘上气,烦躁心慌,甚则面目紫暗,肢体水肿,病程反复难愈。

3.肺痨

肺痨以咳嗽、咯血、潮热、盗汗、消瘦为主症的肺脏结核病,具有传染性。X线可见斑片状或空洞、实变等表现。

4.肺癌

肺癌以咳嗽、咯血、胸痛、发热、气急为主要表现的恶性疾病,X线可见包块,细胞学检查可见癌细胞。

三、辨证

(一)辨证要点

首先辨外感与内伤。外感咳嗽多是新病,发病急,病程短,常伴肺卫表证,属于邪实,治疗当以宣通肺气,疏散外邪为主,根据脉象、舌苔、痰色、痰质及咳痰难易等情况,辨明风寒、风热、燥热之不同,治以发散风寒,疏散风热,清热润燥等法。内伤咳嗽多为久病,常反复发作,病程长,可伴见其他脏腑病证,多属邪实正虚,治疗当以调理脏腑,扶正祛邪,分清虚实主次处理。

(二)治疗要点

外感咳嗽治宜疏散外邪,宣通肺气为主。内伤咳嗽治宜调理脏腑为主,健脾、清肝、养肺补肾,对虚实夹杂者应标本兼治。

四、辨证论治

(一)风寒袭肺

1.临床表现

咽痒咳嗽声重,咳痰稀薄色白;鼻塞流涕、头痛、肢体酸痛,恶寒发热,无汗;舌苔薄白,脉浮或浮紧。

2.治疗原则

疏风散寒,宣肺止咳。

3.代表处方

杏苏散:茯苓20 g,杏仁、苏叶、法半夏、枳壳、桔梗、前胡、生甘草各10 g,陈皮5 g,大枣5 枚,生姜3 片。

4.加减应用

(1)咳嗽甚者加矮地茶、金沸草各10 g,祛痰止咳。

(2)咽痒者加葶苈子、蝉衣各10 g。

(3)鼻塞声重者加辛夷花、苍耳子各10 g。

(4)风寒咳嗽兼咽痛,口渴,痰黄稠(寒包火),加天花粉20 g,黄芩、桑白皮、牛蒡子各10 g。

(二)风热咳嗽

1.临床表现

咳嗽频剧,咳声粗亢;痰黄稠,咳嗽汗出,咳痰不爽;发热恶风,喉干口渴,舌苔薄黄,脉浮数。

2.治疗原则

疏风清热,宣肺止咳。

3.代表处方

桑菊饮:芦根20 g,桑叶、菊花、薄荷、杏仁、桔梗、连翘、生甘草各10 g。

4.加减应用

(1)肺热内盛者加黄芩、知母各10 g,以清泻肺热。

(2)咽痛、声嘎者配射干、赤芍各10 g。

(3)口干咽燥,舌质红,加南沙参、天花粉各20 g。

(三)风燥伤肺

1.临床表现

新起咳嗽,咳声嘶哑,咽喉干痛;干咳无痰或痰少而粘连成丝状,不易咳出或痰中带血丝;或初起伴鼻塞、头痛、微寒、身热等表证,舌质红干而少苔、苔薄白或薄黄,脉浮数或细数。

2.治疗原则

疏风清肺,润燥止咳。

3.代表处方

桑杏汤:沙参、梨皮各 20 g,浙贝母 15 g,桑叶、豆豉、杏仁、栀子各 10 g。

4.加减应用

(1)津伤甚者加麦冬、玉竹各 20 g。

(2)热重者加石膏 20 g(先煎),知母 10 g。

(3)痰中带血丝加白茅根 20 g,生地黄 10 g。

(4)另有凉燥证乃由燥证加风寒证而成,可用杏苏散加紫菀、款冬花、百部各 10 g 治之,以达温而不燥,润而不凉。

(四)痰湿蕴肺

1.临床表现

咳嗽反复发作,咳声重浊,胸闷气憋,痰色白或带灰色;伴体倦、脘痞、食少,腹胀便溏;苔白腻,脉濡滑。

2.治疗原则

燥湿化痰、理气止咳。

3.代表处方

二陈汤合三子养亲汤。①二陈汤:茯苓 20 g,法半夏、陈皮、生甘草各 10 g。②三子养亲汤:苏子15 g,白芥子 10 g,莱菔子 20 g。

4.加减应用

(1)寒痰较重者,痰黏白如泡沫者,加干姜、细辛各 10 g,温肺化痰。

(2)脾虚甚者加党参 20 g,白术 10 g,健脾益气。

(五)痰热郁肺

1.临床表现

咳嗽、气息粗促或喉中有痰声,痰稠黄、咳吐不爽或有腥味或吐血痰;胸胁胀满,咳时引痛,面赤身热,口干引饮,舌红,苔薄黄腻,脉滑数。

2.治疗原则

清热肃肺,化痰止咳。

3.代表处方

清金化痰汤:茯苓 20 g,浙贝母 15 g,黄芩、山栀、知母、麦冬、桑白皮、瓜蒌、桔梗、生甘草各 10 g,橘红 6 g。

4.加减应用

(1)痰黄而浓有热腥味者,加鱼腥草、冬瓜子各 20 g。

(2)胸满咳逆、痰多、便秘者,加葶苈子、生大黄各 10 g(先煎)。

(六)肝火犯肺

1.临床表现

气逆咳嗽,干咳无痰或少痰;咳时引胁作痛,面红喉干;舌边红,苔薄黄,脉弦数。

2.治疗原则

清肝泻火,润肺止咳化痰。

3.代表处方

黛蛤散加黄芩泻白散。①黛蛤散:海蛤壳 20 g,青黛 10 g(包煎)。②黄芩泻白散:黄芩、桑白皮、地骨皮、粳米、生甘草各 10 g。

4.加减应用

(1)火旺者加冬瓜子 20 g,山栀、丹皮各 10 g,以清热豁痰。

(2)胸闷气逆者加葶苈子 10 g,瓜蒌皮 20 g,以理气降逆。

(3)胸胁痛者加郁金、丝瓜络各 10 g,以理气和络。

(4)痰黏难咳加浮海石、浙贝母、冬瓜仁各 20 g,以清热豁痰。

(5)火郁伤阴者加北沙参、百合各 20 g,麦冬 15 g,五味子 10 g,以养阴生津敛肺。

(七)肺阴虚损

1.临床表现

干咳少痰或痰中带血或咯血;潮热,午后颧红,盗汗,口干;舌质红、少苔,脉细数。

2.治疗原则

滋阴润肺,化痰止咳。

3.代表处方

沙参麦冬汤:沙参、玉竹、天花粉、扁豆各 20 g,桑叶、麦冬、生甘草各 10 g。

4.加减应用

(1)咯血者加白及 20 g,三七 15 g,侧柏叶、仙鹤草、阿胶(烊服)、藕节各 10 g,以止血。

(2)午后潮热,颧红者加银柴胡、地骨皮、黄芩各 10 g。

(3)肾不纳气,久咳不愈,咳而兼喘者可用参蛤散加熟地、五味子各 10 g。

五、其他治法

(一)中成药疗法

(1)麻黄止嗽丸、小青龙糖浆适用于风寒袭肺咳嗽。

(2)桑菊感冒片、蛇胆川贝液适用于风热咳嗽。

(3)秋燥感冒冲剂、二母宁嗽丸适用于风燥咳嗽。

(4)半贝丸、陈夏六君丸适用于痰湿蕴肺咳嗽。

(5)琼玉膏、玄麦甘桔冲剂适用于肺阴虚损咳嗽。

(6)千金化痰丸、三蛇胆川贝末适宜用于肝火犯肺咳嗽。

(7)双黄连口服液、清金止嗽化痰丸适用于痰热郁肺咳嗽。

(二)针灸疗法

(1)选肺俞、脾俞、合谷、丰隆等穴,以平补平泻手法,每天 1 次,适用于脾虚痰湿咳嗽。

(2)选肺俞、足三里、三阴交等穴,针用补法,每天 1 次,适用于肺阴虚损咳嗽。

(3)选肺俞、列缺、合谷等穴,毫针浅刺用泻法,每天 1 次,适用于外感咳嗽。

(4)选肺俞、尺泽、太冲、阳陵泉等穴,以平补平泻手法,每天 1 次,适用于肝火犯肺咳嗽。

(三)饮食疗法

(1)以薏苡仁、山药各 60 g,百合、柿饼各 30 g,同煮米粥,每早晚温热服食,适用于脾虚痰湿咳嗽。

(2)大雪梨 1 个,蜂蜜适量,去梨核入蜂蜜,放炖盅内蒸熟,每晚睡前服 1 个,适用于肺阴虚损咳嗽。

(3)新鲜芦根(去节)100 g,粳米 50 g 同煮粥,每天 2 次温服,适用于肺热咳嗽。

（4）百合 30 g,糯米 50 g,冰糖适量,煮粥早晚温服,适用于肺燥咳嗽。

六、预防调摄

（1）平素应注意气候变化,防寒保暖,预防感冒。
（2）易感冒者可服玉屏风散。
（3）加强锻炼,增强抗病能力。
（4）咳嗽患者饮食不宜过于肥甘厚味、辛辣刺激。
（5）内伤久咳者,应戒烟。

（左常宇）

第三节　肺　痿

肺痿是指肺叶痿弱不用,临床以咳吐浊唾涎沫为主症,为肺脏的慢性虚损性疾病。《金匮要略心典·肺痿肺痈咳嗽上气病》中说:“痿者萎也,如草木之萎而不荣。”用形象比喻的方法以释其义。

一、源流

肺痿之病名,最早记载于仲景的《金匮要略》。该书将肺痿列为专篇,对肺痿的主症特点、病因、病机、辨证均做了较为系统的介绍。如《金匮要略·肺痿肺痈咳嗽上气病脉证并治》说:“寸口脉数,其人咳,口中反有浊唾涎沫者何? 师曰:为肺痿之病”。“肺痿吐涎沫而不咳者,其人不渴,必遗尿,小便数,所以然者,以上虚不制下故也”。隋·巢元方在《金匮要略》的基础上,对本病的成因、转归等做了进一步探讨。其在《诸病源候论·肺痿候》论及肺痿曰:“肺主气,为五脏上盖,气主皮毛,故易伤于风邪,风邪伤于脏腑,而气血虚弱,又因劳役大汗之后,或经大下而亡津液,津液竭绝,肺气壅塞,不能宣通诸脏之气,因成肺痿也”。明确认为是外邪犯肺,或劳役过度,或大汗之后,津液亏耗,肺气受损,壅塞而成。并指出其预后、转归与咳吐涎沫之爽或不爽、小便之利或不利、咽燥之欲饮或不欲饮等都有关联,如“咳唾咽燥欲饮者,必愈;欲咳而不能咳,唾干沫,而小便不利者难治”。唐·孙思邈《千金要方·肺痿门》将肺痿分为热在上焦及肺中虚冷二类,认为“肺痿虽有寒热之分,从无实热之例。”清·李用粹结合丹溪之说,对肺痿的病因病机、证候特点做了简要而系统的归纳。如《证治汇补·胸膈门》说:“久嗽肺虚,寒热往来,皮毛枯燥,声音不清,或嗽血线,口中有浊唾涎沫,脉数而虚,为肺痿之病。因津液重亡,火炎金燥,如草木亢旱而枝叶萎落也。”《张氏医通·肺痿》对肺痈和肺痿的鉴别,进行了分析比较,提出“肺痈属在有形之血……肺痿属在无形之气。”

综上所述,历代医家共同认识到肺痿是多种肺系疾病的慢性转归,故常与相关疾病合并叙述,单独立论者较少,并且提示肺痈、肺痨、久嗽、喘哮等伤肺,均有转化成为肺痿的可能。如明·王肯堂将肺痿分别列入咳嗽门和血证门论述,《证治准绳·诸气门》说:“肺痿或咳沫,或咳血,今编咳沫者于此,咳血者人血证门。”《证治准绳·诸血门》还认为“久嗽咳血成肺痿”。戴原礼在《证治要诀·诸嗽门》中提到:“劳嗽有久嗽成劳者,有因病劳久嗽者,其证往来寒热,或独热无寒,咽干嗌痛,精神疲极,所嗽之痰,或脓,或时有血,腥臭异常。"戴氏所指劳嗽之临床表现与肺痿有相似之处。陈实功《外科正宗·肺痈论》中说:"久嗽劳伤,咳吐痰血,寒热往来,形体消削,咯吐瘀脓,声哑咽痛,其候转为肺痿。"指出肺痈溃后,热毒不净,伤阴耗气,可以转为肺痿。唐·王焘《外台秘要·咳嗽门》引许仁则论云:"肺气嗽经久将成肺痿,其状不限四时冷热,昼夜咳常不断,唾自如雪,细沫稠粘,喘息上气,乍寒乍热,发作有时,唇口喉舌干焦,亦有时唾血者,渐觉瘦悴,小便赤,颜色青白,毛耸,此亦成蒸。"说明肺痨久嗽,劳热熏肺,肺阴大伤,进一步发展则成肺痿;它如内伤久咳,或经常喘哮发作,伤津耗气,亦可形成肺痿。

在肺痿的治法方面,《金匮要略·肺痿肺痈咳嗽上气病脉证并治》对肺痿的治疗原则也做了初步的探讨,认为应以温法治之。清·李用粹《证治汇补·胸膈门》说:"治宜养血润肺,养气清金。"喻嘉言《医门法律》对本病的理论认识和治疗原则做了进一步的阐述,此后,有的医家主张用他创制的清燥救肺汤治疗虚热肺痿。张璐在其《张氏医通·肺痿》按喻嘉言之论将肺痿的治疗要点概括为"缓而图之,生胃津,润肺燥,下逆气,开积痰,止浊唾,补真气",旨在"以通肺之小管","以复肺之清肃。"这些证治要点,理义精深,非常切合实用。

在肺痿的选方用药方面,《金匮要略》设甘草干姜汤以温肺中虚冷。唐·孙思邈《千金要方·肺痿门》指出虚寒肺痿可用生姜甘草汤、甘草汤,虚热肺痿可用炙甘草汤、麦门冬汤、白虎加人参汤,对《金匮要略》的治法,有所补充。清·李用粹《证治汇补·胸膈门》主张根据本病的不同阶段分别施治:"初用二地二冬汤以滋阴,后用门冬清肺饮以收功。"沈金鳌《杂病源流犀烛·肺病源流》进一步对肺痿的用药忌宜等做了补充,他说:"其症之发,必寒热往来,自汗,气急,烦闷多唾,或带红线脓血,宜急治之,切忌升散辛燥温热。大约此证总以养肺、养气、养血、清金降火为主。"可谓要言不烦。

二、病因病机

本病病因可分久病损肺和误治津伤两个方面,而以前者为主。病变机理为肺虚津气失于濡养所致。

(一)久病损肺

如痰热久嗽,热灼阴伤;或肺痨久嗽,虚热内灼,耗伤阴津;肺痈余毒未清,灼伤肺阴;或消渴津液耗伤;或热病之后,邪热伤津,津液大亏,以致热壅上焦,消灼肺津,变生涎沫,肺燥阴竭,肺失濡养,日渐枯萎。若大病久病之后,耗伤阳气;或内伤久咳,冷哮不愈,肺虚久喘等,肺气日耗,渐伤及阳;或虚热肺痿日久,阴伤及阳,亦可致肺虚有寒,气不化津,津液失于温摄,反为涎沫,肺失濡养,肺叶渐痿不用。此即《金匮要略》所谓"肺中冷"之类。

(二)误治津伤

因医者误治,滥用汗、吐、下等治法,重亡津液,肺津大亏,肺失濡养,发为肺痿。如《金匮要略·肺痿肺痈咳嗽上气病脉证并治》说:"热在上焦者,因咳为肺痿,肺痿之病……或从汗出,或从呕吐,或从消渴,小便利数,或从便难,又被快药下利,重亡津液,故得之。"

综上所述,本病总由肺虚,津气大伤,失于濡养,以致肺叶枯萎。其病位在肺,但与脾、胃、肾等脏腑密切相关。脾虚气弱,无以生化、布散津液,或胃阴耗伤,胃津不能上输养肺,土不生金,均可致肺燥津枯,肺失濡养;久病及肾,肾气不足,气化失司,气不化津,或因肾阴亏耗,肺失濡养,亦可发为肺痿。

因发病机理的不同,肺痿有虚热、虚寒之分。虚热肺痿,一为本脏自病所转归,一由失治误治,或它脏之病导致。因热在上焦,消亡津液,阴虚生内热,津枯则肺燥,肺燥且热,清肃之令不行,脾胃上输之津液转从热化,煎熬而成涎沫,或因脾阴胃液耗伤,不能上输于肺,肺失濡养,遂致肺叶枯萎。虚寒肺痿为肺气虚冷,不能温化布散脾胃上输之津液,反而聚为涎沫,复因治节无权,上虚不能制下,膀胱失于约束,而小便不禁。《金匮要略心典·肺痿肺痈咳嗽上气病》说:"盖肺为娇脏,热则气灼,故不用而痿;冷则气沮,故亦不用而痿也。遗尿,小便数者,肺金不用而气化无权,斯膀胱无制而津液不藏也。"指出肺主气化,为水之上源,若肺气虚冷,不能温化,固摄津液,由气虚导致津亏,肺失濡养,亦可渐致肺叶枯萎不用。

三、诊断

(1)有反复发作的特点。

(2)有肺系内伤久咳病史,如痰热久嗽,或肺痨久咳,或肺痈日久,或冷哮久延等。

(3)临床表现以咳吐浊唾涎沫、胸闷气短为主症。

四、病证鉴别

肺痿为多种慢性肺系疾病转化而来,既应注意肺痿与其他肺系疾病的鉴别,又要了解其相互联系。

(一)肺痈

肺痿以咳吐浊唾涎沫为主症,而肺痈以咳则胸痛,吐痰腥臭,甚则咳吐脓血为主症。虽然多为肺中有热,但肺痈属实,肺痿属虚,肺痈失治久延,可以转为肺痿。

(二)肺痨

肺痨主症为咳嗽,咳血,潮热,盗汗等,与肺痿有别。肺痨后期可以转为肺痿重症。

五、辨证

(一)辨证要点

主要辨虚热虚寒,虚热证易火逆上气,常伴咳逆喘息,虚寒证常见上不制下,小便频数或遗尿。

(二)辨证候

1.虚热证

咳吐浊唾涎沫,其质较黏稠,或咳痰带血,咳声不扬,甚则音哑,气急喘促,口渴咽燥,午后潮热,形体消瘦,皮毛干枯,舌红而干,脉虚数。

病机分析:肺阴亏耗,虚火内炽,肺失肃降,则气逆咳喘。热灼津液成痰,故咯吐浊唾涎沫,其质黏稠。燥热伤津,津液不能濡润上承,故咳声不扬,音哑,咽燥,口渴。阴虚火旺,灼伤肺络,则午后潮热,咯痰带血。阴津枯竭,内不能洒陈脏腑,外不能充身泽毛,故形体消瘦,皮毛干枯。舌红而干,脉虚数,乃是阴枯热灼之象。

2.虚寒证

咯吐涎沫,其质清稀量多,不渴,短气不足以息,头眩,神疲乏力,食少,形寒,小便数,或遗尿,舌质淡,脉虚弱。

病机分析:肺气虚寒,气不化津,津反为涎,故咯吐多量清稀涎沫。阴津未伤故不渴。肺虚不能主气,则短气不足以息。脾肺气虚则神疲食少。清阳不升故头眩。阳不卫外则形寒。上虚不能制下,膀胱失约,故小便频数或遗尿。舌质淡,脉虚弱,皆属气虚有寒之征。

3.寒热夹杂证

虚热及虚寒证状可以同时出现,或虚热证状较多,或虚寒证状较多,如咳唾脓血,咽干口燥,同时又有下利肢凉,形寒气短等,即是上热下寒之证。其他情况亦可出现,可根据临床证候分析之。

六、治疗

(一)治疗要点

治疗总以补肺生津为原则。虚热证,治当生津清热,以润其枯;虚寒证,治当温肺益气,而摄涎沫。寒热夹杂证,治当寒热平调,温清并用。

临床以虚热证为多见,但久延伤气,亦可转为虚寒。治应时刻注意保护津液,重视调理脾肾。脾胃为后天之本,肺金之母,培土有助于生金;肾为气之根,司摄纳,温肾可以助肺纳气,补上制下。不可妄投燥热之药,以免助火伤津,亦忌苦寒滋腻之品碍胃,切勿使用峻剂驱逐痰涎,犯虚虚之戒。

(二)分证论治

1.虚热证

治法:滋阴清热,润肺生津。

方药:麦门冬汤合清燥救肺汤加减。前方润肺生津,降逆下气,用于咳嗽气逆,咽喉干燥不利,咯痰黏浊不爽。后方养阴润燥,清金降火,用于阴虚燥火内盛,干咳痰少,咽痒气逆。

药用麦门冬滋阴润燥;太子参益气生津;甘草、大枣、粳米甘缓补中;伍入半夏下气降逆,止咳化痰,以辛燥之品,反佐润燥之功;桑叶、石膏清泄肺经燥热;阿胶、麦冬、胡麻仁以滋肺养阴;杏仁、枇杷叶可化痰止咳。

如火盛,出现虚烦、咳呛、呕逆者,则去大枣,加竹茹、竹叶清热和胃降逆。如咳吐浊黏痰,口干欲饮,则可加天花粉、知母、川贝母清热化痰。津伤甚者加沙参、玉竹以养肺津。潮热加银柴胡、地骨皮以清虚热,退蒸。

2.虚寒证

治法:温肺益气。

方药:甘草干姜汤或生姜甘草汤加减。前方甘辛合用,甘以滋液,辛以散寒。后方则以补脾助肺,益气生津为主。

药用甘草入脾益肺,取甘守津回之意;干姜温肺脾,使气能化津,水谷归于正化,则吐沫自止。肺寒不著者亦可改用生姜以辛散宣通,并取人参、大枣甘温补脾,益气生津。

另可加白术、茯苓增强健脾之功;尿频、涎沫多者加煨益智;喘息、短气可配钟乳石、五味子,另吞蛤蚧粉。

3.寒热夹杂证

治法:寒热平调,温清并用。

方药:麻黄升麻汤加减。本方温肺散寒与清热润肺并用,适合于寒热夹杂,肺失润降之咽喉不利,咳唾脓血等症。

药用麻黄、升麻以发浮热;用当归、桂枝、生姜以散其寒;用知母、黄芩寒凉清其上热;用茯苓、白术以补脾;用白芍以敛逆气;用葳蕤、麦冬、石膏、甘草以润肺除热。

七、单方验方

(1)紫河车1具,研末,每天1次,每服3 g,适用于虚寒肺痿。

(2)熟附块、淫羊藿、黄芪、白术、党参各9 g,补骨脂12 g,茯苓、陈皮、半夏各6 g,炙甘草4.5 g,用于虚寒肺痿。

(3)山药30 g,太子参15 g,玉竹15 g,桔梗9 g,用于肺痿气虚津伤者。

(4)百合30 g煮粥,每天1次,适用于虚热肺痿。

(5)银耳15 g,冰糖10 g,同煮内服,适用于虚热肺痿。

(6)冬虫夏草10～15 g,百合15 g,鲜胎盘半个,鲜藕50 g,隔水炖服,隔天1次,连服10～15次为1个疗程。

(7)新鲜萝卜500 g,白糖适量。将萝卜洗净切碎,用洁净纱布绞取汁液,加白糖调服。每天1次,常服。

(8)夏枯草15～25 g,麦冬15 g,白糖50 g。先将夏枯草、麦冬用水煎10～15分钟,再加白糖煮片刻,代茶饮,每天1剂,常服。用于虚热肺痿。

八、中成药

(一)六味地黄丸

1.功能与主治

滋阴补肾。用于虚热肺痿。

2.用法与用量

口服,一次8粒,1天3次。

(二)金匮肾气丸

1.功能与主治

温补肾阳。用于虚寒肺痿。

2.用法与用量

口服,一次8粒,1天3次。

(三)补中益气口服液

1.功能与主治

补中益气,升阳举陷。用于肺痿脾胃气虚,见发热、自汗、倦怠等症者。

2.用法与用量

口服,一次1支,1天3次。

(四)参苓白术散

1.功能与主治

益气健脾,和胃渗湿。用于肺痿脾胃虚弱,见食少便溏,或吐或泻,胸脘胀闷,四肢乏力等症者。

2.用法与用量

口服,一次5 g,1天3次。

(五)琼玉膏

1.功能与主治

滋阴润肺,降气安神。用于虚热肺痿。

2.用法与用量

口服,一次 1 勺,1 天 2 次。

九、其他疗法

艾条点燃,对准足三里穴,并保持一定距离,使局部有温热感、皮肤微红为度。艾灸时间一般为 10～15 分钟,每天 1 次。用于虚寒肺痿。

（孟广峰）

第四节　哮　　病

哮病是由于宿痰伏肺,遇诱因引触,导致痰阻气道,气道挛急,肺失肃降,肺气上逆所致的发作性痰鸣气喘疾病。发时喉中哮鸣有声,呼吸气促困难,甚则喘息不能平卧。

一、病因病机

哮病的发生,乃宿痰内伏于肺,复因外感、饮食、情志、劳倦等诱因引触,以致痰阻气道,气道挛急,肺失肃降,肺气上逆所致。

(一)外邪侵袭

外感风寒或风热之邪;未能及时表散,邪气内蕴于肺,壅遏肺气,气不布津,聚液生痰而成哮病之因。

(二)饮食不当

饮食不节致脾失健运,饮食不归正化,水湿不运,痰浊内生,上干于肺,壅阻肺气而发哮病。

(三)情志失调

情志不遂。肝气郁结,木不疏土;或郁怒伤肝,肝气横逆,木旺乘土均可致脾失健运,失于转输,水湿蕴成痰浊,上干于肺,阻遏肺气,发生哮病。

(四)体虚病后

素体禀赋薄弱,体质不强,或病后体弱(如幼年患麻疹、顿咳,或反复感冒,咳嗽日久等)导致肺、脾、肾虚损,痰浊内生,成为哮病之因。若肺气耗损,气不化津,痰饮内生;或阴虚火盛,热蒸液聚,痰热胶固;脾虚水湿不运,肾虚水湿不能蒸化,痰浊内生,均成为哮病之因。

哮病的病理因素以痰为根本,痰的产生责之于肺不能布散津液,脾不能转输精微,肾不能蒸化水液,以致津液凝聚成痰,伏藏于肺,成为哮病发生的"夙根"。此后每遇气候突变、饮食不当、情志失调、劳累过度等诱因导致气机逆乱而发作。

二、辨证论治

(一)辨证要点

1.辨已发未发

哮病发作期和缓解期临床表现不同,发作期以喉中哮鸣有声,呼吸气促困难,甚则喘息不能平卧等为典型临床表现。缓解期无典型症状,若病程日久,反复发作,导致身体虚弱,平时可有轻度哮症,而以肺、脾、肾虚损为主要表现,或肺气虚,或肺气阴两虚,或脾气虚、肾气虚、肺脾气虚、肺肾两虚等。

2.辨证候虚实

哮病属邪实正虚之证,发作时以邪实为主,证见呼吸困难,呼气延长,喉中痰鸣有声,痰黏量少,咯吐不利,甚则张口抬肩,不能平卧,端坐俯伏,胸闷窒塞,烦躁不安,或伴寒热,苔腻,脉实。未发时以正虚为主,肺虚者,气短声低,咯痰清稀色白,喉中常有轻度哮鸣音,自汗恶风;脾虚者,食少,便溏,痰多;肾虚者,平素短气息促,动则为甚,吸气不利,腰酸耳鸣。

3.辨痰性质

发作期痰阻气道,气道挛急,肺失肃降,以邪实为主,痰有寒痰、热痰、痰湿之异,分别引起寒哮、热哮、痰哮。一般寒哮内外皆寒,其证喉中哮鸣如水鸡声,咳痰清稀,或色白如泡沫,口不渴,舌质淡,苔白滑,脉浮紧;热哮痰热壅盛,其证喉中痰鸣如吼,胸高气粗,咳痰黄稠胶黏,咯吐不利,口渴喜饮,舌质红,苔黄腻,脉滑数。寒热征象不明显,喘咳胸满,但坐不得卧,痰涎涌盛,喉如曳锯,咯痰黏腻难出者,为痰哮。

(二)类证鉴别

喘证:与哮病的病因病机不同,喘证由外感六淫,内伤饮食、情志,或劳欲、久病,致邪壅于肺,宣降失司所致,或肺不主气,肾失摄纳而成;哮病乃宿痰伏肺,遇诱因引触,致痰阻气道,气道挛急,肺失肃降而成。临床表现亦有明显区别,哮病与喘证都有呼吸急促的表现,但哮必兼喘,而喘未必兼哮。哮指声响言,喉中有哮鸣声,是一种反复发作的独立性疾病;喘指气息言,为呼吸气促困难,是多种急慢性疾病的一个症状。

(三)治疗原则

发时治标,平时治本为哮病治疗的基本原则。发时攻邪治标,祛痰利气,寒痰宜温化宣肺,热痰当清化肃肺,痰浊壅肺应去壅泻肺,风痰当祛风化痰,表证明显者兼以解表;反复日久,正虚邪实者又当攻补兼顾,不可拘泥;平时扶正治本,阳气虚者应温补,阴虚者宜滋养,分别采取补肺、健脾、益肾等法,以冀减轻、减少或控制其发作。

(四)分证论治

1.发作期

(1)寒哮:证候、治法、方药如下。

证候:呼吸急促,喉中哮鸣有声,胸膈满闷如塞。咳不甚,痰少咯吐不爽,或清稀呈泡沫状,口不渴,或渴喜热饮,面色晦暗带青,形寒怕冷。或小便清,天冷或受寒易发,或恶寒、无汗、身痛。舌质淡,苔白滑。脉弦紧或浮紧。

治法:温肺散寒,化痰平喘。

方药:射干麻黄汤。若病久,本虚标实,当标本同治,温阳补虚,降气化痰,用苏子降气汤。

(2)热哮:证候、治法、方药如下。

证候:气粗息涌,喉中痰鸣如吼,胸高胁胀。咳呛阵作,咳痰色黄或白,黏浊稠厚,咯吐不利,烦闷不安,不恶寒,汗出,面赤,口苦,口渴喜饮。舌质红,舌苔黄腻,脉滑数或弦滑。

治法:清热宣肺,化痰定喘。

方药:定喘汤。若病久痰热伤阴,可用麦门冬汤加沙参、冬虫夏草,川贝、天花粉。

(3)痰哮:证候、治法、方药如下。

证候:喘咳胸满,但坐不得卧,痰涎涌盛,喉如曳锯,咯痰黏腻难出。呕恶,纳呆。口黏不渴,神倦乏力,或胃脘满闷,或便溏,或胸胁不舒,或唇甲青紫。舌质淡或淡胖,或舌质紫暗或淡紫,舌苔厚浊,脉滑实或带弦、涩。

治法:化浊除痰,降气平喘。

方药:二陈汤合三子养亲汤。如痰涎涌盛者,可合用葶苈大枣泻肺汤泻肺除壅;若兼意识朦胧,似清似昧者,可合用涤痰汤涤痰开窍。

2.缓解期

(1)肺虚:证候、治法、方药如下。

证候:气短声低,咯痰清稀色白,喉中常有轻度哮鸣音,每因气候变化而诱发。面色㿠白,平素自汗,怕风,常易感冒,发前喷嚏频作,鼻塞流清涕。舌质淡,苔薄白。脉细弱或虚大。

治法:补肺固卫。

方药:玉屏风散。

(2)脾虚:证候、治法、方药如下。

证候:气短不足以息,少气懒言,平素食少脘痞,痰多,便溏,倦怠无力,面色萎黄不华,或食油腻易腹泻,或泛吐清水,畏寒肢冷,或少腹坠感,脱肛。舌质淡,苔薄腻或白滑,脉象细软。

治法:健脾化痰。

方药:六君子汤。若脾阳不振,形寒肢冷,便溏者,加桂枝、干姜或合用理中丸以振奋脾阳;若中气下陷,见便溏,少腹下坠,脱肛等,则可改用补中益气汤。

(3)肾虚:证候、治法、方药如下。

证候:平素短气息促,动则为甚,吸气不利,劳累后喘哮易发。腰酸腿软,脑转耳鸣。或畏寒肢冷,面色苍白;或颧红,烦热,汗出黏手。舌淡胖嫩,苔白;或舌红苔少。脉沉细或细数。

治法:补肾摄纳。

方药:金匮肾气丸或七味都气丸。阴虚痰盛者,可用金水六君煎滋阴化痰。

(孟广峰)

第五节 喘 证

喘证以呼吸困难,甚则张口抬肩,鼻翼翕动,难以平卧为特征,是肺系疾病常见症状之一,多由邪壅肺气,宣降不利或肺气出纳失常所致。

西医学中的喘息性支气管炎、肺部感染、肺气肿、慢性肺源性心脏病、心源性哮喘等,均可参照本节进行辨证治疗。

一、病因病机

(一)外邪犯肺

外感风寒、风热之邪,或肺素有痰饮,复感外邪,卫表闭塞,肺气壅滞,宣降失常,肺气上逆而喘。

(二)痰浊内蕴

恣食肥甘油腻,过食生冷或嗜酒伤中,脾失健运,湿浊内生,聚湿成痰,上渍于肺,阻遏气道,肃降失常,气逆而喘。

(三)久病劳欲

久病肺虚,劳欲伤肾,肺肾亏损,气失所主,肾不纳气,肺气上逆而喘。

二、辨证论治

喘证的辨证,重在辨虚实寒热。实喘一般起病急,病程短,呼吸深长有余,气粗声高,脉有力;虚喘多起病缓慢,病程长,呼吸短促难续,气怯声低,脉无力;热喘胸高气粗,痰黄黏稠难咯,面赤烦躁、唇青鼻煽,舌红苔黄腻、脉数;寒喘面白唇青,痰涎清稀,舌苔白、脉迟。

治疗原则:实证祛邪降逆平喘;虚证培补摄纳平喘。

(一)实喘

1.风寒束肺

(1)证候:咳喘胸闷,痰稀色白,初起多兼恶寒发热,头痛无汗,身痛等表证,舌苔薄白,脉浮紧。

(2)治法:祛风散寒,宣肺平喘。

(3)方药:麻黄汤加减。方中麻黄、桂枝辛温发汗,散寒解表,宣肺平喘;杏仁、甘草降气化痰。若表寒不重,可去桂枝,即为宣肺平喘之三拗汤;痰白清稀量多起沫加细辛、生姜温肺化痰;痰多胸闷甚者加半夏、陈皮、白芥子理气化痰。

2.风热袭肺

(1)证候:喘促气粗,痰黄而黏稠,身热烦躁,口干渴,汗出恶风,舌质红,苔薄黄,脉浮数。

(2)治法:祛风清热,宣肺平喘。

(3)方药:麻杏石甘汤加减。方中麻黄、石膏相使为用疏风清热,宣肺平喘;杏仁、甘草化痰利气。若痰多黏稠、烦闷者加黄芩、桑白皮、知母、瓜蒌皮、鱼腥草,增强清热泻肺化痰之力;大便秘结者加大黄、枳实泻热通便;喘甚者加葶苈子、白果化痰平喘。

3.痰浊壅肺

(1)证候:喘咳痰多,胸闷,呕恶,纳呆,口黏不渴,舌淡胖有齿痕,苔白厚腻,脉缓滑。

(2)治法:燥湿化痰,降逆平喘。

(3)方药:二陈汤合三子养亲汤加减。方中陈皮、半夏、茯苓、甘草燥湿化痰,理气和中;莱菔子、苏子、白芥子化痰降逆平喘,二方合用效专力宏。若痰涌、便秘、喘不能卧加葶苈子、大黄涤痰通便。

(二)虚喘

1.肺气虚

(1)证候:喘促气短,咳声低弱,神疲乏力,自汗畏风,痰清稀,舌淡苔白,脉缓无力。

(2)治法:补肺益气定喘。

(3)方药:补肺汤合玉屏风散加减。方中人参、黄芪补益肺气;白术、甘草健脾补中助肺;五味子、紫菀、桑白皮化痰止咳,敛肺定喘;防风助黄芪益气护表。若兼见痰少质黏,口干,舌红少津,脉细数者,为气阴两虚。治宜益气养阴,敛肺定喘。方用生脉散加沙参、玉竹、川贝、桑白皮、百合养阴益气滋肺。

2.肾气虚

(1)证候:喘促日久,气不得续,动则尤甚,甚则张口抬肩,腰膝酸软,舌淡苔白,脉沉弱。

(2)治法:补肾纳气平喘。

(3)方药:七味都气丸合参蛤散加减。方中熟地、山茱萸、山药、丹皮、泽泻、茯苓、五味子补肾纳气;人参大补元气,蛤蚧肺肾两补,纳气平喘。

3.喘脱

(1)证候:喘逆加剧,张口抬肩,鼻煽气促,不能平卧,心悸,烦躁不安,面青唇紫,汗出如珠,手足逆冷,舌淡苔白,脉浮大无根。

(2)治法:扶阳固脱,镇摄纳气。

(3)方药:参附汤送服黑锡丹。方中人参、附子回阳固脱、救逆;黑锡丹降气定喘。

三、针灸治疗

(一)实喘

尺泽、列缺、天突、大柱,针刺,用泻法。

(二)虚喘

鱼际、定喘、肺俞,针刺,用补法,可灸。

(三)喘脱

定喘、肺俞、关元、神阙,灸法。

四、护理与预防

饮食宜清淡而富有营养,忌油腻酒醪及辛热助湿生痰动火食物。室内空气要保持新鲜,避免烟尘刺激。痰多者要注意排痰,保持呼吸道通畅。慎起居,适寒温,节饮食,薄滋味,戒烟酒,节房事。适当参加体育活动,增强体质。保持良好的心态。

(孟广峰)

第六章

脾胃系病证的中医内科治疗

第一节 嘈 杂

一、概念

嘈杂俗名"嘈心""烧心症",是指胃中空虚,似饥非饥,似辣非辣,似痛非痛,胸膈懊憹,莫可名状的一种病症,常兼有嗳气、吐酸等,亦可单独出现,常见于西医学的功能性消化不良、反流性食管炎、慢性胃炎和消化性溃疡等疾病中。因胃癌、胆囊炎等疾病引起的嘈杂不在本病证讨论范围。

二、病因病机

嘈杂主要由饮食不节、情志不和、脾胃虚弱和营血不足等因素导致痰热、肝郁、胃虚、血虚,从而发生嘈杂。

(一)病因

1.饮食不节

饮食不节,暴饮暴食,损伤脾胃;或过食辛辣香燥,醇酒肥甘,或生冷黏滑难消化之食物,积滞中焦,痰湿内聚,郁而化热,痰热内扰而成嘈杂。

2.情志不和

肝主疏泄,若忧郁恼怒,使肝失条达,横逆反胃,致肝胃不和,气失顺降而致嘈杂。

3.脾胃虚弱

由于脾胃素虚,或病后胃气未复,阴分受损,或过食寒凉生冷,损伤脾阳,以致胃虚气逆,扰乱中宫而致嘈杂。

4.营血不足

由于素体脾虚,或思虑过度,劳伤心脾,或因失血过多,皆能造成营血不足,使胃失濡润,心失所养,致嘈杂萌生。

(二)病机

1.病因病机脾胃虚弱为本,胃失和降为发病关键

脾胃虚弱,可导致痰饮内生,或土虚木乘,若湿热或痰热久恋,日久阴液暗耗,或热病之后津

液受戕,胃阴不足,濡润失司,致和降无能;或体质素弱,形瘦胃薄,复加生冷伤胃,饥饱伤脾,中气更馁,运化无力,水饮留滞,亦可导致嘈杂发生。嘈杂的病因病机脾胃虚弱为本,痰湿、热邪、气郁等为标,胃失和降为发病关键。

2.嘈杂病位在胃,其发病与脾、肝关系密切

脾主运化,胃主受纳,脾为胃运化水谷精微,脾宜升则健,胃宜降则和,而脾胃土的健运又有赖于肝木的正常疏泄。大凡经常饥饱不一或饮食不节,日积月累,脾胃运化失常,致湿热或痰热中阻,胃失通降之职;或性格内向,常常郁郁寡欢,致肝失条达,横逆犯胃,肝胃不和,胃失和降,均可引发嘈杂。

三、诊断与病证鉴别

(一)诊断依据

(1)胃脘部空虚感,似饥非饥,似辣非辣,似痛非痛,胸膈懊憹等症状,可伴有上腹部压痛。

(2)可伴有泛酸,嗳气,恶心,食欲缺乏,胃痛等上消化道症状。

(3)多有反复发作病史,发病前多有明显的诱因,如天气变化、情志不畅、劳累、饮食不当等。

(4)胃镜、上消化道钡餐等理化检查有明确的胃十二指肠疾病,并排除其他引起上腹部疼痛的疾病。

(二)辅助检查

电子胃镜、上消化道钡餐,可做急、慢性胃炎,胃十二指肠溃疡病等的诊断,并可与胃癌做鉴别诊断;幽门螺杆菌(Hp)检测、血清胃泌素含量测定、血清壁细胞抗体测定、胃蛋白酶原测定及内因子等检查有利于慢性胃炎的诊断;肝功能、血尿淀粉酶、血脂肪酶化验和肝胆脾胰彩超、CT、MRI等检查可与肝、胆、胰疾病做鉴别诊断;血常规、腹部X线检查可与肠梗阻、肠穿孔等做鉴别诊断。

(三)病证鉴别

1.嘈杂与胃痛

嘈杂是指胃内似饥非饥、似痛非痛,莫可名状的证候,常兼有嗳气、恶心、吐酸、干哕、胃痛等症。胃痛是指胃脘部感觉有隐痛、胀痛、刺痛、灼痛等不适的证候。嘈杂与胃痛的共同点是两者均属于胃脘部不适之证,其病因病机为饮食劳倦、肝气犯胃等以致损伤脾胃而发病。而鉴别的关键在于能否准确表达出症状,也就是说,嘈杂者无法清楚地说明自己的痛苦,但一般比疼痛症状较轻,也可发生于疼痛的前期;而胃痛则能准确表达清楚其部位、性质,一般发病较急,时好时犯。

2.嘈杂与吞酸

《张氏医通·嘈杂》曰:“嘈杂与吞酸一类,皆由肝气不舒……中脘有饮则嘈,有宿食则酸。”指出嘈杂与吞酸病位相同,并具有相同的肝气不舒的病机,区别在于病因不同:嘈杂为饮邪所致,而吞酸的关键在于有宿食留滞。从临床实践来看,两者的临床表现明显不同,后者常自觉有酸水上泛,前者主要是胃中空虚,似饥非饥之状,但两者也可同时出现。引起嘈杂、吞酸的原因很多,也有由同一原因的不同表现。

四、辨证论治

(一)辨证思路

1.辨虚实

本病首先当分虚实。实证分为胃热(痰热)证与肝胃不和证,虚证又可分为胃气虚、脾胃虚

寒、胃阴虚及血虚。胃热者,嘈杂而兼恶心吐酸,口渴喜冷,舌质红,舌苔黄或干,脉多滑数;肝胃不和者,胃脘嘈杂如饥,似有烧灼感,胸闷懊憹,嗳气或泛酸,两胁不舒,发作与情绪关系较大,舌红,苔薄白,脉细弦;胃气虚者,嘈杂时作时止,兼口淡无味,食后脘胀,体倦乏力,舌淡,苔白,脉虚;脾胃虚寒者,嘈杂,多见泛吐清水或酸水,或兼恶心,呕恶,食少,腹胀,便溏,甚则形寒,舌淡,苔白,脉细弱;胃阴虚者,嘈杂时作时止,饥而不欲食,口干舌燥,舌质红,少苔或无苔,脉细数;血虚者,嘈杂而兼血虚征象。

2.辨寒热

次当辨寒热,胃热(痰热)证属实热证,胃阴虚证阴虚化热时,可出现五心烦热等而形成虚热证,胃气虚进一步发展,可见畏寒肢冷等而形成脾胃虚寒证。

3.辨脏腑

嘈杂痛病位主要在胃,但与肝、脾关系密切。辨证时要注意辨别病变脏腑的不同。如肝郁气滞致病导致肝胃不和嘈杂,其发病多与情志因素有关,痛及两胁,心烦易怒、嗳气频频;胃气虚证及脾气虚弱,中阳不振所致嘈杂,常伴食欲缺乏、便溏,面色少华,舌淡脉弱等脾胃虚弱或虚寒之征象;口苦、泛酸,食油腻后加重者,多为胃热(痰热)证。

4.辨病势缓急轻重顺逆

凡嘈杂起病急骤者,病程较短,多由饮食不节,过食生冷,暴饮暴食,饮酒恼怒、情绪激动诱发,致寒伤中阳,食滞不化,肝气郁结,胃失和降而致嘈杂;凡嘈杂起病缓慢,疼痛渐发,病程较长。多由脾胃虚弱,失于调治,或重病大病,损伤脾胃,造成中气不足,升降失司,脾虚不能运化滞浊,胃气不和而致嘈杂。

嘈杂经过正确的治疗,病邪祛除,正气未衰,嘈杂可很快好转,嘈杂持续时间缩短,复发减少,多为顺象。若治疗不能坚持,或延误诊治,或复感新病邪,急性嘈杂发展为慢性嘈杂,经常复发,间隔时间缩短,嘈杂时间可长达数年。嘈杂若失治则可延为便闭、三消、噎膈之症,故应及时诊治,谨防恶变可能。

(二)治疗原则

脾胃位居中焦,胃气宜通、宜降、宜和,通则胃气降,降则气机和,和则纳运正常,纳运和,则嘈杂自除,故治疗嘈杂应抓住通、降、和三法。在治疗嘈杂的过程中,应时时注意顾护胃气。

(三)分证论治

1.胃热(痰热)证

症状:嘈杂而兼恶心吐酸,口渴喜冷,心烦易怒,或胸闷痰多,多食易饥,或似饥非饥,胸闷不思饮食,舌质红,舌苔黄或干,脉多滑数。

病机分析:胃热嘈杂,多由饮食伤胃,湿浊内留,积滞不化;或肝气失畅,郁而化热,气机不利,痰热内扰中宫,故出现心烦易怒、口渴,胸闷吞酸等症状;舌红苔黄,脉滑数,为热邪犯胃之象。

治法:清胃降火,和胃除痰。

代表方药:黄连温胆汤加减。方中以黄连、半夏为君,黄连直泻胃火,半夏降逆和胃化痰,与黄连配伍辛开苦降,宣通中焦;以寒凉清降的竹茹、枳实为臣清胆胃之热,降胆胃之逆,既能泻热化痰,又可降逆和胃;佐以陈皮理气燥湿,茯苓健脾渗湿,使湿祛而痰消;取少量生姜辛以通阳,甘草益脾和胃,调和诸药,共为使药。此方应去大枣不用,因大枣性味甘温,有滋腻之性。诸药合用,可使痰热清,胆胃和,诸症可愈。

加减:胃痛者加延胡索、五灵脂;腹胀者加川厚朴、莱菔子;嗳气者加代赭石、旋覆花;泛酸者加瓦楞子、海螵蛸;纳呆者加山楂、神曲;便秘者加大黄;舌红郁热者加黄芩;苔腻湿重者加苍术、佩兰;热盛者,可加黄芩、山栀等,以增强其清热和胃功效。

2.肝胃不和证

症状:胃脘嘈杂如饥,似有烧灼感,胸闷懊憹,嗳气或泛酸,两胁不舒,发作与情绪关系较大。妇女可兼经前乳胀,月经不调,舌质红,苔薄白,脉细弦。

病机分析:肝主疏泄,若忧郁恼怒,使肝失条达,横逆犯胃,致肝胃不和,气失顺降,而致嘈杂。

治法:抑木扶土。

代表方药:四逆散加减。方中佛手、枳壳、白芍、绿萼梅疏肝抑木,石斛、白术、茯苓、甘草健脾胃补中气,瓦楞子、蒲公英抑酸护膜清热。

加减:妇女兼经前乳胀,月经不调者,可予丹栀逍遥散,两胁胀痛明显者,可加香橼、延胡索以增强疏肝理气作用。

3.胃气虚证

症状:嘈杂时作时止,兼口淡无味,食后脘胀,体倦乏力,舌淡,苔白,脉虚。

病机分析:胃者水谷之海,五脏六腑皆禀气于胃,如因素体虚弱,劳倦或饮食所伤,以致胃虚气逆,扰乱中宫,故见嘈杂。

治法:补益胃气。

代表方药:四君子汤加味。方中党参、白术、茯苓、甘草长于补中气,健脾胃,怀山药、白扁豆增强健脾之效。

加减:兼气滞者,加木香、砂仁调气和中;胃寒明显者,加干姜温胃散寒。

4.脾胃虚寒证

症状:嘈杂,多见泛吐清水或酸水,或兼恶心、呕恶,食少,腹胀,便溏,甚则形寒,中脘冰冷感,水声辘辘。面色萎黄或少华,舌质淡,苔白,脉细弱。

病机分析:脾胃虚弱,失于调治,或重病大病,损伤脾胃,造成中气不足,升降失司,脾虚不能运化滞浊,胃气不和而致嘈杂。

治法:温中健脾,理气和胃。

代表方药:四君子汤合二陈汤加减。方中党参、白术、茯苓、甘草、怀山药、黄芪等益气健脾;陈皮、半夏、木香、砂仁理气和胃;炒薏苡仁、白扁豆健脾渗湿。

加减:若寒痰停蓄胸膈,或为胀满少食而为嘈杂者,宜和胃二陈煎,或和胃饮。若脾胃虚寒,停饮作酸嘈杂者,宜温胃饮,或六君子汤。若脾肾阴分虚寒,水泛为饮,作酸嘈杂者,宜理阴煎,或金水六君煎。

5.胃阴虚证

症状:嘈杂时作时止,饥而不欲食,食后饱胀,口干舌燥,大便干燥,舌质红,少苔或无苔,脉细数。

病机分析:胃阴不足,胃失濡养,胃失和降,胃虚气逆,故见嘈杂,饥而不欲食,食后饱胀,口干舌燥,大便干燥,舌红,少苔或无苔,脉细数为胃阴不足之象。

治法:滋养胃阴。

代表方药:益胃汤加减。方中沙参、麦冬、生地黄、玉竹、石斛、冰糖甘凉濡润,益胃生津,冀胃阴得复而嘈杂自止。

加减:胃脘胀痛者,可加玫瑰花、佛手、绿萼梅、香橼等理气而不伤阴之品;食后堵闷者,可加鸡内金、麦芽、炒神曲等以消食健胃;大便干燥者,加瓜蒌仁、火麻仁、郁李仁等润肠通便;阴虚化热者,可加天花粉、知母、黄连等清泄胃火;泛酸者,可加煅瓦楞子、海螵蛸等以制酸。

6.血虚证

症状:嘈杂而兼面黄唇淡,心悸头晕,夜寐多梦,善忘,舌质淡,苔薄白,脉细弱。

病机分析:营血不足,心脾亏虚,胃失濡养,故见嘈杂。心失血养,故心悸,夜寐梦多;脑失血濡,故头晕,善忘;面黄唇淡,舌淡,脉细弱均为血虚之征。

治法:益气补血,补益心脾。

代表方药:归脾汤加减。方中取四君子汤补气健脾,使脾胃强健而气血自生,乃补血不离健脾之意;木香理气,生姜、大枣调和营卫,龙眼、酸枣仁、远志养心安神,用于血虚嘈杂,甚为合拍。

加减:兼气虚者,可加黄芪、党参、白术、茯苓以健脾益气;泛吐清水者加吴茱萸、高良姜;便溏甚者加薏苡仁;腹胀明显者加枳壳、厚朴。

(四)其他疗法

1.单方验方

(1)煅瓦楞 30 g,炙甘草 10 g,研成细粉末,每次 3 g,每天 3 次口服。

(2)海螵蛸 15 g,浙贝母 15 g,研成细粉末,每次 2 g,每天 3 次口服。

(3)煅瓦楞 15 g,海螵蛸 15 g,研成细粉末,每次 2 g,每天 3 次口服。

(4)鸡蛋壳去内膜洗净,炒黄,研成细粉末,每次 2 g,每天 2 次口服。

(5)龙胆草 1.5 g,炙甘草 3 g,水煎 2 次,早晚分服。

2.常用中成药

(1)香砂养胃丸。①功用主治:温中和胃。用于胃脘嘈杂,不思饮食,胃脘满闷或泛吐酸水。②用法用量:每次 3 g,每天 3 次。

(2)胃复春。①功用主治:健脾益气,活血解毒。用于脾胃虚弱之嘈杂。②用法用量:每次 4 片,每天 3 次。

(3)养胃舒。①功用主治:滋阴养胃,行气消导。用于口干、口苦、食欲缺乏、消瘦等阴虚嘈杂证。②用法用量:每次 1～2 包,每天 3 次。

(4)小建中颗粒。①功用主治:温中补虚,缓急止痛。用于脾胃虚寒,脘腹疼痛,喜温喜按,吞酸的嘈杂。②用法用量:每次 15 g,每天 3 次。

3.针灸疗法

胃热者选穴:足三里、梁丘、公孙、内关、中脘、内庭;脾胃虚寒者选穴:足三里、梁丘、公孙、内关、中脘、气海、脾俞;胃寒者选穴:足三里、梁丘、公孙、内关、中脘、梁门;肝郁者选穴:足三里、梁丘、公孙、内关、中脘、期门、太冲;胃阴不足者选穴:足三里、梁丘、公孙、内关、中脘、三阴交、太溪。

操作:毫针刺,实证用泻法,虚证用补法,胃寒及脾胃虚寒宜加灸。

4.外治疗法

(1)取吴茱萸 25 g,将吴茱萸研末,过 200 目筛,用适量食醋和匀,外敷涌泉穴,每天 1 次,每次 30 分钟。

(2)取吴茱萸 5 g,白芥子 3 g,研为细末,用纱布包扎,外敷中脘穴,每次 20 分钟,并以神灯(TDP 治疗仪)照射。

五、临证参考

(一)明确诊断,掌握预后

明确诊断是采取正确治疗的前提。嘈杂所对应的相关疾病整体预后较好,但萎缩性胃炎、胃溃疡等疾病为胃癌前状态性疾病,有潜在恶变的可能性,应根据病变的轻重程度,以及时复查,明确病情的转归,以及时更改治疗方案。慢性胃炎伴重度异型增生患者需及时行内镜或手术治疗;消化性溃疡注意有无合并出血、幽门梗阻或癌变者,如出现这些合并症,当中西医结合治疗。

(二)判断病情的特点,注意辨证辨病相结合

嘈杂治疗上应注意辨证辨病相结合,辨证时必须注意辨别病情的轻重缓急、病性的寒热虚实,审察气血阴阳,观察整个病程中的症情转化,做到随证化裁。同时,采用理化检查以明确疾病诊断,病证结合,进一步判断疾病的特点,既不延误病情,又能针对性地指导治疗。如对于消化性溃疡,考虑到其致病因素主要为胃酸,在辨证施治的基础上可配合使用制酸护膜、生肌愈疡的药物,如白及、乌贼骨、瓦楞子、浙贝母等;对于萎缩性胃炎,应注意濡润柔养,兼以活血通络,切勿刚燥太过;对于胃食管反流病,则应注意泄肝和胃降逆。

(三)结合胃镜及组织病理特点选用药物

胃镜及组织病理检查为中医辨证施治提供了更客观、更丰富的临床资料,治疗时应不忘结合胃镜病理特点治疗。如伴有幽门螺杆菌(Hp)感染的患者,特别是根除失败的患者,在西医标准三联根除 Hp 治疗方案的基础上,我们可以配合黄连、黄芩、黄芪、党参等扶正清热解毒中药治疗,以冀提高 Hp 的根除率;对于慢性萎缩性胃炎伴有肠上皮化生或异性增生者,在辨证论治的基础上,可予健脾益气,活血化瘀中药,并适当选用白花蛇舌草、半枝莲、半边莲、藤梨根等抗癌中药,并告知患者定期复查胃镜及组织病理;伴有食管、胃黏膜糜烂者,在配伍三七粉、白及、乌贼骨、煅瓦楞等制酸护膜药物。

六、预防调护

(1)注意在气候变化的季节里及时添加衣被,防寒保暖。

(2)1 天 3 餐定时定量,细嚼慢咽,避免进食过烫、过冷的食物和辛辣刺激性食品,避免进食过咸、过酸及甜腻的食物,戒烟酒等。

(3)慎用对胃黏膜有损伤的药物,如非甾体抗炎药、糖皮质激素、红霉素等。

(4)保持心情舒畅,保持正常的生活作息规律,避免劳累过度。

(周晓静)

第二节 胃　　缓

一、概念

胃缓是由于长期饮食失调,或劳倦过度等,使中气亏虚,脾气下陷、肌肉瘦削不坚,固护升举无力,以致胃体下坠。以脘腹坠胀作痛,食后或站立时加重为主症的病证。本病主要指西医学中

的胃下垂。各种慢性病中出现的胃肠功能障碍等类似病症者不在本病证范围。

二、病因病机

胃缓主要由饮食不节,内伤七情,劳倦过度,或先天禀赋薄弱等因素导致脾胃虚弱,中气下陷,升降失和,使形体瘦削,肌肉不坚所引起。

(一)病因

1.饮食不节,损伤脾胃

饮食不节,暴饮暴食,饥饱无常,损伤脾胃;或五味过极,辛辣无度,肥甘厚腻,过嗜烟酒,蕴湿生热,伤脾碍胃;或嗜食寒凉生冷,损伤脾阳,水谷不能化生精微,停痰留饮。均可因脾胃失和而致胃缓。

2.情志失调,内伤脾胃

情志拂逆,木郁不达,横逆犯胃,以致肝胃不和;忧思伤脾,脾失健运,胃失和降,升降失和致胃缓。

3.禀赋不足,脾胃虚弱

素体禀赋不足,或劳倦内伤,或久病产后等原因损伤脾胃,脾胃虚弱,中阳不足,虚寒内生,胃失温养;或因热病伤阴,或因胃热火郁,灼伤胃阴,或久服香燥之品,耗伤胃阴,或汗吐下太过,胃阴受损,胃失濡养;纳食减少,味不能归于形,形体瘦削,肌肉不坚而形成胃缓。

(二)病机

1.病机关键为脾胃失和,升降失常

脾主升,胃主降;脾主运化,胃主受纳,脾胃失和即表现为脾胃这一对矛盾的功能紊乱,或为脾气下陷,或为胃气上逆,或脾不运化,或胃不受纳。饮食不节,损伤脾胃,湿热痰饮内生;或情志失调,内伤脾胃;或禀赋不足,劳倦内伤、久病产后损伤脾胃,胃失温养或濡养,导致脾胃虚弱,中气下陷,升降失和而形成胃缓。

2.病位在胃,与肝脾肾密切相关

本病病位在胃,与肝、脾、肾相关。脾胃同居中焦,互为表里,共为后天之本。生理上两者纳运互用,升降协调,燥湿相济,阴阳相合,病理上也相互影响。肝与胃是木土乘克的关系,若肝气郁滞,势必克脾犯胃,致气机郁滞,胃失通降;肝气久郁,或化火伤阴,或成瘀入络,或伤脾生痰,使胃缓缠绵难愈。肾为胃之关,脾胃运化腐熟,全赖肾阳之温煦,若肾阳不足,可致脾肾阳虚,中焦虚寒,胃失温养;若肾阴亏虚不能上济于胃,则胃失于濡养。

3.病理性质有虚实寒热之异,且可相互兼夹

胃缓,本为虚证,脾胃气虚,脾肾阳虚或脾胃阴虚,脾胃脏腑功能失调,常导致气滞、热郁、血瘀、食积、湿阻、饮停,临床多见虚实夹杂。本病主要的病理因素气滞、热郁、血瘀、食积、湿阻、饮停等,可单一致病,又可相兼为病,亦可相互转化,出现如气病及血等情况。

三、诊断与病证鉴别

(一)诊断依据

(1)不同程度的上腹部饱胀感,食后尤甚,腹胀可于餐后、站立过久和劳累后加重,平卧时减轻,腹部疼痛呈隐痛或胀痛,无周期性及节律性。

(2)常伴有厌食、嗳气、便秘、腹痛及消瘦、头晕、乏力等胃肠功能失调的症状及全身虚弱

表现。

(3)起病缓慢,多发生于瘦长体形,经产妇及消耗性疾病进行性消瘦等。饮食不节、情志不畅、劳累等均为诱发因素。

(4)上消化道 X 线钡餐造影检查可见胃小弯角切迹、胃幽门管低于髂嵴连线水平;胃呈长钩形或无张力型,上窄下宽,胃体与胃窦靠近,胃角变锐。胃的位置及张力均低,整个胃几乎位于腹腔左侧。

根据站立位胃角切迹与两侧髂嵴连线的位置,将胃下垂分为 3 度:轻度角切迹的位置低于髂嵴连线下 1～5 cm;中度角切迹的位置位于髂嵴连线下 5.1～10 cm;重度角切迹的位置低于髂嵴连线下 10 cm 以上。

(二)辅助检查

上消化道钡餐是目前诊断的主要方法,饮水 B 超检查也具有辅助诊断作用。电子胃镜、上消化道钡餐,可排除胃黏膜糜烂,胃十二指肠溃疡病,胃癌等病变并明确诊断;肝功能、淀粉酶化验和 B 超、CT、MRI 等检查可与肝、胆、胰疾病做鉴别诊断;血常规、腹部 X 线检查可与肠梗阻、肠穿孔等做鉴别诊断;血糖、甲状腺功能检查可与糖尿病、甲状腺疾病做鉴别诊断。

(三)病证鉴别

1.胃缓与胃痞

胃缓与胃痞均以脘腹痞满为主症,但胃缓的脘腹痞满多见于饭后,同时可兼见胀急疼痛,或胃脘部常有形可见,与一般的痞满不同。

2.胃缓与胃痛

胃缓可见脘腹痞满及疼痛,但胃缓之胃脘疼痛多为坠痛,餐后、站立过久和劳累后加重,平卧时减轻,呈隐痛或胀痛,无周期性及节律性,与一般胃痛不难鉴别。

四、辨证论治

(一)辨证思路

1.辨虚实

脾胃气虚者,病势绵绵,多伴有食欲缺乏,纳后脘胀,神疲乏力,舌淡胖有齿印,脉弱;脾虚气陷者,脘腹重坠作胀,食后益甚,或便意频数,肛门重坠,或脱肛,或小便混浊,或久泄不止;脾肾阳虚者,脘腹胀满,食后更甚,喜温喜按,食少便溏,畏冷肢凉,胃中振水,呕吐清水,腰酸,舌淡胖,苔白滑,脉沉弱。脾虚阴损者,胃脘痞满,食后更显,神疲乏力,气短懒言,咽干口燥,烦渴欲饮,午后颧红,小便短少,大便干结,舌体瘦薄,苔少而干,脉虚数。脾胃脏腑功能失调,常导致气滞、热郁、血瘀、食积、湿阻、饮停;气滞者,痛无定处,时发时止,胃痛且胀,多由情志诱发;热郁者,舌红苔黄,口臭泛酸,得热则甚,脉数;血瘀者,病久痛有定处,痛如针刺,入夜尤甚,舌紫黯或有瘀斑,脉涩。食积者,多有饮食不节史,可伴嗳腐泛酸,大便秘结;湿阻者,苔厚而腻,脉滑;饮停者,胃中振水,泛吐涎沫或呕吐清水,舌淡胖,苔白滑;临床多见虚实夹杂,相兼为病。

2.辨寒热

脾虚气陷,脾肾阳虚多见虚寒征象,表现为病程较久,脘腹痞满,隐隐而痛,喜温喜按,伴泛吐清水,遇寒痛甚,得温痛减,饮食喜温,舌苔白滑,脉象弦紧或舌淡苔薄,脉弱等特点;气滞郁而化热,湿阻或食积久而化热,阴液不足等均可见热之征象,如脘腹胀满,按之不适,口苦,厌食,舌苔黄腻或咽干口燥,午后颧红,小便短少,大便干结,舌体瘦薄,苔少而干,脉虚数。

3.辨脏腑

胃缓病位主要在胃,但与肝、脾、肾密切相关,辨证时要注意辨别病变脏腑的不同。脾胃虚弱,中气下陷所致胃缓,常见脘腹重坠作胀,食后益甚,或便意频数,肛门重坠,或脱肛;脾肾阳虚胃缓,常伴喜温喜按,食少便溏,畏冷肢凉,胃中振水,呕吐清水,腰膝酸软;肝郁气滞、肝胃郁热等致病多与情志因素有关,脘腹胀满,胸胁满闷,心烦易怒,嗳气频频。

(二)治疗原则

根据胃缓的病机,其治疗原则以益气升阳,行气降逆为主。凡脾气虚弱,治以健脾益气;脾气不升或中气下陷,宜益气升阳;胃失和降,气机不利,上逆为呕、为哕,则宜行气降逆;胃缓多为虚中夹实,因脾阳不足而痰饮内停,治以温化痰饮;因气机阻滞,久而入络有瘀血者,治以活血化瘀;因脾胃升降失调,寒热夹杂或湿热蕴结者,治宜辛开苦泄。

(三)分证论治

1.脾虚气陷证

症状:脘腹重坠作胀,食后益甚,或便意频数,肛门重坠,或脱肛,或小便混浊,或久泄不止,神疲乏力,食少,消瘦,便溏,眩晕,舌淡,脉弱。

病机分析:脾胃气虚,升降失司,中气下陷,故脘腹重坠作胀,食后益甚,或便意频数,肛门重坠,或脱肛,或久泄不止;脾虚运化无力,故食少便溏;脾胃为气血生化之源,脾主四肢,脾失健运,清阳不升,生化不足,故神疲乏力,消瘦,眩晕;舌淡,脉弱亦为脾虚之征。

治法:补气升陷。

代表方药:补中益气汤合升陷汤加减。黄芪、党参、白术、当归、炙甘草益气健脾生血,柴胡、升麻、桔梗升举清阳,枳壳、陈皮理气和胃降逆。

加减:兼肝郁气滞,加柴胡、香附、厚朴、槟榔;泛酸,加左金丸、乌贼骨、煅瓦楞;瘀血阻滞,加丹参、蒲黄、五灵脂、三七;湿热中阻,加茵陈、佩兰、豆蔻、黄连;食积纳呆,加焦山楂、麦芽、谷芽、神曲;泄泻便溏,加仙鹤草、炒山药、芡实、莲子。

2.脾肾阳虚证

症状:脘腹胀满,食后更甚,喜温喜按,食少便溏,畏冷肢凉,胃中振水,呕吐清水,腰酸,舌淡胖,苔白滑,脉沉弱。

病机分析:脾主运化,脾主四肢,脾肾阳虚,运化失司,故脘腹胀满,食后更甚,喜温喜按,食少便溏;四肢失于温煦,故畏冷肢凉;脾胃虚寒,痰饮内生,胃失和降故胃中振水,呕吐清水;腰为肾之府,肾阳虚衰故腰酸;舌淡胖,苔白滑,脉沉弱亦为脾肾阳虚,痰饮内停之征。

治法:温补脾肾。

代表方药:附子理中汤合苓桂术甘汤加减。干姜、附子、党参温补脾肾,桂枝、白术、炙甘草、茯苓以温化水饮。

加减:腰酸明显,加杜仲、牛膝、淫羊藿、续断;呕吐清水,加陈皮、半夏;久泄不止,加石榴皮(壳)、煨诃子、罂粟壳、芡实、莲子。

3.脾虚阴损证

症状:胃脘痞满,食后更显,神疲乏力,气短懒言,咽干口燥,午后颧红,小便短少,大便干结,舌体瘦薄,苔少而干,脉虚数。

病机分析:脾胃气阴两虚,脾胃气虚,健运失常,故胃脘痞满,食后更显,神疲乏力,气短懒言;胃津不足,津液不能上承,故咽干口燥;阴虚内热,故午后颧红;阴液亏虚,化源不足,大肠失于濡润,故小便短少,大便干结;舌体瘦薄,苔少而干,脉虚数均为气阴亏虚,虚中有热之征。

治法:补脾益胃。

代表方药:参苓白术散合益胃汤加减。太子参、生黄芪、炙甘草、山药补脾益气,玉竹、麦冬、石斛益胃生津,佛手、桔梗理气和胃。

加减:失眠多梦,加夜交藤、酸枣仁、柏子仁、茯神;大便干结,加火麻仁、冬瓜仁、瓜蒌、杏仁。

(四)其他疗法

1.单方验方

(1)苍术 15 g,加水武火煮沸 3 分钟,改用文火缓煎 20 分钟,亦可直接用沸水浸泡,少量频饮,用于脾虚湿阻者。

(2)枳实 12 g,水煎服,用于脾虚气滞者。

(3)黄芪 30 g,砂仁 10 g(布包),乌鸡半只,共煲至烂熟,去砂仁,加盐调味,饮汤吃肉,用于脾虚气陷者。

(4)黄芪 30 g,陈皮 9 g,猪肚 1 只,猪肚洗净,将黄芪、陈皮用纱布包好放入猪肚中,麻线扎紧,加水文火炖煮,熟后去掉药包,趁热食肚饮汤,用于中气不足、脾胃虚弱者。

(5)桂圆肉 30 g,加水煮沸后备用,将鸡蛋 1 个打入碗内,用煮好的桂圆肉水冲入蛋中搅匀,煮熟食用,每天早、晚各 1 次,用于脾胃阳虚者。

(6)乌龟肉 250 g,炒枳壳 15 g,共煲汤,加盐调味,吃肉饮汤,用于胃阴亏虚者。

2.常用中成药

(1)补中益气丸:功用主治及用法用量如下。

功用主治:补中益气,升阳举陷。用于脾胃虚弱、中气下陷所致的体倦乏力、食少腹胀、便溏久泻、肛门下坠。

用法用量:每次 6 g,每天 3 次。

(2)枳术宽中胶囊:功用主治及用法用量如下。

功用主治:健脾和胃,理气消痞。用于脾虚气滞引起的脘胀、呕吐、反胃、纳呆、反酸等。

用法用量:饭后服用。每次 3 粒,每天 3 次。

(3)香砂养胃丸:功用主治及用法用量如下。

功用主治:温中和胃。用于不思饮食,胃脘满闷或泛吐酸水。

用法用量:每次 3 g,每天 3 次。

(4)胃苏颗粒:功用主治及用法用量如下。

功用主治:理气消胀,和胃止痛。用于胃脘胀痛。

用法用量:每次 15 g,每天 3 次。

(5)保和丸:功用主治及用法用量如下。

功用主治:消食,导滞,和胃。用于食积停滞,脘腹胀满,嗳腐吞酸,不欲饮食。

用法用量:每次 8 粒,每天 2 次。

(6)理中丸:功用主治及用法用量如下。

功用主治:温中祛寒,补气健脾。用于胃下垂属脾胃虚寒者。

用法用量:每次 9 g,每天 2～3 次。

（7）金匮肾气丸：功用主治及用法用量如下。

功用主治：温补肾阳，化气行水。用于肾阳虚损引起的脘腹胀满，腰膝酸软，小便不利，畏寒肢冷。

用法用量：每次 6 g，每天 2 次。

（8）胃乐宁：功用主治及用法用量如下。

功用主治：养阴和胃。用于胃阴亏虚引起的痞满，腹胀。

用法用量：每次 1 片，每天 3 次。

（9）达立通颗粒：功用主治及用法用量如下。

功用主治：清热解郁，和胃降逆，通利消滞，用于肝胃郁热所致痞满证，症见胃脘胀满、嗳气、食欲缺乏、胃中灼热、嘈杂泛酸、脘腹疼痛、口干口苦；运动障碍型功能性消化不良见上述症状者。

用法用量：温开水冲服，1 次 1 袋，1 天 3 次。于饭前服用。

3.针灸疗法

（1）针刺：针足三里、中脘、关元、中极、梁门、解溪、脾俞、胃俞等穴。

（2）灸法：灸足三里、天枢、气海、关元等穴。

（3）耳针：用毫针柄在耳郭的胃肠区按压，寻找敏感点，然后在此点上加压 2～3 分钟，每天 1 次。

4.外治疗法

（1）外敷法：①取升麻研粉与石榴皮适量捣烂，制成 1 枚直径 1 cm 的药球，置于患者神阙穴，胶布固定。患者取水平卧位，将水温 60 ℃ 的热水袋熨敷肚脐，每次半小时以上，每天 3 次。②用蓖麻子仁 98％、五倍子末 2％，按此比例打成烂糊，制成每颗约 10 g，直径 1.5 cm 的药饼备用。用时在百会穴剃去与药饼等大头发 1 块，将药饼紧贴百会穴上，纱布绷带固定，每天早、中、晚各 1 次，每次 10 分钟左右，以感觉温热而不烫痛皮肤为度。

（2）推拿疗法：患者先取俯卧位，医师双手由患者的 T_3～L_5 两侧揉捏 2～3 遍，用右肘尖分别在脊柱两旁按压肝俞、胆俞、脾俞、胃俞等穴 2～3 遍，双手掌根同时由腰部向背部弹性快速推按 4～5 遍。转仰卧位，医师双手掌自下而上反复波形揉压腹部 2～3 遍，然后用拇指点压中脘、天枢、气海、关元、气冲、足三里、内关各 1 分钟，每次约按摩 30 分钟，每天 1 次，2 个月为 1 个疗程。

五、临证参考

（一）以虚为主，虚中兼实

临床上胃缓多以虚为主，脾胃气虚是其发病的根本，临床常见脾虚气陷，脾肾阳虚，脾虚阴损等证型。但可因体质、药物、饮食、情志、气候等多种因素，在疾病发展过程中易出现痰饮、食积、气滞、血瘀等证候，治疗应善于抓主症，解决主要矛盾，因虚致实者当以补虚为主，佐以祛邪；以实为著者当以祛邪为主，佐以补虚。

（二）病在脾胃，涉及肝肾

生理上，脾胃同居中焦，脾以升为健；胃以降为和，两者升降相因，为气机升降之枢纽。病理情况下，脾胃气机升降失常，脾气不能升清，则胃气不能降浊；胃气失于和降，则脾的运化功能失常。治疗时注意调畅中焦气机，恢复脾胃受纳运化之职，以合"治中焦如衡，非平不安"的用药原则，常用方法有补中益气法、益胃养阴法、辛开苦降法等。肝属木，脾胃属土，土壅木郁，土虚木乘，临床上常见肝脾不和及肝胃不和，故从肝论治胃缓也十分重要。叶天士提出"醒胃必先制肝"

"培土必先制木"的用药原则。在具体用药中,又当区分肝气郁滞、肝郁化火、肝阴不足等不同的病理机制,给予疏肝、清肝、泄肝、柔肝和平肝等治疗。肾为胃之关,脾胃运化腐熟,全赖肾阳之温煦,若肾阳不足,可致脾肾阳虚,中焦虚寒;若肾阴亏虚不能上济于胃,则胃失于濡养而脾虚阴损。胃缓久病勿忘补肾,适当参以补肾之品。

(三)内外兼治,综合治疗

胃缓多病程较长,以虚为主,患者餐后脘腹坠胀,食欲缺乏,消瘦,若单纯以汤药长期调养,患者的依从性较差。因此,治疗胃缓应内服与外治结合,内服以汤药浓煎,多次频服,或以膏散剂型;外治以敷贴、针灸、推拿,兼以自我锻炼。

(四)合理营养,增强信心

胃缓者多脘腹坠胀,食欲缺乏,消瘦,存在营养不良,久而影响康复的信心,出现焦虑或抑郁的情绪。膳食应荤素搭配,食材新鲜,营养合理,做工精细;忌肥甘厚腻、粗糙不易消化之物。也要注意调节患者的情绪,并得到患者家庭的支持,以增强康复的信心。

六、预防调护

(1)加强体育锻炼,如仰卧起坐、俯卧撑等可增加肌力,有助于防治本病。

(2)饮食营养丰富,烹调以蒸、煮、炖为主,宜少吃多餐,餐后宜平卧少许时间;进餐定时,细嚼慢咽,禁止暴饮暴食,避免进食不易消化的食物,如坚硬、粗糙、油腻及粗纤维的食品。

(3)经产多胎易致腹壁松弛,应计划生育,少生优生。

(4)保持心情舒畅,生活作息规律,避免过度劳累。

(周晓静)

第三节 胃 痛

胃痛是指以胃脘部近心窝处疼痛为主要临床表现的一种病证。又称胃脘痛。

《黄帝内经》对本病的论述较多,如《灵枢·邪气脏腑病形》曰:"胃病者,腹䐜胀,胃脘当心而痛。"最早记载了"胃脘痛"的病名;又《灵枢·厥病》云:"厥心痛,腹胀胸满,心尤痛甚,胃心痛也。"所论"厥心痛"的内容,与本病有密切的关系。

《黄帝内经》还指出造成胃脘痛的原因有受寒、肝气不舒及内热等,《素问·举痛论》曰:"寒气客于肠胃之间,膜原之下,血不得散,小络急引故痛。"《素问·六元正纪大论》曰:"木郁之发,民病胃脘当心而痛。"《素问·气交变大论》曰:"岁金不及,炎火通行,复则民病口疮,甚则心痛。"迨至汉代,张仲景在《金匮要略》中则将胃脘部称为心下、心中,将胃病分为痞证、胀证、满证与痛证,对后世很有启发。如"心中痞,诸逆心悬痛,桂枝生姜枳实汤主之。""按之心下满痛者,此为实也,当下之,宜大柴胡汤"。书中所拟的方剂如大建中汤、大柴胡汤等,都是治疗胃脘痛的名方。《仁斋直指方》对胃痛的原因已经认识到"有寒,有热,有死血,有食积,有痰饮,有虫"等不同。《备急千金要方·心腹痛》在论述九痛丸功效时指出,其胃痛有虫心痛、疰心痛、风心痛、悸心痛、食心痛、饮心痛、寒心痛、热心痛、去来心痛九种。

对于胃脘痛的辨证论治,《景岳全书·心腹痛》分析极为详尽,对临床颇具指导意义,指出:

"痛有虚实……辨之之法,但当察其可按者为虚,拒按者为实;久痛者多虚,暴病者多实;得食稍可者为虚,胀满畏食者为实;痛徐而缓,莫得其处者多虚,痛剧而坚,一定不移者为实;痛在肠脏,中有物有滞者多实,痛在腔胁经络,不干中脏,而牵连腰背,无胀无滞者多虚。脉与证参,虚实自辨。"除此之外,还须辨其寒热及有形无形。《丹溪心法·心脾痛》在论述胃痛治法时指出"诸痛不可补气"的观点,对后世影响很大,而印之临床,这种提法尚欠全面,后世医家逐渐对其进行纠正和补充。

《证治汇补·胃脘痛》对胃痛的治疗提出"大率气食居多,不可骤用补剂,盖补之则气不通而痛愈甚。若曾服攻击之品,愈后复发,屡发屡攻,渐至脉来浮大而空者,又当培补",值得借鉴。

古代文献中所述胃脘痛,在唐宋以前医籍多以"心痛"代之,宋代之后,医家对胃痛与心痛相混谈提出质疑,至金元《兰室秘藏》首立"胃脘痛"一门,明确区分了胃痛与心痛,至明清时期胃痛与心痛得以进一步区别开来。如《证治准绳·心痛胃脘痛》就指出:或问丹溪言心痛即胃脘痛然乎？曰:心与胃各一脏,其病形不同,因胃脘痛处在心下,故有当心而痛之名,岂胃脘痛即心痛者哉！《医学正传·胃脘痛》亦云:"古方九种心痛……详其所由,皆在胃脘,而实不在于心也。"

现代医学的急、慢性胃炎,消化性溃疡,胃神经官能症,胃癌等疾病,以及部分肝、胆、胰疾病,出现胃痛的临床表现时,可参考本节进行辨证论治。

一、病因病机

胃痛的发生,主要责之于外邪犯胃、饮食伤胃、情志不畅和先天脾胃虚弱等,致胃气郁滞,胃失和降,不通则痛。

(一)外邪犯胃

外邪之中以寒邪最易犯胃,夏暑之季,暑热、湿浊之邪也间有之。邪气客胃,胃气受伤,轻则气机壅滞,重则和降失司,而致胃脘作痛。寒主凝滞,多见绞痛;暑热急迫,常致灼痛;湿浊黏腻,常见闷痛。

(二)饮食伤胃

若纵恣口腹,过食肥甘,偏嗜烟酒,或饥饱失调,寒热不适,或用伤胃药物,均可伐伤胃气,气机升降失调而作胃痛。尤厚味及烟酒,皆湿热或燥热之性,易停于胃腑伤津耗液为先,久则损脾。

(三)情志不畅

情志不舒,伤肝损脾,亦致胃痛。如气郁恼怒则伤肝,肝失疏泄条达,横犯脾胃,而致肝胃不和或肝脾不和,气血阻滞则胃痛;忧思焦虑则伤脾,脾伤则运化失司,升降失常,气机不畅也致胃痛。

(四)脾胃虚弱

身体素虚,劳倦太过,久病不愈,可致脾胃不健,运化无权,升降转枢失利,气机阻滞,而致胃痛;或因胃病日久,阴津暗耗,胃失濡养,或伴中气下陷,气机失调;或因脾胃阳虚,阴寒内生,胃失温养,均可导致胃痛。

胃痛与胃、肝、脾关系最为密切。胃痛初发多属实证,病位主要在胃,间可及肝;病久常见虚证,其病位主要在脾;亦有虚实夹杂者,或脾胃同病,或肝脾同病。

胃痛病因虽有上述不同,病性尚有虚实寒热、在气在血之异,但其发病机制有其共性,即所谓"不通则痛"。胃为阳土,喜润恶燥,主受纳、腐熟水谷,以降为顺。胃气一伤,初则壅滞,继则上逆,此即气滞为病。其中首先是胃气的壅滞,无论外感、食积均可引发;其次是肝胃气滞,即肝气郁结,横逆犯胃所造成的气机阻滞。另外,气为血帅,气行则血行,气滞日久,必致血瘀,也即久患者络之意;"气有余便是火",气机不畅,可蕴久化热,火能灼伤阴津,或出血之后,血脉瘀阻而新血不生,致阴津亦虚,均可致胃痛加重,每每缠绵难愈。脾属阴土,喜燥恶湿,主运化,输布精微,以升为健,与胃互为表里,胃病延久,可内传于脾。脾气受伤,轻则中气不足,运化无权;继则中气下陷,升降失司;再则脾胃阳虚,阴寒内生,胃络失于温养。若胃痛失治误治,血络损伤,还可见吐血、便血等证。

二、诊断要点

(一)症状

胃脘部疼痛,常伴有食欲缺乏,痞闷或胀满,恶心呕吐,吞酸嘈杂等。发病常与情志不遂、饮食不节、劳累、受寒等因素有关。起病或急或缓,常有反复发作的病史。

(二)检查

上消化道 X 线钡餐造影、纤维胃镜及病理组织学检查等,有助诊断。

三、鉴别诊断

(一)胃痞

二者部位同在心下,但胃痞是指心下痞塞,胸膈满闷,触之无形,按之不痛的病证。胃痛以痛为主,胃痞以满为患,且病及胸膈,不难区别。

(二)真心痛

心居胸中,其痛常及心下,出现胃痛的表现,应高度警惕,防止与胃痛相混。典型真心痛为当胸而痛,其痛多刺痛、剧痛,且痛引肩背,常有气短、汗出等症,病情较急,如《灵枢·厥病》曰:"真心痛,手足青至节,心痛甚,且发夕死,夕发旦死。"中老年人既往无胃痛病史,而突发胃脘部位疼痛者,当注意真心痛的发生。胃痛部位在胃脘,病势不急,多为隐痛、胀痛等,常有反复发作史。X 线、胃镜、心电图及生化检查有助鉴别。

四、辨证

胃痛的主要部位在上腹胃脘部近心窝处,往往兼见胃脘部痞满、胀闷、嗳气、吐酸、纳呆、胁胀、腹胀,甚至出现呕血、便血等症。常反复发作,久治难愈。至于临床辨证,当分虚实两类。实证多痛急拒按,病程较短;虚证多痛缓喜按,缠绵难愈,这是辨证的关键。

(一)寒邪客胃

证候:胃痛暴作,得温痛减,遇寒加重;恶寒喜暖,口淡不渴,或喜热饮,舌淡,苔薄白,脉弦紧。

分析:寒凝胃脘,气机阻滞,则胃痛暴作,得温痛减,遇寒加重;阳气被遏,失去温煦,则恶寒喜暖,口淡不渴,或喜热饮;舌淡,苔薄白,脉弦紧,为内寒之象。

(二)饮食伤胃

证候:胃脘疼痛,胀满拒按,嗳腐吞酸,或呕吐不消化食物,其味腐臭,吐后痛减,不思饮食,大便不爽,得矢气及便后稍舒,舌苔厚腻,脉滑。

分析:饮食积滞,阻塞胃气,则胃脘疼痛,胀满拒按;食物不化,胃气上逆,则嗳腐吞酸,或呕吐不消化食物,其味腐臭,吐后痛减;胃失和降,腑气不通,则不思饮食,大便不爽,得矢气及便后稍舒;舌质淡,苔厚腻,脉滑,为饮食内停之征。

(三)肝气犯胃

证候:胃脘胀痛,连及两胁,攻撑走窜,每因情志不遂而加重,善太息,不思饮食,精神抑郁,夜寐不安,舌苔薄白,脉弦滑。

分析:肝气郁结,横逆犯胃,肝胃气滞,故胃脘胀痛;胁为肝之分野,故胃痛连胁,攻撑走窜;因情志不遂加重气机不畅,故以息为快;胃失和降,受纳失司,故不思饮食;肝郁不舒,则精神抑郁,夜寐不安;舌苔薄白,脉弦滑为肝胃不和之象。

(四)湿热中阻

证候:胃脘灼热而痛,得凉则减,遇热加重。伴口干喜冷饮,或口臭不爽,口舌生疮。甚至大便秘结,排便不畅,舌质红,苔黄少津,脉滑数。

分析:胃气阻滞,日久化热,故胃脘灼痛,得凉则减,遇热加重,口干喜冷饮或口臭不爽,口舌生疮;胃热久积,腑气不通,故大便秘结,排便不畅;舌质红,苔黄少津,脉象滑数,为胃热蕴积之象。

(五)瘀血停胃

证候:胃脘疼痛,状如针刺或刀割,痛有定处而拒按,入夜尤甚。病程日久,胃痛反复发作而不愈,面色晦暗无华,唇黯,舌质紫黯或有瘀斑,脉涩。

分析:气滞则血瘀,或吐血、便血之后,离经之血停积于胃,胃络不通,而成瘀血,瘀血停胃,故疼痛状如针刺或刀割,固定不移,拒按;瘀血不净,新血不生,故面色晦黯无华,唇黯;舌质紫黯,或有瘀点、瘀斑,脉涩,为血脉瘀阻之象。

(六)胃阴亏耗

证候:胃脘隐痛或隐隐灼痛,伴嘈杂似饥,饥不欲食,口干不思饮,咽干唇燥,大便干结,舌体瘦,质嫩红,少苔或无苔,脉细而数。

分析:气郁化热,热伤胃津,或瘀血积留,新血不生,阴津匮乏,阴津亏损则胃络失养,故见胃脘隐痛;若阴虚有火,则可见胃中灼痛隐隐;胃津亏虚则胃纳失司,故嘈杂似饥,知饥而不欲纳食;阴液亏乏,津不上承,故咽干唇燥;阴液不足则肠道干涩,故大便干结;舌体瘦舌质嫩红,少苔或无苔,脉细而数,皆为胃阴不足而兼虚火之象。

(七)脾胃虚寒

证候:胃脘隐痛,遇寒或饥时痛剧,得温或进食则缓,喜暖喜按。伴面色不华,神疲肢怠,四末不温,食少便溏,或泛吐清水。舌质淡而胖,边有齿痕,苔薄白,脉沉细无力。

分析:胃病日久,累及脾阳。脾胃阳虚,故胃痛绵绵,遇寒或饥时痛剧,得温熨或进食则缓,喜暖喜按;气血虚弱,故面色不华,神疲肢怠;阳气虚不达四末,故四肢不温;脾虚不运,转输失常,故食少便溏;脾阳不振,寒湿内生,饮邪上逆,故泛吐清水;舌质淡而胖,边有齿痕,苔薄白,脉沉细无力,为脾胃虚寒之象。

五、治疗

治疗以理气和胃止痛为主,审证求因,辨证施治。邪盛以祛邪为急,正虚以扶正为先,虚实夹杂者,则当祛邪扶正并举。虽有"通则不痛"之说,但决不能局限于狭义的"通"法,要从广义的角度理解和运用"通"法。属于胃寒者,散寒即所谓通;属于血瘀者,化瘀即所谓通;属于食停者,消食即所谓通;属于气滞者,理气即所谓通;属于热郁者,泻热即所谓通;属于阴虚者,益胃养阴即所谓通;属于阳虚者,温运脾阳即所谓通。

（一）中药治疗

1.寒邪客胃

治法：温胃散寒，行气止痛。

处方：香苏散合良附丸加减。

方中高良姜、吴茱萸温胃散寒；香附、乌药、陈皮、木香行气止痛。

如兼见恶寒、头痛等风寒表证者，可加苏叶、藿香等以疏散风寒，或内服生姜汤、胡椒汤以散寒止痛；若兼见胸脘痞闷，胃纳呆滞，嗳气或呕吐者，是为寒夹食滞，可加枳实、神曲、鸡内金、制半夏、生姜等以消食导滞，降逆止呕。若寒邪郁久化热，寒热错杂，可用半夏泻心汤辛开苦降，寒热并调。

中成药可选用良附丸、胃痛粉等。

2.饮食伤胃

治法：消食导滞，和胃止痛。

处方：保和丸加减。

方中神曲、山楂、莱菔子消食导滞；茯苓、半夏、陈皮和胃化湿；连翘散结清热。

若脘腹胀甚者，可加枳实、砂仁、槟榔等以行气消滞；若胃脘胀痛而便闭者，可合用小承气汤或改用枳实导滞丸以通腑行气；胃痛急剧而拒按，伴见苔黄燥，便秘者，为食积化热成燥，则合用大承气汤以泻热解燥，通腑荡积。

中成药可选用加味保和丸、枳实消痞丸等。

3.肝气犯胃

治法：疏肝解郁，理气止痛。

处方：柴胡疏肝散加减。

方中柴胡、芍药、川芎、郁金、香附疏肝解郁；陈皮、枳壳、佛手、甘草理气和中。

若胃痛较甚者，可加川楝子、延胡索以加强理气止痛作用；嗳气较频者，可加沉香、旋覆花以顺气降逆；泛酸者加乌贼骨、煅瓦楞子中和胃酸。痛势急迫，嘈杂吐酸，口干口苦，舌红苔黄，脉弦或数，乃肝胃郁热之证，改用化肝煎或丹栀逍遥散加黄连、吴茱萸以疏肝泻热和胃。

中成药可选用气滞胃痛冲剂、胃苏冲剂等。

4.湿热中阻

治法：清化湿热，理气和胃。

处方：清中汤加减。

方中黄连、栀子清热燥湿；制半夏、茯苓、草豆蔻祛湿健脾；陈皮、甘草理气和中。

湿偏重者加苍术、藿香燥湿醒脾；热偏重者加蒲公英、黄芩清胃泻热；伴恶心呕吐者，加竹茹、橘皮以清胃降逆；大便秘结不通者，可加大黄（后下）通下导滞；气滞腹胀者加厚朴、枳实以理气消胀；纳呆少食者，加神曲、谷芽、麦芽以消食导滞。

中成药可选用清胃和中丸。

5.瘀血停胃

治法：理气活血，化瘀止痛。

方药：失笑散合丹参饮加减。

前方以五灵脂、蒲黄活血祛瘀，通利血脉以止痛；后方重用丹参活血化瘀，檀香、砂仁行气止痛。

若因气滞而致血瘀,气滞仍明显时,宜加理气之品,但忌香燥太过。若血瘀而兼血虚者,宜合四物汤等养血活血之味。若血瘀而兼脾胃虚衰者,宜加炙黄芪、党参等健脾益气以助血行。若瘀血日久,血不循常道而外溢出血者,应参考吐血、便血篇处理。

中成药可选用九气拈痛丸。

6.胃阴亏耗

治法:滋阴益胃,和中止痛。

处方:益胃汤合芍药甘草汤加减。

方中沙参、玉竹补益气阴;麦冬、生地黄滋养阴津;冰糖生津益胃;芍药、甘草酸甘化阴,缓急止痛。

若气滞仍著时,加佛手、香橼皮、玫瑰花等轻清畅气而不伤阴之品;津伤液亏明显时,可加芦根、天花粉、乌梅等以生津养液;大便干结者,加火麻仁、郁李仁、瓜蒌仁等润肠之品。若兼肝阴亦虚,症见脘痛连胁者,可加白芍、枸杞、生地黄等柔肝之品,也可用一贯煎化裁为治。

中成药可选用养胃舒胶囊。

7.脾胃虚寒

治法:温中健脾。

方药:黄芪建中汤加减。

方中以黄芪补中益气、饴糖益气养阴为君;以桂枝温阳气、芍药益阴血为臣;以生姜温胃、大枣补脾为佐;炙甘草调和诸药,共奏温中健脾,和胃止痛之功。

若阳虚内寒较重者,也可用大建中汤化裁,或加附子、肉桂、荜茇等温中散寒;兼泛酸者,可加黄连汁炒吴茱萸、煅瓦楞、海螵蛸等制酸之品;泛吐清水时,可予小半夏加茯苓汤或苓桂术甘汤合方为治;兼见血虚者,也可用归芪建中汤治之。若胃脘坠痛,证属中气下陷者,可用补中益气汤化裁为治。

此外,临床上胃强脾弱,上热下寒者也不少见,症状除胃脘疼痛以外,还可见恶心呕吐,嗳气,肠鸣便溏或大便秘结,舌质淡,苔薄黄腻,脉细滑等,治疗时,可选用半夏泻心汤、黄连理中汤或乌梅丸等以调和脾胃,清上温下。

中成药可选用人参健脾丸、参苓白术丸等。

(二)针灸治疗

1.基本处方

中脘、内关、足三里。中脘、足三里募合相配,内关属心包经,历络三焦,通调三焦气机而和胃,三穴远近结合,共同调理胃腑气机。

2.加减运用

(1)寒邪客胃证:加神阙、梁丘以散寒止痛,神阙用灸法。余穴针用平补平泻法。

(2)饮食伤胃证:加梁门、建里、璇玑以消食导滞。诸穴针用泻法。

(3)肝气犯胃证:加期门、太冲以疏肝理气,针用泻法。余穴针用平补平泻法。

(4)湿热中阻证:加阴陵泉、内庭以清利湿热,阴陵泉针用平补平泻法。余穴针用泻法。

(5)瘀血停胃证:加膈俞、阿是穴以化瘀止痛,针用泻法。余穴针用平补平泻法,或加灸法。

(6)胃阴亏耗证:加胃俞、太溪、三阴交以滋阴养胃。诸穴针用补法。

(7)脾胃虚寒证:加神阙、气海、脾俞、胃俞以温中散寒,神阙用灸法。余穴针用补法,或加灸法。

3.其他

(1)指针疗法:取中脘、至阳、足三里等穴,以双手拇指或中指点压、按揉,力度以患者能耐受并感觉舒适为度,同时令患者行缓慢腹式呼吸,连续按揉3～5分钟即可止痛。

(2)耳针疗法:取胃十二指肠、脾、肝、神门、下脚端,每次选用3～5穴,毫针浅刺,留针30分钟;或用王不留行籽贴压。

(3)穴位注射疗法:根据中医辨证,分别选用当归注射液、丹参注射液、参附注射液或生脉注射液等,也可选用维生素 B_1 或维生素 B_{12} 注射液,按常规取 2～3 穴,每穴注入药液 2～4 mL,每天或隔天 1 次。

(4)埋线疗法。取穴:肝俞、脾俞、胃俞、中脘、梁门、足三里。方法:将羊肠线用埋线针植入穴位内,无菌操作,每月 1 次,连续 3 次。适用于慢性胃炎之各型胃痛症者。

(5)兜肚法:取艾叶 30 g,荜茇、干姜各 15 g,甘松、山柰、细辛、肉桂、吴茱萸、延胡索、白芷各 10 g,大茴香 6 g,共研为细末,用柔软的棉布折成 15 cm 直径的兜肚形状,将上药末均匀放入,紧密缝好,日夜兜于中脘穴或疼痛处,适用于脾胃虚寒胃痛。

(周晓静)

第四节　反　　胃

反胃是以脘腹痞胀,宿食不化,朝食暮吐,暮食朝吐为主要临床表现的一种病。

一、历史沿革

反胃又称胃反。胃反之名,首见于汉代张仲景《金匮要略·呕吐哕下利病脉证治》篇。宋代《太平圣惠方·治反胃呕吐诸方》则称之为"反胃"。其后亦多以反胃名之。

《金匮要略·呕吐哕下利病脉证治》中说:"趺阳脉浮而涩,浮则为虚,涩则伤脾;伤脾则不磨,朝食暮吐,暮食朝吐,宿谷不化,名为胃反。"明确指出本病的病机主要是脾胃损伤,不能腐熟水谷。有关治疗方面,提出了使用大半夏汤和茯苓泽泻汤,至今仍为临床所常用。

隋代巢元方《诸病源候论·胃反候》对《金匮要略》之说有所发挥,将病因病机归纳为血气不足、胃寒停饮、气逆胃反,指出"荣卫俱虚,其血气不足,停水积饮,在胃脘则脏冷,脏冷则脾不磨,脾不磨则宿谷不化,其气逆而成胃反也"。

唐代王冰在《黄帝内经·素问》注文中更将本病精辟总结为"食入反出,是无火也"。宋代《圣济总录·呕吐门》也说:"食久反出,是无火也。"

金元时期,朱丹溪《丹溪心法·翻胃》提出血虚、气虚、有热、有痰之说,治法方药则更趋丰富全面。

明代张景岳对于反胃的病因、病机、辨证、治法、方药等有了系统性的阐发,他在《景岳全书·反胃》一节中说:"或以酷饮无度,伤于酒湿,或以纵食生冷,败其真阳;或因七情忧郁,竭其中气;总之,无非内伤之甚,致损胃气而然。"又说:"反胃一证,本属火虚,盖食入于胃,使胃暖脾强,则食无不化,何至复出……然无火之由,则犹有上中下三焦之辨,又当察也。若寒在上焦,则多为恶心或泛泛欲吐者,此胃脘之阳虚也。若寒在中焦,则食入不化,每食至中脘,或少顷或半日复出者,此胃中之阳虚也。若寒在下焦,则朝食暮吐,暮食朝吐,乃以食入幽门,丙火不能传化,故久而复出,此命门之阳虚也""虚在上焦,微寒呕吐者,惟姜汤为最佳,或橘皮汤亦可,虚在中焦而食入反出者,宜五君子煎、理中汤……虚在下焦而朝食暮吐……其责在阴,非补命门以扶脾土之母,则火无以化,土无以生,亦犹釜底无薪,不能腐熟水谷,终无济也。宜六味回阳饮,或人参附子理阴煎,或右归饮之类主之。此屡用之妙法,不可忽也""反胃由于酒湿伤脾者,宜葛花解醒汤主之,若湿多成热,而见胃火上冲者,宜黄芩汤或半夏泻心汤之类主之。"其中补命门火之说是他对本病治疗上的一大创见。

明代李中梓根据临床实际,进一步丰富了反胃的辨证内容。他在《医宗必读·反胃噎膈》中说:"反胃大都属寒,然不可拘也。脉大有力,当作热治,脉小无力,当作寒医。色之黄白而枯者为虚寒,色之红赤而泽者为实热,以脉合证,以色合脉,庶乎无误。"

清代李用粹《证治汇补·反胃》对七情致病认识较为深刻。他说:"病由悲愤气结,思虑伤脾……皆能酿成痰火,妨碍饷道而食反出。"对反胃的病因病机,做了新的补充。清代陈士铎《石室秘录·噎膈反胃治法》说:"夫食入于胃而吐出,似乎病在胃也,谁知肾为胃之关门,肾病而胃始病。"这种看法,与张景岳补命门以扶脾土的观点基本相同。清代沈金鳌《杂病源流犀烛·噎塞反胃关格源流》言:"反胃原于真火衰微,胃寒脾弱,不能纳谷,故早食晚吐,日日如此,以饮食入胃,既抵胃之下脘,复返而出也。若脉数,为邪热不杀谷,乃火性上炎,多升少降也"。同时指出:"亦有瘀血阻滞者,亦有虫而反出者,亦有火衰不能生土,其脉沉迟者。"进一步丰富了对反胃病因病机的认识。

以上所引各家之说,从不同的方面对反胃做了阐述,使本病的辨证论治内容日趋完善。

二、范围

西医学的胃十二指肠溃疡病,胃十二指肠憩室,急慢性胃炎,胃黏膜脱垂症,十二指肠郁积症,胃部肿瘤,胃神经症等,凡并发胃幽门部痉挛、水肿、狭窄,或胃动力紊乱引起胃排空障碍,而在临床上出现脘腹痞胀,宿食不化,朝食暮吐,暮食朝吐等症状者,均可参照本节内容辨证论治。

三、病因病机

反胃多由饮食不节,酒色过度,或长期忧思郁怒,损伤脾胃之气,并产生气滞、血瘀、痰凝阻胃,使水谷不能腐熟,宿食不化,导致脘腹痞胀,胃气上逆,朝食暮吐,暮食朝吐。

(一)脾胃虚寒

饥饱失常,嗜食寒凉生冷,损及脾阳,以致脾胃虚寒,不能消化谷食,终至尽吐而出。思虑不解,或久病劳倦多可伤脾,房劳过度则伤肾。脾伤则运化无能不能腐熟水谷,肾伤则命火衰微,不能温煦脾土,则脾失健运,谷食难化而反。

(二)痰浊阻胃

酒食不节、七情所伤、房室、劳倦等病因,均可损伤脾胃,因之水谷不能化为精微而成湿浊,积湿生痰,痰阻于胃,逐使胃腑失其通降下行之功效,宿食不化而成反胃。

(三)瘀血积结

七情所伤,肝胃气滞,或遭受外伤,或手术创伤等原因可导致气滞血瘀。胃络受阻,气血不和,胃腑受纳、和降功能不及,饮食积结而成反胃。

(四)胃中积热

多由于长期大量饮酒,吸烟,嗜食膏粱厚味,经常进食大量辣椒等辛烈之品,均可积热成毒,损伤胃气,而成反胃之证。抑或痰浊阻胃,瘀血积结,郁久化热。邪热在胃,火逆冲上,不能消化饮食,而见朝食暮吐,暮食朝吐。此即《素问·至真要大论篇》病机十九条中所说"诸逆冲上,皆属于火""诸呕吐酸……皆属于热"之意。

由此可见,本病病位在胃,脾胃虚寒、不能腐熟水谷是导致本病的最主要因素,但同时与肝、脾、肾等脏腑密切相关。除气滞、气逆外,还有痰浊、水饮、积热、瘀血等病理因素共同参与发病过程,而且各种病因病机之间往往相互转化。痰浊、水饮多为脾胃虚寒所致;痰浊、瘀血等可使气虚、气滞、食停,同时也可郁久化热;诸因均可久病入络,而成瘀血积结。

四、诊断与鉴别诊断

(一)诊断

1.发病特点

反胃在临床上较为常见,患者以成年人居多,男女性别差异不大,对老年患者要特别提高警惕,注意是否有癌肿等病存在。

2.临床表现

本病一般多为缓起,先有胃脘疼痛,吐酸,嘈杂,食欲缺乏,食后脘腹痞胀等症状,若迁延失治或治疗不当,病情则进一步加剧,逐渐出现脘腹痞胀加剧,进食后尤甚,饮食不能消化下行,停积于胃腑,终致上逆而呕吐。其呕吐的特点是朝食暮吐,暮食朝吐,呕出物多为未经消化的食物,或伴有痰涎血缕;严重患者亦可呕血。

患者每因呕吐而不愿进食,人体缺乏水谷精微之濡养,日见消瘦,面色萎黄,倦怠无力。由于饮食停滞于胃脘不能下行,按压脘部则感不适,有时并可触及包块;振摇腹部,可听到漉漉水声。

脉象,舌质,舌苔,则每随其或寒或热,或虚或实而表现不同,可据此作为进一步的辨证依据。

(二)鉴别诊断

1.呕吐

从广义言,呕吐可以包括反胃,而反胃也主要表现为呕吐。但一般呕吐多是食已即吐,或不食亦吐,呕吐物为食物、痰涎、酸水等,一般数量不多。反胃则主要是朝食暮吐,暮食朝吐,患者一般进食后不立即呕吐,但因进食后,食物停积于胃腑,不能下行,至一定时间,则尽吐而出,吐后始稍感舒畅。所吐出的多为未经消化的饮食,而且数量较多。

2.噎膈

噎膈是指吞咽时哽噎不顺,饮食在胸膈部阻塞不下,和反胃不同。反胃一般多无吞咽哽噎,饮食不下是饮食不能下通幽门,在食管则无障碍。噎膈则主要表现为吞咽困难,饮食不能进入贲门。噎膈虽然也会出现呕吐,但都是食入即吐,呕吐物量不多,经常渗唾痰涎,据此亦不难做出鉴别。

五、辨证

(一)辨证要点

1.注意呕吐的性质和呕吐物的情况

反胃的主要特征是朝食暮吐,暮食朝吐,因此在辨证中必须掌握这一特点。要详细询问病史,例如呕吐的时间、呕吐的次数、呕吐物性状及多少等,这对于辨证很有价值。

2.要细辨反胃的证候

反胃的辨证可概括为寒、热、痰、瘀四个主要证型。除从呕吐物的性质内容判断外,其他症状、脉象、舌质、舌苔、患者过去和现在的病史、身体素质等,均有助于辨证。

(二)证候

1.脾胃虚寒

症状:食后脘腹胀满,朝食暮吐,暮食朝吐,吐出宿食不化及清稀水液,吐尽始觉舒适,大便溏少,神疲乏力,面色青白,舌淡苔白,脉细弱。甚者面色苍白,手足不温,眩晕耳鸣,腰膝酸软,精神萎靡。舌淡白,苔白滑,脉沉细无力。

病机分析:此证之主要病机是脾胃虚寒,即胃中无火。因胃中无火,胃失腐熟通降之职,不能消化与排空,乃出现朝食暮吐,暮食朝吐,宿食不化之症状,一旦吐出,消除停积,故吐后即觉舒适。《素问·至真要大论篇》云:"诸病水液,澄澈清冷,皆属于寒。"患者吐出清稀水液,故云属寒,大便溏少,神疲乏力,面色青白,亦属脾胃虚寒;舌淡白,脉弱,均为阳气虚弱之症。其严重者面色苍白,手足不温,舌质淡白,脉沉细无力,为阳虚之甚;腰膝酸软,眩晕耳鸣属肾虚;精神萎靡属肾精不足神气衰弱之征。这些表现,是由肾阳衰弱,命火不足,火不生土,脾失温煦而致,此属脾肾两虚之证,较前述之脾胃虚寒更为严重。

2.胃中积热

症状:食后脘腹胀满,朝食暮吐,暮食朝吐,吐出宿食不化及混浊酸臭之稠液,便秘,溺黄短,心烦口渴,面红。舌红干,舌苔黄厚腻,脉滑数。

病机分析:朝食暮吐,暮食朝吐,宿食不化,是属反胃之症。《素问·至真要大论篇》说:"诸转反戾,水液浑浊,皆属于热。"今患者吐出混浊酸臭之液,故属于热证。内热消烁津液,故口渴便秘,小便短黄;内热熏蒸,故心烦,面红。舌红干,苔黄厚,脉滑数,皆为胃中积热之征。

3.痰浊阻胃

症状:经常脘腹胀满,食后尤甚,上腹或有积块,朝食暮吐,暮食朝吐,吐出宿食不化,并有或稠或稀之痰涎水饮,或吐白沫,眩晕,心下悸。舌苔白滑,脉弦滑,或舌红苔黄浊,脉滑数。

病机分析:有形痰浊,阻于中焦,故不论已食未食,常见脘腹胀满。呕吐白色痰涎水饮或白沫,乃痰浊之征;痰浊积于中焦,故可见上腹部积块;眩晕乃因痰浊中阻,清阳不升所致;心下悸为痰饮阻于心下;舌苔白滑,脉弦滑,是痰证之特征;舌红,苔黄浊,脉滑数者,是属痰郁化热的表现。

4.血瘀积结

症状:经常脘腹胀满,食后尤甚,上腹或有积块,朝食暮吐,暮食朝吐,吐出宿食不化,或吐黄沫,或吐褐色浊液,或吐血便血,上腹胀满刺痛拒按,上腹部积块坚硬,推之不移。舌质暗红或兼有瘀点,脉弦涩。

病机分析:有形之瘀血,阻于胃关,影响胃气通降下行,故不论已食未食,常见腹部胀满;吐黄沫或褐液,解黑便,皆由瘀血阻络,血液外溢所致;腹胀刺痛属血瘀;上腹积块坚硬,推之不移,舌暗有瘀点,脉涩等皆为血瘀之征。

六、治疗

(一)治疗原则

1.降逆和胃

以降逆和胃为基本原则,阳气虚者,合以温中健脾,阴液亏者,合以消养胃阴,气滞则兼以理气,有瘀血或痰浊者,兼以活血祛痰。病去之后,当以养胃气、胃阴为主。如此,方能巩固疗效,利于健康。

2.注意服药时机

掌握服药的时机,也是治疗反胃的一个关键。由于反胃患者,宿食停积胃腑,若在此时服药,往往不易吸收,影响药效。故反胃患者应在空腹时服药,或在宿食吐净后再服药,疗效较佳。

(二)治法方药

1.脾胃虚寒

治法:温中健脾,和胃降逆。

方药:丁蔻理中汤加减。方中以党参补气健脾,干姜温中散寒;寒多以干姜为君,虚多以党参为君;辅以白术健脾燥温;甘草补脾和中,加白豆蔻之芳香醒胃,丁香之理气降浊,共奏温阳降浊之功。

吐甚者,加半夏、砂仁,以加强降逆和胃作用。病久脾肾阳虚者,可在上方基础上,加入温补命门之药,如附子、肉桂、补骨脂、吴茱萸之类;如寒热错杂者,可用乌梅丸。

除上述方药之外,尚可用丁香透膈散或二陈汤加味。如《证治汇补·反胃》说:"主以二陈汤,加藿香、蔻仁、砂仁、香附、苏梗;消食加神曲、麦芽;助脾加人参、白术;抑肝加沉香、白芍;温中加炮姜、益智仁;壮火加肉桂、丁香,甚用附子理中汤,或八味丸。"又介绍用伏龙肝水煎药以补土,糯米汁以泽脾,代赭石以镇逆。《景岳全书·反胃》用六味回阳饮,或人参附子理阴煎,或右归饮之类,皆经验心得之谈,可供临床参考。

2.胃中积热

治法:清胃泻热,和胃降浊。

方药:竹茹汤加减。方中竹茹、栀子清胃泻热,兼降胃气;半夏、陈皮、枇杷叶和胃降浊。

热重可加黄芩、黄连;热积腑实,大便秘结,可加大黄、枳实、厚朴以降泄之。

久吐伤津耗气,气阴两虚,表现反胃而唇干口燥,大便干结,舌红少苔,脉细数者,宜益气生津养阴,和胃降逆,可用大半夏汤加味。《景岳全书·反胃》谓:"反胃出于酒湿伤脾者,宜葛花解酒汤主之;若湿多成热,而见胃火上冲者,宜黄芩汤,或半夏泻心汤主之。"亦可随宜选用。

3.痰浊阻胃

治法:涤痰化浊,和胃降逆。

方药:导痰汤加减。方中以半夏、南星燥湿化痰浊;陈皮、枳实以和胃降逆;茯苓、甘草以渗湿健脾和中。

痰郁化热者,宜加黄芩、黄连、竹茹;若体尚壮实者可用礞石滚痰丸攻逐顽痰。痰湿兼寒者,可加干姜、细辛;吐白沫者,其寒尤甚,可加吴茱萸汤;脘腹痞满,吐而不净者可选《证治汇补》木香调气散(白豆蔻、丁香、木香、檀香、藿香、砂仁、甘草)行气醒脾、化浊除满。

吐出痰涎如鸡蛋清者,可加人参、白术、益智仁,以健脾摄涎。如《杂病源流犀烛·噎膈反胃关格源流》云:"凡饮食入胃,便吐涎沫如鸡子白,脾主涎,脾虚不能约束津液,故痰涎自出,非参、术、益智不能摄也。"

4.瘀血积结

治法:祛瘀活血,和胃降浊。

方药:膈下逐瘀汤加减。方中以香附、枳壳、乌药理气和胃,气为血帅,气行则血行;复以川芎、当归、赤芍以活血;桃仁、红花、延胡索、五灵脂以祛瘀;丹皮以清血分之伏热。可再加竹茹、半夏以加强降浊作用。

吐黄沫,或吐血,便血者,可加降香、田七以活血止血;上腹剧痛者可加乳香、没药;上腹结块坚硬者,可加鳖甲、牡蛎、三棱、莪术。

(三)其他治法

(1)九伯饼:天南星、人参、半夏、枯矾、枳实、厚朴、木香、甘草、豆豉为末,老米打糊为饼,瓦上焙干,露过,每服一饼,细嚼,以姜煎平胃散下,此方加阿魏甚效。

(2)壁虎(即守宫)1~2只(去腹内杂物捣烂),鸡蛋1个。用法:将鸡蛋一头打开,装入壁虎,仍封固蒸熟,每天服1个,连服数天。

(3)雪梨1个,丁香50粒,梨去核,放入丁香,外用纸包好,蒸熟食用。

七、转归及预后

反胃之证,可由胃痛、嘈杂、泛酸等证演变而来,一般起病缓慢,变化亦慢。临床所分四证,可以独见,亦可兼见。

病初多表现为单纯的脾胃虚寒或胃中积热,其病变在无形之气,温之清之,适当调治,较易治疗。

患病日久,反胃频繁,除影响进食外,还可损伤胃阴,常在脾胃虚寒的同时并见气血、阴液亏虚;同时多为本虚而标实,或见寒热错杂,或合并痰浊阻胃或瘀血积结,其病变在有形之积,耗伤气血更甚,较难治疗。此时治疗时应注重温清同进,补泻兼施,用药平稳,缓缓图之。

久治不效,应警惕癌变可能。年高体弱者,发病之时已是脾肾两亏,全身日见衰弱,四种证候可交错兼见,进而发展为真阴枯竭或真火衰微之危症,则预后多不良。

八、预防与护理

要注意调节饮食,戒烟酒刺激之品,保持心情舒畅,避免房事劳倦。出现胃痛、嘈杂、泛酸之证者,应及时诊治,尽量避免贪食竹笋和甜腻等食品,以免变生反胃。得病之后,饮食宜清淡流质,避免粗硬食物;患者呕吐之时,应扶助患者以利吐出。药汁宜浓缩,空腹服。中老年患者一旦出现反胃,应注意排除癌肿可能。

(周晓静)

第五节　噎膈

噎膈是指以吞咽食物梗噎不顺,重则食物不能进入胃腑,食入即吐为主要临床表现的一种病证。噎,指吞咽时梗塞不顺;膈,指格拒,食物不能下,下咽即吐。噎较轻,是膈之前期表现,在临床中往往二者同时出现,故并称噎膈。

膈之病名,首见于《黄帝内经》。《素问·阴阳别论》篇指出"三阳结,谓之膈"。《灵枢·上膈》篇曰:"脾脉……微急为膈中,食饮之而出,后沃沫"。在《黄帝内经》的许多章节中还记述了本病证的病因、病位、传变及转归,认识到其发病与精神因素、阳结等有关,所病脏腑多在胃脘,对后世治疗启迪很大。隋朝对此病有进一步的认识,如巢元方《诸病源候论·痞膈病诸候·气膈候》中认为:"此由阴阳不和,脏气不理,寒气填于胸膈,故气噎塞不通,而谓之气噎"。并将噎膈分为气、忧、食、劳、思五噎;忧、恚、气、寒、热五膈。唐宋以后将噎膈并称,孙思邈《备急千金要方·噎塞论》引《古今录验》,对五噎的证候,做了详细描述:"气噎者,心悸,上下不通,噎哕不彻,胸胁苦满"。至明清时期对其病因病机的认识较为全面,如李用粹在《证治汇补·噎膈》篇中曰:"有气滞者,有血瘀者,有火炎者,有痰凝者,有食积者,虽有五种,总归七情之变,由气郁化火,火旺血枯,津液成痰,痰壅而食不化也"。这些理论至今仍有重要的指导意义。

现代医学的食管癌、贲门癌及贲门痉挛、贲门弛缓、食管憩室、反流性食管炎、弥漫性食管痉挛、胃神经官能症等疾病,出现噎膈的临床表现时,可参考本节进行辨证论治。

一、病因病机

噎膈之病,主要为七情内伤,饮食不节,年老体弱等原因,致使气、痰、瘀相互交阻,日久津气耗伤,食管失于润养,胃失通降而见噎膈。

(一)七情内伤

由于忧思恼怒,情志不遂,肝郁气滞,肝气横犯脾胃,脾伤则气结,运化失司,水湿内停,滋生痰浊,痰气相搏,阻于食管,食管不利或狭窄而见噎膈;肝伤则气郁,气郁则血凝,瘀血阻滞食管,饮食噎塞难下而成噎膈。

(二)饮食不节

因过食肥甘辛辣燥热之品,或嗜酒过度,造成胃肠积热,则津伤血燥,以致食管干涩而成噎膈。或常食发霉、粗糙之品,损伤食管脾胃而致噎膈。

(三)久病年老

由于大病久病,或年老气虚,或阴损及阳,久则脾肾衰败,阳气虚衰,运化无力,浊气上逆,壅阻食管咽喉,则吞咽困难而成噎膈。

噎膈之病位在食管,属胃所主,其病变脏腑又与肝、脾、肾有密切关系,因三脏与胃、食管皆有经络联系。脾为胃行其津液,若脾失健运,可聚湿生痰,阻于食管。胃气之和降,赖于肝气之条达,若肝失疏泄,则胃失和降,气机郁滞,久则气滞血瘀,食管狭窄。中焦脾胃赖于肾阴的濡养和肾阳的温煦,若肾阴不足,失于濡养,或脾肾衰败,阳气虚弱,运化受阻,浊气上逆均可发为噎膈。

噎膈之病因病机复杂,但主要为七情内伤,饮食不节,日久则气郁生痰,气滞血阻,滞于食管而见噎膈;其次为年老体弱等原因,致阴津亏虚,气血枯燥,食管失于润养,干涩难下而见噎膈。但时常虚实交错,相互影响,互为因果,因而使病证极为复杂,病情缠绵难愈。

二、诊断要点

(一)症状

初起咽部或食管内有异物感,进食时有停滞感,继则咽下梗噎,重则食不得咽下或食入即吐。常伴有胃脘不适,胸膈疼痛,甚则形体消瘦,肌肤甲错,精神疲惫等。

(二)检查

口腔与咽喉检查,食管、胃的X线检查,食管与胃的内镜及病理组织学检查,食管脱落细胞检查及CT检查有助于早期诊断。

三、鉴别诊断

(一)梅核气

噎膈与梅核气两者均见吞咽过程中梗塞不舒的症状。梅核气自觉咽喉中有物梗塞,吐之不出,咽之不下,但饮食咽下顺利,无噎塞感,系气逆痰阻于咽喉所致。噎膈则饮食咽下暗梗阻难下,甚则不通。

(二)反胃

噎膈与反胃两者均有食入复出的症状,但反胃饮食能顺利咽下入胃,经久复出,朝食暮吐,暮食朝吐,宿谷不化,病证较噎膈轻,预后较好。

四、辨证

首先辨清噎膈的虚实。气滞血瘀,痰浊内阻者为实;津枯血燥,气虚阳弱者为虚。新病多实,或实多虚少;久病多虚,或虚中夹实。吞咽困难,梗塞不顺,胸膈胀痛者多实;食管干涩,饮食难下,或食入即吐者多虚。然而临证时,多为虚实相杂,应注意详辨。噎膈以正虚为本,夹有气滞、痰阻、血瘀等为标实。初起以标实为主,可见梗塞不舒,胸膈胀满、疼痛等气血郁滞之证。后期以正虚为主,出现形体消瘦,皮肤枯燥,舌红少津等津亏血燥之候;面色㿠白,形寒气短,面浮足肿等气虚阳微之证。临证时应仔细辨明标本的轻重缓急,利于辨证施治。

(一)气滞痰阻

1.证候

咽食梗阻,胸膈痞满,甚则疼痛,随情志变化可加重或减轻,伴有嗳气呃逆,呕吐痰涎,口干咽燥,大便干涩,舌质红,苔薄腻,脉弦滑。

2.分析

由于气滞痰阻于食管,食管不利,则咽食困难,胸膈痞满,遇情绪舒畅可减轻,精神抑郁则加重;气结津液不能上承,且郁热伤津,故口干咽燥;津不下润则大便干涩;痰气交阻,胃气上逆,则嗳气呃逆,呕吐痰涎;舌质红,苔薄腻,脉弦滑,为气郁痰阻,兼有郁热伤津之象。

(二)瘀血阻滞

1.证候

吞咽梗阻,胸膈疼痛,食不得下,甚则滴水难进,食入即吐,或吐出物如赤豆汁,兼面色黧黑,肌肤枯燥,形体消瘦,大便坚如羊屎,或便血,舌质紫暗,或舌红少津,脉细涩。

2.分析

血瘀阻滞食管或胃口,道路狭窄,故吞咽困难,胸膈疼痛,食不得下,食入即吐;久病阴伤肠燥,故大便干结,坚如羊屎;久瘀伤络,血渗脉外,则吐物如赤豆汁,或便血;长期饮食不入,化源告竭,肌肤失养,故形体消瘦,肌肤枯燥;面色黧黑,为瘀血阻滞之征;舌质紫暗,少津,脉细涩为血亏瘀结之象。

(三)津亏热结

1.证候

进食时咽喉梗涩而痛,水饮可下,食物难进,或入食即吐,兼胸背灼痛,五心烦热,口干咽燥,形体消瘦,肌肤枯燥,大便干结,舌质红而干,或有裂纹,脉弦细数。

2.分析

由于胃津亏耗,不能上润,故进食时咽喉梗涩而痛;热结痰凝,阻塞食管,故食物反出;热结灼阴,津亏失润,则口干咽燥,大便干结;胃不受纳,无以化生精微,故五心烦热,形体消瘦,肌肤枯燥;舌红而干,或有裂纹,脉弦细而数,均为津亏热结之象。

(四)脾肾阳衰

1.证候

长期吞咽受阻,饮食不下,胸膈疼痛,面色㿠白,形瘦神衰,气短畏寒,面浮足肿,泛吐清涎,腹胀便溏,舌淡苔白,脉细弱。

2.分析

噎膈日久,阴损及阳,脾肾阳衰,饮食无以受纳和运化,浊气上逆,故吞咽受阻,饮食不下,泛吐涎沫;脾肾衰败,化源衰微,肌体失养,故面色㿠白,形瘦神衰;阳气衰微,寒湿停滞,气短畏寒,面浮肢肿,腹胀便溏;舌淡苔白,脉细弱,均为脾肾阳衰之象。

五、治疗

噎膈的治疗在初期重在治标,宜以行气化痰、活血祛瘀为主;中、后期重在治本,以滋阴润燥、补气温阳为主。但本病表现极为复杂,常常虚实交错,治疗时应根据病情区分主次,全面兼顾。

(一)中药治疗

1.气滞痰阻

(1)治法:化痰解郁,润燥降气。

(2)处方:启膈散(《医学心悟》)。方中丹参、郁金、砂仁理气化痰,解郁宽胸;沙参、贝母、茯苓润燥化痰,健脾和中;荷叶蒂和胃降逆;杵头糠治卒噎。

痰湿较重可加瓜蒌、天南星、半夏以助化痰之力;若津液耗伤加麦冬、石斛、天花粉以润燥;若郁久化热,心烦口干者,加黄连、栀子、山豆根;若津伤便秘者加桃仁、蜂蜜以润肠通便。

2.瘀血阻滞

(1)治法:活血祛瘀,滋阴养血。

(2)处方:通幽汤(《脾胃论》)。方中生地黄、熟地、当归身滋阴润肠,解痉止痛;桃仁、红花活血祛瘀,通络止痛;甘草益脾和中;升麻升清降浊。

若胸膈刺痛,酌加三七、丹参、赤芍、五灵脂活血祛瘀,通络止痛;胸膈闷痛,加海藻、昆布、贝母、瓜蒌软坚化痰,宽胸理气;若呕吐痰涎,加莱菔子、生姜汁以温胃化痰。

3.津亏热结

(1)治法:滋阴养血,润燥生津。

(2)处方:沙参麦冬汤(《温病条辨》)加减。方中沙参、麦冬、玉竹滋补津液;桑叶、天花粉养阴泻热;扁豆、甘草安中和胃;可加玄参、生地黄、石斛以助养阴之力;加栀子、黄连、黄芩以清肺胃之热。

若肠燥失润,大便干结,可加当归、瓜蒌仁、生首乌润肠通便;若腹中胀满,大便不通,胃肠热盛,可用人参利膈丸或大黄甘草汤泻热存阴,但应中病即止,以免耗伤津液;若食管干涩,口燥咽干,可用滋阴清膈饮以生津养胃。

4.脾肾阳衰

(1)治法:温补脾肾,益气回阳。

(2)处方:补气运脾汤(《统旨方》)加减。方中人参、黄芪、白术、茯苓、甘草补脾益气;砂仁、陈皮、半夏和胃降逆;加旋覆花降逆止呕;加附子、干姜温补脾阳;加枸杞子、杜仲温养肝肾,填充精血。若气阴两虚加石斛、麦冬、沙参以滋阴生津。

若中气下陷、少气懒言可用补中益气汤;若气血两亏、心悸气短可用十全大补汤加减。

在此阶段,阴阳俱竭,如因阳竭于上而水谷不入,阴竭于下而二便不通,称为关格,系开合之机已废,为阴阳离决的一种表现,当积极救治。

(二)针灸治疗

1.基本处方

取穴:天突、膻中、内关、上脘、膈俞、足三里、胃俞、脾俞。天突散结利咽,宽贲门;膻中、内关宽胸理气,降逆止吐;上脘和胃降逆,调气止痛;膈俞利膈宽胸;足三里、胃俞、脾俞和胃扶正。

2.加减运用

(1)气滞痰阻证:加丰隆、太冲以理气化痰,针用泻法。余穴针用平补平泻法。

(2)瘀血阻滞证:加合谷、血海、三阴交以行气活血,针用泻法。余穴针用平补平泻法。

(3)津亏热结证:加天枢、照海以滋补津液、泻热散结,针用补法。余穴针用平补平泻法。

(4)脾肾阳衰证:加命门、气海、关元以温补脾肾、益气回阳。诸穴针用补法,或加灸法。

3.其他

(1)耳针疗法:取神门、胃、食管、膈,用中等刺激,每天1次,10次为1个疗程,或贴压王不留行籽。

(2)穴位注射疗法:取足三里、内关,用维生素 B_1、维生素 B_6 注射液,每穴注射 1 mL,每 3 天注射1次,10次为1个疗程。

(周晓静)

第六节　呃　逆

呃逆是以喉间呃呃有声,声短而频,不能自控为主要临床表现的一种病证。古称"哕",又称"哕逆",俗称打嗝。

呃逆在《黄帝内经》中称"哕",并阐发了其病机,《素问·宣明五气》篇曰:"胃气上逆,为哕。"同时记载了三种简便的治疗方法,如《灵枢·杂病》云:"哕,以草刺鼻,嚏而已;无息而立迎引之,立已;大惊之,亦可已。"至元·朱丹溪始称"呃",《丹溪心法·呃逆》篇曰:"古谓之哕,近谓之呃,乃胃寒所生,寒气自逆而呃上。亦有热呃,亦有其他病发呃者"。至明代统称"呃逆",《景岳全书·呃逆》篇曰:"而呃之大要,亦惟三者而已,则一曰寒呃,二曰热呃,三曰虚脱之呃。"对本病分类可谓提纲挈领。清·李用粹《证治汇补·呃逆》篇,将呃逆分为火、寒、痰、虚、瘀五种,并对每种呃逆的临床表现进行了较详细的论述,至今仍有一定的临床指导意义。

现代医学的单纯性膈肌痉挛、胃肠神经官能症、食管癌、胃炎、胃扩张、肝硬化晚期、脑血管病、尿毒症等疾病,以及胃、食管手术后或其他原因引起的膈肌痉挛,出现呃逆的临床表现时,可参考本节进行辨证论治。

一、病因病机

呃逆的病因多为饮食不当、情志不舒和正气亏虚等,或突然吸入冷空气而引发呃逆。其病机主要是胃失和降,胃气上逆,动膈冲喉。

(一)外感寒邪

外感寒邪,胃中吸入冷气,寒遏胃阳,气机不利,气逆动膈,上冲于喉,发出呃呃之声,不能自制。

(二)饮食不当

由于过食生冷,或因病而服寒凉药物过多,寒气蕴结中焦,损伤胃阳,胃失温煦,或过食辛辣煎炒之物,或醇酒厚味,或因病过用温补之剂,燥热内生,胃火炽盛,胃失和降,反作上逆,发生呃逆。

(三)情志不舒

因恼怒太过,肝失条达,气机不利,以致肝气横逆犯胃,胃失和降,气逆动膈。或因肝气郁结,不能助脾运化,聚湿生痰;或因忧思伤脾,脾失健运,滋生痰湿;或因气郁化火,灼津成痰;或素有痰饮内停,复因恼怒,皆可致逆气挟痰,上犯动膈而发生呃逆。

(四)体虚病后

禀赋不足,年老体弱,久病肾虚,或劳累太过耗伤中气,脾阳失温,胃气虚衰,清气不升,浊气不降,气逆动膈冲喉而发生呃逆。或过汗、吐、下,虚损误攻,妇人产后,或热病伤阴,使胃阴不足,失于润养,和降失职,虚火上炎动膈冲喉而发生呃逆。

呃逆之病位在膈,病变关键脏腑在胃,与肺、肝、脾、肾诸脏有关。膈位于肺胃之间,膈上为肺,膈下为胃,二脏与膈位置邻近,经脉又相连属。若肺失肃降或胃气上逆,皆可致膈间气机不利,逆气动膈,上冲喉间,发出呃呃之声。手太阴肺之经脉,起于中焦,下络大肠,还循胃口,上膈属肺,将胃、膈、肺三者紧密相连。另外,胃之和降,还赖于肝之条达,若肝气郁滞,横逆犯脾胃,气逆动膈,亦成呃逆。肺胃之气的和降,又赖于肾气的摄纳,若久病伤肾,肾失摄纳,则肺胃之气不能顺降,上逆动膈而发呃逆。可见呃逆病机关键在于胃失和降,胃气上逆,动膈冲喉。胃气上逆,除胃本身病变外,同时与肺气肃降,肾气摄纳,肝气条达之功能紊乱等均有关系。

二、诊断要点

(一)症状

自觉气逆上冲,喉间呃呃连声,声短而频,不能自制为主证,其呃声或高或低,发作间隔或疏或密,间歇时间不定。伴有胸膈痞闷,胃脘不舒,嘈杂灼热,腹胀嗳气,心烦不寐等症状。多与受凉,过食寒凉、辛辣,或情志郁怒等诱发因素有关。偶发性的呃逆,或病危胃气将绝时之呃逆,为短暂症状,不列为呃逆病。

(二)检查

X线胃肠钡透及内镜等检查有助于诊断。必要时检查肝肾功能、B超、心电图、CT等有助于鉴别诊断。

三、鉴别诊断

(一)嗳气

嗳气与呃逆同属胃气上逆之证,嗳气声音低缓而长,可伴酸腐气味,气排出后自感舒适,病势较缓,多在饱食、情志不畅时发病。而不同于呃逆喉间呃呃连声,声短而频,不能自制。

(二)干呕

干呕与呃逆同属胃气上逆之证,干呕患者可见呕吐之状,但有声无物,或有少量痰涎而无食物吐出。干呕之声为呕声,也不同于呃逆的呃呃连声,声短而频。

四、辨证

辨证时首先要分清功能性呃逆、病理性呃逆。若因受寒或肝郁出现短暂的呃逆,又无明显兼症,可不治自愈。非器质性病变引起的呃逆为功能性疾病,经治可愈。若呃逆反复发作,并有明显的兼症,或出现在其他慢性病症的过程中,可视为病理性呃逆,当辨证治疗。首先辨清此病的寒热虚实。寒者呃声沉缓有力,得热则减,遇冷加重,伴胃脘不适,苔白脉缓;热者呃声洪亮,声高短促,伴口臭烦渴,便秘溲赤,苔黄脉大;虚者呃声低长,时断时续,体虚脉弱;实者呃声洪亮,连续发作,脉弦有力等。

(一)胃寒气逆

1.证候

呃逆声沉缓有力,得热则减,遇寒加重,喜食热饮,恶食冷饮,膈间及胃脘痞满不适,或有冷感,口淡不渴,舌质淡,苔白或白滑,脉象迟缓。多在过食生冷,受凉、受寒后发病。

2.分析

由过食生冷或受凉等,致寒积中焦,胃气为寒邪阻遏,胃失和降,上逆动膈冲喉而成呃逆;胃中实寒,故呃声沉缓有力;胃气不和,故脘膈痞闷不适。得热则减,遇寒更甚者,是因寒气得温则行,遇寒则凝之故;口淡不渴,舌苔白,脉迟缓者,均属胃中有寒之象。

(二)胃火上逆

1.证候

呃声洪亮,冲逆而出,口臭烦渴,多喜冷饮,尿黄便秘,舌红苔黄或黄燥,脉滑数。多在过食辛辣,或饮酒等后发病。

2.分析

由于嗜食辛辣烤制及醇酒厚味之品,或过用温补药物,或素体阳盛再加辛辣等品,久则胃肠积热化火,胃火上冲,故呃声洪亮,冲逆而出;阳明热盛,灼伤胃津,故口臭烦渴而喜冷饮;热邪内郁,肠间燥结,故大便秘结,小便短赤;舌苔黄,脉滑数,均为胃热内盛之象。

(三)气逆痰阻

1.证候

呃逆连声,呼吸不利,脘胁胀满,或肠鸣矢气,可伴恶心嗳气,头目昏眩,脘闷食少,或见形体肥胖,平时多痰,舌苔薄腻,脉象弦滑。常在抑郁恼怒后加重,情志舒畅时缓解。

2.分析

因七情所伤,肝气郁结,失于条达,横犯脾胃,胃气上冲动膈而成呃逆;肝郁气滞,故胸胁胀满不舒;气郁日久化火,灼津成痰,或因肝木克脾,脾失健运,聚湿成痰,痰气互结,阻于肺则呼吸不利,阻于胃则恶心嗳气,阻于肠则肠鸣矢气;清气不升,浊阴不降,故见头目昏眩;舌苔薄腻,脉象弦滑,皆为气逆痰阻之象。

(四)脾胃虚寒

1.证候

呃声低沉无力,气不得续,泛吐清水,面色苍白,手足欠温,伴有脘腹冷痛,食少乏力,或见腰膝无力,大便稀溏或久泻。舌淡苔白,脉沉细而弱。

2.分析

若饮食不节或劳倦伤中,使脾胃阳气受损;或素体阳虚,脾胃无力温养,脾胃升降失调,则胃气上逆,故呃声低弱无力,气不得续。脾胃俱虚,运化无力,则食少乏力;阳虚则水饮停胃,故泛吐清水;若久病及肾,肾阳衰微,则腰膝无力,便溏久泻;手足不温,舌淡苔白,脉沉而细,均为阳虚之象。

(五)胃阴不足

1.证候

呃声短促,气不连续,口干舌燥,烦渴少饮,伴不思饮食,或食后饱胀,大便干燥,舌质红少苔,或有裂纹,脉细而数。

2.分析

由于热病或郁火伤阴,或辛温燥热之品耗损津液,使胃中津液不足,胃失濡养,难以和降,气逆扰膈,故呃声短促,虚则气不连续;胃阴耗伤不能上润,则见口干舌燥,烦渴少饮;脾胃虚弱,运化无力,故见不思饮食,食后饱胀;津液耗伤,大肠失润,故大便干燥;舌质红,苔少而干,脉细数,均为阴虚之象。

五、治疗

呃逆治疗当以和胃、降逆、平呃为主。但要根据病情的寒热虚实之偏重不同,分别以寒则温之,热则清之,实则泻之,虚则补之。若重病中出现呃逆,治当大补元气,或滋阴养液以急救胃气。

(一)中药治疗

1.胃寒气逆

(1)治法:温中散寒,降逆止呃。

(2)处方:丁香散(《古今医统》)。方中丁香辛温,散寒暖胃为君,柿蒂味苦,下气降逆止呃为臣,二者相合,温中散寒,降逆止呃,两者相得益彰,疗效甚好,为临床治疗呃逆常用要药;佐以良姜温中散寒,宣通胃阳;使以炙甘草和胃益气。

若兼痰湿者,症见脘闷腹胀不舒,可加半夏、厚朴、陈皮等和降胃气,化痰导滞;兼表寒者,加苏叶、藿香以散寒解表,和胃降逆。

寒呃日久,中阳受伤可选用丁香柿蒂汤,以益气温中,降逆止呃;日久虚寒呃逆,可选用加味四逆汤,以补阳散寒,降逆止呃。

另可选用朴沉化郁丸,每次9g,每天2次,温开水送服;或用荜澄茄、良姜各等份,研末,加醋少许调服,每天1剂,连用3天。

2.胃火上逆

(1)治法:清热和胃,降逆止呃。

(2)处方:竹叶石膏汤(《伤寒论》)。方中竹叶、生石膏辛凉甘寒,清泻胃火为主药;佐以法半夏和胃降逆;人参、麦冬养胃生津;粳米、甘草益胃和中。

若胃气不虚者去人参,常加柿蒂、竹茹降逆止呃;便秘者则合小承气汤,用大黄、枳实、厚朴通利大便,釜底抽薪,此乃上病下治之法;若中焦积热日久伤阴,可选用清胃散以清泻胃火,凉血养阴,降逆止呃。

另可用左金丸,每次9g,每天2次,温开水送服;或用柿蒂、黄连各10g,水煎内服治疗热呃。

3.气逆痰阻

(1)治法:理气化痰,降逆止呃。

(2)处方:旋覆代赭石汤(《伤寒论》)方中旋覆花下气消痰,代赭石重镇降逆,二药相配,一轻一重,共成和降之功为主药;法半夏、生姜化痰和胃,佐以人参补中益气;甘草、大枣和中并引药归经。

如胃气不虚,可去人参、甘草、大枣,以防壅滞气机,加木香以行气止呃;若痰湿明显,可加陈皮、茯苓、浙贝以醒脾化痰;若兼热象,可加黄芩、竹茹以清热化痰。

本型还可选用木香顺气丸,每次6g,每天2次,温开水冲服;疏肝丸,每次1丸,每天2次,温开水送服。

4.脾胃虚寒

(1)治法:温补脾胃,和中降逆。

(2)处方:理中丸(《伤寒论》)加减。方中干姜温中祛寒为主药;辅以人参、白术、炙甘草健脾益胃;加入刀豆甘温,温中下气,善治呃逆;丁香、白豆蔻辛温芳香,行气暖胃,宽膈止呃。

若寒甚者,加附子温中祛寒;肾阳不足者加肉桂、山萸肉等以温肾补脾。本型也可选用附子理中丸,每次1丸,每天2次,温开水送服。

5.胃阴不足

(1)治法:益气养阴,和胃止呃。

(2)处方:益胃汤(《温病条辨》)加减。方中沙参、麦冬、玉竹、生地黄、冰糖甘润养阴益胃;可酌加柿蒂、刀豆、枇杷叶等顺气降逆。全方合用以达益气养阴、和胃止呃之效。

若神疲乏力,气阴两虚者,可加沙参、白术、山药;若食欲缺乏腹胀加炒麦芽、炒谷芽等;若阴虚火旺,咽喉不利加石斛、芦根以养阴清热。

本型也可选用枇杷膏,每次10g,每天3次,温开水冲服;或用大补阴丸,每次1丸,每天2次,温开水送服。

(二)针灸治疗

1.基本处方

取穴:膈俞、内关、膻中、中脘、足三里。

膈俞利膈止呃;内关宽胸利膈,畅通三焦气机;膻中宽胸理气,降逆止呃;中脘、足三里和胃降逆。

2.加减运用

(1)胃寒气逆证:加梁门、气海以温胃散寒、疏通膈气、降逆止呃,针用补法,或加灸法。余穴针用平补平泻法,或加灸法。

(2)胃火上逆证:加内庭以清泻胃火、降逆止呃。诸穴针用泻法。

(3)气逆痰阻证:加太冲、阴陵泉以降逆化痰。诸穴针用平补平泻法。

(4)脾胃虚寒证:加关元、命门以温补中焦、和胃止呃。诸穴针用补法,或加灸法。

(5)胃阴不足证:加胃俞、三阴交以养阴止呃。诸穴针用补法。

3.其他

(1)耳针疗法:取耳中、胃、神门、肝、心,毫针强刺激,留针 30 分钟,每天 1 次;也可采用耳针埋藏或用王不留行籽贴压法。

(2)拔罐法:取中脘、梁门、气海,或用膈俞、肝俞、胃俞,每次留罐 15~20 分钟,每天 1~2 次。

(3)穴位贴敷法:用麝香粉 0.5 g,放入神阙穴内,用伤湿止痛膏固定,适用于实证呃逆,尤其以肝郁气滞者取效更捷;或用吴茱萸 10 g,研细末,用醋调成膏状,敷于双侧涌泉穴,胶布或伤湿止痛膏固定,可引火下行,适用于各种呃逆,对肝、肾气逆引起的呃逆尤为适宜。

(4)指压疗法:翳风、攒竹、内关、天突,任取 1 穴,用拇指或中指重力按压,以患者能耐受为度,连续按揉 1~3 分钟,同时令患者深吸气后屏住呼吸,常能立即止呃;或取 T_2~L_1 双侧夹脊穴、肺俞-肾俞的膀胱经,先用拇指或掌根摩揉,再提捏膀胱经 3~5 遍,后用拇指点按双侧膈俞 1~2 分钟。

(周晓静)

第七节 痞 满

痞满是指以自觉心下痞塞,胸膈胀满,触之无形,按之柔软,压之无痛为主要症状的病证。按部位痞满可分为胸痞、心下痞等。心下痞即胃脘部。本节主要讨论以胃脘部出现上述症状的痞满,又可称胃痞。

一、病因病机

感受外邪、内伤饮食、情志失调等可引起中焦气机不利,脾胃升降失职而发生痞满。

(一)病因

1.感受外邪

外感六淫,表邪入里,或误下伤中,邪气乘虚内陷,结于胃脘,阻塞中焦气机,升降失司,遂成痞满。如《伤寒论》曰:"脉浮而紧,而复下之,紧反入里,则作痞,按之自濡,但气痞耳。"

2.内伤饮食

暴饮暴食,或恣食生冷,或过食肥甘,或嗜酒无度,损伤脾胃,纳运无力,食滞内停,痰湿阻中,气机被阻,而生痞满。如《伤寒论》云:"胃中不和,心下痞硬,干噫食臭";"谷不化,腹中雷鸣,心下痞硬而满"。

3.情志失调

抑郁恼怒,情志不遂,肝气郁滞,失于疏泄,横逆乘脾犯胃,脾胃升降失常,或忧思伤脾,脾气受损,运化不力,胃腑失和,气机不畅,发为痞满。如《景岳全书·痞满》言:"怒气暴伤,肝气未平而痞。"

(二)病机

脾胃同居中焦,脾主运化,胃主受纳,共司饮食水谷的消化、吸收与输布。脾主升清,胃主降浊,清升浊降则气机调畅。肝主疏泄,调节脾胃气机。肝气条达,则脾升胃降,气机顺畅。上述病因均可影响到胃,并涉及脾、肝,使中焦气机不利,脾胃升降失职,而发痞满。

痞满初期,多为实证,因外邪入里,食滞内停,痰湿中阻等诸邪干胃,导致脾胃运纳失职,清阳不升,浊阴不降,中焦气机阻滞,升降失司出现痞满;如外感湿热、客寒,或食滞、痰湿停留日久,均可困阻脾胃而成痞;肝郁气滞,横逆犯脾,亦可致气机郁滞之痞满。实痞日久,可由实转虚,正气日渐消耗,损伤脾胃,或素体脾胃虚弱,而致中焦运化无力;湿热之邪或肝胃郁热日久伤阴,阴津伤则胃失濡养,和降失司而成虚痞。因痞满常与脾虚不运、升降无力有关,脾胃虚弱,易招致病邪内侵,形成虚实夹杂、寒热错杂之证。此外,痞满日久不愈,气血运行不畅,脉络瘀滞,血络损伤,可见吐血、黑便,亦可产生胃痛或积聚、噎膈等变证。

总之,痞满的基本病位在胃,与肝、脾的关系密切。中焦气机不利,脾胃升降失职为导致本病发生的病机关键。病理性质不外虚实两端,实即实邪内阻(食积、痰湿、外邪、气滞等),虚为脾胃虚弱(气虚或阴虚),虚实夹杂则两者兼而有之。因邪实多与中虚不运,升降无力有关,而中焦转运无力,最易招致病邪的内阻。

二、诊断要点

(一)诊断依据

(1)临床以胃脘痞塞,满闷不舒为主症,并有按之柔软,压之不痛,望无胀形的特点。

(2)发病缓慢,时轻时重,反复发作,病程漫长。

(3)多由饮食、情志、起居、寒温等因素诱发。

(二)相关检查

电子胃镜或纤维胃镜可诊断慢性胃炎并排除溃疡病、胃肿瘤等,病理组织活检可确定慢性胃炎的类型及是否有肠上皮化生、异型增生,X线钡餐检查也可以协助诊断慢性胃炎、胃下垂等,胃肠动力检测(如胃肠测压、胃排空试验、胃电图等)可协助诊断胃动力障碍、紊乱等,幽门螺杆菌(Hp)相关检测可查是否为 Hp 感染,B超、CT 检查可鉴别肝胆疾病及腹水等。

三、病证鉴别

(一)痞满与胃痛

两者病位同在胃脘部,且常相兼出现。然胃痛以疼痛为主,胃痞以满闷不适为患,可累及胸膈;胃痛病势多急,压之可痛,而胃痞起病较缓,压无痛感,两者差别显著。

(二)痞满与鼓胀

两者均为自觉腹部胀满的病证,但鼓胀以腹部胀大如鼓,皮色苍黄,脉络暴露为主症;胃痞则以自觉满闷不舒,外无胀形为特征;鼓胀发于大腹,胃痞则在胃脘;鼓胀按之腹皮绷急,胃痞却按之柔软。如《证治汇补·痞满》曰:"痞与胀满不同,胀满则内胀而外亦有形,痞满则内觉满塞而外无形迹。"

(三)痞满与胸痹

胸痹是胸中痞塞不通,而致胸膺内外疼痛之证,以胸闷、胸痛、短气为主症,偶兼脘腹不舒。如《金匮要略·胸痹心痛短气病脉证治》云:"胸痹气急胀满,胸背痛,短气。"而胃痞则以脘腹满闷不舒为主症,多兼饮食纳运无力之症,偶有胸膈不适,并无胸痛等表现。

(四)痞满与结胸

两者病位皆在脘部,然结胸以心下至小腹硬满而痛,拒按为特征;痞满则在心下胃脘,以满而不痛,手可按压,触之无形为特点。

四、辨证论治

(一)辨证要点

应首辨虚实。外邪所犯,食滞内停,痰湿中阻,湿热内蕴,气机失调等所成之痞皆为有邪,有邪即为实痞;脾胃气虚,无力运化,或胃阴不足,失于濡养所致之痞,则属虚痞。痞满能食,食后尤甚,饥时可缓,伴便秘,舌苔厚腻,脉实有力者为实痞;饥饱均满,食少纳呆,大便清利,脉虚无力者属虚痞。次辨寒热。痞满绵绵,得热则减,口淡不渴,或渴不欲饮,舌淡苔白,脉沉迟或沉涩者属寒;而痞满势急,口渴喜冷,舌红苔黄,脉数者为热。临证还要辨虚实寒热的兼夹。

(二)治疗原则

痞满的基本病机是中焦气机不利,脾胃升降失宜。所以,治疗总以调理脾胃升降、行气除痞消满为基本法则。根据其虚、实分治,实者泻之,虚者补之,虚实夹杂者补消并用。扶正重在健脾益胃,补中益气,或养阴益胃。祛邪则视具体证候,分别施以消食导滞、除湿化痰、理气解郁、清热祛湿等法。

(一)实痞

1.饮食内停证

脘腹痞闷而胀,进食尤甚,拒按,嗳腐吞酸,恶食呕吐,或大便不调,矢气频作,味臭如败卵,舌苔厚腻,脉滑。

(1)证机概要:饮食停滞,胃腑失和,气机壅塞。

(2)治法:消食和胃,行气消痞。

(3)代表方:保和丸加减。本方消食导滞,和胃降逆,用于食谷不化,脘腹胀满者。

(4)常用药:山楂、神曲、莱菔子消食导滞,行气除胀;制半夏、陈皮和胃化湿,行气消痞;茯苓健脾渗湿,和中止泻;连翘清热散结。

若食积较重者,可加鸡内金、谷芽、麦芽以消食;脘腹胀满者,可加枳实、厚朴、槟榔等理气除满;食积化热,大便秘结者,加大黄、枳实通腑消胀,或用枳实导滞丸推荡积滞,清利湿热;兼脾虚便溏者,加白术、扁豆等健脾助运,化湿和中,或用枳实消痞丸消除痞满,健脾和胃。

2.痰湿中阻证

脘腹痞塞不舒,胸膈满闷,头晕目眩,身重困倦,呕恶纳呆,口淡不渴,小便不利,舌苔白厚腻,脉沉滑。

(1)证机概要:痰浊阻滞,脾失健运,气机不和。

(2)治法:除湿化痰,理气和中。

(3)代表方:二陈平胃汤加减。本方燥湿健脾,化痰利气,用于脘腹胀满,呕恶纳呆之症。

(4)常用药:制半夏、苍术、藿香燥湿化痰;陈皮、厚朴理气消胀;茯苓、甘草健脾和胃。

若痰湿盛而胀满甚者,可加枳实、紫苏梗、桔梗等,或合用半夏厚朴汤以加强化痰理气;气逆不降,嗳气不止者,加旋覆花、代赭石、枳实、沉香等;痰湿郁久化热而口苦、舌苔黄者,改用黄连温胆汤;兼脾胃虚弱者加用党参、白术、砂仁健脾和中。

3.湿热阻胃证

脘腹痞闷,或嘈杂不舒,恶心呕吐,口干不欲饮,口苦,纳少,舌红苔黄腻,脉滑数。

(1)证机概要:湿热内蕴,困阻脾胃,气机不利。

(2)治法:清热化湿,和胃消痞。

（3）代表方：泻心汤合连朴饮加减。前方泻热破结，后方清热燥湿，理气化浊，两方合用可增强清热除湿，散结消痞，用于胃脘胀闷嘈杂，口干口苦，舌红苔黄腻之痞满者。

（4）常用药：大黄泻热散痞，和胃开结；黄连、黄芩苦降泻热和阳；厚朴理气祛湿；石菖蒲芳香化湿，醒脾开胃；制半夏和胃燥湿；芦根清热和胃，止呕除烦；栀子、豆豉清热除烦。

若恶心呕吐明显者，加竹茹、生姜、旋覆花以止呕；纳呆不食者，加鸡内金、谷芽、麦芽以开胃导滞；嘈杂不舒者，可合用左金丸；便溏者，去大黄，加扁豆、陈皮以化湿和胃。如寒热错杂，用半夏泻心汤苦辛通降。

4.肝胃不和证

脘腹痞闷，胸胁胀满，心烦易怒，善太息，呕恶嗳气，或吐苦水，大便不爽，舌质淡红，苔薄白，脉弦。

（1）证机概要：肝气犯胃，胃气郁滞。

（2）治法：疏肝解郁，和胃消痞。

（3）代表方：越鞠丸合枳术丸加减。前者长于疏肝解郁，善解气、血、痰、火、湿、食六郁，后者消补兼施，长于健脾消痞，合用能增强行气消痞功效，适用于治疗胃脘胀满连及胸胁，郁怒心烦之痞满者。

（4）常用药：香附、川芎疏肝散结，行气活血；苍术、神曲燥湿健脾，消食化滞；栀子泻火解郁；枳实行气消痞；白术健脾益胃；荷叶升养胃气。

若气郁明显，胀满较甚者，酌加柴胡、郁金、厚朴等，或用五磨饮子加减以理气导滞消胀；郁而化火，口苦而干者，可加黄连、黄芩泻火解郁；呕恶明显者，加制半夏、生姜和胃止呕；嗳气甚者，加竹茹、沉香和胃降气。

（二）虚痞

1.脾胃虚弱证

脘腹满闷，时轻时重，喜温喜按，纳呆便溏，神疲乏力，少气懒言；语声低微，舌质淡，苔薄白，脉细弱。

（1）证机概要：脾胃虚弱，健运失职，升降失司。

（2）治法：补气健脾，升清降浊。

（3）代表方：补中益气汤加减。本方健脾益气，升举清阳，用于治疗喜温喜按、少气乏力的胃脘胀满者。

（4）常用药：黄芪、党参、白术、炙甘草益气健脾，鼓舞脾胃清阳之气；升麻、柴胡协同升举清阳；当归养血和营以助脾；陈皮理气消痞。

若胀闷较重者，可加枳壳、木香、厚朴以理气运脾；四肢不温，阳虚明显者，加制附子、干姜温胃助阳，或合理中丸以温胃健脾；纳呆厌食者，加砂仁、神曲等理气开胃；舌苔厚腻，湿浊内蕴者，加制半夏、茯苓，或改用香砂六君子汤加减以健脾祛湿，理气除胀。

2.胃阴不足证

脘腹痞闷，嘈杂，饥不欲食，恶心嗳气，口燥咽干，大便秘结，舌红少苔，脉细数。

（1）证机概要：胃阴亏虚，胃失濡养，和降失司。

（2）治法：养阴益胃，调中消痞。

（3）代表方：益胃汤加减。本方滋养胃阴，行气除痞，用于口燥咽干、舌红少苔之胃痞不舒者。

（4）常用药：生地、麦冬、沙参、玉竹滋阴养胃；香橼疏肝理脾，消除心腹痞满。若津伤较重者，可加石斛、天花粉等以加强生津；腹胀较著者，加枳壳、厚朴花理气消胀；食滞者加谷芽、麦芽等消食导滞；便秘者，加火麻仁、玄参润肠通便。

五、护理与预防

(1)患者应节制饮食，勿暴饮暴食，同时饮食宜清淡，忌肥甘厚味、辛辣醇酒及生冷之品。

(2)注意精神调摄，保持乐观开朗，心情舒畅。

(3)慎起居，适寒温，防六淫，注意腹部保暖。

(4)适当参加体育锻炼，增强体质。

（周晓静）

第七章

肝胆系病证的中医内科治疗

第一节 黄　疸

一、临床诊断

（1）目黄、身黄、尿黄，以目睛发黄为主。因为目睛发黄是最早出现、消退最晚，而且是最易发现的指征之一。

（2）患病初期，常有类似胃肠感冒的症状，三五天以后，才逐渐出现目黄，随之溲黄与身黄。急黄表现为黄疸起病急骤，身黄迅即加深，伴见高热，甚或出现内陷心包、神昏痉厥等危候。

（3）有饮食不节或饮食不洁、肝炎接触或使用化学制品、药物等病史。

（4）血常规、尿常规检查，血生化肝功能检查，如血清总胆红素、尿胆红素、尿胆原、直接或间接胆红素、转氨酶测定，B超、CT、胆囊造影等，以及肝炎病毒学指标、自身免疫性肝病检测指标等，有助于黄疸诊断，并有利于区别细胞性黄疸（病毒性肝炎等）、梗阻性黄疸（肝胆及胰腺肿瘤、胆石症等）、溶血性黄疸。

二、病证鉴别

（一）黄疸与萎黄相鉴别

黄疸与萎黄相鉴别（见表7-1）。

表 7-1　黄疸与萎黄鉴别要点

	黄疸	萎黄
病因	感受时疫毒邪、饮食所伤、脾胃虚弱、瘀血、砂石阻滞	大失血或重病之后
病机要点	湿浊阻滞，胆液外溢	气血不足，血不华色
目黄	目黄、身黄、溲黄	颜面皮肤萎黄不华，无目黄
兼症	恶心呕吐，腹胀纳呆，大便不调	眩晕、气短、心悸

（二）阳黄、阴黄与急黄相鉴别

阳黄、阴黄与急黄相鉴别（见表7-2）。

表 7-2 阳黄、阴黄与急黄鉴别要点

	阳黄	阴黄	急黄
病因	湿热	寒湿	热毒
病机要点	湿热壅滞	寒湿瘀滞	热毒炽盛,迫及营血
证候特征	黄色鲜明如橘色,伴口干发热,小便短赤,大便秘结,舌苔黄腻,脉弦数	黄色晦暗如烟熏,伴脘闷腹胀,畏寒神疲、口淡不渴,舌质淡,苔白腻,脉濡缓或沉迟	黄色如金,发病迅速,伴神昏,谵语、衄血、便血,肌肤瘀斑,舌质红绛,苔黄燥
预后	治疗及时,预后良好	病情缠绵,不易速愈	病情凶险,预后多差

三、病机转化

黄疸的病位在脾、胃、肝、胆,病性有虚有实,初病多实,久病多虚。发病与湿邪内郁相关。急黄为感受湿热疫毒为患,热毒炽盛,迫及营血,病情急重;阳黄为中阳偏盛,湿从热化,湿热瘀滞,"瘀热以行",或肝胆郁热,胆汁外溢所致;阴黄为中阳不足,湿从寒化,寒湿瘀滞为患,或脾胃虚弱,血败不荣于色所致。总之,黄疸形成的病机,可概括为湿热瘀滞、肝胆郁热与脾虚血败,不荣于色三个方面(见图 7-1)。

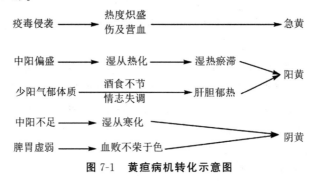

图 7-1 黄疸病机转化示意图

四、辨证论治

(一)治则治法

黄疸初期以实证为主,治疗重在攻逐体内邪气,据其邪气特性,采用相应的治疗方法。阳黄证以清热利湿为主,通利二便是驱逐体内湿邪的主要途径。阳黄证无论湿热之轻重,苦寒攻下法的应用均有利于黄疸的消退,但须中病即止,以防损伤脾阳。急黄证的治疗以清热解毒凉血为主,并随病证变化,灵活应用攻下、开窍之法。阴黄证治疗则依据寒湿或血瘀的病机特点,可采用温化寒湿、化瘀退黄治法。而虚黄的治疗则以健脾生血为原则。久病黄疸的治疗,更当重视健脾疏肝、活血化瘀,以避免黄疸进一步发为积聚、鼓胀等顽症。

(二)分证论治

湿、毒、虚、瘀是黄疸的主要证候要素。阳黄可分为湿热兼表、热重于湿、湿重于热、肝胆郁热。湿热兼表,多见于黄疸初起,双目白睛微黄或不明显,小便黄,伴恶寒发热等表证;热重于湿以身目俱黄,黄色鲜明,发热口渴为特征;湿重于热也表现为身目俱黄,但黄色不如热重者鲜明,可见头身困重等;肝胆郁热以身目发黄鲜明,右胁剧痛放射至肩背,壮热或寒热往来为特征。阴黄可分为寒湿证和脾虚证,寒湿证以身目俱黄,黄色晦黯,或如烟熏为特征;脾虚证以身目发黄,黄色较淡而不鲜明,肢体倦怠乏力为特征。急黄以发病迅速,身目俱黄,其色如金,高热烦渴甚至发生神昏痉厥为特征。

(三)临证备要

茵陈蒿是治疗黄疸的专药,可用于多种原因所致的黄疸,用量一般为 30~50 g。此外,青叶胆、金钱草、虎杖、郁金、败酱草、车前草等均有退黄之效,临床可酌情选用。

大黄治疗黄疸,古方常用。清代温病学家吴又更认为"退黄以大黄为专攻",主张较大剂量应用大黄。实践证明,在治疗阳黄时,大黄确有很好的疗效,大便干结时,可加玄明粉;大便溏时,可用制大黄。

黄疸多湿热邪毒所致,今人有"治黄需解毒,毒去黄易除"之说。除了茵陈、山栀子、大黄、虎杖以外,蒲公英、连翘、板蓝根、大青叶、白花蛇舌草等清热解毒药或金钱草、车前草等利湿解毒药,临床也很常用。

黄疸多湿热瘀滞,《金匮要略》认为"瘀热以行,脾色必黄",所以黄疸治疗当重视活血化瘀或凉血散血。丹参、茜草、丹皮、赤白芍等,临床常用。所谓"治黄需活血,血行黄易灭",就是在强调黄疸活血化瘀治法的重要。

黄疸病位在脾胃肝胆,久病黄疸表现为肝郁脾虚者也不少见。所以治疗黄疸应该重视疏肝柔肝,调理气血,健脾护胃。同时应该注意扶正益气、化瘀散结、祛邪解毒,方剂可用当归补血汤、当归芍药散、鳖甲煎丸、三甲散等,以防治病情进展到积聚以致引发鼓胀。

虚黄为黄疸的特殊类型,可见于进食蚕豆,或药毒所伤引发,常见面色无华,乏力体倦,小便赤褐色,多虚,当用小建中汤等调补。

(四)常见变证的治疗

1.鼓胀

气、血、水淤积于腹内,常表现为腹大如鼓、皮色苍黄、腹壁青筋暴露,常伴有胁下或腹部痞块,四肢枯瘦等症,舌黯有瘀斑,舌苔腻或舌淡胖,苔白,脉弦滑或细弱,初期以理气和血,利水行湿为法,可以木香顺气散为主方;中期以益气活血,行气利水为法,可用四君子汤合调营饮为主方;晚期当重视并发症,出血者,可用泻心汤或大黄、白及、三七粉凉开水调为糊状,慢慢吐服;神昏者,可用至宝丹或苏合香丸以醒神开窍。

2.积聚

胁下可有癥积,固定不移,胸胁刺痛,拒按,舌黯或淡黯,有瘀斑,脉涩,可用鳖甲煎丸以活血散瘀,软坚散结,如有气血亏虚可合用当归补血汤,或人参养荣汤。

(五)其他疗法

1.中成药疗法

(1)茵栀黄口服液:清热解毒,利湿退黄。适用于湿热毒邪内蕴所致急性、迁延性、慢性肝炎和重症肝炎(Ⅰ型)。也可用于其他型重症肝炎的综合治疗。

(2)清肝利胆胶囊:清利肝胆湿热。适用于肝郁气滞、肝胆湿热未清等症。

(3)茵陈五苓丸:清湿热,利小便。适用于肝胆湿热,脾肺郁结引起的湿热黄疸,胆腹胀满,小便不利。

(4)乙肝解毒胶囊:清热解毒,疏肝利胆。适用于乙型肝炎,辨证属于肝胆湿热内蕴者。

2.针灸疗法

针刺以足三里、阳陵泉、行间、胆囊穴、至阳等为主,发热者可加曲池;湿浊重者可加阴陵泉、地机;胁痛者可加日月、期门;恶心呕吐者可加内关、中脘。多用泻法,留针30分钟,每天1次,两周1疗程。

(刘　洋)

第二节　肝　著

一、临床诊断

(一)症状与体征

(1)上腹右胁下部发生疼痛,有胀痛、刺痛、隐痛、剧痛等不同疼痛性质,可伴有右上腹部压痛。

(2)常伴食欲缺乏,厌食油腻,腹胀,恶心呕吐,嘈杂,泛酸,嗳气等上消化道症状。

(3)起病缓慢,多反复发作,发病多有诱因,如饱餐油腻,情绪焦躁、暴怒,过度劳累等。

(二)辅助检查

消化系彩超、CT、MRI、肝功能、肝炎系列、病毒定量检测等理化检查有明确的病毒性肝病、脂肪肝、胆囊炎等疾病,并排除其他引起上腹部疼痛的疾病。

二、病证鉴别

(一)肝著与真心痛

真心痛是心经病变所引起的心痛证,相当于西医学的急性冠脉综合征。真心痛多见于中老年人,有时可出现上腹痛,但多有高血压、糖尿病等病史,主要表现为起病较急,当胸而痛,且多为刺痛,有压榨感,动辄加重,痛引肩背,常伴心悸气短、汗出肢冷,病情危急。正如《灵枢·厥论》曰:"真心痛,手足青至节,心痛甚,且发夕死,夕发旦死。"其病变部位、疼痛程度与特征、伴随症状及其预后等方面,与肝著有明显区别。

(二)肝著与腹痛

腹痛是以胃脘以下,耻骨毛际以上部位疼痛为主症,多相当于西医学的急、慢性胰腺炎及外科急腹症(包括肠梗阻、腹膜炎、肠穿孔、宫外孕等),肝著以上腹部右胁下发生疼痛为主症,有胀痛、刺痛、隐痛、剧痛等不同疼痛性质,可伴有上腹部压痛。这就要从其疼痛的主要部位和如何起病来加以辨别。

(三)肝著与肠痈

肠痈(急性阑尾炎)病变初起,多表现为突发性胃脘部疼痛,随着病情的变化,很快由胃脘部转移至右下腹部疼痛为主,且痛处拒按,腹皮拘急,右腿屈曲不伸,转侧牵引则疼痛加剧,多可伴有恶寒、发热、便秘等症。肝著患者始终局限于右胁下,一般无发热。

(四)肝著与胃癌

胃癌多以胃痛为主要症状,可伴呕血、黑便、消瘦等证。如胃痛日久,反复发作,伴消瘦、呕血、黑便等症者,更需详细询问病史,注意体格检查(包括左锁骨上淋巴结的触诊),同时及时行上消化道钡餐造影和电子胃镜等检查以明确诊断。

(五)西医鉴别诊断

(1)经电子胃镜、上消化道钡餐检查,可与急、慢性胃炎,胃、十二指肠溃疡病,胃黏膜脱垂、胃癌做鉴别诊断。

(2)血常规、腹部 X 线检查可与肠梗阻、肠穿孔等做鉴别诊断。

(3)心肌酶谱、肌钙蛋白、心电图检查可与心绞痛、心肌梗死做鉴别诊断。

三、病机转化

肝著的病位主要在肝胆,其病因病机除气滞血瘀,直伤肝胆外,同时和脾胃、肾、心有关。实证以气滞、血瘀、湿热为主,虚证多属阴血亏损,肝失所养。

(一)肝气郁结

情志抑郁,或暴怒伤肝,肝失条达,疏泄不利,气阻络痹,而致肝著。

(二)瘀血停着

气郁日久,血流不畅,瘀血停积,胁络痹阻出现肝著;或强力负重,胁络受伤,瘀血停留,阻塞胁络,致使肝著。

(三)肝胆湿热

外湿内侵,或饮食所伤,脾失健运,痰湿中阻,气郁化热,肝胆失其疏泄,导致肝著。

(四)肝阴不足

久病或劳欲过度,精血亏损,肝阴不足,血虚不能养肝,使脉络失养,亦能导致肝著。

四、辨证论治

(一)辨证思路

1.辨虚实

一般来说,病程短,病势急,因肝郁气滞、血瘀痹阻或外感湿热之邪所致的肝著属实,证见疼痛剧烈,脉弦实有力。病程长、病势缓,因肝血不足、络脉失养所致属虚,证见疼痛隐隐,久久不解而喜按,脉弦细无力。

2.辨气血

一般来说,气滞以胀痛为主,且游走不定,痛无定处,时轻时重,症状的轻重每与情绪变化有关;血瘀以刺痛为主,且痛处不移,疼痛持续不已,局部拒按,入夜尤甚。

3.辨外感、内伤

外感是由湿热外邪侵犯肝胆,肝胆失于疏泄条达而致,伴有寒热表证,且起病急骤,同时可出现恶心、呕吐或目睛发黄、小便黄等症状,舌质红,苔黄腻,脉浮数或滑数;内伤是由肝郁气滞,瘀血内阻,或肝阴不足所引起,不伴有恶寒、发热的表证,且其病缓,病程长。

(二)治疗原则

肝著的治疗原则应根据"柔肝疏肝""活血化瘀""软坚散结""清利湿热""化痰"的理论,结合肝胆的生理特点,灵活运用。实证宜用理气、活血;虚证宜用滋阴、柔肝。

(三)分证论治

1.肝气郁结

(1)症状:以胀痛为主,走窜不定,疼痛每因情绪而增减,胸闷气短,食少纳呆,嗳气频作,苔薄,脉弦。

(2)病机分析:肝气失于条达,阻于脉络,故胁肋胀痛。气属无形,时聚时散,聚散无常,故疼痛走窜不定。情志变化与气之郁结关系密切,故疼痛随情志变化而有所增减。肝经气机不畅,故胸闷气短。肝气横逆,易犯脾胃,胃气上逆故食少嗳气。脉弦为肝郁之象。

(3)治法:疏肝理气。

(4)代表方药:柴胡疏肝散加减。方中柴胡疏肝,配香附、枳壳、陈皮以理气;川芎活血;芍药、甘草以缓急止痛。

(5)加减:胁痛重者,酌加青皮、川楝子、郁金以增强理气止痛的作用。若气郁化火,证见胁肋掣痛,心急烦躁,口干口苦,尿频便秘,舌红苔黄,脉弦数,可去川芎,加丹皮、栀子、黄连、川楝子、延胡索等以清肝理气、活血止痛。若气郁化火伤阴,证见胁肋隐痛,遇劳加重,心烦头晕,睡眠欠佳,舌红苔薄,少津,脉弦细数,可去川芎,加当归、何首乌、枸杞、丹皮、栀子、菊花等以滋阴清热。若肝气横逆,脾失健运,证见胁痛肠鸣腹泻者,可加白术、泽泻、薏苡仁等以健脾止泻。若胃失和降,证见恶心呕吐者,可加陈皮、半夏、藿香、砂仁、苏叶、生姜等以降逆行气、和胃止呕。

2.瘀血停着

(1)症状:以刺痛为主,痛有定处,入夜更甚,胁下或见癥块,舌质紫黯,脉沉弦涩。

(2)病机分析:肝郁日久,气滞血瘀,或跌仆损伤,致瘀血停着,痹阻脉络,故胁痛如刺,痛处不移,入夜尤甚。郁结停滞,积久不散,则渐成癥块。舌质紫黯,脉沉弦涩,均属血瘀内停之征。

(3)治法:祛瘀通络。

(4)代表方药:旋覆花汤加减。方中茜草活血通经,旋覆花理气止痛。

(5)加减:方中可酌加郁金、桃仁、延胡索、归尾等以增强理气活血之力。若瘀血较重者,可用复原活血汤加减以活血祛瘀,通经活络。方中大黄、山甲、桃仁、红花破瘀散结、当归养血行瘀;柴胡疏肝行气,引药入经。若胁下有癥块,而正气未衰者,可加三棱、莪术、土鳖虫等以增强破瘀消坚之力。

3.肝胆湿热

(1)症状:胁痛,口苦,胸闷,纳呆,恶心、呕吐,目赤或目黄,身黄,小便黄赤,舌苔黄腻,脉弦滑数。

(2)病机分析:湿热蕴结于肝胆,肝络失和,胆不疏泄,故胁痛,口苦。湿热中阻,升降失常,故胸闷、纳呆,恶心、呕吐。肝开窍于目,肝火上炎,则目赤。湿热交蒸,胆汁不循常道而外溢,可出现目黄、身黄、小便黄赤。舌苔黄腻,脉弦滑数,均为肝胆湿热之征。

(3)治法:清热利湿。

(4)代表方药:龙胆泻肝汤加减。方中以龙胆草泻肝胆湿热,栀子、黄芩清热泻火,木通、泽泻、车前子清热利湿。

(5)加减:可酌加川楝子、青皮、郁金、半夏等以疏肝和胃,理气止痛。若发热黄疸者,可加茵陈、黄柏以清热利湿除黄。若湿热煎熬,结成砂石,阻滞胆道,证见胁肋剧痛,连及肩背者,可加金钱草、郁金、鸡内金、海金沙、乌药等以利胆排石。若热盛伤津,大便秘结,腹部胀满者,可加大黄、芒硝以泻热通便。

4.肝阴不足

(1)症状:胁肋隐痛,悠悠不休,遇劳加重,口干咽燥、心中烦热,失眠,头晕目眩,舌红少苔,脉弦细而数。

(2)病机分析:肝郁日久化热,耗伤肝阴,或久病体虚,精血亏损,不能濡养肝络,故胁肋隐痛,悠悠不休,遇劳加重。阴虚易生内热,故口干咽燥,心中烦热,失眠。精血亏虚,不能上荣,故头晕目眩。舌红少苔,脉弦细而数,均为阴虚内热之象。

(3)治法:养阴柔肝。

(4)代表方药:一贯煎加减。方中生地黄、枸杞滋养肝肾以滋水涵木,沙参、麦冬滋养肺肾以扶金制木,当归养肝血,川楝子理肝气。

(5)加减:若心中烦热,失眠可加焦栀子、炒枣仁、柏子仁以清热安神;若头晕目眩可加黄精、女贞子、墨旱莲、菊花以益肾清肝。

(四)其他疗法

1.单方验方

(1)青黛、明矾,共研细末,装入胶囊,每次2粒,每天3次,口服,具有清热退黄的作用。可用于黄疸经久不退,特别是淤胆型肝炎的患者。

(2)大黄甘草汤:生甘草10 g,生大黄15 g(后下)。水煎,每天1剂,分2次服。用于急性病毒性肝炎。

(3)茵板合剂:茵陈蒿15 g,板蓝根35 g。水煎2次,将药汁一起浓煎至200 mL,加白糖,每次100 mL,每天2次。主治急性黄疸型肝炎。

(4)降酶合剂:贯众15 g,牡丹皮20 g,败酱草30 g,茯苓20 g。用于慢性肝炎谷丙转氨酶升高者。

(5)复方水飞蓟蜜丸:水飞蓟、五味子各半,制成蜜丸,每丸含生药10 g,每次1丸,天3次。用于慢性肝炎ALT升高者。

(6)茅根木贼汤:白茅根15 g,木贼草15 g,板蓝根30 g,水煎服。适用于小儿急性肝炎,梗阻性黄疸。

(7)木瓜冲剂:木瓜生药15 g,加蔗糖制成粉末颗粒,包装成药品备用。每次1~2包。主治急性黄疸型肝炎。

(8)泥鳅数条,放烘箱内烘干(温度100 ℃为宜),研成粉末。每服10~12 g,每天3次,饭后服。功能清热祛湿,退黄解毒。适用于急性黄疸型肝炎。

(9)柳芽10 g,开水冲泡代茶频饮。具有清热、利尿、解毒功效。适用于黄疸型肝炎。

(10)车前草30 g,煎服,每天1剂。用治于急性黄疸型肝炎。

(11)田基黄、蟛蜞菊,煎服,每天1剂。用于急性肝炎、慢性活动性肝炎。

(12)鸡骨草30~60 g,煎服。用于退黄。

(13)垂盆草30 g,水煎服,每天1次,连服2周为1个疗程。适用于各型肝炎引起的胁痛。

2.针灸疗法

(1)实证:取厥阴、少阳经穴为主。毫针刺用泻法。

处方:期门、支沟、阳陵泉、足三里、太冲。

方义:肝与胆为表里,厥阴、少阳之脉,同布于胁肋。故取期门、太冲循经远取支沟、阳陵泉以疏肝胆经气,使气血畅通,奏理气止痛之功。佐以足三里和降胃气而消痞。

(2)虚证:取背俞穴和足厥阴经穴为主。毫针刺用补法,或平补平泻。

处方:肝俞、肾俞、期门、行间、足三里、三阴交。

方义:肝阴血不足,取肝俞、肾俞,用补法可充益肝肾之阴。期门为肝之募穴,近取以理气。行间为肝之荥穴,用平泻法以泻络中虚热。配足三里、三阴交扶助脾胃,以滋生化之源。

(刘　洋)

第三节　肝　癖

一、临床诊断

(一)症状与体征

(1)肝区疼痛或胀闷,或仅有右侧胁肋部轻微不适感。

(2)常伴疲乏,腹胀不适,纳呆,口黏口苦,恶心,嗳气,泛酸等消化系统症状,形体多肥胖。

(3)起病多缓慢,多有过食肥甘厚腻,长期饮酒,体力劳动及体育锻炼较少等不良生活习惯。

(4)右肋下可触及稍肿大之肝脏,表面光滑,触痛不明显。

(5)实验室检查可有血脂增高及肝功能异常,肝脏 B 超及 CT 提示脂肪肝,肝活检组织学改变符合脂肪性肝病的病理学诊断标准。

(二)辅助检查

肝组织学检查(简称肝活检)是目前本病诊断及分类鉴别最可靠手段,可准确判断肝组织脂肪贮积、炎症和纤维化程度。而影像学检查是目前诊断本病常用的检查方法,其中 B 超已作为拟诊脂肪肝的首选方法,B 超检查可大致判断肝内脂肪浸润的有无及其在肝内的分布类型,但 B 超检查对肝内脂肪浸润程度的判断仍不够精确,并且对肝内炎症和纤维化的识别能力极差。而 CT 腹部平扫对脂肪肝的诊断有很高的敏感性,局灶性脂肪肝有其特征性 CT 表现,可用于评估药物防治脂肪肝的效果。目前尚无一种定性或定量诊断脂肪性肝病的实验室检查指标,但血液实验室检查对于判断脂肪肝的病因、可能的病理阶段及其预后有一定的参考价值。包括肝功能、血脂、血糖、血清纤维化指标等检查。此外,身高、体重、腰围、臀围、体重指数(BMI)(BMI=体重/身高^2)、腰臀比(WHR)(WHR=腰围/臀围)也与本病发病密切相关。

二、病证鉴别

(一)肝癖与胁痛

肝癖与胁痛均可出现胁肋部疼痛不适症状,但胁痛多不伴胁下积块,起病可急可缓,发作时多伴有情志不舒,胁痛病因除饮食、情志、劳欲等内因外,尚有外感湿热、跌仆损伤等外因,多对应于西医学的急、慢性肝炎,胆系疾病,肋间神经痛及胁肋部外伤等;而肝癖可出现胁下痞块,起病缓慢,除肥胖外早期可无明显临床症状,病因多为内伤所致,对应于西医学的脂肪肝。

(二)肝癖与肝著

肝癖又名肝胀。肝著病名出自《金匮要略·五脏风寒积聚病脉证并治》:"肝着,其人常欲蹈其胸上,先未苦时,但欲饮热,旋覆花汤主之。"肝著是因肝热病、肝瘟等之后,肝脏气血郁滞,著而不行,以右胁痛,右胁下肿块,用手按捺捶击稍舒,肝功能异常等为主要表现疾病。本病主要指西医学所说的慢性肝炎,包括慢性迁延性肝炎和慢性活动性肝炎。以胸胁部痞闷不舒,甚或胀痛,用手按捺捶击稍舒,并喜热饮,一般有急性发病史,体型多不胖,肝功能异常,血清病毒学及 B 超等检查可资鉴别。

(三)肝癖与肝积

肝积是以右胁痛,或胁下肿块,腹胀纳少及肝瘀证候为主要表现的积聚类疾病。《脉经·平五脏积聚脉证》曰:"诊得肝积,脉弦而细,两胁下痛……身无膏泽……爪甲枯黑。"肝积多由肝著发展而来,而且可进展为鼓胀、肝癌。对应于西医学的肝硬化,相应的血液及影像学检查可确诊。肝癖虽同样有胁痛,胁下肿块及消化道症状,但一般无明显消瘦及淤血、出血征象,血脂升高及影像学检查发现脂肪肝有助于鉴别。

(四)肝癖与肝痨

肝痨是因痨虫侵及肝脏,阻碍疏泄,耗吸营养,蚀耗肝阴。以右胁痛,右胁下肿块,潮热,盗汗,消瘦等为主要表现的痨病类疾病,对应于西医学的肝结核。既往结核病史或肝外结核发现对诊断有提示作用,相应结核相关检查和对抗结核药物治疗有效有助于确诊。肝癖多形体肥胖,无结核病史,不会出现结核中毒症状。

(五)肝癖与肝瘤、肝癌

肝瘤、肝癌 B 超及 CT 等检查可见局限性占位性病变,而非弥漫性肝大。

三、病机转化

肝癖多因饮食不节、劳逸失度、情志失调、久病体虚、禀赋不足等因素导致脾失健运、肝失疏泄、肾失气化,痰浊、瘀血内生,日久互结于胁下。

(一)病机关键

病机关键在于脏腑功能失调,气血津液运行失常,痰浊瘀血蕴结于肝,饮食不节,劳逸失度,伤及脾胃,脾失健运,或情志失调,肝气郁结,肝气乘脾,脾失健运,或久病体虚,脾胃虚弱,脾失健运,导致湿浊内停;湿邪日久,郁而化热,而出现湿热内蕴;禀赋不足或久病及肾,肾精亏损,气化失司,痰浊不化,蕴结于内,阻滞气机,气滞血瘀,瘀血内停,阻滞脉络,最终导致痰瘀互结。

(二)病位在肝,涉及脾、肾、胆、胃等脏腑

肝的疏泄功能正常,则气机调畅,气血和调,津液敷布。若失其疏泄,则气机不畅,水道不利,气津不化,气血津液输布代谢障碍,水停饮聚,凝而成痰成脂,阻于经络,聚于脏腑。同时,肝的疏泄功能正常,是脾胃正常升降的重要条件,肝主疏泄,脾主运化,两者关系密切,相互协调。正所谓"肝木疏土,脾土荣木,土得木而达之,木赖土以培之"。若肝之疏泄功能失常,直接影响脾的运化升清功能。表现为肝失疏泄,脾失健运,精微不布,聚湿生痰,壅于肝脏,日久渐积,终致肝癖。

此外,肝之疏泄功能还体现在胆汁的分泌与排泄方面。而胆汁正常分泌和排泄,有助于脾胃的运化功能,若肝失疏泄,胆不能正常泌输胆汁,净浊化脂,则浊脂内聚于肝,也可形成肝癖。

饮食入胃,其消化吸收过程虽然在胃和小肠内进行,但必须依赖于脾的运化功能,才能将水谷化为精微,再经脾的转输和散精功能把水谷精微"灌溉四旁",布散周身。脾的运化功能健旺,津液上升,糟粕下降,就能防止气血津液发生不正常的停滞,阻止痰湿浊瘀等病理产物的生成;反之,则导致气血津液停滞,痰湿膏脂内蕴。

肾主体内五液,有维持体内水液平衡的功能。肾中阳气亏虚,气化失司,不能温煦脾阳,则津

液内停,清阳不升,浊阴不降,清从浊化,津液内停化为痰浊。若肾阳不足,气化功能减弱,不能蒸化津液,液聚脂凝而成肝癖。若房事不节,暗耗肾精,或久病伤阴途穷归肾,或热入下焦,劫耗肾精,皆可致肾阴亏虚。肝肾同源,肾受伐,水不涵木,肝之阴血愈亏,阴虚火旺灼津成痰成瘀,或阴损及阳,气化失司,津液内停,或肝失疏泄,脾失健运,浊瘀停聚于肝而成肝癖。

(三)病理性质属本虚标实,以脾肾亏虚为本,痰浊血瘀为标

盖肝主疏泄,脾主运化,肾司气化,人之一身气血津液有赖于肝、脾、肾等脏腑的功能协调有节,否则,必然会引起气血津液的代谢失常,滋生本病。故其虚为本,其实为标,"本虚标实"是本病的重要特征。就邪实而言,主要是痰湿热瘀阻于经络,结于胁下而成。痰之为物,随气升降,无处不到。若流注经络,则脉络阻滞;结于局部,则成痰核积聚。痰来自津,瘀本乎血。痰浊停滞,脉道不利,瘀血滋生,可致痰瘀互结。肝癖患者每有痰湿阻滞,气机不利,血行不畅,则瘀血阻络蕴而不散,津液涩渗,蓄而不去,积于胁下则伤肝。痰浊瘀血蕴结,日久化热;或肝炎后治疗不彻底,湿热未清,加以肥甘油腻、酒食过多皆能助湿生热,最终导致痰湿热瘀蕴结肝胆,形成肝癖。

(四)病程有早、中、晚之分,在气在血之别

肝癖早、中期,以痰湿偏盛为主,痰湿可以热化;随着病情进展,血瘀之征渐露;晚期以血瘀居多,痰湿少见。早期肝气不疏为主,肝郁可以化火,也可以出现肝胆湿热;继之为气滞血瘀,日久则可出现肾气亏虚;郁热、湿热及痰热又可耗伤阴血。对于脏腑虚实的转化,早期多见脾气虚、肝气郁结,继之肝郁气滞、脾虚益甚,日久肝脾肾俱虚,既有肝脾气血亏虚,又伴肾精耗损。

(五)病延日久,变证丛生

肝癖迁延日久,久病入络,可致痰瘀阻络,气、血、津液运行障碍,水湿停蓄体内,而生鼓胀、水肿等变证。或瘀血阻络,血不循经,而出现呕血、便血等血证之表现。或气滞血瘀痰凝日久,内结于腹中,而成积聚之证。

四、辨证论治

(一)辨证思路

1.辨虚实

本病病性属本虚标实,临床表现为虚实夹杂之证,故首先应辨别本虚与标实之轻重。以标实为主者,体质多较壮实,胁肋部胀满疼痛较明显,苔多浊腻,脉多弦而有力;而以正虚为主者,病程较长,多见羸弱、神疲乏力、纳呆腹胀、腰膝酸软、胁肋部隐痛不适等症,舌质黯,脉多细弱无力。

2.辨气血

本病初期多以气滞为主,多见胁肋部胀满疼痛,情志不舒,遇忧思恼怒加重,喜叹息,得嗳气、矢气稍舒,舌淡红,脉弦;日久可见气滞血瘀或痰瘀阻络,症见胁肋部隐痛,痛势绵绵或为刺痛,痛处固定,胁下痞块,伴面色晦暗,舌黯,脉弦涩等。

3.辨邪气

本病以气滞、血瘀、痰湿、郁热为标,临床尚须仔细辨别邪气的种类。以气滞为主要表现者,多见胁肋部胀痛,胸闷,喜叹息,烦躁易怒,脉弦等。以血瘀为主要表现者,多见胁下痞块,刺痛或钝痛,面色晦暗,舌质紫黯或有瘀点、瘀斑,脉涩等。以痰湿为主者,多见形体肥胖,胁肋部胀闷不适,胸闷腹胀,纳呆便溏,头昏乏力,苔腻,脉滑等。郁热为主者,多见口干口苦,身目发黄,大便不爽,小便短赤,舌红苔黄,脉数等。

4.辨脏腑

本病到后期多有正气亏虚表现,临床以肝、脾、肾三脏的亏虚尤为多见,故临床还须结合脏腑辨证以确定治疗的重点。以肝之阴血不足为主要表现者,多有眩晕,两目干涩,胁肋部隐痛,口干,急躁易怒等。脾虚多见阳气的亏虚,可出现腹胀,纳呆,呕恶,便溏,四肢不温等表现。肾主一身之阴阳,临床可表现为肾阴或肾阳的不足,其中以肾阳虚临床较为多见,表现为腰膝冷痛,畏寒喜暖,下肢乏力,反应迟钝,面色㿠白,舌淡胖,边有齿痕,脉沉细等。

肝癖早期邪气不盛,正气尚足,治疗以祛邪和调理脏腑功能为主,通过适当的调治可完全康复;若失治、误治,病情进展,痰瘀互结,正气渐虚,则治疗颇为棘手,需攻补兼施,疗程较长且病情易于反复,但只要调治得当,持之以恒,仍有可能完全康复;肝癖晚期,正气大衰,邪气留着,治疗则应以扶正为主,兼以祛邪,而且"肝癖"后期可发展为肝积、鼓胀等病证,并可出现水肿、血证、神昏等危重变证,治疗困难,预后不佳。

(二)治疗原则

肝癖的病机关键为脏腑功能失调,气血津液运行失常,痰浊瘀血蕴结于肝,因此治疗应以祛邪为主,可以采用化痰祛瘀之法,同时注意调理脏腑(肝、脾、肾)功能,既有利于痰瘀等邪气的祛除,又可防止产生新的病邪,达到治病求本的目的。另外,还应重视病因治疗,如嗜酒者戒酒,喜食肥甘厚腻者应改为清淡饮食,肥胖者进行必要的体育锻炼以消耗脂肪,减轻体重等。

(三)分证论治

1.肝郁气滞

(1)症状:肝区不适,两胁胀痛,抑郁烦闷,胸闷、喜叹息。时有嗳气,纳食减少,大便不调,月经不调,乳房胀痛。舌质红,苔白而薄,脉弦滑或弦细。

(2)病机分析:情志不舒导致肝失疏泄,气机郁滞,则可出现肝区不适,两胁胀痛,胸闷,乳房胀痛,抑郁烦闷,喜叹息等;脾胃升降失调,胃气上逆则可出现嗳气,脾失健运则可见纳呆食少,大便不调;肝失疏泄还可导致月经不调,脉呈弦象。

(3)治法:疏肝理气。

(4)代表方药:柴胡疏肝散加减,药用醋柴胡、枳壳、泽泻、陈皮、法半夏、郁金、白芍、大黄、山楂、生甘草。

(5)加减:气郁化火而见舌红苔黄、头晕目眩、急躁易怒者,加夏枯草、青黛、丹皮、栀子等泻肝经实火;伴阴血亏虚,口干,五心烦热,腰膝酸软者,加当归、生地黄、制首乌、枸杞等滋阴清热,养血柔肝。

2.肝郁脾虚

(1)症状:胁肋胀闷,抑郁不舒,倦怠乏力,腹痛欲泻。腹胀不适,食欲缺乏,恶心欲吐,时欲太息。舌质淡红,苔薄白或白,有齿痕,脉弦细。

(2)病机分析:因忧思不解,可致肝失疏泄,脾失健运,气机郁滞故见胁肋胀闷,抑郁不舒,时欲太息;运化不及则可见腹胀、纳呆、恶心欲吐;肝气乘脾,故见腹痛欲泻;舌淡边有齿痕为脾虚之象,而脉弦则为肝郁之征。

(3)治法:疏肝健脾。

(4)代表方药:逍遥散加减,药用醋柴胡、炒白术、薄荷、炒白芍、当归、茯苓、山楂、生姜、生甘草。

(5)加减:肝郁明显者加香附、郁金、川楝子疏肝理气;脾虚明显者加山药、白扁豆、党参等益气健脾;血虚头晕、心悸、失眠者可加生熟地、枸杞、酸枣仁等或以归脾汤为主方养血安神;有血瘀者加川芎、丹参、蒲黄、五灵脂等活血化瘀。

3.痰湿内阻

(1)症状:体态肥胖,右胁不适或胀闷,周身困重,大便黏滞不爽。脘腹胀满,倦怠无力,食欲缺乏,头晕恶心。舌质淡,舌苔白腻,脉沉滑。

(2)病机分析:素体肥胖者形有余而气不足,脾胃运化无力,痰湿内生,阻遏气机,肝气不舒,故见右胁不适或胀闷;清阳不升,浊阴不降故见头晕恶心,腹胀纳呆;湿邪阻遏,阳气不得敷布,故见周身困重,倦怠无力;舌淡,苔白腻,脉沉滑均为痰湿内阻之象。

(3)治法:健脾益气,化痰祛湿。

(4)代表方药:二陈汤加减,药用法半夏、陈皮、茯苓、泽泻、莱菔子、山楂、葛根、黄精、生白术、藿香、甘草。

(5)加减:痰湿郁而化热,症见口干、口苦,舌红、苔黄腻者,加茵陈、胆南星、竹茹等清热化湿;腹胀明显者加苍术、厚朴、枳实等燥湿醒脾,理气消胀;脾虚倦怠乏力,面色无华,纳食呆滞者加党参、山药、黄芪、神曲、炒二芽等益气健脾,消食和胃。

4.湿热蕴结

(1)症状:右胁肋部胀痛,周身困重,脘腹胀满或疼痛,大便黏腻不爽。身目发黄,小便色黄,口中黏滞,口干口苦。舌质红,舌苔黄腻,脉弦滑或濡数。

(2)病机分析:过食肥甘厚腻及辛辣炙煿可致湿热内生,或病后湿热未清,蕴结于中焦,熏蒸肝胆,故见胁肋胀痛,身目发黄;湿热壅滞,中焦气机不利,故见腹胀,周身困重,口中黏腻,口干口苦;湿热下注,故见大便黏腻不爽,小便色黄;舌红,苔黄腻,脉弦滑或濡数均为湿热内蕴之象。

(3)治法:清热利湿。

(4)代表方药:茵陈蒿汤加减,药用茵陈、栀子、大黄、虎杖、厚朴、车前草、茯苓、生白术、猪苓、泽泻。

(5)加减:胁痛明显者加柴胡、郁金、延胡索、川楝子等加强疏肝理气止痛之效;兼有血瘀而见胁肋刺痛,舌质紫黯者加土鳖虫、王不留行、穿山甲或配合膈下逐瘀汤以活血通络;湿热伤阴而见腰膝酸软,口干咽燥,五心烦热,舌红少苔者,加麦冬、枸杞、天花粉、石斛滋阴润燥。

5.痰瘀互结

(1)症状:胁肋刺痛或钝痛,胁下痞块,面色晦暗,形体肥胖。胸脘痞满,咳吐痰涎,纳呆厌油,四肢沉重。舌质黯红、有瘀斑,舌体胖大,边有齿痕,苔腻,脉弦滑或涩。

(2)病机分析:痰浊蕴结日久,气血运行郁滞,痰瘀互结于胁下,故见胁肋刺痛,胁下痞块;痰湿内蕴,脾胃运化失常,故见胸脘痞满,纳呆厌油,咳吐痰涎;气血不畅,难以通达头面四肢,故见面色晦暗,肢体困重;舌体胖大色黯,苔腻,脉弦滑或涩均为痰瘀内阻之象。

(3)治法:活血化瘀,祛痰散结。

(4)代表方药:膈下逐瘀汤合二陈汤加减,药用柴胡、当归、桃仁、五灵脂、穿山甲、丹皮、赤芍、大腹皮、茯苓、生白术、陈皮、半夏、枳实。

(5)加减:痰热明显,症见咳痰黄稠,胸闷心烦,大便秘结者加竹茹、胆南星、全瓜蒌、大黄等清热化痰,通腑泄浊;胁腹部胀满较甚者加香附、川楝子、槟榔、厚朴等理气消胀;兼有肝肾亏虚,腰膝酸软,头晕眼花者,可配合一贯煎合六味地黄丸加减以滋补肝肾。

(四)其他疗法

1.单方验方

(1)丹参 20 g,陈皮 6 g,加水微煎代茶饮。适用于气滞血瘀者。

(2)佛手、香橼各 6 g,加水微煎代茶饮。适用于肝郁气滞者。

(3)丹参、山楂 15 g,檀香 9 g,炙甘草 3 g,加水微煎代茶饮。适用于瘀血阻络者。

(4)赤小豆、薏米各 50 g,加水熬粥,适量温服。适用于湿邪困脾者。

(5)山楂 10 g,毛冬青 20 g,水煎服。适用于痰瘀互结者。

(6)生山楂、麦芽各 10 g,水煎服。适用于痰湿内蕴兼有食积者。

(7)茵陈 15 g,水煎代茶饮。适用于湿热蕴结者。

(8)山楂 30 g,葛根 15 g,明矾 1.2 g,水煎服。适用于痰湿内蕴者。

(9)半夏 5 g,瓜蒌皮 5 g,生山楂 5 g,丹参 5 g,生麦芽 5 g,水煎服。适用于痰湿阻滞者。

(10)何首乌 6 g,桑寄生 18 g,黄精 10 g,水煎服。适用于肝肾不足者。

2.中成药疗法

(1)强肝胶囊:每次 3 粒,每天 3 次,适用于脾虚气滞、湿热内阻证。

(2)逍遥散:每次 6～9 g,每天 1～2 次,适用于肝郁脾虚证。

(3)桑葛降脂丸:每次 4 g,每天 3 次,适用于脾肾亏损,痰湿瘀阻证。

(4)茵栀黄颗粒:每次 1 袋,每天 3 次,适用于湿热内蕴证。

(5)大黄䗪虫丸:每次 5 g,每天 3 次。适用于痰瘀互结者。

(6)绞股蓝总苷片(胶囊):每次 2～3 片(粒),每天 3 次,适用于气虚痰阻证。

(7)壳脂胶囊:每次 5 粒,每天 3 次,适用于痰湿内阻、气滞血瘀或兼有肝肾不足郁热证。

(8)血脂康胶囊:每次 2 粒,每天 2～3 次,适用于脾虚痰瘀阻滞证。

3.针灸疗法

针灸具有降脂、阻断胰岛素抵抗及过氧化反应的功效,一般取穴丰隆、足三里、太冲、肝俞、三阴交等,根据患者的情况采取不同手法及方式,或补或泻,或针或灸,或采用其他穴位刺激法。同时,根据辨证加减,肝郁气滞者加行间,用泻法;肝肾两虚者加太溪、照海、复溜,用补法;瘀血内阻者加血海、地机,用泻法;痰湿困脾者加公孙、商丘,用泻法。每次取 6～7 个穴位,留针 30 分钟,期间行针 1 次,15 次为 1 个疗程。另外还可选用穴位注射法:复方丹参注射液 2 mL,实证选双侧丰隆、阳陵泉交替穴位注射,虚证选双侧三阴交、足三里交替穴位注射。也可选用穴位埋线法:穴位埋线是将羊肠线埋入穴位,利用羊肠线对穴位的持续刺激作用治疗疾病的方法。9 号注射针针头作套管,28 号 2 寸长的毫针剪去针尖作针芯,00 号羊肠线。埋线多选肌肉比较丰满的部位的穴位,以背腰部及下肢穴位最常用。但取穴要精简,每次埋线 1～3 穴,可双侧取穴,可间隔15～20 天治疗 1 次。

4.外治疗法

(1)行气消瘀膏:川芎 12 g,香附 10 g,柴胡、芍药、青皮、枳壳各 6 g。将上述药物研细末,调拌麻油或其他辅料贴于大包、期门、章门等穴位处,可消胁下积块,适用于肝脾大者。

(2)朱代群等采用 DSG-Ⅰ生物信息电脑肝病治疗仪联合自拟中药(茵陈蒿、栀子、大黄、丹参、虎杖、泽泻、垂盆草、陈皮等,白醋浸泡备用)和肝清解液湿巾,外敷照射区,将中药离子导入肝络治疗脂肪肝,取得了不错的疗效。

(刘　洋)

第四节 胁 痛

一、临床诊断

(一)症状与体征

(1)以一侧或两侧胁肋部疼痛为主要临床表现,疼痛性质可表现为胀痛、窜痛、刺痛、隐痛,多为拒按,间有喜按者。

(2)可伴见胸闷、腹胀、嗳气、呃逆、急躁易怒、口苦纳呆、厌食恶心等症。

(3)常有情志不舒,跌仆损伤,饮食不节,久病耗伤,劳倦过度,或外感湿热等病因。

(4)血常规、肝功能、胆囊造影、B超等实验室检查,有助于诊断。

(二)辅助检查

胁痛以右侧为主者,多与肝胆疾病相关。肝功能、乙肝五项、甲肝抗体、丙肝抗体、戊肝抗体、自身免疫性肝病抗体、肝脏病理等检查可以作为诊断肝炎的指标;腹部 B 超、CT、MRI 等检查可做肝硬化,肝胆结石,急、慢性胆囊炎,脂肪肝,胆道蛔虫,肝脓肿等疾病的诊断依据。检测血中的甲胎蛋白、碱性磷酸酶及超声造影、CT、MRI 增强扫描可以与肝癌相鉴别;电子胃镜、上消化道钡餐可与胃病相鉴别;血常规、腹部 X 线检查可与肠梗阻、肠穿孔等做鉴别诊断;胸部 X 线、CT 等检查可与胸膜炎相鉴别。

二、病证鉴别

(一)胁痛与悬饮

胁痛发病与情志不遂、饮食不节、跌仆损伤、久病体虚有关,其病机为肝络失和,主要表现为一侧或两侧胁肋部疼痛。悬饮多因素体虚弱,时邪外袭,肺失宣通,饮停胸胁,而致络气不和,其表现为饮停胸胁,胸胁咳唾引痛,呼吸或转侧加重,患侧肋间饱满,叩诊呈浊音,或兼见发热。

(二)胁痛与胃痛

两者疼痛主要部位不同。胁痛是以一侧或两侧胁肋部疼痛为主证,可伴发热恶寒,或目黄肤黄,或胸闷太息。肝气犯胃之胃痛可有攻痛连胁,但仍以上腹中部胃脘部疼痛为主症,且常伴嘈杂反酸,嗳气吐腐。

(三)胁痛与黄疸、鼓胀、肝癌等

黄疸、鼓胀、肝癌等在病程中或早或晚均伴有一侧或两侧胁肋部疼痛。其鉴别要点在于:黄疸以身目发黄为主症;鼓胀为气、血、水互结,腹大如鼓;肝癌有胁下积块。

三、病机转化

胁痛主要由情志不舒、跌仆损伤、饮食不节,久病耗伤,劳倦过度,或外感湿热等病因,导致肝气郁结、血瘀阻络,湿热蕴结,肝失疏泄,肝阴不足、络脉失养等,最终导致胁痛发生。

(一)基本病机

肝络失和,"不通则痛"或"不荣则痛"。肝为刚脏,主疏泄,喜条达而恶抑郁,肝体属阴,体阴而用阳。若肝的疏泄功能失常,气机郁结,血脉瘀滞,或阴血不足,肝失濡润,均可导致肝络失和,产生胁痛。因肝气郁滞、瘀血停滞、湿热蕴结所致的胁痛多属实证,是为"不通则痛";因阴血不足,肝络失养所致的胁痛为虚证,属"不荣则痛"。

(二)病位在肝胆,与脾胃肾密切相关

肝居胁下,经脉布于两胁,胆附于肝,与肝成表里关系,其脉亦循于胁,故胁痛之病,主要责之肝胆;胃居中焦,主受纳水谷,运化水湿,若因饮食所伤,脾失健运,湿热内生,郁遏肝胆,疏泄不畅,亦可发为胁痛;肝肾同源,精血互生,若因肝肾阴虚,精亏血少,肝脉失于濡养,则胁肋隐隐作痛。

(三)病理性质有虚有实,而以实证多见

胃痛病理性质有虚有实,实者多属不通而痛,以气滞、血瘀、湿热为主,三者尤以气滞为先。虚者多属不荣而痛,如阴血亏虚,肝失所养。虚实之间可以相互转化,故临床常见虚实夹杂之证。

(四)病程有新久之分,在气在血之别

一般说来,胁痛初病在气,由肝郁气滞、气机不畅所致;气为血帅,气行则血行,故气滞日久,血行不畅,病变由气滞转为血瘀,或气滞、血瘀并见;气滞日久,易于化火伤阴;因饮食所伤,肝胆湿热所致之胁痛,日久亦可耗伤阴津,皆可致肝阴耗伤,脉络失养,而转为虚证或虚实夹杂证。外邪、饮食、情志所致,以气机郁滞为主,病位较浅,多在气分;日久由经入络,气郁血瘀,病位较深,多为气血同病。

(五)病延日久,变证衍生

胁痛病延日久,可衍生变证,如气血壅结,肝体失和,腹内结块,形成积聚;如湿热壅滞,肝失疏泄,胆汁泛溢,则发生黄疸;肝脾肾失调,气血水互结,酿生鼓胀。胁痛日久,痰瘀互结,阻于肝络,或酿毒生变,转为肝癌。

四、辨证论治

(一)辨证思路

1.辨气血

一般来说,胁痛在气,以胀痛为主,且痛无定处,游走不定,时轻时重,症状的轻重每与情绪变化有关;胁痛在血,以刺痛为主,且痛处固定不移,疼痛持续不已,局部拒按,入夜尤甚,或胁下有积块。

2.辨虚实

实证多由肝郁气滞,瘀血阻络,外感湿热之邪所致,起病急,病程短,疼痛剧烈而拒按,脉实有力;虚证多属肝阴不足,络脉失养所引起,常因劳累而诱发,起病缓,病程长,疼痛隐隐,悠悠不休而喜按,脉虚无力。

3.辨表里

外感胁痛是由湿热外邪侵袭肝胆,肝胆失于疏泄条达而致,伴有寒、热表证,且起病急骤,同时可出现恶心呕吐,目睛发黄,苔黄腻等肝胆湿热症状;内伤胁痛则由肝郁气滞,瘀血内阻,或肝阴不足所引起,不伴恶寒、发热等表证,且起病缓慢,病程较长。

4.辨脏腑

胁痛病位主要在肝胆,但与脾、胃、肾密切相关,辨证时要注意辨别病变脏腑的不同。如肝郁气滞证多发病与情志因素有关,胁痛以胀痛为主,痛无定处,心烦易怒、胸闷腹胀、嗳气频作,属于

肝脏病;肝胆湿热证口干口苦,胸闷纳呆,或兼有身热恶寒,身目发黄,为肝胆脏腑同病;若肝胃不和症见胸脘痞闷,恶心呕吐,胁痛隐隐,为肝胃同病。

(二)治疗原则

胁痛的治疗原则当基于肝络失和的基本病机,根据"不通则痛""不荣则痛"的理论,以疏肝活络止痛为基本治则,结合肝胆的生理特点,灵活应用。实证宜理气、活血通络、清热祛湿,通则不痛;虚证宜补中寓通,滋阴、养血、柔肝,荣则不痛。

(三)分证论治

1.肝郁气滞

(1)症状:胁肋胀痛,走窜不定,甚则连及胸肩背臂,疼痛每因情志变化而增减,胸闷,善太息,得嗳气则舒,纳食减少,脘腹胀满,舌苔薄白,脉弦。

(2)病机分析:肝失条达,气机不畅,阻于胁络,肝气横逆,犯及脾胃。

(3)治法:疏肝解郁,理气止痛。

(4)代表方药:柴胡疏肝散加减。方中柴胡疏肝解郁,香附、枳壳、陈皮理气除胀,川芎活血行气通络,白芍、甘草缓急止痛,全方共奏疏肝理气止痛之功。

(5)加减:若气滞及血,胁痛重者,酌加郁金、川楝子、延胡索、青皮以增强理气活血止痛之功;若兼见心烦急躁,口干口苦,尿黄便干,舌红苔黄,脉弦数等气郁化火之象,酌加栀子、黄芩、胆草等清肝之品;若伴胁痛,肠鸣,腹泻者,为肝气横逆,脾失健运之证,酌加白术、茯苓、泽泻、薏苡仁以健脾止泻;若伴有恶心呕吐,是为肝胃不和,胃失和降,酌加半夏、陈皮、藿香、生姜等以和胃降逆止呕。

2.肝胆湿热

(1)症状:胁肋胀痛,触痛明显而拒按,或引及肩背,伴有脘闷纳呆,恶心呕吐,厌食油腻,口干口苦,腹胀尿少,或兼有身热恶寒,或有黄疸,舌苔黄腻,脉弦滑。

(2)病机分析:外湿或内热蕴积肝胆,肝络失和,胆失疏泄。

(3)治法:疏肝利胆,清热利湿。

(4)代表方药:龙胆泻肝汤加减。方中龙胆草、栀子、黄芩清肝泻火,柴胡疏肝理气,木通、泽泻、车前子清热利湿,生地黄、当归养血清热益肝。

(5)加减:可酌加郁金、半夏、青皮、川楝子以疏肝和胃,理气止痛。若便秘,腹胀满者为热重于湿,肠中津液耗伤,可加大黄、芒硝以泻热通便存阴。若白睛发黄,尿黄,发热口渴者,可加茵陈、黄柏、金钱草以清热除湿,利胆退黄。久延不愈者,可加三棱、莪术、丹参、当归尾等活血化瘀。对于湿热蕴结的胁痛,祛邪务必要早,除邪务尽,以防湿热胶固,酿成热毒,导致治疗的困难。

3.瘀血阻络

(1)症状:胁肋刺痛,痛处固定而拒按,疼痛持续不已,入夜尤甚,或胁下有积块,或面色晦暗,舌质紫黯,脉沉弦。

(2)病机分析:肝郁日久,气滞血瘀,或阴伤血滞,脉络瘀阻。

(3)治法:活血化瘀,通络止痛。

(4)代表方药:血府逐瘀汤加减。方用桃仁、红花、当归、生地黄、川芎、赤芍活血化瘀而养血,柴胡行气疏肝,桔梗开肺气,枳壳行气宽中,牛膝通利血脉,引血下行。

(5)加减:若瘀血严重,有明显外伤史者,应以逐瘀为主,方选复元活血汤。方以大黄、桃仁、红花、穿山甲活血祛瘀,散结止痛,当归养血祛瘀,柴胡疏肝理气,天花粉消肿化痰,甘草缓急止痛,调和诸药。还可加三七粉另服,以助祛瘀生新之效。

4.胆腑郁热

(1)症状:右胁灼热疼痛,口苦咽干,面红目赤,大便秘结,小便短赤,心烦、失眠易怒,舌红,苔黄厚而干,脉弦数。

(2)病机分析:因饮食偏嗜,忧思暴怒,外感湿热,虚损劳倦,胆石等原因导致胆腑气机郁滞,或郁而化火,胆液失于通降。此型胆胀多见。

(3)治法:清泻肝胆,解郁通腑。

(4)代表方药:清胆汤加减。方中栀子、黄连、柴胡、白芍、蒲公英、金钱草、瓜蒌清泻肝火,郁金、延胡索、川楝子理气解郁止痛,大黄利胆通腑泄热。

(5)加减:心烦失眠者,加丹参、炒枣仁;黄疸加茵陈、枳壳;口渴喜饮者,加天花粉、麦冬;恶心呕吐者,加半夏、竹茹。方中金钱草用量宜大,可用30~60 g。

5.肝络失养

(1)症状:胁肋隐痛,绵绵不已,遇劳加重,口干咽燥,两目干涩,心中烦热,头晕目眩,舌红少苔,脉弦细数。

(2)病机分析:肝郁日久化热,或湿热久蕴伤阴,或病久体虚阴亏,导致精血亏损,肝络失养。

(3)治法:养阴柔肝,理气止痛。

(4)代表方药:一贯煎加减。方中生地黄、枸杞滋养肝肾,沙参、麦冬、当归滋阴养血柔肝,川楝子疏肝理气止痛。

(5)加减:若阴亏过甚,舌红而干,可酌加石斛、玄参、天冬;两目干涩,视物昏花,可加草决明、女贞子;头晕目眩甚者,可加钩藤、天麻、菊花;若心中烦热,口苦甚者,可加炒栀子、丹参。

(四)其他疗法

1.单方验方

(1)鸡内金、郁金、金钱草、海金沙各30 g,水煎服,每天1付,用于肝胆湿热、砂石阻于胆道者。

(2)玫瑰花、代代花、茉莉花、川芎、荷叶各等份,开水冲服,用于肝气郁滞者。

(3)蒲公英30 g,茵陈30 g,红枣6枚,水煎服,每天1付,用于肝胆湿热者。

(4)威灵仙30 g,水煎服,每天1付,用于肝气郁滞者。

(5)金钱草15 g,鸡内金15 g,茵陈15 g,水煎服,每天1付,用于肝胆湿热者。

(6)川芎15 g,香附10 g,枳壳15 g,水煎服,每天1付,用于气滞血瘀者。

(7)川楝子10 g,郁金12 g,山楂30 g,水煎服,每天1付,用于肝气郁滞者。

(8)白茅根30 g,黑木耳10 g,竹叶6 g,水煎服,每天1付,用于热盛伤阴之实证。

(9)百合30 g,枸杞15 g,水煎服,每天1付,用于阴虚胁痛。

(10)三七粉3 g,每天1付,开水送服,孕妇忌服。用于血瘀胁痛。

2.中成药疗法

(1)龙胆泻肝丸。①功用主治:清肝胆,利湿热。用于肝胆湿热,胁痛口苦,头晕目赤,耳鸣耳聋,耳肿疼痛,尿赤涩痛,湿热带下。②用法用量:口服,每次3~6 g,每天2次。

(2)红花逍遥片。①功用主治:疏肝,理气,活血。用于肝气不舒,胸胁胀痛,月经不调,头晕目眩,食欲减退等症。②用法用量:口服,每次2~4片,每天3次。

(3)肝苏片。①功用主治:清利湿热。用于急性病毒性肝炎、慢性活动性肝炎属湿热证者。

②用法用量:口服,每次 5 片,每天 3 次,小儿酌减。

(4)元胡止痛颗粒。①功用主治:理气,活血,止痛。用于行经腹痛,胃痛,胁痛,头痛。②用法用量:口服,每次 4～6 片,每天 3 次。

(5)当飞利肝宁胶囊。①功用主治:清利湿热,益肝退黄。用于湿热郁蒸而致的黄疸,急性黄疸型肝炎,传染性肝炎,慢性肝炎而见湿热证候者。②用法用量:口服,每次 4 粒,每天 3 次或遵医嘱。

(6)胆宁片。①功用主治:疏肝利胆,清热通下。用于肝郁气滞、湿热未清所致的右上腹隐隐作痛、食入作胀、胃纳不香、嗳气、便秘;慢性胆囊炎见上述证候者。②用法用量:口服,每次 5 片,每天 3 次,饭后服用。

(7)六味地黄丸。①功用主治:滋阴补肾。用于肾阴亏损,头晕耳鸣,腰膝酸软,骨蒸潮热,盗汗遗精。②用法用量:口服,每次 1 丸,每天 2 次。

(8)鸡骨草丸。①功用主治:清肝利胆,清热解毒,消炎止痛。用于急性黄疸型病毒性肝炎、慢性活动性肝炎、慢性迁延性肝炎。②用法用量:口服,每次 4 粒,每天 3 次。

(9)清肝利胆口服液。①功用主治:清利肝胆湿热。主治纳呆、胁痛、疲倦乏力、尿黄、苔腻、脉弦肝郁气滞、肝胆湿热未清等症。②用法用量:口服,每次 20～30 mL,每天 2 次,10 天为 1 个疗程。

(10)消炎利胆片。①功用主治:清热,祛湿,利胆。用于肝胆湿热引起的口苦,胁痛;急性胆囊炎,胆管炎。②用法用量:口服,每次 2 片,每天 3 次。

(11)胆舒胶囊①功用主治:疏肝解郁,利胆融石。主要用于慢性结石性胆囊炎、慢性胆囊炎及胆石症。②用法用量:口服,每次 1～2 粒,每天 3 次。

3.针灸疗法

(1)体针:以取足厥阴肝经、足少阳胆经、足阳明胃经为主。处方:主穴,期门、支沟、阳陵泉、足三里。配穴:肝郁气滞者,加行间、太冲;血瘀阻络者,加膈俞、血海;湿热蕴结者,加中脘、三阴交;肝阴不足者,加肝俞、肾俞。操作:毫针刺,实证用泻法,虚证用补法。

(2)耳针:取穴肝、胆、胸、神门,毫针中等强度刺激,也可用王不留行籽贴压。

(3)皮肤针:用皮肤针叩打胸胁痛处,加拔火罐。

(4)穴位注射:取大椎、肝俞、脾俞、心俞、胃俞、肝炎穴、胆囊穴,每次选 2 穴,用丹参或当归注射液,每穴注射药液 1 mL,每天 1 次,15 次为 1 个疗程。

4.外治疗法

(1)穴位贴敷:①用中药穴位敷贴透皮制剂"肝舒贴"(主要由黄芪、莪术、穿山甲等药物组成)通过穴位给药,可治疗胁肋疼痛。②取大黄、黄连、黄芩、黄柏各等份,研为细末,用纱布包扎,外敷胆囊区,每次 4～6 小时。③取琥珀末或吴茱萸 1.5 g,盐少许,炒热后,热敷疼痛部位,药包冷则更换,每天 2 次,每次 30 分钟;或以疼痛缓解为度。

(2)推拿疗法。①背俞穴综合手法:首先在背俞穴上寻找压痛敏感点,找到后即以此为输行指揉法,得气为度。反复寻找,治疗2～3遍,如遇有结节或条索状阳性反应物,可在此施以弹拨法、捋顺法、散法,手法轻重以患者能耐受为度,如无压痛敏感点及阳性反应物,则在胆俞穴上施术。②胆囊区掌揉法:以右掌根置于患者右肋下,行掌揉法,顺逆时针均可,轻重以病位得气,患者感觉舒适为度,行 10～15 分钟。③摩腹:多采用大摩腹泻法,或视虚实言补泻,但第 1 次治疗宜只泻不补,10 分钟后或至肠蠕动加快。④胆囊穴点按法:点按双侧胆囊穴、足三里、内关,得气为度。⑤辨证加减。肝郁气滞：循胁合推两胁，点膻中；揉章门、期门。瘀血阻络：揉肝俞、胆俞；点血海、足三里、三阴交。肝阴不足：一指禅推中脘、天枢；揉脾俞、胃俞、足三里。肝胆湿热：点足三里、条口、丰隆。

（刘　洋）

第五节　鼓　　胀

一、临床诊断

（一）临床表现

初起脘腹作胀，食后尤甚。继而腹部胀满如鼓，重者腹壁青筋显露，脐孔突起。

（二）伴随症状

常伴乏力、食欲缺乏、尿少及齿衄、鼻衄、皮肤紫斑等出血现象，可见面色萎黄、黄疸、手掌殷红、面颈胸部红丝赤缕、血痣及蟹爪纹。

（三）病史

本病常有酒食不节、情志内伤、虫毒感染或黄疸、胁痛、癥积等病史。

腹腔穿刺液检查、血清病毒学相关指标检查、肝功能、B超、CT、MRI、腹腔镜、肝脏穿刺等检查有助于腹水原因的鉴别。

二、病证鉴别

（一）鼓胀与水肿相鉴别

水肿是指体内水液潴留，泛滥肌肤，引起头面、眼睑、四肢、腹背甚至全身水肿的一种病证。严重的水肿患者也可出现胸腔积液、腹水，因此需与鼓胀鉴别。

（二）鼓胀与肠覃相鉴别

肠覃是一种小腹内生长肿物，而月经又能按时来潮的病证，类似卵巢囊肿。肠覃重症也可表现为腹部胀大膨隆，故需鉴别。

三、病机转化

鼓胀的基本病理变化总属肝脾肾受损，气滞、血瘀、水停腹中。病变脏器主要在肝脾，久则及肾。喻嘉言曾概括为"胀病亦不外水裹、气结、血瘀"。气、血、水三者既各有侧重，又常相互为因，错杂同病。病理性质总属本虚标实。初起，肝脾先伤，肝失疏泄，脾失健运，两者互为影响，乃至气滞湿阻，清浊相混，此时以实为主；进而湿浊内蕴中焦，阻滞气机，既可郁而化热，而致水热蕴结，亦可因湿从寒化，出现水湿困脾；久则气血凝滞，隧道壅塞，瘀结水留更甚。肝脾日虚，病延及肾，肾火虚衰，不但无力温助脾阳，蒸化水湿，且开阖失司，气化不利，而致阳虚水盛；若阳伤及阴，或湿热耗伤阴津，则见肝肾阴虚，阳无以化，水津失布，故后期以虚为主。至此因肝、脾、肾三脏俱虚，运行蒸化水湿的功能更差，气滞、水停、血瘀三者错杂为患，壅结更甚，其胀日重，由于邪愈盛而正愈虚，故本虚标实，更为错综复杂，病势日益深重（见图7-2）。

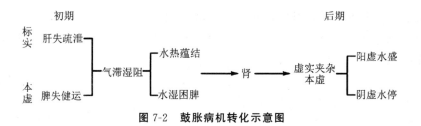

图 7-2　鼓胀病机转化示意图

四、辨证论治

(一)治则治法

根据标本虚实的主次确定相应治法。标实为主者,按气、血、水的偏盛,分别采用行气、活血、祛湿利水,并可暂用攻逐之法,同时配以疏肝健脾;本虚为主者,根据阴阳的不同,分别采取温补脾肾或滋养肝肾法,同时配合行气活血利水。由于本病总属本虚标实错杂,故治当攻补兼施,补虚不忘泻实,泻实不忘补虚。

(二)分证论治

1.气滞湿阻证

(1)证候:腹部胀大,按之不坚,胁下胀满或疼痛,饮食减少,食后腹胀,嗳气后稍减,尿量减少,舌白腻,脉弦细。

(2)治则:疏肝理气,健脾利水。

(3)主方:柴胡疏肝散合胃苓汤。

(4)方药:柴胡、枳壳、芍药、川芎、香附、白术、茯苓、猪苓、泽泻、桂枝、苍术、厚朴、陈皮。

若苔腻微黄,口干口苦,脉弦数,为气郁化火,可酌加丹皮、栀子;若胁下刺痛不移,面青舌紫,脉弦涩,为气滞血瘀者,可加延胡索、丹参、莪术;若见头晕失眠,舌质红,脉弦细数者,可加制首乌、枸杞子、女贞子等。

2.寒湿困脾证

(1)证候:腹大胀满,按之如囊裹水,胸脘胀闷,得热则舒,周身困重,畏寒肢肿,面浮或下肢微肿,大便溏薄,小便短少,舌苔白腻水滑,脉弦迟。

(2)治则:温中健脾,行气利水。

(3)主方:实脾饮。

(4)方药:附子、干姜、白术、木瓜、槟榔、茯苓、厚朴、木香、草果、甘草、生姜、大枣。

水肿重者,可加桂枝、猪苓、泽泻;脘胁胀痛者,可加青皮、香附、延胡索、丹参;脘腹胀满者,可加郁金、枳壳、砂仁;气虚少气者,加黄芪、党参。

3.湿热蕴结证

(1)证候:腹大坚满,脘腹绷急,外坚内胀,拒按,烦热口苦,渴不欲饮,小便赤涩,大便秘结或溏垢,或有面目肌肤发黄,舌边尖红,苔黄腻或灰黑而润,脉弦数。

(2)治则:清热利湿,攻下逐水。

(3)主方:中满分消丸合茵陈蒿汤、舟车丸。

(4)方药:黄芩、黄连、知母、茯苓、猪苓、泽泻、厚朴、枳壳、半夏、陈皮、砂仁、姜黄、干姜、人参、白术、甘草(中满分消丸)。茵陈、栀子、大黄(茵陈蒿汤)。甘遂、大戟、芫花、大黄、黑丑、青皮、陈皮、槟榔、木香、轻粉(舟车丸)。

湿热壅盛者,去人参、干姜、甘草,加栀子、虎杖。攻下逐水用舟车丸,视病情与服药反应调整服用剂量。

4.肝脾血瘀证

(1)证候:腹大坚满,按之不陷而硬,青筋怒张,胁腹刺痛拒按,面色晦暗,头颈胸臂等处可见红点赤缕,唇色紫褐,大便色黑,肌肤甲错,口干饮水不欲下咽,舌质紫暗或边有瘀斑,脉细涩。

(2)治则:活血化瘀,行气利水。

(3)主方:调营饮。

(4)方药:川芎、赤芍、大黄、莪术、延胡索、当归、瞿麦、槟榔、葶苈子、赤茯苓、桑白皮、大腹皮、陈皮、官桂、细辛、甘草。

大便色黑可加参三七、侧柏叶;积块甚者加穿山甲、水蛭;瘀痰互结者,加白芥子、半夏等;水停过多,胀满过甚者,可用十枣汤以攻逐水饮。

5.脾肾阳虚证

(1)证候:腹大胀满,形如蛙腹,撑胀不甚,朝宽暮急,面色苍黄,胸脘满闷,食少便溏,畏寒肢冷,尿少腿肿,舌淡胖边有齿痕,苔厚腻水滑,脉沉弱。

(2)治则:温补脾肾,化气行水。

(3)主方:附子理中丸合五苓散、济生肾气丸。

(4)方药:附子、干姜、党参、白术、甘草(附子理中丸)。猪苓、茯苓、泽泻、白术、桂枝(五苓散)。附子、肉桂、熟地、山茱萸、山药、牛膝、茯苓、泽泻、车前子、丹皮(济生肾气丸)。偏于脾阳虚者可用附子理中丸合五苓散;偏于肾阳虚者用济生肾气丸,或与附子理中丸交替使用。

食少腹胀,食后尤甚,可加黄芪、山药、薏苡仁、白扁豆;畏寒神疲,面色青灰,脉弱无力者,酌加淫羊藿、巴戟天、仙茅;腹筋暴露者,稍加赤芍、泽兰、三棱、莪术等。

6.肝肾阴虚证

(1)证候:腹大坚满,甚则腹部青筋暴露,形体反见消瘦,面色晦暗,口燥咽干,心烦失眠,时或衄血,小便短少,舌红绛少津,脉弦细数。

(2)治则:滋养肝肾,凉血化瘀。

(3)主方:六味地黄丸或一贯煎合膈下逐瘀汤。

(4)方药:熟地黄、山茱萸、山药、茯苓、泽泻、丹皮(六味地黄丸)。生地黄、沙参、麦冬、枸杞、当归、川楝子(一贯煎)。五灵脂、赤芍、桃仁、红花、丹皮、川芎、乌药、延胡索、香附、枳壳、甘草(膈下逐瘀汤)。

偏肾阴虚以六味地黄丸为主,合用膈下逐瘀汤;偏肝阴虚以一贯煎为主,合用膈下逐瘀汤。

若津伤口干,加石斛、天花粉、芦根、知母;午后发热,酌加银柴胡、鳖甲、地骨皮、白薇、青蒿;齿鼻出血加栀子、芦根、藕节炭;肌肤发黄加茵陈、黄柏;若兼面赤颧红者,可加龟甲、鳖甲、牡蛎等。

7.鼓胀出血证

(1)证候:轻者齿鼻出血,重者病势突变,大量吐血或便血,脘腹胀满,胃脘不适,吐血鲜红或大便油黑,舌红苔黄,脉弦数。

(2)治则:清胃泻火,化瘀止血。

(3)主方:泻心汤合十灰散。

(4)方药:大黄、黄连、黄芩。

十灰散凉血化瘀止血。酌加参三七化瘀止血;若出血过多,气随血脱,汗出肢冷,可急用独参汤以扶正救脱。还应中西医结合抢救治疗。

8.鼓胀神昏证

(1)证候:神志昏迷,高热烦躁,怒目狂叫,或手足抽搐,口臭便秘,尿短赤,舌红苔黄,脉弦数。

(2)治则:清心开窍。

(3)主方:安宫牛黄丸、紫雪丹、至宝丹或用醒脑静脉注射液。

上方皆为清心开窍之剂,皆适用于上述高热,神昏,抽风诸症,各有侧重,热势尤盛,内陷心包者,选用安宫牛黄丸;痰热内闭,昏迷较深者,选用至宝丹;抽搐痉厥较甚者,选用紫雪丹。可用醒脑静脉注射液静脉滴注。若症见神情淡漠呆滞,口中秽气,舌淡苔浊腻,脉弦细者,当治以化浊开窍,选用苏合香丸、玉枢丹等。若病情进一步恶化,症见昏睡不醒,汗出肢冷,双手撮空,不时抖动,脉微欲绝,此乃气阴耗竭,元气将绝的脱证,可依据病情急用生脉注射液静脉滴注及参附牡蛎汤急煎,敛阴固脱。并应中西医结合积极抢救。

(三)临证备要

1.关于逐水法的应用

鼓胀患者病程较短,正气尚未过度消耗,而腹胀殊甚。腹水不退,尿少便秘,脉实有力者,可酌情使用逐水之法,以缓其苦急,主要适用于水热蕴结和水湿困脾证。常用逐水方药如牵牛子粉、舟车丸、控涎丹、十枣汤等。攻逐药物,一般以2~3天为1个疗程,必要时停3~5天后再用。临床应注意。①中病即止:在使用过程中,药物剂量不可过大,攻逐时间不可过久,遵循"衰其大半而止"的原则,以免损伤脾胃,引起昏迷、出血之变。②严密观察:服药时必须严密观察病情,注意药后反应,加强调护。一旦发现有严重呕吐、腹痛、腹泻者,即应停药,并做相应处理。③明确禁忌证:鼓胀日久,正虚体弱;或发热,黄疸日渐加深;或有消化道溃疡,曾并发消化道出血,或见出血倾向者,均不宜使用。

2.要注意祛邪与扶正的配合

本病患者腹胀腹大,气、血、水壅塞,治疗每用祛邪消胀诸法。若邪实而正虚,在使用行气、活血、利水、攻逐等法时,又常需配合扶正药物。临证还可根据病情采用先攻后补,或先补后攻,或攻补兼施等方法,扶助正气,调理脾胃,减少不良反应,增强疗效。

3.鼓胀"阳虚易治,阴虚难调"

水为阴邪,得阳则化,故阳虚患者使用温阳利水药物,腹水较易消退。若是阴虚型鼓胀,利水易伤阴,滋阴又助湿,治疗颇为棘手。临证可选用甘寒淡渗之品,以达到滋阴生津而不黏腻助湿的效果。亦可在滋阴药中少佐温化之品,既有助于通阳化气,又可防止滋腻太过。

4.腹水消退后仍须调治

经过治疗,腹水可能消退,但肝脾肾正气未复,气滞血络不畅,腹水仍然可能再起,此时必须抓紧时机,疏肝健脾,活血利水,培补正气,进行善后调理,以巩固疗效。

5.鼓胀危重症宜中西医结合

及时处理肝硬化后期腹水明显,伴有上消化道大出血,重度黄疸或感染,甚则肝昏迷者,病势重笃,应审察病情,配合有关西医抢救方法及时处理。

(四)常见变证的治疗

鼓胀病后期,肝、脾、肾受损,水湿瘀热互结,正虚邪盛。若药食不当,或复感外邪,病情可迅速恶化,导致大出血、昏迷、虚脱多种危重证候。

由于本病虚实错综,先后演变发展阶段不同,故临床表现的证型不一,一般说来,气滞湿阻证多为腹水形成早期;水热蕴结证为水湿与邪热互结,湿热壅塞,且往往有合并感染存在,常易发生变证;水湿困脾与阳虚水盛,多为由标实转为本虚的两个相关证型;瘀结水留和阴虚水停两证最重,前者经脉瘀阻较著,应防并发大出血,后者为鼓胀之特殊证候,较其他证型更易诱发肝昏迷。

1.大出血

如见骤然大量呕血,血色鲜红,大便下血,黯红或油黑,多属瘀热互结,热迫血溢,治宜清热凉血,活血止血,方用犀角地黄汤加参三七、仙鹤草、地榆炭、血余炭、大黄炭;若大出血之后,气随血脱,阳气衰微,汗出如油,四肢厥冷,呼吸低弱,脉细微欲绝,治宜扶正固脱,益气摄血,方用大剂独参汤加山茱萸或参附汤加味。

2.昏迷

如痰热内扰,蒙蔽心窍,症见神志昏迷,烦躁不安,四肢抽搐颤动,口臭、便秘,舌红苔黄,脉弦滑数,治当清热豁痰,开窍息风,方用安宫牛黄丸合龙胆泻肝汤加减,亦可用醒脑静脉注射液静脉滴注。若为痰浊壅盛,蒙蔽心窍,症见静卧嗜睡,语无伦次,神情淡漠,舌苔厚腻,治当化痰泄浊开窍,方用苏合香丸合菖蒲郁金汤加减。如病情继续恶化,昏迷加深,汗出肤冷,气促撮空,两手抖动,脉细微弱者,为气阴耗竭,正气衰败,急予生脉散、参附龙牡汤以敛阴回阳固脱。

(五)其他疗法

1.中成药疗法

(1)中满分消丸:健脾行气,利湿清热。适用于脾虚气滞,湿热郁结引起宿食蓄水,脘腹胀痛。

(2)济生肾气丸:温补肾阳,化气行水。适用于肾虚水肿,腰膝酸软,小便不利,畏寒肢冷。

(3)六味地黄丸:滋阴补肾。适用于肾阴亏损,头晕耳鸣,腰膝酸软,骨蒸潮热,盗汗遗精。

2.敷脐疗法

脐对应中医的神阙穴位,中药敷脐可促进肠道蠕动与气体排出,缓解胃肠静脉血瘀,改善内毒素血症,提高利尿效果。

3.中药煎出液灌肠疗法

可采用温补肾阳、益气活血、健脾利水、清热通腑之法。可选用基本方:补骨脂、桂枝、茯苓、赤芍、大腹皮、生大黄、生山楂等,伴肝性脑病者加栀子、石菖蒲。每剂中药浓煎至150～200 mL,每天1剂,分两次给药。

4.穴位注射疗法

委中穴常规消毒,用注射针快速刺入,上下提插,得气后注入呋塞米10～40 mg,出针后按压针孔,勿令出血。每天1次,左右两次委中穴交替注射。

还可在中药、西药内服的基础上,并以黄芪注射液、丹参注射液等量混合进行穴位注射,每穴1 mL,以双肝俞、脾俞、足三里与双胃俞、胆俞、足三里相交替,每周3次。

中药在腧穴的贴敷、中药在腧穴进行离子导入、中药注射液在学位注射等疗法,对于肝硬化腹水这一疑难杂症的治疗无疑增加了治疗方法的选择。

(刘　洋)

第六节 积 聚

一、临床诊断

(一)疾病诊断

(1)腹腔内有可扪及的包块。

(2)常有腹部胀闷或疼痛不适等症状。

(3)常有情志失调、饮食不节、感受寒邪或黄疸、虫毒等病史。

腹部 X 线、B 超、CT、MBI、病理组织活检及有关血液检查有助于明确相关疾病的诊断。

(二)病类诊断

1.积证

积属有形,结块固定不移,痛无定处,病在血分,是为脏病。

2.聚证

聚属无形,包块聚散无常,痛有定处,病在气分,是为腑病。

(三)病期诊断

1.初期

正气未至大虚,邪气虽实而不甚。表现为积块较小,质地较软,虽有胀痛不适,而一般情况尚较好。

2.中期

正气渐衰而邪气渐甚,表现为积块增大,质地较硬,持续疼痛,舌质紫黯或有瘀点、瘀斑,并有饮食日少,倦怠乏力,面色渐黯,形体逐渐消瘦等。

3.末期

正气大虚,而邪气实甚,表现为积块较大,质地坚硬,疼痛剧烈,舌质青紫或淡紫,有瘀点、瘀斑,并有饮食大减,神疲乏力,面色萎黄或黧黑,明显消瘦等衰弱表现。

二、病证鉴别

(一)积聚与痞满相鉴别

痞满是指脘腹部痞塞胀满,是自觉症状,而无块状物可扪及。积聚则是腹内结块,或痛或胀,不仅有自觉症状,而且有结块可扪及。

(二)症积与瘕聚相鉴别

症就是积,症积指腹内结块有形可征,固定不移,痛有定处,病属血分,多为脏病,形成的时间较长,病情一般较重;瘕聚是指腹内结块聚散无常,痛无定处,病在气分,多为腑病,病史较短,病情一般较轻。

三、病机转化

积聚病的病位在于肝脾。因肝主疏泄,司藏血;脾主运化,司统血。其发生主要关系到肝、脾、胃、肠等脏腑。因情志、饮食、寒湿、病后等,引起肝气不畅,脾运失职,肝脾失调,气血涩滞,壅塞不通,形成腹内结块,导致积聚。积聚的形成,总与正气亏虚有关。聚证病性多属实证,病程较短,预后良好。少数聚证日久不愈,可以由气入血转化成积证。积证初起,病理性质多实,日久病势较深,正气耗伤,可转为虚实夹杂之证。病至后期,气血衰少,身体羸弱,则以正虚为主。病机主要是气机阻滞,瘀血内结。病理因素虽有寒邪、湿热、痰浊、食滞、虫积等,但主要是气滞血瘀。聚证以气滞为多,积证以血瘀为主(见图7-3)。

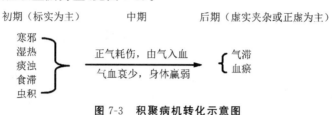

图 7-3　积聚病机转化示意图

四、辨证论治

(一)治则治法

1.区分不同阶段,掌握攻补分寸

积证可根据病程、临床表现,分作初期、中期、末期 3 个阶段。初期属邪实,积块不大,软而不坚,正气尚未大虚,应予消散,治宜行气活血、软坚消积为主;中期邪实正虚,积块渐大,质渐坚硬,正气渐伤,邪盛正虚,治宜消补兼施;后期以正虚为主,积块坚硬,形瘦神疲,正气伤残,应予养正除积,治宜扶正培本为主,酌加理气、化瘀、消积之品,切勿攻伐太过。

2.聚证重调气,积证重活血

聚证病在气分,以疏肝理气、行气消聚为基本治则,重在调气;积证病在血分,以活血化瘀、软坚散结为基本治则,重在活血。

(二)分证论治

积聚的辨证必须根据病史长短、邪正盛衰及伴随症状,辨其虚实之主次。聚证多实证。积证初起,正气未虚,以邪实为主;中期,积块较硬,正气渐伤,邪实正虚;后期日久,瘀结不去,则以正虚为主。

1.肝气郁结证

(1)症状:腹中结块柔软,时聚时散,攻窜胀痛,脘胁胀闷不适,苔薄,脉弦等。

(2)治法:疏肝解郁,行气散结。

(3)方药:逍遥散、木香顺气散加减。

(4)常用药:柴胡、当归、白芍、甘草、生姜、薄荷、香附、青皮、枳壳、郁金、台乌药。

2.食滞痰阻证

(1)症状:腹胀或痛,腹部时有条索状物聚起,按之胀痛更甚,便秘,纳呆,舌苔腻,脉弦滑等。

(2)治法:理气化痰,导滞散结。

(3)方药:六磨汤加减。

(4)常用药:大黄、槟榔、枳实、沉香、木香、乌药。

3.气滞血阻证

(1)症状:腹部积块质软不坚,固定不移,胀痛不适,舌苔薄,脉弦等。

(2)治法:理气消积,活血散瘀。

(3)方药:柴胡疏肝散合失笑散加减。

(4)常用药:柴胡、青皮、川楝子、丹参、延胡索、蒲黄、五灵脂。

4.瘀血内结证

(1)症状:腹部积块明显,质地较硬,固定不移,隐痛或刺痛,形体消瘦,纳谷减少,面色晦暗黧黑,面颈胸臂或有血痣赤缕。女子可见月事不下,舌质紫或有瘀斑瘀点,脉细涩等。

(2)治法:祛瘀软坚,佐以扶正健脾。

(3)方药:膈下逐瘀汤合六君子汤加减。

(4)常用药:当归、川芎、桃仁、三棱、莪术、香附、乌药、陈皮、人参、白术、黄精、甘草。

5.正虚瘀结证

(1)症状:久病体弱,积块坚硬,隐痛或剧痛,饮食大减,肌肉瘦削,神倦乏力,面色萎黄或黧黑,甚则面肢水肿,舌质淡紫,或光剥无苔,脉细数或弦细。

(2)治法:补益气血,活血化瘀。

(3)方药:八珍汤合化积丸加减。

(4)常用药:人参、白术、茯苓、甘草、当归、白芍、地黄、川芎、三棱、莪术、阿魏、瓦楞子、五灵脂、香附、槟榔。

(三)临证备要

临床上治疗癥积,应重视其邪正兼夹的特点,癥积按初中末三个阶段,可分为气滞血阻、瘀血内结、正虚瘀结三个证候,但在临床中,往往可兼有寒、湿、热、痰等病理表现。其中,兼郁热、湿热者较为多见。正气亏虚亦有偏于阴虚、血虚、气虚、阳虚的不同。临证应根据邪气兼夹与阴阳气血亏虚的差异,相应调整治法方药。

积聚治疗上始终要注意顾护正气,攻伐药物不可过用,《素问·六元正纪大论》说:"大积大聚,其可犯也,衰其大半而止。"聚证以实证居多,但如反复发作,脾气易损,应适当予以培脾运中。积证系日积月累而成,其消亦缓,切不可急功近利。如过用、久用攻伐之品,易于损正伤胃;过用香燥理气之品,则易耗气伤阴蕴热,加重病情。《医宗必读·积聚》提出"屡攻屡补,以平为期"的原则,颇有深意。

(四)其他疗法

1.中成药疗法

(1)鳖甲煎丸:消痞化积、活血化瘀、疏肝解郁。适用于积聚之血瘀肝郁证。

(2)大黄䗪虫丸:活血破瘀、通经消癥。适用于瘀血内停所致的癥瘕。

(3)养正消积胶囊:健脾益肾、化瘀解毒。适用于脾肾两虚瘀毒内阻型原发性肝癌。

2.单方验方

(1)肿节风15g,水煎服。可用于脘腹部、右上腹及下腹部的多种肿瘤。

(2)藤梨根、生薏苡仁、连苗荸荠各30g,每天1剂,水煎服;或龙葵、黄毛耳草各15g,白花蛇舌草、蜀羊泉各30g,每天1剂,水煎分3次服;或浙江三根汤:藤梨根、水杨梅根、虎杖根各30g,水煎服。用于脘腹积块(胃癌)。

(3)三棱、莪术各15g,水煎服;或三白草、大蓟、地骨皮各30g,水煎服;或双半煎:半边莲、半枝莲、薏苡仁、天胡荽各20g,水煎服。可用于右上腹积块(肝癌)。

(4)苦参、生熟薏苡仁、煅牡蛎、土茯苓、紫参、生地黄、地榆,各30g,水煎服;或白花蛇舌草、菝葜、垂盆草、土茯苓各30g,水煎服;或蒲公英、半枝莲各24g,白花蛇舌草、金银花藤、野葡萄根各 30 g,露蜂房9 g,蜈蚣 2 条,水煎服。另用牛黄醒消丸,每次服 1.5 g,每天 2 次。可用于下腹之积块(肠癌)。

(刘　洋)

第七节　疟　疾

一、临床诊断

(1)临床症状为寒战、高热、出汗,周期性发作,每天或隔天或三天发作 1 次,间歇期症状消失,形同常人,伴有头痛身楚,恶心呕吐等症。

(2)多发于夏秋季节,居住或近期到过疟疾流行地区,或输入过疟疾病者的血液,反复发作后可出现脾大。

(3)典型疟疾发作时,血液涂片或骨髓片可找到疟原虫,血白细胞总数正常或偏低。周围血象、脑脊液、X线检查、尿常规及中段尿检查、尿培养等有助于本病的鉴别诊断。

二、病证鉴别

疟疾需与风温发热、淋证发热鉴别(见表 7-3)。

表 7-3　疟疾与风温发热、淋证发热的鉴别要点

	疟疾	风温发热	淋证发热
主症	寒战、高热、出汗,周期性发作,每天或隔天或三天发作 1 次,间歇期症状消失,形同常人	风温初起,邪在卫分时,可见寒战发热	淋证初起,湿热蕴蒸,邪正相搏,亦常见寒战发热
兼症	伴有头痛身楚,恶心呕吐	多伴有咳嗽气急、胸痛等肺系症状	多兼小便频急,滴沥刺痛,腰部酸胀疼痛等症
病机	邪伏半表半里,邪正斗争	邪犯肺卫	湿热蕴蒸
鉴别要点	寒热往来,汗出热退,休作有时为特征	有肺系症状	小便频数,淋漓涩痛,小腹拘急引痛的泌尿系统症状

三、病机转化

疟疾的发生,主要是感受"疟邪",病机为疟邪侵入人体,伏于半表半里,出入营卫之间,邪正交争而发病。疟疾的病位总属少阳半表半里,故历来有"疟不离少阳"之说。病理性质以邪实为主。由于感受时邪不一或体质差异,可表现不同的病理变化。一般以寒热休作有时的正疟,临床最多见。如素体阳虚寒盛,或感受寒湿诱发,则表现为寒多热少的寒疟。素体阳热偏盛,或感受暑热诱发,多表现为热多寒少之温疟。因感受山岚瘴毒之气而发者为瘴疟,可以出现神昏谵语、痉厥等危重症状,甚至发生内闭外脱。若疫毒热邪深重,内陷心肝,则为热瘴;因湿浊蒙蔽心神者,则为冷瘴。疟邪久留,屡发不已,气血耗伤,每遇劳累而发病,则形成劳疟。或久疟不愈,气血

瘀滞,痰浊凝结,壅阻于左胁下而形成疟母,且常兼有气血亏虚之象,表现为邪实正虚(见图 7-4)。

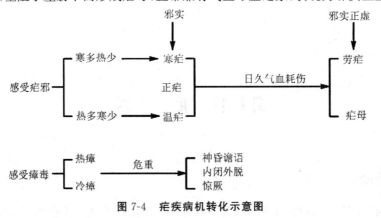

图 7-4　疟疾病机转化示意图

四、辨证论治

(一)治则治法

疟疾的治疗以祛邪截疟为基本治则,应该区别寒与热的偏盛进行处理。正疟治以祛邪截疟,和解表里,温疟治以清热解表,和解祛邪;寒疟治以和解表里,温阳达邪;热瘴治以解毒除瘴,清热保津;冷瘴治以解毒除瘴,芳化湿浊;劳疟治以益气养血,扶正祛邪。如属疟母,又当祛瘀化痰软坚。

疟疾发作之后,遍身汗出,倦怠思睡,应及时更换内衣,注意休息。未发作之日,可在户外活动,但应避免过劳。对瘴疟则应密切观察,精心护理,以及时发现病情变化,准备相应的急救措施。

(二)分证论治

正疟发作症状比较典型,常先有呵欠乏力,继则寒战鼓颌,寒罢则内外皆热,头痛面赤,口渴引饮,终则遍身汗出,热退身凉;温疟发作时热多寒少,汗出不畅,头痛,骨节酸痛,口渴引饮,便秘尿赤;寒疟发作时热少寒多,口不渴,胸闷脘痞,神疲体倦;热瘴发作热甚寒微,或壮热不寒,头痛,肢体烦疼,面红目赤,胸闷呕吐,烦渴喜饮,大便秘结,小便热赤,甚至神昏谵语;冷瘴发作寒甚热微,呕吐腹泻,甚则嗜睡不语,神志昏蒙;劳疟为迁延日久,每遇劳累易发作,发时寒热较轻,面色萎黄,倦怠乏力,短气懒言,纳少自汗为特征。

(三)临证备要

若久疟不愈,痰浊瘀血互结,左胁下形成痞块,为《金匮要略》所称之疟母。治宜软坚散结,祛瘀化痰,方用鳖甲煎丸。兼有气血亏虚者,配合八珍汤或十全大补汤。

青蒿据现代药理研究具有确切抗疟原虫作用,用量稍大,一般用量青蒿 50~80 g;配以具有和解少阳、抗疟疾的小柴胡汤以增加抗疟作用,辅以白虎汤退高热。民间常用单方验方,如马鞭草 1~2 两浓煎服;独头大蒜捣烂敷内关;酒炒常山、槟榔、草果仁煎服等。均为发作前 2~3 小时应用。

临床正疟可用小柴胡汤加减;瘴疟需清热、保津、截疟,常以生石膏、知母、玄参、麦冬、柴胡、常山,随症加减。久疟者需滋阴清热,扶养正气以化痰破瘀、软坚散结,常用青蒿鳖甲煎、何人饮、鳖甲煎丸等。

(四)其他疗法

1.中成药

(1)疟疾五神丹:祛邪截疟,和解表里。适用于疟疾正疟。

(2)清心牛黄丸:解毒除瘴,清热截疟。适用于疟疾热瘴。

(3)鳖甲煎丸:软坚散结,祛瘀化痰。适用于久疟不愈,痰浊瘀血互结,左胁下形成痞块之疟母。

2.针灸

取大椎、陶道、间使等穴位,于发前1～2小时针刺,用强刺激法。

(刘 洋)

第八章

气血津液病证的中医内科治疗

第一节 内 伤 发 热

内伤发热是指凡因脏腑气血阴阳虚损或失调而引起的以发热为主要表现的病证。临床上多表现为低热,有时可见高热,或患者自觉发热而体温不高。本证一般起病较缓,病程较长。

西医学的功能性低热、结缔组织疾病、慢性感染性疾病等所引起的发热,可参考本节辨证治疗。

一、病因病机

(一)阴精亏虚

素体阴虚,或失血伤阴,或温热病经久不愈,或因久泻伤阴,或因用温燥药过多,导致阴液亏损,阴不济阳,阳气偏盛,引起阴虚内热。

(二)中气不足

过度劳累,损伤中气,脾失生化,或饮食失于调理,造成中焦脾胃气虚,致虚阳外越,或阴火上冲,或卫外不固,营卫失和,引起发热。

(三)肝郁化火

情志抑郁,肝气不能条达,气郁于内,郁而化火而致发热。

(四)瘀血内阻

气滞、外伤、出血等原因导致瘀血内结,停积于体内,气血不通,营卫壅遏,引致发热。

(五)内湿停滞

饮食不节,或嗜食肥甘厚味辛辣,或忧思气结等,使脾胃受损,健运失职,津液不运,积聚生湿,郁久而化热。

二、辨证论治

内伤发热的一般特点是发热缓慢,病程较长,发热而不恶寒,或怯冷得衣被则解,或发热时作时止,或发有定时,且多感手足心热,可伴头晕神倦,自汗盗汗,脉弱无力等。调理阴阳、补虚泻实是内伤发热的基本治疗原则,临床需根据内伤发热证候的不同,采取相应的治疗方法,对虚实夹杂者,则需分清主次,兼而顾之。

(一)阴虚发热

1.证候

午后潮热或夜间发热,五心烦热,轻者不觉发热,只感面部灼热,颧红,盗汗,口燥咽干,或见眩晕,失眠,舌质红少苔,脉细数。

2.证候分析

由于阴液亏虚,内热自盛,且午后或夜间阴气当令,阳来入阴,阴虚不能制阳,则阳气偏旺。故发热,或午后潮热或夜间发热,五心烦热。虚热内蒸,迫津外泄而盗汗。虚热上浮则两颧潮红。阴虚失于濡润,故口燥咽干。阴虚阳亢,虚火上扰,故失眠,眩晕。舌质红少苔,脉细数,乃属阴虚内热之象。

3.治法

滋阴清热。

4.方药

清骨散(银柴胡、胡黄连、秦艽、鳖甲、地骨皮、青蒿、知母、甘草)。阴虚较甚加生地黄、玄参以助滋阴清热。若发热伴头晕眼花,身倦乏力,心悸不宁,面白无华,舌淡,脉细弱者,为血虚发热,用归脾汤(人参、白术、黄芪、炙甘草、远志、酸枣仁、茯神、龙眼肉、当归、木香、大枣、生姜)加首乌、熟地、银柴胡、白薇等。

(二)气虚发热

1.证候

发热以上午为常见,劳倦即复发或加重,伴有声低气短,倦怠乏力,饮食少味.或兼恶风自汗,舌质淡,边尖有齿痕,舌苔薄,脉大无力。

2.证候分析

气虚发热多由脾胃气虚所引起。"脾胃气虚,则下流于肾,阴火得以乘其土位"(《脾胃论》)而发热。上午阳气初生而未盛,故以上午常见,且劳则气耗,故劳倦则复发或加重。脾胃虚弱,运化失职,则饮食乏味,声低气短。脾主四肢,气虚则肢体乏力。气虚卫外不固则恶风、自汗。舌质淡舌苔薄,边尖齿痕,脉大无力,皆属气虚之象。

3.治法

甘温除热。

4.方药

补中益气汤(黄芪、人参、白术、炙甘草、当归、陈皮、升麻、柴胡)。若进而发展为阳气虚衰,虚阳外越,则热而形寒,面色㿠白,汗出肢冷,腰酸便溏,舌质淡,脉沉细而微,或浮大无根,用参附汤(人参、熟附子)。

(三)肝郁发热

1.证候

发热不甚,或午后低热,常随情绪波动而起伏,抑郁不欢,喜叹息,或烦躁易怒,或兼胸胁胀痛,口苦咽干,泛恶欲呕,或妇女月经不调,舌质淡红,舌苔薄黄,脉弦细数。

2.证候分析

情志不畅,肝失疏泄,肝气郁滞,郁久化热,故出现发热,或午后低热。因情志所伤,故发热随情绪波动而起伏。肝气郁结,疏泄失常,故抑郁不欢,胸胁胀痛。肝气郁结,则血行不畅,故见妇女月经不调。叹气则气机暂得舒畅,故喜叹息。肝火上扰心神,故烦躁易怒。肝火烁津,则口苦咽干。肝气犯胃,胃失和降,则泛恶欲呕。舌质淡红,舌苔薄黄,脉弦细数,为肝郁化火之象。

3.治法

舒肝解郁,清肝泻火。

4.方药

丹栀逍遥散(柴胡、当归、白芍、白术、茯苓、炙草、薄荷、煨姜、丹皮、山栀)加减。发热甚,加黄芩、地骨皮、白薇。胸胁胀痛明显,加青皮、郁金、香附。妇女月经不调,加益母草、泽兰。

(四)瘀血发热

1.证候

发热或潮热,胁腹刺痛,拒按,痛有定处,甚则面色黯黑,肌肤甲错,烦躁不安或如狂,舌质紫暗或有瘀斑,脉沉弦或涩。

2.证候分析

凡离经之血停滞在内,或气郁日久而血瘀,或经络损伤,或因疮疡气血凝结,瘀久而化热。瘀热互结则见潮热。瘀热停于脉络,气血阻滞,故胁腹刺痛。气血不能上荣于面与外达肌肤,故见面色黯黑,肌肤甲错。瘀热内扰心神,故烦躁不安甚或如狂。舌质紫暗,瘀斑,脉沉弦或涩,皆为瘀血内阻之象。

3.治法

活血化瘀,理气通络。

4.方药

桃仁承气汤(桃仁、桂枝、甘草、大黄、芒硝)。若妇女月经始来,或恶露不下,瘀血发热,原方减芒硝,加蒲黄、五灵脂、红花、香附、柴胡。若因疮疡发热,原方减桂枝,加丹皮、红花、蒲公英、野菊花;若妇女因月经闭止,肌肤甲错,原方可加水蛭、三棱。

(五)湿阻发热

1.证候

发热不甚,午后明显,热难速已,或身热不扬,胸闷脘痞,头重如裹,身重而累,不欲饮食,渴而不欲饮,大便不爽,舌质红,苔黄腻,脉濡数。

2.证候分析

湿邪内生,郁而化热,故见发热,湿为阴邪,阴邪自旺于阴分,故出现午后发热明显。湿性黏滞,故热难速已,或身热不扬。湿邪蒙蔽清窍,故头重如裹。湿邪阻滞气机,则胸闷脘痞,身重而累。湿阻中焦,脾失健运,故不欲饮食。湿停于内,故渴而不欲饮。湿热停滞肠道,则大便不爽。舌红苔黄腻,脉濡数,为湿郁化热之象。

3.治法

宣畅气机,清热化湿。

4.方药

三仁汤(杏仁、白蔻仁、薏苡仁、半夏、厚朴、通草、淡竹叶、滑石)加减。头重如裹,加白芷、藁本。胸闷脘痞,加佩兰、苍术、郁金、陈皮。

三、针灸治疗

(一)阴虚发热

可选用三阴交、太溪、复溜、大椎穴,用补泻兼施法。每天1～2次。

(二)气虚发热

可选用脾俞、胃俞、气海、合谷、尺泽穴,用补泻兼施法。每天1～2次。

(三)肝郁发热

可选用行间、侠溪、风池、大椎、曲池、内关穴,用泻法。每天1～2次。

(四)瘀血发热

可选用血海、膈俞、中冲、阳陵泉、人中、神门穴,用泻法。每天1～2次。

(五)湿阻发热

可选取合谷、大椎、丰隆、内关、公孙、足三里穴,用泻法。每天1～2次。

(魏新颖)

第二节　瘿　瘤

一、概述

瘿瘤是指颈前结喉两侧或一侧出现逐渐增大的肿块。瘿瘤既是中医内科的一个病名,又是一些疾病的主症或伴随症状。根据其病机和临床表现的不同,瘿瘤可分为以下几类而有其相应的名称,如气瘿、瘿气、肉瘿、瘿痈及石瘿等。

瘿瘤多因情志久伤,导致气郁、痰凝、血瘀或化火,或因水土不良,痰瘀内生,渐积而发。本症多属有形之邪(痰、瘀)结聚肝、心两经的实证,常兼气、阴之虚,或由虚致实。

本症可见于西医学的多种甲状腺及甲状旁腺疾病,常见者有单纯性甲状腺肿、甲状腺功能亢进症、甲状腺腺瘤、亚急性甲状腺炎、甲状腺癌、甲状旁腺功能亢进症等。

二、常见证型

(一)气郁痰结型

结喉两侧或一侧漫肿,边缘不清,肤色如常,按之柔韧圆滑无压痛,或有轻度胀感,精神抑郁或烦躁易怒,胸闷胁胀,或呼吸、吞咽不利,苔白腻,脉弦滑。

(二)痰瘀互结型

颈前肿块质地较硬,凹凸不平,自觉发胀或按之稍痛,呼吸或吞咽障碍,胸闷纳呆,口腻恶心,身重体困,舌淡紫或有瘀点瘀斑,苔白腻,脉弦涩。

(三)肝火挟痰型

颈前肿大,按之震颤,或灼热赤痛,怕热多汗,烦躁易怒,心悸易饥,口干口苦,眼突手颤,尿黄便秘,舌红苔黄,脉弦滑而数。

(四)阴虚火旺型

颈前稍肿而质软,心烦失眠,目胀干涩,潮热盗汗,心悸耳鸣,头晕咽干,腰膝酸软,形体消瘦,或眼突手颤,舌红苔少,脉细数。

三、证治纲目

(一)分型诊治

1.气郁痰结型

辨证分析:本型多因情志抑郁或水土不良,气滞痰凝于肝经,结聚于颈前所致。本型瘿瘤的表现由肝气郁结和痰浊结聚两方面症状组成,前者如胸闷胁胀、情志抑郁或烦躁易怒、善太息、颈胀、脉弦等,后者如结喉旁肿物、按之柔韧圆滑、肤色不变、呼吸或吞咽不利、苔白腻、脉滑等。

诊断要素:①八纲:里证,实证,阴证。②病机:肝郁气滞,津停痰聚,痰气结于颈前。

治疗法则:疏肝理气,化痰散结。本症以肝气郁滞为病之本,津停痰聚为病之标,故疏肝与化痰并举,乃标本兼治之法。痰气互结成瘿,故佐以软坚散结。

主方及加减。以加减海藻玉壶汤为主方:海藻 15 g,昆布 15 g,制半夏 10 g,浙贝母 10 g,陈皮 10 g,青皮 10 g,当归 10 g,川芎 10 g,柴胡 10 g,香附 10 g,郁金 10 g。水煎服。本方柴胡、香附、青皮疏肝理气,为主药;郁金、川芎、当归条畅肝脏的气血,为辅药;半夏、陈皮、贝母燥湿化痰,为佐药;海藻、昆布软坚散结,为使药。若瘿瘤日久质较硬,加牡蛎 30 g(先煎),夏枯草 15 g,蛤壳粉 12 g(包煎);若痰气郁久化热,局部红肿热痛,加金银花 15 g,连翘 12 g,天葵子 12 g。

2.痰瘀互结型

辨证分析:本型亦起于肝失疏泄,气郁既聚津成痰,又滞血成瘀,痰瘀互结所致。因此,本型与上型的主要区别,在于本型多病程日久而见瘀血凝结之象,如颈前肿块明显,边缘清楚,按之质硬而有压痛,面色晦暗,舌紫暗或有瘀点瘀斑等。

诊断要素。①八纲:里证,实证,阴证。②病机:肝郁气滞,导致痰浊、瘀血渐生,并互结于颈前。

治疗法则:化痰祛瘀,行气散结。瘿瘤由痰瘀互结所致,因此化痰祛瘀乃本之治;气行则津布血运,故佐以行气散结。

主方及加减。以加味活血散瘀汤为主方:当归 12 g,赤芍 15 g,桃仁 10 g,制大黄 10 g,川芎 10 g,苏木 10 g,枳壳 10 g,槟榔 10 g,海藻 12 g,浙贝母 10 g,牡蛎 30 g(先煎),制半夏 10 g。水煎服。方中贝母、半夏化痰散结,赤芍、桃仁活血散瘀,共为主药;当归、川芎养血行血,海藻、牡蛎祛痰软坚,为辅药;枳壳、槟榔理气行滞,苏木活血通络,大黄引邪下行,并为佐使药。若血瘀偏重,加三棱 10 g,莪术 10 g,穿山甲 10 g;痰浊偏重,加陈皮 10 g,土贝母 10 g,海浮石 10 g;兼脾气虚,气短乏力,食少便溏,加人参 10 g,白术 10 g,茯苓 12 g。

3.肝火挟痰型

辨证分析:本型多因肝郁化火,灼津成痰,痰火结于颈前所致。本型瘿瘤以肝火亢盛的表现为主,如怕热多汗,烦躁易怒,消谷善饥,口渴心悸,尿黄便秘,舌红苔黄,脉弦数等;又兼痰结之象,如颈前肿块,按之较硬而觉胀,眼胀或突,咽喉不利,苔腻脉滑等。

诊断要素。①八纲:里证,热证,实证,阳证。②病机:肝火炽盛,灼津成痰,痰火结于颈前。

治疗法则:清肝泻火,化痰散结。本型瘿瘤源于肝火挟痰,因此,治以清肝泻火为主,兼化痰浊,痰火去则结散肿消,诸症自失。

主方及加减。以加减柴胡清肝汤为主方:柴胡 10 g,黄芩 10 g,栀子 10 g,连翘 12 g,天花粉 12 g,赤芍 12 g,生地黄 15 g,牛蒡子 10 g,川芎 10 g,甘草 6 g,夏枯草 30 g,黄药子 10 g。水煎服。本方夏枯草、栀子清肝泻火,为主药;柴胡、黄芩清热疏肝,赤芍、连翘凉血解毒,为辅药;天花粉、生地黄清热生津,牛蒡子、黄药子化痰散结,为佐药;甘草泻火兼调和诸药,为使药。若肿块灼痛,连及耳后枕部,或化脓者,加金银花 15 g,板蓝根 15 g,蒲公英 30 g;若肿块日久,坚硬而无热者,加莪术 12 g,丹参 30 g,鳖甲 15 g(先煎);眼突、手颤明显者,加石决明 20 g,钩藤 12 g(后下),蒺藜 12 g;若肿块坚硬如石,凹凸不平,推之不移,加山慈菇 10 g,天葵子 12 g,半枝莲 30 g。

4.阴虚火旺型

辨证分析:本型多因瘿瘤日久伤阴,或素体阴虚火旺,虚火灼津为痰,痰火结聚颈前所致。本型与上型同属热证,但有虚实之异。本型瘿瘤属阴虚火旺,进展缓慢,肿块一般较小而质软,伴五心烦热,盗汗耳鸣,心悸失眠,头晕咽干,两目干涩,眼突手颤,消瘦易饥,舌红少津等阴虚内热见症。

诊断要素。①八纲:里证,热证,虚证,阳证。②病机:阴虚火旺,虚火灼津成痰,痰火结聚。

治疗法则:滋阴降火,化痰散结。本型病机为阴虚火旺,故滋阴降火以拔病之根;瘿瘤乃痰结之征,故佐以化痰散结,则瘿瘤自消。

主方及加减。以加减三甲复脉汤为主方:生地黄 15 g,麦冬 12 g,牡蛎 20 g,龟甲 12 g,鳖甲 12 g,白芍 10 g,炙甘草 4 g,玄参 12 g,知母 10 g,夏枯草 15 g,浙贝母 10 g,黄药子 10 g。水煎服。方中生地黄、龟甲滋阴降火,为主药;玄参、麦冬、知母清热生津,为辅药;夏枯草、黄药子泻肝火、消瘿结,白芍敛阴柔肝,牡蛎、鳖甲、贝母软坚散结,并为佐药;甘草泻火兼调和诸药,为使药。若肝火炽盛,加龙胆草 10 g,栀子 10 g,黄芩 10 g;若肿块坚硬,面唇紫暗,加丹参 20 g,莪术 10 g,川牛膝 12 g;若心悸、汗多、乏力明显,加黄芪 20 g,太子参 15 g,五味子 10 g;若心烦、失眠突出,加酸枣仁 15 g,柏子仁 10 g,远志 10 g。

(二)验方成药

(1)夏枯草 30 g,昆布、牡蛎各 24 g,玄参、白术各 12 g,天葵子、陈皮和橘叶各 9 g,每天 1 剂,水煎服。适用于气郁痰结型。

(2)甲瘤丸:夏枯草、当归、珍珠母、生牡蛎各 30 g,昆布、丹参各 15 g,共研细末,加蜜制丸,每丸重 9 g,每次口服 1 丸,每天 2 次,3 个月为 1 个疗程。适用于痰瘀互结型。

(3)知柏地黄丸,每次口服 9 g,每天 2 次。适用于阴虚火旺型。

(4)阳证,如意金黄散加冷开水调麻油,外敷患处;阴证,阳和解凝膏掺阿魏粉,敷贴患部。

(三)针灸疗法

1.体针

取曲池、合谷、翳风、大椎、风池、天井、天突、气舍等穴,每次 4～5 穴,直刺或斜刺 1～2 寸,隔天 1 次,7 次为 1 个疗程。

2.电针

取气瘿(甲状腺体)、天柱、内关、足三里、神门等穴,电针频率 1～2 赫兹,用规律脉冲。

3.耳针

取内分泌、甲状腺、神门、交感等穴,每天或隔天 1 次。

(魏新颖)

第三节 消 渴

消渴一般指西医所说的糖尿病。中医药治疗糖尿病的报道从古至今记载于大量的医学文献中,由于历史的局限,中医药最初对糖尿病的认识仅限于简单的临床症状描述及朴素的病因病机证候阐释,干预治疗也相对模糊,虽经数千年的不断实践检验、归纳、总结,积累了大量宝贵的经验,并逐渐形成了独特的学术体系,但仍有诸多不足之处需补充、规范与发展。随着医学界对糖尿病认识的不断深入,现代先进技术手段的引进与应用,为中医药的研究开辟了广阔的领域。从1978年北京医院糖尿病研究小组进行了50种中药的单味药煎剂或成药降血糖作用研究,结果提示桑白皮、桑葚、天花粉、五倍子等11种有显著降糖作用开始,之后又相继出现了众多单味药研究的报道。尽管单味药降糖作用的研究十分必要,但一味地追求单味药的有效成分及作用机制的研究又不完全符合中医基础理论,容易误导临床辨证论治,故20世纪80年代以来主要开展对复方中药降糖作用的临床与动物实验研究,随着研究的不断深入和广泛,研究重点又逐渐转移为对并发症和糖尿病前期的防治,并对中药的作用机制进行了多途径、多角度、多靶点的综合探究,并补充完善了针灸按摩等治疗手段和方法,确立了中医药防治糖尿病的优势和特色,取得了较大成果。

整体观念和辨证论治是中医学的两大特点,中医认为糖尿病的发生、进展、转归、预后都是整体内环境的失衡后所引发的局部表现,因此治疗上立足于辨证论治,注重整体调理,尽管降糖作用不如西药,但可以明显改善患者的自觉症状,而且毒副作用小,安全性高。此外,中医药可以针对不同的个体,不同病程过程中的不同证候表现,把众多具有不同药性特点的调节血糖的中药灵活巧妙地组合在一起,充分体现个体化诊疗的优势,同时还具有辅助调节血脂、血压、改善血液流变学等作用,对并发症和糖尿病前期的防治也显露出巨大的潜力。如果中西药能合理的结合应用,取长补短,相信将会取得更满意的临床疗效,造福于广大糖尿病患者。

一、中医药防治糖尿病及其并发症的优势与特色

众多临床文献古籍证实中医药在糖尿病及其慢性并发症等各个阶段具有调节血糖,改善临床症状、体质因素和对慢性并发症的综合防治作用。中华中医药学会糖尿病专业委员会的同道们总结了近20年中医药的研究现状,在第9次中华中医药学会年会(2006年9月)上明确指出了中医药防治糖尿病及其并发症的优势与特色。

(一)中医药防治糖尿病及其并发症的优势

1.调节血糖

目前糖尿病的治疗西药是主导,如何减少西药用量和种类,减少药物不良反应,增加控制血糖的效果,是中医临床医师面临的工作之一。临床常遇到一些患者,虽药物剂量和种类不断调整,血糖仍然不能控制,除了常见的药物因素(如继发性磺胺类药物失效等)、饮食因素(如饮食控制不严格或结构不合理等)、运动因素(如疾病等原因致运动量不足)以外,尚可找到一些严重干扰降糖的诱因,如失眠、便秘、情绪波动、月经不调、感染等。一旦找到,给予恰当的针对性治疗及处理,血糖往往能够下降,降糖药物剂量和种类也可随之减少。并且有些中药既可以使高血糖降

下来,又可使低血糖恢复正常,没有造成低血糖的危险,中西医结合控制血糖,可增加血糖控制的效果。

2.改善临床症状和体质,提高生活质量

中医治病强调阴阳整体调节。在中医理论指导下使用中药,可以明显改善症状,并对人体内分泌代谢功能起到双向调节,维持内环境平衡的作用。运用具有中医特色的个体化治疗是我们提高临床疗效的一大法宝。采取不同的治法和方药,因人而异的治疗可以明显改善不同患者的不同症状。根据糖尿病患者的不同体质,如痰湿体质、痰浊体质、湿热体质、瘀血体质等,辨证施治,改善患者体质,从根本上改良糖尿病及其并发症发生的"土壤"。

3.防治糖尿病并发症

(1)中医药治疗糖尿病肾病(DN):病机基本特点为本虚标实,本虚为气阴两虚,标实为湿热浊瘀。所及脏腑以肾、肝、脾为主,病程较长。本病发病初期,阴虚为本,涉及肝肾;病之日久,阴损耗气,以致肾气虚损;后期阴损及阳,脾肾阳虚,水湿潴留;病至晚期,肾阳衰败,浊毒内停,水湿泛滥。临床上多根据益气养阴,活血化瘀通络,健脾滋肝补肾等方法采用专方专药、成药、单味药等进行治疗。中医药治疗各期 DN 不仅能改善临床症状,亦在临床实验室指标上体现了其疗效。

(2)中医药治疗糖尿病视网膜病变(DR):根据病机演变为气阴两虚→肝肾亏虚→阴阳两虚的转化特点及瘀、郁、痰三个重要致病因素,中医临床分期大体可分为早、中、晚三期。①早期(气阴两虚):视力稍减退或正常,目睛干涩,或眼前少许黑花飘舞,眼底见视网膜少许微血管瘤、散在出血和渗出,视网膜病变多为1～3级;可伴神疲乏力,气短懒言,口干咽燥,自汗,便干或稀溏,舌胖嫩、紫暗或有瘀斑,脉沉细无力。②中期(肝肾亏虚):视物模糊或变形,目睛干涩,眼底见视网膜广泛出血、渗出及棉绒斑,或见静脉串珠,或伴黄斑水肿,视网膜病变多为3～4级,可伴头晕耳鸣,腰膝酸软,肢体麻木,大便干结,舌暗红少苔,脉细涩。③晚期(阴阳两虚):视物模糊或不见,或暴盲,眼底见新生血管、机化灶、增殖条带及牵拉性视网膜脱离,或玻璃体积血致眼底无法窥及,视网膜病变多为4～5级;可伴神疲乏力,五心烦热,失眠健忘,腰酸肢冷,手足凉麻,阳痿早泄,下肢水肿,大便溏结交替,舌淡胖少津或有瘀点,或唇舌紫暗,脉沉细无力。根据以上认识为基础指导的专方治疗取得了较好的疗效;中医药治疗 DR 的疗效主要体现在提高 DR 视力,延缓DR 的发生、发展,促进眼底出血、渗出、水肿的吸收等方面。

(3)中医药治疗糖尿病周围神经病变(DPN):病机有虚有实。虚有本与变之不同。虚之本在于阴津不足,虚之变在于气虚、阳损。虚之本与变,既可单独起作用,也可相互转化,互为因果;既可先本后变,也可同时存在。实为痰与瘀,既可单独致病,也可互结并见。临床上,患者既可纯虚为病,所谓"气不至则麻""血不荣则木""气血失充则痿";又可虚实夹杂,但一般不存在纯实无虚之证。虚实夹杂者,在虚实之间,又多存在因果标本关系。常以虚为本,而阴虚为本中之本,气虚、阳损为本中之变,以实为标,痰浊瘀血阻滞经络。DPN 以凉、麻、痛、痿四大主症为临床特点。其主要病机是以气虚、阴虚、阳虚失充为本,以瘀血、痰浊阻络为标,血瘀贯穿于 DPN 的始终。临证当首辨其虚实,虚当辨气虚、阴虚、阳虚之所在;实当辨瘀与痰之所别,但总以虚中夹实最为多见。治疗当在辨证施治、遣方择药前提下,酌情选加化瘀通络之品,取其"以通为补""以通为助"之义。本病除口服、注射等常规的方法外,灵活选用熏、洗、灸、针刺、推拿等外治法,内外同治,可提高疗效,缩短疗程。

(4)中医药治疗糖尿病足:病机多认为先天不足,正气虚弱,寒湿之邪侵袭,瘀阻脉络,气血不畅,甚或痹阻不通而发。以初起肢冷麻木,后期趾节坏死脱落,黑腐溃烂,疮口经久不愈为主要表现。中医临床分期大体可分为早、中、晚三期。①初期:患肢麻木、沉重、怕冷、步履不便(间歇性跛行),即行走时小腿或足部抽掣疼痛,需休息片刻后才能继续行走。患足皮色苍白,皮温降低,跌阳脉(足背动脉)搏动减弱。相当于西医的局部缺血期。②中期:患肢疼痛加重,入夜尤甚,日夜抱膝而坐。患肢畏寒,常需厚盖、抚摩。剧烈静息痛往往是溃烂先兆。患足肤色暗红,下垂位明显,抬高立即变苍白,严重时可见瘀点及紫斑,足背动脉搏动消失。皮肤干燥无汗,趾甲增厚变形。舌质暗有瘀斑,苔薄白,脉沉涩。相当于西医的营养障碍期。③末期:患部皮色由暗红变为青紫,肉枯筋萎,呈干性坏疽。若遇邪毒入侵,则肿胀溃烂,流水污臭,并且向周围蔓延,五趾相传,或波及足背,痛若汤泼火燃,药物难解。伴有全身发热,口干纳呆,尿黄便结等症。经治疗后,若肿消痛减,坏死组织与正常皮肤分界清楚,流出薄脓,或腐肉死骨脱落,创面肉芽渐红,是为佳兆。反之,患部肿痛不减,坏疽向近端及深部组织浸润蔓延,分界不清,伴有发热寒战,烦躁不安。该病坏疽分为三级:一级坏疽局限于足趾或手指部位;二级坏疽局限于足跖部位;三级坏疽发展至足背、足跟、踝关节及其上方。此期相当于西医的坏死溃疡期。糖尿病足与湿、热、火毒、气血凝滞、阴虚、阳虚或气虚有关,为本虚标实之证。临证辨治分清标本,整体辨证与局部辨证相结合,内治与外治相结合,以扶正祛邪为基本治则,大大降低了糖尿病足的截肢率和致残率。

(二)中医药防治糖尿病及其并发症的特色

中医药治疗糖尿病的方法丰富,对糖尿病及其并发症的治疗提供了较多的选择余地,并且除中药外还有针灸、按摩、理疗、气功、心理疗法等治疗方法,因此治疗方法的多样性和个体化是中医药防治糖尿病及其并发症的主要特色,具体体现在以下几个方面。

1.针灸治疗糖尿病及其并发症

采用毫针、针灸并用、针药结合、穴位注射、穴位贴敷、埋线等疗法治疗糖尿病本病及其并发症(如糖尿病周围神经病变),针灸刺激可影响下丘脑神经核团、改善胰岛素抵抗及胰岛功能等,从而有一定的降糖功效,而其对糖尿病周围神经病变的治疗则主要通过调节脂代谢,加快血液流速,改善微循环,从而改善了周围神经的供血供氧,促进受损神经的修复。针灸治疗糖尿病及其并发症取得的效果引起广泛关注,其整体调节,安全无害的优点越来越被广大糖尿病患所接受。

2.熏蒸外洗治疗糖尿病足

采用温经活血通络,清热解毒等作用的中药煎汤外洗、浸泡、熏蒸治疗糖尿病足及糖尿病周围神经病变,是中医药治疗糖尿病的一大特色。

3.基于中医药性理论的饮食治疗

中医学认为基于药性理论的平衡观是糖尿病食疗的基础,采用辨证施食,根据"医食同源","药食同源",选择相应的药膳,取得较好的疗效。中药食疗可以改善机体的不良代谢状况,对肥胖2型糖尿病患者血糖及血脂有较好的调节作用。现代医学认为平衡膳食是糖尿病饮食疗法的基础,西医饮食疗法注重分析食物的营养成分,侧重于食物物质方面的"共性";而中医饮食疗法强调辨证论治,注重食物的功能"个性",选用不同的食物"以平为期"。

4.运用太极、气功、八段锦等养生运动疗法,心身同治

在糖尿病的防治上,隋·巢元方《诸病源候论》提出糖尿病患者应"先行一百二十步,多者千步,然后食。"王焘云:"消渴患者不欲饱食而卧,终日久坐……人欲小劳,但不可强所不能堪耳。"适度的活动对防治糖尿病有积极的作用。在运动形式上,通常采用太极拳、太极剑、保健气功等传统健身法,这是根据中医的阴阳、五行和经络脏腑学说,以及相应的导引、行气、存思、内丹技术建立的"动中求静,静中求动"协调身心的演练功法。与强化生活方式干预相比,中医运动养生法

在我国有广泛的群众基础,而且更简单易行,具有较强的适应性和推广价值。

因此,可以看到中医药防治糖尿病具有整体调理,综合治疗,稳效低毒,注重个体化,辨证灵活,多靶点、多途径,并且能有效防治并发症,改善相关指标(血脂、血黏度、微循环、抗氧化等),有其独特的优势和广阔的应用前景。

二、中医病因病机认识

中医学认为消渴病病因多与素体阴津亏乏、先天禀赋不足有关;此外,人至老年,脏腑器官功能随年龄的增加相继渐衰且脆弱之自然生理变化过程也是不可忽视的原因。外因诸如饮食起居不节,过食肥甘厚味,形体肥胖,精神紧张,情志不畅,嗜啖烟酒、房事过度,外感六淫——风、寒、暑、湿、燥、火,思虑劳倦等是引发"消渴"病必要的外部条件。这些观点一直有效地指导中医临床实践。

对病机的传统认识是以阴虚为本、燥热为标,并以"三消"分而论之,也曾取得一定的临床疗效。随着对糖尿病认识和临床研究的进一步深入,发现许多糖尿病患者临床无典型的"三多一少"症状,而常有疲乏无力、轻度口渴、尿频、多汗、皮肤瘙痒等非特异性症状,且起病隐匿、程度轻微,常被忽视,部分患者是因健康检查或其他血管并发症原因就诊而发现,加之现代医学的早期干预、西药合理使用、介入治疗的推广应用、宣传教育的普及和民众防范意识的逐步提高等,导致传统消渴病机模式发生了极大转变。因此许多学者结合自己多年临床经验和实践体会,指出糖尿病的主要病机绝非单纯用阴虚燥热和"三消"所能解释清楚的,传统的理论已不能全面满足临床的需要,各地医家纷纷另辟新径,提出不同见解,概括为本虚标实,本虚包括脾虚、气阴两虚、阳虚,标实包括气滞、血瘀、痰浊、毒邪。

(一)脾虚论

糖尿病的各种临床表现可归纳为代谢综合征及慢性病变。此二点与脾的运化及升清功能的降低有密切关系。糖尿病病理致变形式一是降出大于升入,二是升降无序,而脾气下脱是其病理改变的基本病机,并贯穿于整个病变过程,所以临床辨证以健脾为主制定方药,均有较好的疗效。

(二)气阴两虚兼血瘀论

高彦彬等对558例糖尿病患者病机特点进行分析,辨证以气阴两虚兼瘀最多见(占46.9%)。童家罗认为气阴两虚兼瘀是消渴的病机。封俊言等亦认为糖尿病病机以气阴两虚兼瘀多见。大量临床报道证明,遵守气阴两虚兼瘀病机辨证用药每获良效。

(三)肝失疏泄论

张延群等的观察结果表明,糖尿病不仅与肺脾肾相关,而且与肝的病理变化密切相关。李小杵等认为糖尿病与肝脏功能失调密切相关,肝的消渴之亢,治亦疏肝理气,清肝泻火,养护肝体。王钢柱等认为本病病机正如清代医家黄坤载言"消渴之病,独责肝木"。治疗消渴必以疏利为法,选用逍遥散加减,对245例治疗观察一年,疗效满意。

(四)瘀血论

祝谌予于1980年对30例糖尿病患者进行观察发现,几乎全部病例均有舌暗或瘀斑,故首先提出糖尿病夹瘀之说。林兰等观察数百例糖尿病患者,显示糖尿病患者都有不同程度的血管并发症,舌多暗有瘀斑,舌下静脉青紫或怒张,血液流变学观察,有瘀血存在,提出血瘀是糖尿病的一个重要病机,糖尿病微血管病变与瘀血证密切相关,有共同的病理基础,加用活血化瘀药能较好地改善患者糖、脂肪代谢和血液高黏状态及血管神经并发症症状。熊曼琪等经过多年临床实践,认为瘀热互结是2型糖尿病的病机特点。

(五)痰论

王志学等从临床实践中总结出目前消渴患者"三多"症状不典型,多形体肥胖,表现为肢体麻木疼痛,胸闷,头痛,半身不遂,女子月经块多,面色晦暗,舌体胖大,舌质紫暗或有瘀斑,苔滑腻等痰瘀互结症状,认为痰瘀互结是消渴病的主要病机之一,是糖尿病诸多并发症的主要原因。盛梅笑等对102例糖尿病患者进行观察,发现痰湿可见于该病的整个过程,随着慢性血管病变的出现兼痰湿证者亦增多。

(六)毒邪论

糖尿病以热毒、湿毒、浊毒、瘀毒为主。在1型或2型糖尿病的病情加重期,多表现为多饮、多食、多尿、燥热、多汗、大便干、舌红少津等一系列热毒内盛之象,或是肝郁化火而致,或是阴虚火旺所成。总之,表现为一派热毒内盛之象,治宜清热解毒。还有一类患者,热象不明显,但血糖显著升高,舌苔厚腻,或黄或白,形体偏胖,属湿毒、浊毒。

(七)阳虚论

现代医家对阳虚之消做了初步探讨。王毅鄂研究发现,消渴也有因素体阳虚,初起即同时兼有气虚或阳虚者,并认为此时的上燥渴、下尿频之证乃腾水气所致。张弛在对糖尿病患者病因分析中发现,不但有素体阴虚,也有素体阳虚、阴阳两虚者。其中素体阴虚,素体阴阳两虚者多见于2型糖尿病,而素体阳虚者多见于1型糖尿病。

三、糖尿病的中医诊疗

为了进一步发挥中医药治疗糖尿病的特色与优势,规范糖尿病的诊疗行为,促进糖尿病中医药临床疗效提升,在2007年发布的《糖尿病中医防治指南》的基础上,中华中医药学会糖尿病学会整合、优化以往中医糖尿病标准方面的研究成果,结合临床实际,制定了糖尿病的中医诊疗标准。确定了糖尿病中医名为"消渴",对糖尿病的中医定义、临床表现、处理原则、辨证施治、成药治疗、辅助疗法、病情监测等分别进行阐述。

(一)定义

消渴是由体质因素加以饮食失节、情志失调、年高劳倦、外感邪毒或药石所伤等多种病因所致。是以多饮、多食、多尿、形体消瘦、尿有甜味为典型症状的病证,相当于现代医学的糖尿病。

(二)临床表现

以多饮、多食、多尿及原因不明之消瘦等症状为主要临床表现。也有多饮、多食、多尿症状不明显,以肺痨、眩晕、胸痹心痛、水肿、卒中、眼疾、疮痈等病症,或因烦渴、烦躁、神昏等病就诊,或无症状,体检时发现本病者。

(三)处理原则

处理原则(图8-1)。

1.控制饮食

坚持做到控制总量、调整结构、吃序正确;素食为主、其他为辅、营养均衡;进餐时先喝汤、吃青菜,快饱时再吃些主食、肉类。在平衡膳食的基础上,根据患者体质的寒热虚实选择相应的食物。火热者选用清凉类食物,如苦瓜、蒲公英、苦菜、苦杏仁等;虚寒者选用温补类食物,如生姜、干姜、肉桂、花椒做调味品炖羊肉、牛肉等;阴虚者选用养阴类食物,如黄瓜、西葫芦、丝瓜、百合、生菜等;大便干结者选黑芝麻、菠菜、茄子、胡萝卜汁、白萝卜汁;胃脘满闷者选凉拌苏叶、荷叶、陈皮丝;小便频数者选核桃肉、山药、莲子;肥胖者采用低热量、粗纤维的减肥食谱,常吃粗粮杂粮等有利于减肥的食物。针对糖尿病不同并发症常需要不同的饮食调摄,如糖尿病神经源性膀胱患者晚餐后减少水分摄入量,睡前排空膀胱;合并皮肤瘙痒症、手足癣者应控制烟酒、浓茶、辛辣、海鲜发物等刺激性饮食;合并脂代谢紊乱者可用菊花、决明子、枸杞、山楂等药物泡水代茶饮。糖尿病患者可根据自身情况选用相应饮食疗法及药膳进行自我保健。当出现并发症时,按并发症饮食原则进食。

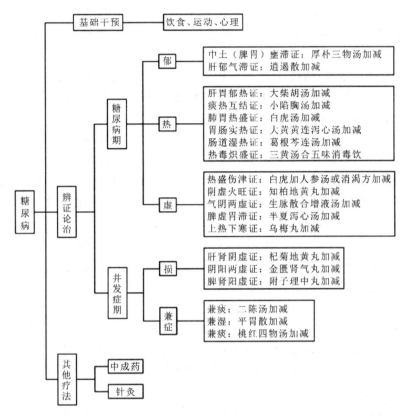

图 8-1　糖尿病中医治疗模式

2.合理运动

坚持缓慢、适量的运动原则,应循序渐进、量力而行、动中有静、劳逸结合,将其纳入日常生活的规划中。青壮年患者或体质较好者可以选用比较剧烈的运动项目,中老年患者或体质较弱者可选用比较温和的运动项目,不适合户外锻炼者可练吐纳呼吸或打坐功;八段锦、太极拳、五禽戏等养身调心传统的锻炼方式适宜大部分患者;有并发症的患者原则上避免剧烈运动。

3.心理调摄

糖尿病患者应正确认识和对待疾病,修身养性,陶冶性情,保持心情舒畅,配合医师进行合理的治疗和监测。

四、辨证论治

糖尿病多因禀赋异常、过食肥甘、多坐少动及精神因素而成。病因复杂,变证多端。辨证当明确郁、热、虚、损等不同病程特点。本病初始多六郁相兼为病,宜辛开苦降,行气化痰。郁久化热,肝胃郁热者,宜开郁清胃;热盛者宜苦酸制甜,根据肺热、肠热、胃热诸证辨证治之。燥热伤阴,壮火食气终致气血阴阳俱虚,则须益气养血,滋阴补阳润燥。脉损、络损诸证更宜及早、全程治络,应根据不同病情选用辛香疏络、辛润通络、活血通络诸法,有利于提高临床疗效。

(一)糖尿病期

1.郁

(1)脾胃壅滞证。症状:腹型肥胖,脘腹胀满,嗳气、矢气频频,得嗳气、矢气后胀满缓解,大便量多,舌质淡红,舌体胖大,苔白厚,脉滑。治法:行气导滞。方药:厚朴三物汤(《金匮要略》)加减。厚朴、大黄、枳实。加减:胸闷脘痞、痰涎量多加半夏、陈皮、橘红;腹胀甚、大便秘结加槟榔、二丑、莱菔子。

(2)肝郁气滞证。症状:情绪抑郁,喜太息,遇事易紧张,胁肋胀满,舌淡苔薄白,脉弦。治法:疏肝解郁。方药:逍遥散(《太平惠民和剂局方》)加减。柴胡、当归、白芍、白术、茯苓、薄荷、生姜。加减:纳呆加焦三仙;抑郁易怒加丹皮、赤芍;眠差加炒枣仁、五味子。

2.热

(1)肝胃郁热证。症状:脘腹痞满,胸胁胀闷,面色红赤,形体偏胖,腹部胀大,心烦易怒,口干口苦,大便干,小便色黄,舌质红,苔黄,脉弦数。治法:开郁清热。方药:大柴胡汤(《伤寒论》)加减。柴胡、黄芩、半夏、枳实、白芍、大黄、生姜。加减:舌苔厚腻加化橘红、陈皮、茯苓;舌苔黄腻、脘痞加五谷虫、红曲、生山楂;舌暗、舌底脉络瘀加水蛭粉、桃仁。

(2)痰热互结证。症状:形体肥胖,腹部胀大,胸闷脘痞,口干口渴,喜冷饮,饮水量多,心烦口苦,大便干结,小便色黄,舌质红,舌体胖,苔黄腻,脉弦滑。治法:清热化痰。方药:小陷胸汤(《伤寒论》)加减。黄连、半夏、全瓜蒌、枳实。加减:口渴喜饮加生牡蛎;腹部胀满加炒莱菔子、槟榔;不寐或少寐加竹茹、陈皮。

(3)肺胃热盛证。症状:口大渴,喜冷饮,饮水量多,易饥多食,汗出多,小便多,面色红赤,舌红,苔薄黄,脉洪大。治法:清热泻火。方药:白虎汤(《伤寒论》)加减或桑白皮汤(《古今医统》)合玉女煎(《景岳全书》)加减。石膏、知母、生甘草、桑白皮、黄芩、天冬、麦冬、南沙参。加减:心烦加黄连,大便干结加大黄,乏力、汗出多加西洋参、乌梅、桑叶。

(4)胃肠实热证。症状:脘腹胀满,大便秘结难行,口干口苦,或有口臭,口渴喜冷饮,饮水量多,多食易饥,舌红,苔黄,脉数有力,右关明显。治法:清泄实热。方药:大黄黄连泻心汤(《伤寒论》)加减或小承气汤(《伤寒论》)加减。大黄、黄连、枳实、石膏、葛根、元明粉。加减:口渴甚加天花粉、生牡蛎;大便干结不行加枳壳、厚朴,并加大大黄、元明粉用量;大便干结如球状加当归、首乌、生地;口舌生疮,心胸烦热,或齿、鼻出血,加黄芩、黄柏、栀子、蒲公英。

(5)肠道湿热证。症状:脘腹痞满,大便黏腻不爽,或臭秽难闻,小便色黄,口干不渴,或有口臭,舌红,舌体胖大,或边有齿痕,苔黄腻,脉滑数。治法:清利湿热。方药:葛根芩连汤(《伤寒论》)加减。葛根、黄连、黄芩、炙甘草。加减:苔厚腐腻去炙甘草,加苍术;纳食不香、脘腹胀闷、四肢沉重加苍术、藿香、佩兰、炒薏苡仁;小便不畅,尿急,尿痛加黄柏、桂枝、知母;湿热下注,肢体酸重加秦皮、威灵仙、防己;湿热伤阴加天花粉、生牡蛎。

(6)热毒炽盛证。症状:口渴引饮,心胸烦热,体生疥疮、痈、疽或皮肤瘙痒,便干溲黄,舌红,苔黄。治法:清热解毒。方药:三黄汤(《千金翼方》)合五味消毒饮(《医宗金鉴》)加减。黄连、黄芩、生大黄、银花、地丁、连翘、黄芩、栀子、鱼腥草。加减:心中懊恼而烦、卧寐不安者加栀子;皮肤瘙痒甚加苦参、地肤子、白鲜皮;痈疽疮疖焮热红肿甚加丹皮、赤芍、蒲公英。

3.虚

（1）热盛伤津证。症状：口大渴，喜冷饮，饮水量多，汗多，乏力，易饥多食，尿频量多，口苦，溲赤便秘，舌干红，苔黄燥，脉洪大而虚。治法：清热益气生津。方药：白虎加人参汤（《伤寒论》）或消渴方（《丹溪心法》）加减。石膏、知母、太子参、天花粉、生地、黄连、葛根、麦冬、藕汁。加减：口干渴甚加生牡蛎；便秘加玄参、麦冬；热象重加黄连、黄芩，太子参易为西洋参；大汗出，乏力甚加浮小麦、乌梅、白芍。

（2）阴虚火旺证。症状：五心烦热，急躁易怒，口干口渴，时时汗出，少寐多梦，小便短赤，大便干，舌红赤，少苔，脉虚细数。治法：滋阴降火。方药：知柏地黄丸（《景岳全书》）加减。知母、黄柏、生地、山萸肉、山药、丹皮。加减：失眠甚加夜交藤、炒枣仁；火热重加黄连、乌梅；大便秘结加玄参、当归。

（3）气阴两虚证。症状：消瘦，疲乏无力，易汗出，口干口苦，心悸失眠，舌红少津，苔薄白干或少苔，脉虚细数。治法：益气养阴清热。方药：生脉散（《医学启源》）合增液汤（《温病条辨》）加减。人参、生地、五味子、麦冬、玄参。加减：口苦、大汗、舌红脉数等热象较著加黄连、黄柏；口干渴、舌干少苔等阴虚之象明显加石斛、天花粉、生牡蛎；乏力、自汗等气虚症状明显加黄芪。

（4）脾虚胃滞证。症状：心下痞满，呕恶纳呆，水谷不消，便溏，或肠鸣下利，干呕呃逆，舌胖淡苔腻，舌下络瘀，脉弦滑无力。治法：辛开苦降，运脾理滞。方药：半夏泻心汤（《伤寒论》）加减。半夏、黄芩、黄连、党参、干姜、炙甘草。加减：腹泻甚易干姜为生姜，呕吐加苏叶、苏梗、旋覆花等，便秘加槟榔、枳实、大黄，瘀血内阻加水蛭粉、生大黄。

（5）上热下寒证。症状：心烦口苦，胃脘灼热，或呕吐，下利，手足及下肢冷甚，舌红，苔根部腐腻，舌下络脉瘀闭。治法：清上温下。方药：乌梅丸（《伤寒论》）加减。乌梅、黄连、黄柏、干姜、蜀椒、附子、当归、肉桂、党参。加减：下寒甚重用肉桂；上热明显重用黄连、黄芩；虚象著加重用党参，加黄芪；瘀血内阻加水蛭粉、桃仁、生大黄。

（二）糖尿病并发症期

消渴日久可导致肝肾阴虚或肾阴阳两虚，出现各种慢性并发症，严重者发生死亡。

1.损

（1）肝肾阴虚证：本证主要见于糖尿病合并视网膜病变。症状：小便频数，浑浊如膏，视物模糊，腰膝酸软，眩晕耳鸣，五心烦热，低热颧红，口干咽燥，多梦遗精，皮肤干燥，雀目，或蚊蝇飞舞，或失明，皮肤瘙痒，舌红少苔，脉细数。治法：滋补肝肾。方药：杞菊地黄丸（《医级宝鉴》）加减。枸杞、菊花、熟地、山萸肉、山药、茯苓、丹皮、泽泻、女贞子、墨旱莲。加减：视物模糊加茺蔚子、桑葚子，头晕加桑叶、天麻。

（2）脾肾阳虚证：本证主要见于糖尿病肾病。症状：腰膝酸冷，夜尿频，畏寒身冷，小便清长或小便不利，大便稀溏，或见水肿，舌淡胖大，脉沉细。治法：温补脾肾。方药：附子理中丸（《伤寒论》）加减。制附子、干姜、人参、炒白术、炙甘草。加减：偏于肾阳虚倍用肉桂；偏于肾阴虚重用知母，加生地；肾阳虚水肿甚加茯苓、泽泻利水消肿；兼心阳虚衰欲脱加山萸肉、肉桂，人参易为红参；水肿兼尿中大量泡沫加金樱子、芡实。

（3）阴阳两虚证：本证主要见于糖尿病肾病、糖尿病合并周围神经病变等的后期。症状：小便频数，夜尿增多，浑浊如脂如膏，甚至饮一溲一，五心烦热，口干咽燥，神疲，耳轮干枯，面色黧黑；腰膝酸软无力，畏寒肢凉，四肢欠温，阳痿，下肢水肿，甚则全身皆肿，舌质淡，苔白而干，脉沉细无力。治法：滋阴补阳。方药：金匮肾气丸（《金匮要略》）加减。制附子、桂枝、熟地、山萸肉、山药、泽泻、茯苓、丹皮。加减:偏肾阳虚选右归饮(《景岳全书》)加减,偏肾阴虚选左归饮(《景岳全书》)加减。

2.兼证

除以上证候外,痰、湿、浊、瘀是本病常见的兼证,兼痰主要见于肥胖糖尿病患者,兼湿主要见于糖尿病胃肠病变,兼浊主要见于糖尿病血脂、血尿酸较高的患者,兼瘀主要见于糖尿病血管病变。

(1)兼痰。症状:嗜食肥甘,形体肥胖,呕恶眩晕,恶心口黏,头重嗜睡,食油腻则加重,舌体胖大,苔白厚腻,脉滑。治法:行气化痰。方药:二陈汤(《太平惠民和剂局方》)加减。半夏、陈皮、茯苓、炙甘草、生姜、大枣。

(2)兼湿。症状:头重昏蒙,四肢沉重,遇阴雨天加重,倦怠嗜卧,脘腹胀满,食少纳呆,大便溏泄或黏滞不爽,小便不利,舌胖大,边齿痕,苔腻,脉弦滑。治法:燥湿健脾。方药:平胃散(《太平惠民和剂局方》)加减。苍术、厚朴、陈皮、甘草、茯苓。

(3)兼浊。症状:腹部肥胖,实验室检查血脂或血尿酸升高,或伴脂肪肝,舌胖大,苔腐腻,脉滑。治法:消膏降浊。方药:红曲、五谷虫、生山楂、西红花、威灵仙。

(4)兼瘀。症状:肢体麻木或疼痛,胸闷刺痛,或卒中偏瘫,语言謇涩,或眼底出血,或下肢紫暗,唇舌紫暗,舌有瘀斑或舌下青筋暴露,苔薄白,脉弦涩。治法:活血化瘀。方药:桃红四物汤(《医宗金鉴》)加减,以眼底或肾脏络脉病变为主者,宜抵当汤(《伤寒论》)加减。桃仁、红花、川芎、当归、生地、白芍、酒大黄、水蛭。

(三)其他疗法

1.中成药

中成药的选用必须在辨证的基础上,根据不同证型选择合适的中成药,切忌盲目使用。

2.针灸按摩

(1)体针:糖尿病患者进行针法治疗时器具要严格消毒。针法调节血糖的常用处方:上消(肺热津伤)处方:肺俞、脾俞、胰俞、尺泽、曲池、廉泉、承浆、足三里、三阴交;配穴:烦渴、口干加金津、玉液。中消(胃热炽盛)处方:脾俞、胃俞、胰俞、足三里、三阴交、内庭、中脘、阴陵泉、曲池、合谷;配穴:大便秘结加天枢、支沟。下消(肾阴亏虚)处方:肾俞、关元、三阴交、太溪;配穴:视物模糊加太冲、光明。阴阳两虚处方:气海、关元、肾俞、命门、三阴交、太溪、复溜。

(2)耳针:耳针、耳穴贴压以内分泌、肾上腺等穴位为主。耳针疗法取穴胰、内分泌、肾上腺、缘中、三焦、肾、神门、心、肝,配穴:偏上消者加肺、渴点,偏中消者加脾、胃,偏下消者加膀胱。

(3)按摩:肥胖或超重糖尿病患者可腹部按摩中脘、水分、气海、关元、天枢、水道等。点穴减肥常取合谷、内关、足三里、三阴交。也可推拿面颈部、胸背部、臀部、四肢等部位用摩、揿、揉、按、捏、拿、合、分、轻拍等手法。

五、单味中药对血糖的影响及作用机制

尽管西药降糖的效果有目共睹,由于不断出现的不良事件也愈加受到关注,近年来的临床和实验研究证实单味中药治疗糖尿病疗效稳定,不良反应少,且可改善临床症状和有效地防治并发症的发生进展,有着西药不可替代的作用。但中药降糖作用缓慢,力度较小;疗效虽好,但难于重复及推广。目前有关单味中药治疗糖尿病的基础研究尚少,虽揭示了一些可喜的苗头,但多为浅层次的低水平重复。故进一步运用现代科学技术手段加强方药作用的基础研究和中药有效成分

的提取及相关药理研究,筛选疗效确切、起效快,经得起重复的单味中药是当务之急。

（一）实验动物研究

2000年游龙等曾将影响血糖升降的65种中药总结发表于中国中医药信息杂志。具有降低血糖作用的54种中药分别是麻黄、苍耳子、牛蒡子、桑叶、葛根、知母、天花粉、夏枯草、黄连、生地、玄参、赤芍、紫草、熊胆、地骨皮、大黄、威灵仙、防己、五加皮、苍术、茯苓、薏苡仁、附子、乌头、荔枝核、麦芽、藕节、虎杖、鬼箭羽、卷柏、桔梗、昆布、枇杷叶、灵芝、刺蒺藜、人参、黄芪、白术、麦门冬、石斛、玉竹、黄精、枸杞子、女贞子、银耳、山茱萸、蚕蛹、玉米须、丹皮、泽泻、五味子、三七、首乌、菟丝子。

具有升高血糖作用的11种中药分别为紫苏、龙胆草、秦艽、娑罗子、三七、瓜蒌、贝母、全蝎、党参、刺五加、杜仲。

（二）降血糖活性成分研究

1.植物多糖类成分研究

从人参中分离到21种人参多糖,其中Panaxan A降糖活性最高,从人参根中分离纯化出一种小分子均一多糖;从知母根茎中分离到4种知母多糖,从苍术中分离到3种多糖,实验表明具有不同程度的降糖作用。山药多糖、黄芪多糖、麦冬多糖、瓜蒌多糖、冬虫夏草多糖、枸杞多糖、南瓜多糖、地黄多糖等也显示了其降糖活性。

2.苷类成分研究

黄精螺(留)烷醇苷、三七皂苷、野葛糖苷、人参皂苷、苦瓜皂苷、夏枯草三萜皂苷等。

3.具有抑制醛糖还原酶的成分

从苏木甲醇提取物分得的苏木查耳酮、从半夏块茎分得治疗糖尿病并发症的黄酮苷、黄芩苷和小檗碱可抑制醛糖还原酶。

4.具有抑制蛋白质非酶糖基化作用的成分

葛根、柴胡、地黄、人参的醇提物对人血清蛋白非酶糖基化有明显的抑制作用,对晶状体蛋白的非酶糖基化也有明显的抑制作用。

5.具有改善血液流变性的降糖成分

月见草油乳静脉滴注,空腹血糖下降显著,血清胆固醇和甘油三酯下降,HDL-C上升,对全黏度、血浆黏度、纤维蛋白原均有极显著下降,有望用于治疗糖尿病伴高脂血症患者。小檗碱不仅有显著的降血糖作用,而且对糖尿病患者伴有的合并症高血压、高血脂、血栓形成等有很好的防治作用。

6.提高胰岛素受体敏感性的成分

玉竹甲醇提取物和番石榴叶中的黄酮苷主要是通过提高胰岛素敏感性而达到降血糖作用的。

7.具有降血糖作用的植物成分

从中药植物中发现降糖成分有萜类、胰岛素、肽和氨基酸类、黄酮类、多糖类、硫醚类、生物碱类、香豆精类和不饱和脂肪酸类等。

（三）机制研究

单味中药是复方组合的基本要素,且每味药具有多种组合相互呈现协同效果,它通过不同的途径和靶点在糖尿病综合治疗上发挥疗效,单味中药的作用机制报道众多,基本达成共识的有如下几点。

1.保护胰岛 β 细胞,促进胰岛素分泌

人参中人参多糖和南瓜多糖对胰岛素释放有促进作用,人参皂苷既能抑制四氧嘧啶对动物胰岛 β 细胞的破坏,又能促进残存胰岛 β 细胞的分泌功能,而且停药后仍能维持降血糖作用 1～2 周;黄连、黄柏、三颗针等植物含有的小檗碱有显著的降糖作用,它能促进血清胰岛素水平升高和胰岛 β 细胞的修复;苦瓜素降糖缓慢持久,可刺激胰岛 β 细胞释放胰岛素;鬼箭羽也可促进胰岛 β 细胞释放胰岛素;冬虫夏草通过促进胰岛素分泌而降低血糖,临床加用百令胶囊要优于不给百令胶囊的磺酰脲类降糖药组;夏枯草能修复胰岛 β 细胞,使胰岛素分泌正常。

2.拮抗胰高血糖素,抑制糖原分解,促进糖原合成

汉防己降血糖机制之一就是降低血浆胰高血糖素浓度;肾上腺素能促进肝糖原的分解而使血糖升高,人参、刺五加、黄连、黄柏、地黄、桑叶、桑皮、夏枯草、玉米须、高山红景天、麦冬等皆对抗肾上腺素,降低由肾上腺素引起的动物血糖升高;人参茎叶含有的多糖能明显降低四氧嘧啶模型小鼠高血糖;三七中的三七皂苷可促进糖尿病小鼠肝糖原成组降糖效果随着连续给药而增强;夏枯草醇提取物可增加肝糖原的合成;女贞子能明显增加糖尿病小鼠肝糖原含量而降低血糖。

3.抑制糖原异生,促进外周组织对葡萄糖的利用,增加葡萄糖的分解

黄连、黄柏中的小檗碱能抑制糖原异生,促进外组织对葡萄糖的酵解,使血糖降低;宁夏枸杞醇提取物及地骨皮可使糖尿病大鼠显著持久地降糖,其根中胍衍生物有类似苯乙双胍提高周围组织对葡萄糖利用率的作用;荔枝核制成的浸膏能有效治疗非胰岛素依赖型糖尿病。

4.增强胰岛素受体敏感性,增加胰岛素受体数目

大黄、黄连可提高胰岛素受体结合力,改善胰岛素抵抗;番石榴中的黄酮能促进胰岛素与受体结合,提高组织对葡萄糖的利用;玉竹可通过增强胰岛素敏感性而达到降糖目的。

5.降低血脂,改善血液流变性

黄连能降低血清胆固醇,它和大黄可同时降低四氧嘧啶模型小鼠血清甘油三酯和胆固醇,而大黄本有活血化瘀的作用,可改善血液流变性,茶叶多糖除了能降血糖,还能降低血清中的甘油三酯和胆固醇;大蒜素可明显降低四氧嘧啶模型小鼠升高的血小板数和胆固醇含量;山茱萸肉能降糖,也能抑制血小板的凝集。

6.清除自由基

某些含黄酮类中药如卷柏、番石榴有清除自由基,抑制脂质过氧化反应作用,刺五加注射液有显著减少过氧化脂质的作用;黄连可升高超氧化物歧化酶活性;绞股蓝不仅有降糖降脂作用,还能提高机体歧化酶活性而起抗氧化作用。

7.抑制醛糖还原酶活性,抑制蛋白质的非酶糖基化

黄连中的小檗碱和黄芩苷均为醛糖还原酶抑制剂;槐米中的槲皮素和大蓟中的水飞蓟宾则为较强的醛糖还原酶抑制剂,此外还有甘草、丹参、黄芪、龙胆草等。

由此可见,中药的作用是通过不同途径、不同靶点调节血糖、防治慢性并发症的;单味药尚且如此,以单味药依据中医药理论所组成的复方中药更能体现中药的多途径、多靶点的综合作用,在此不再赘述。

六、治疗糖尿病的中成药

截止到 2009 年 12 月,我们查询的国家市场监督管理总局审批颁布的治疗糖尿病中药共计35 个品种,若将成分和功能主治相同,而剂型不一的药物合并后,尚有 28 种。涉及丸剂、胶囊、

口服液、颗粒剂、片剂、注射液 6 种剂型。其中仅 1 种是从中药材中提取的有效成分,2 种为中西药并用,其余均为中药复方。经药理研究和临床试验证明这些中药均具有降低血糖和/或改善脂质代谢等作用。临床用于轻、中度 2 型糖尿病,证属气阴两虚、气虚内热、气阴两虚挟瘀、脾气不足、肾阳亏虚等,其组方均较好体现了中医辨证论治之长处,并兼顾了益气、养阴、补肾、健脾、清热、活血化瘀等整体观念。详见表 8-1。

表 8-1　治疗糖尿病的中成药

药名	药物组成	功能主治
渴乐宁胶囊	黄芪、黄精(酒炙)、地黄、太子参、天花粉	益气、养阴、生津。适用于气阴两虚型消渴病,症见:口渴多饮、五心烦热、乏力多汗、心慌气短等
渴乐宁颗粒	黄芪、黄精(酒制)、地黄、太子参、天花粉	益气、养阴、生津。用于气阴两虚型消渴病。症见:口渴多饮、五心烦热、乏力多汗、心慌气短等
六味地黄软胶囊	熟地黄、山茱萸(制)、牡丹皮、茯苓、山药、泽泻	滋阴补肾。用于肾阴亏损,头晕耳鸣,腰膝酸软,骨蒸潮热,盗汗遗精,消渴
六味地黄颗粒	熟地黄、山茱萸(制)、牡丹皮、茯苓、山药、泽泻	滋阴补肾。用于肾阴亏损,头晕耳鸣,腰膝酸软,骨蒸潮热,盗汗遗精,消渴
六味地黄丸	熟地黄、山茱萸(制)、牡丹皮、茯苓、山药、泽泻	滋阴补肾。用于肾阴亏损,头晕耳鸣,腰膝酸软,骨蒸潮热,盗汗遗精,消渴
六味地黄口服液	熟地黄、山茱萸(制)、牡丹皮、茯苓、山药、泽泻	滋阴补肾。用于肾阴亏损,头晕耳鸣,腰膝酸软,骨蒸潮热,盗汗遗精,消渴
桂附地黄胶囊	肉桂、熟地黄、附子(制)、山茱萸、牡丹皮、茯苓、山药、泽泻	温补肾阳。用于肾阳不足,腰膝酸冷,肢体水肿,小便不利或反多,痰饮喘咳,消渴
参芪降糖颗粒	人参茎叶皂苷、五味子、黄芪、山药、地黄、枸杞子等	益气养阴、滋脾补肾。主治消渴症,用于 2 型糖尿病
参芪降糖胶囊	人参茎叶皂苷、五味子、黄芪、山药、地黄、覆盆子、麦冬、茯苓、天花粉、泽泻、枸杞子	益气养阴、滋脾补肾。主治消渴症,用于 2 型糖尿病
芪蛭降糖胶囊	黄芪、生地、黄精、水蛭	益气养阴、活血化瘀。用于 2 型糖尿病,证属气阴两虚兼瘀者,症见:口渴多饮,多尿易饥,体瘦乏力、自汗盗汗,面色晦暗,肢体麻木,舌暗有瘀斑等
益津降糖口服液	人参、白术、茯苓、仙人掌	健脾益气、生津止渴,适用于气阴两虚型消渴病,症见:乏力自汗,口渴喜饮,多尿,多食善饥,舌苔花剥,少津,脉细少力,用于 2 型糖尿病
金芪降糖片	金银花、黄芪、黄连等	清热益气。主治气虚兼内热之消渴病,症见口渴喜饮,易饥多食,气短乏力等,用于轻、中度 2 型糖尿病

171

药名	药物组成	功能主治
金芪降糖胶囊	金银花、黄芪、黄连等	清热益气。主治气虚兼内热之消渴病,症见口渴喜饮,易饥多食,气短乏力等,用于轻、中度2型糖尿病
人参糖肽注射液	人参糖肽	补气、生津、止渴。用于气阴两虚型轻、中度2型糖尿病,症见:气短懒言、倦怠乏力,自汗盗汗,口渴喜饮,五心烦热
金芪降糖颗粒	金银花、黄芪、黄连等	清热益气。主治气虚兼内热之消渴病,症见:口渴喜饮,易饥多食,气短乏力等,用于轻、中度2型糖尿病
消渴安胶囊	黄芪、葛根、麦冬、水蛭	具有益气养阴化瘀,通络之功效
消渴丸	葛根、地黄、黄芪、天花粉、玉米须、五味子、山药、格列本脲	滋肾养阴,益气生津。用于多饮、多尿,多食、消瘦,体倦无力,眠差腰痛、尿糖及血糖升高之气阴两虚型消渴症
消糖灵胶囊(消渴平胶囊)	黄芪、天花粉、白芍、丹参、沙苑子、枸杞子、知母、杜仲、五味子、黄连、人参、格列本脲	益气养阴,清热泻火,益肾缩尿的功能。用于糖尿病
糖尿乐胶囊	地黄、当归、柏子仁(霜)、酸枣仁(炒)、天冬、麦冬、五味子、大枣、人参、茯苓、丹参、远志、玄参、甘草、南蛇藤果、桔梗、琥珀、龙骨	育阴养血,补心安神。用于心血不足、怔忡健忘,心悸失眠,虚烦不安
糖尿灵片	天花粉、葛根、生地黄、麦冬、五味子、甘草、糯米(炒黄)、南瓜粉	养阴滋肾、生津止渴、清热除烦、降低尿糖。用于轻中型糖尿病
糖脉康颗粒	黄芪、地黄等	养阴清热,活血化瘀,益气固肾。用于气阴两虚血瘀所致的口渴喜饮,倦怠乏力,气短懒言、自汗,盗汗。五心烦热、胸中闷痛、肢体麻木或刺痛。便秘、2型糖尿病及并发症见上述症状者
养阴降糖片	黄芪、党参、葛根、枸杞子、玄参、玉竹、地黄、知母、牡丹皮、川芎、虎杖、五味子	养阴益气,清热活血。用于糖尿病
十味玉泉胶囊	麦冬、人参、天花粉、黄芪、地黄、五味子、甘草、乌梅、茯苓	益气养阴,清热生津。用于气阴两虚之消渴病。症见:气短乏力,口渴喜饮。易饥烦热。可作为2型糖尿病的辅助治疗药
玉泉丸	葛根、天花粉、地黄、麦冬、五味子、甘草	养阴生津,止渴除烦,益气和中。用于治疗因胰岛功能减退而引起的物质代谢、碳水化合物代谢紊乱,血糖升高之糖尿病,肺胃肾阴亏损、热病后期
降糖甲片	黄芪、黄精(酒炙)地黄、太子参、天花粉	补气益气、养用生津。用于气阴两虚型消渴症(2型糖尿病)

七、中药的不良反应及其禁忌证

中药不是绝对安全的,也有不良反应,服用时应详细阅读说明书。应用中药制剂时需注意以下几种情况。

(1)中西药合用的药物如"消渴丸",其中有西药格列本脲成分,约 10 粒消渴丸中就有 1 片(2.5 mg)格列本脲,若使用不当,可能会发生低血糖,老年患者和肾功能不全者应当慎用。

(2)有肝肾功能损害的患者应避免使用对肝肾功能有害的中成药。

(3)临床辨证错误可引发诸多不良反应。

(4)对个别中成药中的某种药物过敏者禁用,如虫类药物、花粉类药物等。

(5)脾胃虚寒禁用苦寒类药物或以苦寒药为主的中成药。

(6)因某些中药具有堕胎、致畸作用妊娠期妇女不宜服用。

八、临床应用的注意事项

(1)凡药三分"毒",此"毒"泛指药物的偏性,也就是寒热温凉之药性,所以不主张长期大量服用一种药物。

(2)复方中成药的选择是依据临床证候来定的,而证候又受到不同个体的体质、不同的病程阶段、不同的季节、不同的地域环境、不同的饮食习惯等影响,具有动态变化的特点,因此临床应用时要充分考虑以上不同,结合病情,合理对证地选择,不能一成不变,也不能随意更改。

(3)同病异治是中医治病的特色治则之一,某种药物他人用之有效,便拿来服用,若对证也有效,若不对证则无效,还可能产生诸多不良反应而加重病情,甚至脏器的毒性作用,造成严重后果,所以不能人云亦云,应在医师指导下使用。

(4)不要盲目购买和使用没有国家食品和药品监督管理局正式批准的保健品和药品,有正式批准文号的相关中药保健品或药品中,其降血糖的作用往往较弱,不能达到如西药般立竿见影的效果。但由于利益驱使,市场上经常有打着中医药的幌子,出售所谓的纯中药保健品或药品,有学者曾对三种"纯中药"降糖药做了药物分析及鉴定,发现其中掺杂了两种甚或三种降糖西药,患者在不知情的情况下服用,极易造成严重低血糖而危及生命。

(5)有过敏体质的患者,尽量避免对有"保密处方"中成药的使用,因其中成分不公开,可能会引发变态反应或加重病情。

(6)不建议在出现酮症酸中毒、高渗性昏迷时使用中药降糖。

(7)当空腹血糖持续高于 11.1 mmol/L 时不建议单独服用纯中药制剂。

(魏新颖)

第四节　汗　　证

一、自汗

自汗是指不因劳动、运动、炎热、衣着过暖及服用发汗药而汗出过多、动则加剧的异常汗出症状。本节仅讨论全身自汗,而局部自汗及病情危重的绝汗、战汗不在讨论之列。自汗可作为主症、次症及兼症,有时也可用作病名。

自汗的病机虚多实少,虚证以肺卫气虚、脾肾阳虚较常见,而实证以气分热盛和湿热内蕴为主,然而临床上虚实兼夹亦不少,如暑热伤气等。

自汗一症可见于多种西医学疾病,如发热性疾病均可引起体温调节性多汗,甲状腺功能亢进症、糖尿病、低血糖症、休克、昏厥、剧烈疼痛、神经衰弱、更年期综合征、肥胖症等,皆可有大量出汗。

(一)常见证型

1.肺卫气虚型

自汗恶风,动则益甚,易于感冒,或头痛鼻塞,肢体酸楚,或时寒时热,神疲乏力,气短懒言,面白少华,舌淡苔薄白,脉浮缓。

2.脾肾阳虚型

自汗畏寒,四肢厥冷,纳呆便溏,食后腹胀,神疲乏力,腰膝酸软或冷痛,面色㿠白或萎黄,或面浮肢肿,舌淡胖边有齿痕,苔白滑,脉沉细或缓弱。

3.气分热盛型

汗出频多,高热恶热,面红目赤,口渴喜冷饮,烦躁胸闷,气喘息粗,小便短黄,大便干结,舌红苔黄燥,脉洪滑数。

4.湿热蕴结型

汗出绵绵不止,头颈部为甚,身热不扬,身体重困,口腻口苦,呕恶纳呆,胸闷脘痞腹胀,大便不爽,小便短赤,舌红苔黄腻,脉濡数。

(二)分型诊治

1.肺卫气虚型

(1)辨证分析:本型多因素体气虚,或久病耗气,肺卫气弱,卫外不固,津液失摄而外泄所致。因此,本型属虚证或虚中夹实证。临床上以自汗恶风,动则加剧,经常感冒为主症,可见一般气虚症状,如神疲乏力、气短懒言、面白少华之类;若兼风邪外袭,也可见恶寒发热、头痛鼻塞、咽喉不适等表证。

(2)诊断要素。①八纲:表里同病,虚证,阴证。②病机:肺卫气虚,卫外不固,腠开津泄。

(3)治疗法则:益气固表,调和营卫。本型自汗起于肺卫气虚无力固表摄津,故益气实卫以固表乃求本之治;卫气虚弱则营阴外泄,营卫和谐则邪去汗止,故佐以调和营卫。

(4)主方及加减。以玉屏风散合桂枝汤加味为主方。黄芪 20 g,白术 20 g,防风 12 g,桂枝 10 g,白芍 12 g,炙甘草 6 g,生姜 6 g,大枣 10 g,麻黄根 10 g,浮小麦 30 g,党参 15 g。水煎服。方中黄芪、白术益气实卫以固表,为主药;党参、甘草健脾益气,为辅药;桂枝、生姜助卫阳,白芍、大枣补营阴,防风祛风解表,共为佐药;麻黄根、浮小麦收敛止汗,为使药。若汗多心悸,加煅龙骨 30 g(先煎),煅牡蛎 30 g(先煎),五味子 10 g;心烦失眠,激动易怒,加珍珠母 30 g,知母 10 g,酸枣仁 12 g;口干舌红,加生地黄 15 g,麦冬 12 g,地骨皮 15 g。

2.脾肾阳虚型

(1)辨证分析:本型多因素体阳虚,或久病伤阳,或房劳过度、嗜食寒凉耗损肾脾阳气,阳虚无力摄津所致。本型与上型比较,都属虚证,但阳虚重于气虚,且必见虚寒之象,如畏寒肢冷、面色㿠白、精神萎靡、舌淡胖苔白滑、脉沉细无力等;同时,亦可见纳呆便溏、腹胀乏力等脾虚见症,以及腰膝痠软冷痛、面浮肢肿、性欲冷淡等肾阳虚见症。

（2）诊断要素。①八纲：里证，寒证，虚证，阴证。②病机：脾肾阳衰，温化失职，津液不固而外泄。

（3）治疗法则：温补脾肾，固表敛汗。由于脾肾阳衰而致自汗，故温补脾肾之阳乃治本之法；自汗毕竟为表虚不固、津液外泄之象，故佐以益气固表以敛汗。

（4）主方及加减。以补中益气汤合甘草附子汤加味为主方：黄芪 20 g，党参 15 g，白术 12 g，陈皮 6 g，当归 10 g，炙甘草 6 g，升麻 3 g，柴胡 3 g，桂枝 10 g，制附子 10 g，山茱萸 10 g。水煎服。本方桂枝、附子温补脾肾之阳，为主药；黄芪、党参、白术益气健脾以固表，为辅药；陈皮、甘草理气和胃，当归、山茱萸补精血兼敛津，共为佐药；升麻、柴胡升阳达表，为使药。若汗出不止，心悸怔忡，加浮小麦 30 g，糯稻根 30 g，煅牡蛎 30 g（先煎）；兼阴虚，口燥咽干、舌红脉细数，加北沙参 30 g，麦冬 15 g，五味子 10 g；若虚阳欲脱，冷汗淋漓，神思恍惚，以人参 10 g 换党参，制附子加至15 g，急煎频服。

3.气分热盛型

（1）辨证分析：本型多因外感暑热、风热侵入，或外感风寒入里化热，或过食辛辣炙煿，火热内生，里热炽盛，蒸迫津液外泄而成。因此，本型属实热证，与上二型属虚者性质迥异。本型的辨证要点，一是里热蒸迫，大汗而高热不解，且恶热，面红目赤，气喘息粗，脉洪数有力；二是热在气分，津伤明显，故见口渴喜冷饮，小便短黄，大便干结，舌红苔黄燥等；三是热尚未入营血，故动血、耗血及神志症状不显著。

（2）诊断要素。①八纲：里证，热证，实证，阳证。②病机：里热炽盛，蒸迫津液外泄。

（3）治疗法则：清气泻热，生津止渴。本型大汗乃肺胃气分热盛所致，故清气泻热以治其本；气分热盛津液必伤，故佐以生津止渴。

（4）主方及加减。以白虎汤加味为主方：生石膏 30 g（先煎），知母 12 g，粳米 10 g，甘草 6 g，黄连 6 g，竹叶 10 g，鲜芦根 30 g，天花粉 15 g，石斛 12 g，麦冬 10 g。水煎服。方中生石膏、知母清气分之热，为主药；黄连、天花粉、竹叶泻火以除烦止渴，为辅药；石斛、麦冬、芦根清热生津，为佐药；粳米、甘草养胃调中，并防诸寒药伤中之弊，为使药。若热伤气津，少气体倦，神疲脉虚，加西洋参 5 g，黄芪 12 g，白术 10 g；若热结肠道，腹胀便秘而拒按，加生大黄 10 g（后下），芒硝 10 g（兑服）；兼食积，嗳腐厌食，腹胀矢气，加山楂 12 g，神曲 10 g，青皮 10 g。

4.湿热蕴结型

（1）辨证分析：本型多因外感湿热内阻中焦，或饮食不节，湿热内生，湿遏热伏，蒸发津液外泄所致。本型与上型皆属实热证，但本型乃湿与热结合，上型为燥热伤津，二者有燥湿之别。本型的辨证，要抓住两点，一是汗出绵绵，头颈部为甚，身热不扬；二是伴有湿热困阻、中焦气机不畅的表现，如胸闷脘痞腹胀、呕恶纳呆、大便溏泄不爽、小便短赤等。

（2）诊断要素。①八纲：里证，热证，实证，阳证。②病机：湿热内蕴中焦，湿遏热伏，热蒸津泄。

（3）治疗法则：清热利湿，宣通气机。本型汗出乃湿热郁蒸所致，故清热与利湿并举以分消邪势；湿热内蕴，中焦气机受阻，故佐以宣通气机。

（5）主方及加减。以加味黄芩滑石汤为主方：黄芩 10 g，滑石 15 g，茯苓皮 12 g，猪苓 12 g，大腹皮 12 g，白豆蔻 6 g，茵陈 12 g，木通 6 g，连翘 10 g，射干 10 g，石菖蒲 10 g。水煎服。本方黄芩、滑石清热利湿，为主药；茵陈、连翘、射干清热除湿解毒，为辅药；茯苓皮、猪苓、木通、大腹皮导湿热从小便而去,为佐药;白豆蔻、石菖蒲芳化中焦之湿浊,调畅气机,为使药。若湿重于热,加厚朴 10 g,制半夏 10 g,藿香 10 g;热重于湿,加龙胆草 6 g,栀子 10 g,黄柏 10 g;兼下肢肿痛,加川牛膝 15 g,防己 10 g,薏苡仁 30 g。

(三)验方成药

(1)黄芪、浮小麦各 15 g,大枣 5 枚,水煎服。适用于气虚型。

(2)牡蛎、浮小麦各 20 g,麻黄根 10 g,水煎服。适用于虚证。

(3)黄药子 6 g,水煎服。适用于热盛型。

(4)甘露消毒丸,每次 9 g,每天 2～3 次,温开水送服。适用于湿热型。

(5)麻黄根、煅牡蛎各 30 g,赤石脂、煅龙骨各 15 g,上药为末,以绢袋盛贮,扑于身上。适用于自汗久不止。

(四)针灸疗法

1.体针

取夹脊穴($C_{3\sim5}$)、间使、三阴交为主穴,配阴郄、复溜、太冲、内关等穴,交替使用,用平补平泻法。

2.耳针

取脾、胃、肝、胆、膈、耳迷根等穴,每次用 2～3 穴,中等刺激,每天 1 次,10 次为 1 个疗程。

(五)预后和预防

自汗除气脱、亡阴、亡阳的绝汗外,只要治疗得当,一般预后均较良好。绝汗乃阴阳离决、元气将脱、生命垂危的表现。应采取急救措施。否则可危及生命。

锻炼身体,增强体质。使卫气充沛,腠理固密,是预防自汗的根本措施。此外,劳逸结合、饮食有节、作息有常、防避外邪侵袭等也是不可忽视的。

(六)相关疾病的诊断要点

1.低血糖症

低血糖症是指由各种原因所致血糖浓度过低(2.78 mmol/L 以下)的综合征。原因未明的功能性低血糖症约占 70%,其次可见于长期饥饿状态、胰岛细胞瘤、肝原性低血糖症及医源性低血糖症等。功能性低血糖症发病较快而病情较轻,表现为突然饥饿、软弱无力、心慌紧张、心率增快、出冷汗、脸色苍白等。发病较慢且较重的低血糖症可表现为头昏、眩晕、烦躁、视力障碍、语言障碍、精神错乱、性格反常,最后陷入昏迷、抽搐等神经精神症状。发作时测血糖可确诊,排除器质性原因后可考虑功能性低血糖症。

2.神经衰弱

神经衰弱为神经症中最常见的类型,特征为易兴奋、易疲劳。病前常有长期精神过度紧张史,主要表现为头昏、失眠、烦躁、焦虑及自主神经功能紊乱症状,如心悸、出汗、四肢湿冷、手足心潮热、肠胃功能紊乱、尿频、月经不调等。各种检查均无异常发现。

3.更年期综合征

更年期综合征是妇女绝经前后(45～55 岁),因卵巢功能衰退或人为中止而出现的以面部潮红、阵热为主的一系列症状。临床表现为面部潮红、阵热、出汗,月经紊乱或已绝经,性欲减退,皮肤干燥瘙痒,心悸、烦躁、易怒、易激动,头痛、头晕、失眠等。性激素测定,促卵泡成熟激素(FSH)、黄体化激素(LH)水平升高,雌二醇水平下降。

二、盗汗

盗汗是指睡着时出汗,醒来即止的异常出汗症状。盗汗一般用作症状,而不用作病名。

盗汗的病机虚多实少,常见证型为阴虚火旺和心血亏虚,亦有属脾虚湿困及气阴两虚者。

盗汗可见于一些西医学疾病,其中多见者有各种结核病、佝偻病、淋巴瘤、布氏菌病及许多传染病的恢复期。

(一)常见证型

1.阴虚内热型

盗汗频作,午后潮热,五心烦热,两颧发红,咽干口渴,尿黄便结,形体消瘦,或女子月经不调,或男子梦遗早泄,舌红少苔少津,脉细数。

2.心血亏虚型

盗汗时作,心悸少寐,面白无华,唇爪色淡,头晕眼花,或四肢麻木、拘急,或月经色淡量少,神疲气短,舌淡苔薄,脉细无力。

3.脾虚湿困型

盗汗自汗,头重如裹,肢体困倦,脘痞腹胀,口腻纳呆,大便溏薄,小便不利,神疲嗜卧,舌淡苔白腻,脉濡缓。

(二)分型诊治

1.阴虚内热型

(1)辨证分析:本型多因烦劳过度、亡血失精,或热邪耗阴,以致阴精亏损,虚火内生,迫津外泄而成。因此,本型的临床特点,一是盗汗频作,伴午后及夜间潮热,五心烦热,两颧发红、遗精早泄等虚热内扰之象;二是阴液、精血不足,常表现为咽干口渴、尿黄便结、形体消瘦、月经不调、舌红少苔、脉细数等。

(2)诊断要素。①八纲:里证,热证,虚证,阳证。②病机:阴虚火旺,卫气夜晚不能入阴内藏,虚火迫津外泄。

(3)治疗法则:滋阴降火,清热敛汗。本型盗汗起于阴虚内热,因此,滋阴降火以清退虚热为求本之法;汗多则阴液更虚,故收涩敛汗以治其标。

(4)主方及加减。以当归六黄汤加味为主方:生地黄 15 g,熟地黄 15 g,当归 10 g,黄连 3 g,黄芩 6 g,黄柏 6 g,黄芪 10 g,糯稻根 30 g,浮小麦 30 g,煅牡蛎 30 g,地骨皮 15 g。水煎服。本方生地黄、熟地黄、当归滋阴养血,为主药;黄连、黄芩、黄柏清热凉血以坚阴,为辅药;黄芪益气固表以止汗,地骨皮凉血以退虚热,为佐药;浮小麦、糯稻根、牡蛎收涩敛汗,为使药。若阴虚严重,加鳖甲 15 g(先煎),知母 10 g,麦冬 10 g;若潮热、烦热甚,加银柴胡 10 g,秦艽 10 g,白薇 15 g;兼气虚,神疲乏力,气短自汗,加太子参 15 g,白术 10 g,五味子 10 g。

2.心血亏虚型

(1)辨证分析:本型多因劳心过度,心血暗耗,或久病血虚,血不养心,心气浮越而心液外泄所致。本型与上型同属虚证,但本型为心血虚而非阴虚火旺,其辨证要点,一是盗汗与心悸、怔忡、失眠、多梦等并见;二是必兼一般血虚见症,如面白无华、唇爪色淡、眩晕肢麻、舌淡脉细等。

(2)诊断要素。①八纲:里证,虚证,阴证。②病机:心血亏虚,心气浮越,心液外泄。

(3)治疗法则:补血养心,益气止汗。本型源于心血不足,故补血养心为主要治则;气血互根互化,故佐以益气以生血,固表以止汗。

(4)主方及加减。以加减人参养荣汤为主方:熟地黄 12 g,白芍 12 g,当归 10 g,大枣 10 g,党参 10 g,黄芪 10 g,茯苓 10 g,远志 10 g,五味子 10 g,炙甘草 6 g,浮小麦 30 g。水煎服。本方熟地黄、当归补血养心,为主药;党参、黄芪、甘草益气以生血,为辅药;白芍、大枣养血和营,茯苓、远志安神定志,共为佐药;五味子、浮小麦养心气以固表止汗,为使药。若血虚严重,加何首乌 15 g,枸杞子 12 g,酸枣仁 12 g;若心悸、怔忡突出,加龙骨 30 g(先煎),牡蛎 30 g(先煎),柏子仁 12 g;兼血热,心烦不寐,舌质红绛,加牡丹皮 10 g,栀子 10 g,仙鹤草 15 g。

3.脾虚湿困型

(1)辨证分析:本型多因恣嗜生冷、肥甘、醴酒,或饥饱失宜,损伤脾胃,运化失职,湿浊内生,阻遏气机,腠理开阖失常所致。因此,本型与上二型虚证不同,属虚实兼夹证。其鉴别要点有三:一是盗汗、自汗并见;二是有脾虚见症,如食少便溏、食后腹胀、神疲乏力之类;三是湿邪困阻之象明显,如头身重困、口腻脘痞、苔腻脉濡等。

(2)诊断要素。①八纲:里证,实中夹虚证,阴证。②病机:脾虚失运,湿浊内困,腠理开阖失常。

(3)治疗法则:化湿理气,健脾和中。本型盗汗直接因于湿邪阻遏气机,故以化湿理气为主要治法;湿邪之生责之于脾虚失运,故佐以健脾和中。

(4)主方及加减。以平胃散合藿朴夏苓汤加减为主方:苍术 12 g,厚朴 8 g,陈皮 8 g,炙甘草 6 g,藿香 10 g,制半夏 10 g,茯苓 12 g,白豆蔻 3 g,薏苡仁 12 g,大腹皮 10 g,糯稻根 30 g。水煎服。方中苍术、厚朴化湿理气,为主药;藿香、半夏、大腹皮化湿和中,为辅药;陈皮、白豆蔻、甘草健脾和胃以除湿,茯苓、薏苡仁导湿下行,共为佐药;糯稻根收敛以止汗,为使药。若脾虚较重,加白术 10 g,党参 12 g,黄芪 12 g;若湿邪偏重,加佩兰 10 g,砂仁 6 g,滑石 18 g;若湿郁化热,渴不多饮,心烦尿黄,加黄芩 10 g,竹叶 10 g,茵陈 15 g。

(三)验方成药

(1)乌梅、大枣各 10 枚,浮小麦 15 g,桑叶 10 g,水煎服。适用于阴虚型。

(2)瘪桃干 15 枚,大枣 10 枚,水煎服。适用于血虚型。

(3)五倍子为末,以唾液调,填脐中,外用纱布固定。

(四)针灸疗法

1.体针

大椎透结核,华盖透璇玑,肺俞透天柱,膻中透玉堂,针刺手法随具体病情而定,每天 1 次,30 天为 1 个疗程。

2.隔姜灸

膏肓、膈俞、胆俞为主穴,配足三里、三阴交、尺泽等穴,每次 5～7 壮,10 次为 1 个疗程。

(五)预后和预防

单纯出现盗汗,预后较好。若伴见于一些严重疾病中的盗汗,如肺痨、佝偻病等,往往比较顽固、难治,但可随原发疾病好转而逐渐减轻或消失。

预防本症,一是要增强体质,使卫表固密;二是积极防治易产生盗汗的各种疾病。

(六)相关疾病的诊断要点

1.肺结核

肺结核是由结核杆菌引起的肺部感染。多有与开放性肺结核患者接触史或肺外结核病史。表现为午后低热、盗汗、食欲缺乏、消瘦乏力、月经不调、闭经等结核中毒症状;咳嗽、咳少许白黏痰或干咳、咯血、胸痛及呼吸困难等呼吸道症状。红细胞沉降率升高。痰涂片可查见抗酸杆菌,痰培养可找到结核杆菌。X线检查可早期发现肺结核。

2.佝偻病

全称为维生素D缺乏性佝偻病,是由于体内维生素D不足所致的一种慢性营养性疾病,是全身钙磷代谢异常,使骨骼钙化不良而致骨骼改变的婴幼儿期常见病。婴幼儿多出生于秋冬季,接触日光不足,户外活动少;或食物中钙磷比例不适当。表现为夜啼、多汗,后枕部可见脱发,肌肉松弛,腹部膨隆呈蛙腹;出牙、坐、立、行均迟缓。体检见骨骼改变,如方颅、前囟闭合延迟、肋骨串珠、鸡胸或漏斗胸、"O"型腿或"X"型腿等。血磷下降,重症血钙亦下降,碱性磷酸酶升高。X线检查显示活动性佝偻病的骨骼变化。

3.淋巴瘤

淋巴瘤是一组起源于淋巴造血组织的实体瘤,可分为霍奇金病和非霍奇金淋巴瘤两大类。全身症状为发热、消瘦、盗汗、乏力、皮肤瘙痒或酒后局部疼痛等。无痛性淋巴结进行性肿大,以颈淋巴结为多,其次是腋下、腹股沟,质硬如硬橡皮。血象示进行性贫血。淋巴结活检有助于确诊。

三、无汗

无汗是指人体当出汗而不出汗的症状。正常人体在气候炎热、运动劳作、情绪激动或摄入辛辣刺激性饮食等情况下都会出汗,如果一个人在这些情况下却不出汗,而且伴有其他不适,则无汗就成为疾病的一种表现。无汗一般不作为病名使用。

出汗是阳气蒸化津液从腠理泄出的现象,因此阳气虚弱、津液不足及外邪侵袭、腠理闭塞,分别为形成病理性无汗虚、实证的主要机理。

无汗症可见于西医学的汗腺疾病、神经系统疾病、代谢及内分泌失调疾病等多种疾病,如鱼鳞病、硬皮病、剥脱性皮炎、丘脑或延髓器质性病变、糖尿病神经病变、甲状腺功能减退、中暑高热、脱水等。

(一)常见证型

1.风寒表实型

全身无汗,恶寒重发热轻,头痛身疼,鼻塞声重,喷嚏流清涕,喉痒咳嗽,痰白清稀,或气急而喘,舌苔薄白而润,脉浮紧。

2.肾阳虚衰型

无汗畏寒,四肢不温,精神萎靡,头昏嗜睡,表情淡漠,动作迟钝,面白浮肿,毛发稀疏,性欲减退,月经不调,舌淡胖苔白滑,脉沉细迟。

3.津亏液脱型

无汗身热,口渴喜饮,鼻唇干燥,皮肤干瘪而弹性差,尿少甚则无尿,眼眶凹陷,神情呆滞或烦躁谵妄,极度消瘦,舌红绛少苔少津,脉细数无力。

(二)分型诊治

1.风寒表实型

(1)辨证分析:本型乃风寒外袭肌表,腠理闭塞,卫阳郁遏所致。其辨证要点,一是全身无汗、恶寒重而发热轻、脉浮紧等风寒束表之象明显;二是兼见头身疼痛、鼻塞流清涕、喉痒咳喘等气血凝滞、肺卫失宣的症状;三是患者可能有受凉病史,而患者体质较强壮,且多见于外感病的初期。

(2)诊断要素。①八纲:表证,寒证,实证,阴证。②病机:风寒束表,腠闭阳郁,经络不利。

(3)治疗法则:辛温解表,散寒宣肺。本型源于风寒束表,因此辛温解表以外散风寒邪气,乃治病求本之法;表寒腠闭则肺卫失宣,故佐以宣通肺卫。

(4)主方及加减。以麻黄汤合加味香苏散加减为主方:麻黄 10 g,桂枝 8 g,杏仁 10 g,甘草 6 g,紫苏叶 10 g,荆芥 6 g,防风 10 g,蔓荆子 6 g,川芎 6 g,陈皮 6 g,生姜 6 g。水煎服。方中麻黄、桂枝辛温发汗,解表散寒,为主药;紫苏叶、荆芥、防风助主药解表以祛风散寒,为辅药;杏仁、陈皮、生姜宣肺化痰,川芎、蔓荆子祛风通络止痛,并为佐药;甘草调和诸药,为使药。若风寒挟湿,身重体痛,加苍术 10 g,羌活 10 g,独活 10 g;兼痰饮阻肺,咳喘胸闷,痰多清稀,加制半夏 10 g,茯苓 15 g,白前 10 g;兼肺气郁热,烦躁口渴,咳喘痰黄稠,加生石膏 30 g(先煎),黄芩 10 g,桑白皮 15 g。

2.肾阳虚衰型

(1)辨证分析:本型多因先天禀赋不足、房劳太过或久病重病耗伤肾阳,逐渐形成。本型属里虚证,与上型表实证完全不同。其辨证要点,一是无汗与虚寒征象并存,如畏寒肢凉、神疲嗜睡、浮肿乏力、舌淡脉迟等;二是兼有肾精亏虚、生殖功能减退的症状,如性欲低下、毛发干枯稀疏、月经失调之类;三是起病缓慢,进行性加重,病情缠绵顽固。

(2)诊断要素。①八纲:里证,寒证,虚证,阴证。②病机:肾阳虚衰,温化失司,津液内停。

(3)治疗法则:温肾壮阳,补精益气。本型无汗本于肾阳虚衰,不能蒸化津液,故温肾壮阳以治其本;肾阳根于肾精、肾气,故佐以补精益气。

(4)主方及加减。以加味右归丸为主方:肉桂 6 g,制附子 12 g,鹿角胶 12 g(烊化),杜仲 12 g,菟丝子 12 g,枸杞子 12 g,熟地黄 24 g,山药 12 g,山茱萸 10 g,当归 10 g,黄芪 15 g。水煎服。方中肉桂、附子温补肾阳,为主药;鹿角胶、杜仲、菟丝子补肾助阳,为辅药;熟地黄、山药、山茱萸、枸杞子滋补肾精,为佐药;黄芪、当归益气养血,为使药。若性功能下降,加淫羊藿 15 g,巴戟天 12 g,肉苁蓉 10 g;浮肿明显,加茯苓 15 g,泽泻 12 g,大腹皮 12 g;颈部瘿瘤,加鳖甲 15 g,牡蛎 30 g,浙贝母 10 g;兼脾气虚,食少乏力,腹胀便溏,加党参 12 g,白术 12 g,甘草 10 g;兼血瘀,面色黧黑或青紫,舌紫暗或有瘀点、瘀斑,加丹参 30 g,红花 10 g,桃仁 10 g。

3.津亏液脱型

(1)辨证分析:本型多因大吐、大泻、大汗、高热不退或严重烧伤等,导致津液大量或急剧耗损,汗源缺乏而成。因此,本型无汗虽属虚证,但与上型阳虚有别,主要表现为津液不足产生的内燥和虚热症状,如身热无汗、口渴喜饮、鼻唇干燥、皮肤皱瘪、烦躁不安、眼眶凹陷、尿少便干、舌红脉细数等,严重者可见神情淡漠呆滞或谵妄、无尿肢厥、极度消瘦、血压明显下降等危候。

(2)诊断要素。①八纲:里证,热证,虚证,阳证。②病机:津液亏损,汗源不足,燥热内生。

(3)治疗法则:滋阴生津,益气润燥。本型无汗主要起于津亏液脱,因此,滋阴生津以补充汗源乃治本之法;气足则津生,津足则肤润,故佐以益气润燥。

(4)主方及加减。以增液汤合生脉散加减为主方:人参 10 g(另煎),生地黄 20 g,麦冬 15 g,五味子 10 g,北沙参 15 g,玉竹 15 g,黄精 30 g,黄芪 15 g,葛根 15 g。水煎服。本方人参益气生津,生地黄滋阴增液,为主药;麦冬、北沙参、玉竹滋阴生津以除燥热,为辅药;黄芪、黄精健脾益气,五味子敛气生津,共为佐药;葛根生津解肌,引诸药直达病所以化生汗液,为使药。若心悸怔忡,神疲肢冷,加桂枝 10 g,制附子 12 g(先煎),炙甘草 10 g;若大汗淋漓,烦躁气喘,加山茱萸 20 g,龙骨 30 g(先煎),牡蛎 30 g(先煎);若神志昏迷不清,加石菖蒲 10 g,郁金 12 g,竹沥 30 mL

（兑服）。

（三）验方成药

（1）姜末、葱花各 6 g，红糖适量，沸水冲泡代茶饮。适用于风寒型。

（2）河车大造丸，每次口服 1 丸，每天 2 次。适用于肾阳虚型。

（3）淫羊藿、党参、黄芪各 30 g，制附子 20 g（先煎），仙茅、巴戟天、肉苁蓉各 15 g，大腹皮、桑白皮各 12 g，白术、茯苓各 10 g，肉桂 6 g，水煎服，每天 1 剂。适用于阳虚型。

（4）脉注射液，每次 20～40 mL，以 250～500 mL 液体稀释后静脉滴注。适用于津亏型。

（5）金银花、蒲公英、白茅根各 30 g，麦冬 20 g，人参、五味子、甘草各 10 g，水煎服。适用于津亏兼热毒型。

（四）针灸疗法

1.体针

风寒型，取列缺、迎香、风池、合谷，用泻法，加灸；阳虚型，取气海、关元、肾俞、足三里，用补法，加灸；津亏型，取水沟、内关、膏肓、涌泉，用平补平泻法。

2.灸法

将附子研末水泛成饼，置于气海、关元、肾俞、命门等穴，用艾条灸。

（五）预后和预防

无汗症的预后决定于该症所出现的具体病种及其轻重程度。一般来说，出现于普通感冒或津亏轻证者容易治疗，预后良好；若发生在肾阳虚证则顽固难愈；若发生在津亏重证则病危若不及时救治，有生命之虞。

预防本症，一是要增强体质，保持气血、津液的充盈和条畅；二是采取措施防止津液亏损和阳气虚衰，如及时制止大汗、大泻、大吐、大失血，节制房事，劳逸结合等。

（魏新颖）

第五节 肥 胖

肥胖是指体内脂肪组织绝对量增多或相对比例增高，又称肥胖症。若无明显病因可寻，单纯由于营养过度或能量消耗过少所造成的全身性脂肪过量积聚为单纯性肥胖症，继发于其他疾病如遗传性疾病、内分泌代谢疾病等的病理性肥胖称为继发性肥胖症。临床上单纯性肥胖症多见，继发性肥胖症所占比例甚少。

单纯性肥胖症常见于经济发达国家和逐渐富裕的发展中国家，在欧美，尤其是美国，肥胖已成为继艾滋病、吸毒、酒精中毒之后第四大医学社会问题。

我国肥胖症患病率近年来也呈显著上升趋势，预计今后肥胖患病率会有较大幅度增长。

随着经济的不断发展，接踵而至的是肥胖症的患病率迅速增高，随之而来的还有与肥胖密切相关的高脂血症、高血压、糖尿病、动脉硬化性心脑血管疾病等的发病率及病死率急剧上升。因此，对肥胖症这一严重威胁人类健康的疾病，必须给予充分的重视与积极的防治。

中医学将肥胖症患者称为"肥人""肥满""肥胖"，多列属"痰湿"证来论治。

一、病因

中医学认为,肥胖的形成多由先天禀赋、过食肥甘、缺乏劳作运动等导致脾胃虚衰、痰饮水湿瘀滞而形成。

(一)先天禀赋

体型的胖瘦受先天禀赋的影响。《灵枢·寿夭刚柔》中说:"余闻人之生也,有刚有柔,有弱有强,有短有长,有阴有阳。"认为体质阴阳刚柔的差异,是由先天禀赋决定的。《灵枢·阴阳二十五人》中指出:"土形之人,……圆面,大头,美肩背,大腹,美股胫,小手足,多肉""水形之人,……大头,小肩,大腹……",前者为全身性肥胖,后者为腹型肥胖,二者均与先天禀赋有密切关系。

(二)饮食不节

饮食不节是肥胖形成的重要原因。《素问·奇病论》说:"必数食甘美而多肥也。"即由于多食膏粱厚味,膏脂肥腻积蓄体内,令身体逐渐肥满。《脾胃论》也提出:"脾胃俱旺,则能食而肥。"《临证指南医案》对于肥胖的形成描述得更为具体、详细,认为"湿从内生,必其人膏粱酒醴过度,或嗜饮茶汤太多,或食生冷瓜果及甜腻之物。其人色白而肥,肌肉柔软……"这些都充分说明过食膏粱甜腻、厚味肥甘、酒醴茶汤、生冷瓜果均可导致精微物质过剩化为脂液而引起肥胖。

(三)好静恶动

若过食肥甘,又疏于劳作运动,甚或久坐久卧,使体内营养精微不能消耗,日久必积聚而成肥脂。《吕氏春秋·尽数篇》谓:"形不动则精不流,精不流则气郁。"形体少动,气机郁结,精微失于输布,痰湿脂浊内聚,因而导致肥胖。且"久卧伤气",脾气虚损,则运化无权,亦可致痰湿内生,脂浊积聚。《望诊遵经》谓:"富贵者,身体柔脆,肌肤肥白,缘处深闺广厦之间。"说明深居简出、四体不勤可导致肥满。

(四)脏腑失调

随着年龄的增长,脏腑功能减退失调,肥胖发生的概率也随之增大。《素问·阴阳应象大论》说:"年四十,而阴气自半也,起居衰也。年五十,体重,耳目不聪矣。"人体物质能量代谢与脏腑功能有关,与脾胃关系尤为密切。脾胃为后天之本,气血生化之源,主受纳、腐熟、运化、吸收、输布,是维持人体营养物质代谢正常进行的根本。中年以后,脾胃运化功能逐渐减退,水谷精微不能化生输布,蓄积体内而为痰湿脂浊,躯脂满溢,故有"肥甘生痰""肥人多痰"之说,再加上年高以后好静少动,形体遂渐肥胖。痰浊的产生除与脾胃有关外,与肾也有密切关系。张景岳说:"痰之本无不在肾。"肾藏真元之气,是人体生命活动之本。若肾气亏虚,气化失常,引起脏腑功能和能量代谢紊乱,精微物质的转化和贮存失去平衡,便会导致肥胖的发生。肾阳温煦脾土,脾胃才能发挥正常的运化功能。若脾土得不到肾阳的温煦,则必然运化失职而酿生痰浊。肝主疏泄则脾运如常,若所欲不遂,情志拂郁,必致肝气郁结,肝郁克伐脾土,导致脾运失常,化生痰浊,痰浊停留日久,必然形成肥胖。故《素问·示从容论》将其归纳为"肝虚、肾虚、脾虚,皆令人体重烦怨。"

(五)痰浊水湿

痰涎水湿与肥胖症的发生有密切关系。《丹溪心法》说:"肥白人多痰。""肥人多是痰饮。""肥人气虚生寒,寒生湿,湿生痰,……故肥人多寒湿。"《傅青主女科》也有"妇人体质肥盛,恣食厚味,痰湿内生……"的记载。痰浊停积日久有助膏脂的形成。《医门法律》中亦指出:"肥人湿多",正如陈修园所总结的"大抵素禀之盛,从无所苦,惟是湿痰颇多。"说明水湿也参与了肥胖症的发病。《王氏医存》在论述肥人多痰湿时指出:"盖不病则津液为脂膏,病则作湿酿痰也。"《叶氏女科论治》说:"肥人气虚生痰。"《石室秘录》概言之"肥人多痰,乃气虚也,虚则气不能运化,故痰生之。"肥胖人多食膏粱厚味,日久必致脾虚,脾虚不主运化,若再多饮酒醇,必然痰湿内生,湿浊积聚,促使血中脂质增加。

另外,北方地寒多燥,北方人质禀刚强,食多肉荤,膏粱厚味,故肥胖人多;南方地热多湿,南方人体质相对柔弱,"气浮而薄",且食多菜蔬、鱼贝,又勤于劳作,故肥人较少。

二、病机

本病发病机制,总属五脏虚损,痰湿偏盛。尤其是脾胃运化功能逐渐减退,对肥甘厚味的运化功能也逐渐减弱,水谷精微不能化生输布,蓄积体内而为痰湿脂浊。另外与肾也有密切关系。肾阳衰,脾土得不到肾阳的温煦,则必然运化失职而酿生痰,躯脂满溢,痰湿内停,而形成肥胖。病位主要在于脾与肌肉,与肾虚关系密切,亦与心肺功能失调及肝失疏泄有关。本病属于本虚标实之候。本虚多为脾肾虚弱;标实多为痰湿脂浊内停,或兼有水湿、血瘀、气滞等。

三、治疗

肥胖的治疗主要包括两个方面,即减少摄入和增加消耗,以控制饮食及增加体力活动为主,必要时辅以药物治疗,不能仅靠药物,长期服药不免发生不良反应,且未必能持久见效。因此必须使患者明确肥胖的危害性,自觉地长期坚持饮食控制及体育锻炼,肥胖从根本上讲应养成良好科学的生活方式,并终身维持之。肥胖症的治疗方法多种多样,包括中医治疗、中西医结合治疗及西医治疗,以下分别论述。

(一)辨证治疗

肥胖症的辨证,一要辨明标本虚实,二要分清邪浊。本虚主要包括脾(气)虚和肾(阴、阳)虚,标实也就是指邪浊,包括痰、湿、瘀、热及气郁等,只有明确病性,看准病位,把握病机,才能取得较好疗效。

1.脾虚湿痰

证候特点:形体肥胖,面色少华,神疲乏力,精神倦怠,或有头晕头重,少气懒言,嗜睡少动,时有腹胀,尤其以饭后为甚,大便不爽,多1天数次,小便频少,有时下肢可见凹陷性水肿,舌质淡胖,苔薄白,脉缓。

治法:健脾益气,化痰祛湿。

推荐方剂:参苓白术散。

基本处方:党参15 g,茯苓15 g,白术10 g,薏苡仁15 g,砂仁6 g(后下),怀山药15 g,桔梗10 g,陈皮10 g,法半夏10 g,生姜皮10 g,甘草6 g,冬瓜皮15 g,椒目3 g。每天1剂,水煎服。

加减:若倦怠乏力,面黄神疲,面目虚浮,动则短气,甚则全身虚肿者,加黄芪20 g,防己12 g以补气健脾利湿;若过食膏粱厚味,时有腹胀纳呆,食滞不化,或血脂高、伴脂肪肝者,可酌加山楂、莱菔子各12 g,麦芽15 g以消食导滞化浊;兼尿少、水肿、腹胀而体质尚壮实者,可加生姜皮12 g、大腹皮15 g、桑白皮12 g以导水下行;痰多而黏者加竹茹12 g、胆南星12 g、枇杷叶12 g,以清热化痰;恶心者加荷叶10 g、橘皮10 g、生姜3片。

2.胃热湿阻

证候特点:体肥而壮,头胀、眩晕,口渴喜饮,或口中黏腻、胶着,多有口臭,消谷善饥,神倦肢重,大便秘结或黏滞灼热,舌红苔微黄而腻,脉弦滑而数。

治法:清胃泻火,凉血润肠。

推荐方剂:泻黄散加味。

基本处方:藿香 10 g,防风 10 g,生地黄 15 g,栀子 10 g,夏枯草 12 g,决明子 12 g,牡丹皮 10 g,石膏 15 g,炙甘草 6 g。每天 1 剂,水煎服。

加减:兼腑气不通、便秘、痞满不舒者,加大黄 10 g(视病情调整用量)、枳实 12 g、厚朴 10 g,或加用麻子仁丸以泄下通腑。头晕头胀甚者加野菊花 10 g、决明子 10 g 以清厥阴肝经之热。口中黏腻或胶着、口臭者,加竹茹 15 g、黄连 6 g 以清热化痰。

3.气滞血瘀

证候特点:形体肥胖,胸胁或乳房胀痛,尤以入夜尤甚,烦躁易怒,食欲旺盛,月经不调或经闭,经色黯红或夹有紫块,肤色较黯,大便偏干,舌质紫黯或有瘀点、瘀斑,舌下脉络迂曲,脉弦。

治法:疏肝理气,活血化瘀。

推荐方剂:血府逐瘀汤加味。

基本处方:柴胡 10 g,怀牛膝 15 g,生大黄 10 g,枳壳 10 g,川芎 10 g,赤芍 15 g,红花 10 g,生蒲黄 10 g,甘草 6 g。每天 1 剂,水煎服。

加减:若伴见两胁胀闷或疼痛,心烦易怒,头晕头痛,或经前乳房胀痛,失眠多梦,体困乏力者,加香附 10 g、佛手 10 g、白芍 12 g 或合用丹栀逍遥散类方以疏肝行气,清热除烦,痛甚者加延胡索 12 g。兼血瘀而见胸部刺痛,四末麻痛,妇女经量减少或错后,甚或闭经者,加桃仁 12 g,桂枝、当归各 10 g 以活血化瘀。

4.脾肾两虚

证候特点:形体肥胖,面色无华,下肢浮肿,多以足跗部为甚,腰膝酸软,形寒畏冷,自汗乏力,懒言少动,男子遗精或阳痿,女子月经延期或量多或量少,大便溏软或次数增多,舌质淡胖或边有齿痕,苔薄白或白滑,脉缓或迟或沉细。

治法:补脾固肾,温阳化湿。

推荐方剂:真武汤加味。

基本处方:制附子 10 g(先煎),干姜 10 g,肉桂 6 g,茯苓 15 g,白术 10 g,白芍 10 g,车前子 15 g,甘草 6 g。每天 1 剂,水煎服。

加减:若四肢无力,头身困重,形寒肢冷,腰酸背痛,尿少浮肿者,加熟附子、白芍至 12 g,加生姜 12 g 以加强温肾健脾,散湿利水。自汗不止甚则冷汗淋漓者,加熟附子至 15 g(先煎),加红参 10 g,凤凰衣 6 g 以温阳固摄止汗。腰酸腿软甚者,加怀牛膝 15 g、杜仲 10 g 以强筋壮骨。

5.阴虚内热

证候特点:形体肥胖,头昏眼花,头胀头痛,腰酸腿痛,五心烦热,或有低热盗汗,夜寐梦多,或难以入睡,舌尖红,苔少或薄黄而干,脉细数微弦。

治法:滋阴降火。

推荐方剂:知柏地黄丸加味。

基本处方:知母 10 g,黄柏 10 g,生地黄 10 g,怀山药 15 g,山茱萸 15 g,泽泻 12 g,茯苓 15 g,牡丹皮 10 g,女贞子 10 g,旱莲草 10 g。每天 1 剂,水煎服。

加减:虚烦而夜寐不安、头昏头胀者,加酸枣仁 15 g、川芎 6 g 以养阴清热,安神宁心;心胸烦闷、灼热,甚则坐卧不安,重用栀子至 15 g,加黄芩 10 g、柏子仁 10 g,除上焦实热,散胸中烦热;低热或潮热,自汗盗汗者,加胡黄连 6 g、地骨皮 10 g、麦门冬 12 g、五味子 9 g 以清虚热、止盗汗。

对于继发性肥胖症,由于继发于其他疾病之后,故必须对原发性疾病进行治疗,只要控制原发病,肥胖症也会得到相应改善。故在对原发病进行中医辨证治疗的同时,少佐一、二味降脂减肥之品即可,一般不必针对肥胖进行辨证施治。

(二)其他治疗

1.针灸辨证取穴法

根据患者的证型不同选择针刺、艾灸不同的穴位。

(1)脾虚湿阻型针阴陵泉、丰隆、足三里、三阴交。

(2)胃腑蕴热者可选胃俞、内庭、曲池、足三里等穴。

(3)小肠实热者针小海、曲池、前谷、下巨虚。

(4)肠燥便结者针曲池、内庭、上巨虚、二间。

(5)肝气郁结型针太冲、期门、膻中、支沟、内关、三阴交等。

(6)脾肾阳虚型可选关元、中脘、阴陵泉、水分等穴。

(7)阴虚内热者取支沟、三阴交。

(8)痰浊盛者配丰隆、足三里,夹瘀血者配血海等。

2.针灸减肥验方

(1)穴位:内关,丰隆。功效:化痰降脂。手法:泻法。

(2)穴位:天枢、下巨虚、气海、太冲。功效:调肝肾,泻胃消脂。手法:补气海,泻余穴。

(3)穴位:神阙,偏历。功效:温肾、健脾、减肥。手法:偏历用毫针泻法,留针30分钟,神阙隔姜灸7壮,每天或隔天1次。

(4)穴位:曲池、足三里、三阴交、天枢。功效:清胃泻热。手法:泻法。

(5)穴位:神门、太渊、肺俞。功效:消脂减肥。手法:补法为主。

(6)穴位:梁门、公孙、足三里。功效:健脾和胃,化痰消脂。手法:强刺激手法,以泻为主;后施以穴位按摩,以局部酸麻感为度。

3.穴位埋线疗法

(1)取穴:水分、阴交、天枢、丰隆。

(2)功效:健脾利湿,化痰和中,升清降浊,减肥强身。

(3)操作:打开手术包,向弯盘中倒入少许生理盐水,将羊肠线置于其中泡软,剪成长15~20 cm的若干段;暴露穴位并指切留痕后,穴处常规消毒,铺敷孔巾,用1%利多卡因表皮局麻,取一段羊肠线从磨平针芯尖部的12号腰穿针前端穿入,后接针芯,将腰穿针沿局麻针孔刺入,得气后边退针边推针芯,把羊肠线垂直埋入穴位内;查看针孔处无暴露羊肠线后用纱布贴敷针孔。每月埋线1次,3次为1个疗程。

4.耳针或耳压减肥法

(1)耳针:取穴也可根据证型而有所不同。胃中蕴热者选外鼻(饥点)、脾、胃、神门、交感;小肠实热者取小肠、三焦、膀胱、内分泌、心;肠燥便结者选大肠、肺、便秘点、胃、三焦等;脾虚湿阻者取脾、胃、膀胱、三焦、内分泌、交感点;肝气郁结者取肝、胆、神门、皮质下、内分泌;脾肾阳虚者取肾、膀胱、三焦、皮质下、神门、输尿管、脾等。也可以脾、胃、口、食道、肾上腺为主穴,头晕头痛配缘中、交感、耳背沟;气短多汗配心、神门;便结配大肠;食欲亢进配饥点、渴点、三焦;嗜睡配神门、脑、内分泌、耳背沟;痰湿壅盛配三焦、肺、脾、交感。每次取穴3~5个,可单侧或双侧取穴,也可将相关穴位编组,交替使用。

（2）耳穴压贴：可用胶布贴埋王不留行籽或白芥子、莱菔子、绿豆、磁珠等。耳穴可选交感、胃、肺、神门；脾、饥点、胃、交感；肺、饥点、交感、内分泌等；3组穴位交替使用。每天饭前自行按压穴位3次，每次5分钟，3～5日更换1次。

需要说明的是，单独应用耳针或耳压法疗效一般，若配合其他减肥疗法可使疗效得到不同程度的提高。

5.气功减肥

（1）蟾吸真功：坐于椅上，双足着地，双膝分开与肩同宽，双肘置于膝上，右手握拳，左手抱于右拳外（女子左内右外），上身略前倾，额头轻放于拳心处，眼微闭，全身放松。调整意念，心情舒畅。思想集中于呼吸上，先随意吸一口气入腹部，再缓慢、细细、均匀地吐出，全身随之放松，感觉腹部也变得松软。然后用鼻细、缓、匀地吸气，自觉小腹四周渐渐饱满，停止吸气2秒钟后再短吸一下，立即将气徐徐呼出，即呼、吸、停、短吸的呼吸方式。整个过程胸部没有起伏，只有腹部一鼓一瘪的动作。每次练功15分钟，练完后勿睁眼，抬头，双手在胸部相搓10余次，再用十指梳头5分钟，睁开眼。双手握拳上举伸伸腰，深吸一口气，徐徐呼出，随之松手放下。

（2）莲花座功：可坐于椅上，亦可盘腿坐于床上，双手相叠，手心向上，置于腹前大腿上，男右手、女左手在上。身体不靠椅背，腰略伸直，含胸拔背，下颌微收，双目微闭，眉宇舒展，舌尖轻抵上腭，全身松而不懈，自然。心静神怡，将呼吸调整得深、长、细、匀，又十分自然，胸腹部无明显起伏，持续5分钟左右。其后，呼时全身放松，无声且深、长、细、匀，吸时任其自然，约5分钟。再后，呼与吸均任其自然，使其若有若无、似守非守，然后又回到意守呼吸的状态，持续10分钟后收功。

其他还有玉蟾翻浪功、小周天减肥功、放松减肥功、敦实仓廪功、消积吐纳功等。不管是哪一种气功，都必须集中意念，精神内守，全身放松，调匀呼吸，只有这样，才能真正起到减肥作用。需注意的是，有内脏器质性病变、严重的精神神经系统病变、内脏出血、急性病期、妊娠、哺乳期应避免练气功减肥。练气功时，不应"辟谷"，只需少食淀粉、糖及脂肪类食物即可，适当增加蔬菜、水果等。减肥后，应坚持练功或健美操，以保持形体，使体重不反弹。

6.按摩减肥治疗

可根据不同部位及脂肪厚度选择不同的按摩方法。腹部按摩以按、摩、推、振法为主，可结合捏、拍手法。按摩前用热毛巾擦局部皮肤或在浴后局部涂以减肥霜、减肥乳等以增加减肥效果。女性臀部容易堆积脂肪，按摩手法拟推、拿、拍、捏、按等，亦可配合减肥霜、乳剂等使用疗效更佳，每次10～15分钟，每天2～3次。还可点穴法进行按摩。腹部可选中脘、下脘、天枢、气海、关元、足三里等；臀部、下肢可取环跳、委中、承山、昆仑等；上肢可选三肩穴、曲池、手三里、内关等；头面部可选百会、率谷、颊车、风池、太阳、合谷等穴。

另外，还可借助各种按摩器械进行减肥。目前市面上有多种按摩器材出售，如按摩椅、按摩垫、按摩器、振荡器等。

（魏新颖）

第九章

神经内科病证的针灸治疗

第一节 头 痛

一、概述

头痛是指由于外感与内伤,致使脉络绌急或失养,清窍不利所引起的以患者自觉头部疼痛为特征的一种常见病证。

头痛一证,有外感内伤之分。外感头痛多为新患,其病程较短,兼有表证,痛势较剧而无休止,可有风寒、风热、风湿之别。内伤头痛多为久痛,不兼表证,其病程较长,痛势较缓而时作时止,当辨虚实,因证而治。

头痛在古代医书中,有"真头痛""脑痛"之称,另有"首风""脑风""头风"等名称,如《灵枢·厥病》曰:"真头痛,头痛甚,脑尽痛,手足寒至节,死不治。"《中藏经》云:"病脑痛,其脉缓而大者,死。"可见此所谓之"真头痛""脑痛",是指头痛之重危症。

二、诊察

(一)一般诊察

中医诊查四诊合参,通过问诊了解患者头痛部位及诱发原因,患者多见头痛不舒,眉头紧锁,甚或目不能睁,部分患者头痛绵绵,神疲乏力,倦怠懒言,可根据头痛的剧烈程度、持续时间及部位,结合舌脉进一步诊查。

西医学诊查,通常询问患者一般情况,既往史,疼痛部位、时间、发生速度、伴随症状等。相关检查包括体温、血压、神经系统检查、头颅 CT、MRI、脑血流图等。应注意颈椎病对头痛的诱发。

(二)经穴诊察

部分头痛患者可在头部局部疼痛、足厥阴肝经下肢循行路线上的行间、太冲等部位触及压痛敏感或条索状阳性反应物,部分患者可在肝俞、肾俞等部位出现敏感点。

有些患者在耳穴反射区神门、皮质下、胃、肝、胆、额、颞、枕等穴区出现压痛敏感、皮肤皱褶、发红或脱屑等阳性反应。

三、辨证

头为诸阳之会,六腑之阳气,五脏之精血皆会于此,故能够引起头痛的原因很多,当各种因素导致清阳不升,或邪气循经上逆,则引发头痛。本证以脏腑辨证为主,由于部位的不同,经络辨证同样重要,在脏腑主要与肝、脾、肾相关,在经络主要与太阳、阳明、少阳、厥阴相关,寒、热、痰、郁为主要致病因素。

基本病机为清窍不利,主要病机为外感或内伤引起的邪犯清窍或清阳不升。实证主要包括外感风寒、外感风热、外感风湿、肝阳上亢等,虚证主要包括中气虚弱、血虚阴亏等,本虚标实主要包括瘀血阻络、痰浊上蒙等。

(一)常用辨证

1.外感风寒头痛

外感风寒头痛为风寒之邪所致,故于吹风受寒之后发病。太阳主表,其经脉上循巅顶,下行项背;风寒外袭,循经脉上犯,阻遏清阳之气而作头痛,且痛连项背;寒主收引,故痛有紧束之感,"因寒痛者,绌急而恶寒战栗"(《证治汇补·头痛》)。寒为阴邪,得暖则缓,故喜戴帽裹头避风寒以保暖。风寒在表,尚未化热则不渴。脉浮为在表,脉紧为有寒邪,舌苔薄白亦属风寒在表之象。其辨证要点为:形寒身冷,头部紧束作痛,得暖则缓,遇风寒加重。可取手少阳三焦、足少阳胆、阳维、阳跷之交会穴风池,祛风散寒止痛。

2.风热头痛

可由风寒不解郁而化热,或由风夹热邪中于阳络。热为阳邪,喜升喜散,故令头痛发胀,遇热加重甚则胀痛如裂;热炽于上则面目赤红;风热犯卫,则发热恶风;脉浮数,舌尖红,苔薄黄皆属风热之象。以头胀痛,遇热加重,痛甚如裂为特点。可取手阳明大肠经之合穴以疏风清热止痛。

3.风湿头痛

风湿头痛为风夹湿邪上犯,清窍为湿邪所蒙,故头重如裹,昏沉作痛,"因湿痛者,头重而天阴转甚"(《证治汇补·头痛》)。阴雨湿重,故头痛加剧。湿性黏腻,阻于胸中则气滞而胸闷,扰于中焦则脘满而纳呆。脾主四肢,湿困脾阳则肢体沉重。湿蕴于内,分泌清浊之功失调,则尿少便溏,舌苔白腻,脉濡滑皆湿盛之象。其特点为:头重如裹,昏沉疼痛,阴雨痛增。可取风池与手太阴肺经络穴以祛风湿止痛。

4.外感头痛

迁延时日,经久不愈,或素有痰热,又当风乘凉,古人认为外邪自风府入于脑,可成为"头风痛"。其痛时作时止,一触即发,常于将风之前一天发病,以及风至其痛反缓。恼怒烦劳亦可引发头痛。发病时头痛激烈,连及眉梢,目不能开,头不能抬,头皮麻木。

5.肝阳上亢头痛

属于内伤头痛。由于情志不舒,怒气伤肝,肝火上扰;或肝阴不足,肝阳上亢,清窍被扰而作眩晕头痛,并且怒则加重。肝为足厥阴经,其脉循胁而上达巅顶,足厥阴与足少阳胆经相表里,胆经经脉循头身两侧,故肝阳头痛连及巅顶或偏两侧,或有耳鸣胁痛。肝之阳亢火旺,耗伤阴液则口干面赤,热扰心神则烦躁易怒难寐,舌红少苔,脉细数为阳亢阴伤之象。其特点为头痛眩晕,怒则发病或加重,常兼耳鸣胁痛。若头痛目赤,口干口苦,尿赤便秘,苔黄,脉弦数,属肝旺火盛。肝阳头痛,经久不愈,其痛虽不甚剧,但绵绵不已,且现腰膝酸痛,盗汗失眠,舌红脉细,为肝病及肾,水亏火旺。可取手厥阴肝经之输穴、手少阴肾经之输穴滋阴、平肝潜阳以止痛。

6.中气虚弱头痛与血虚阴亏头痛

两证均属虚证。一为久病或过劳伤气,令中气不足。气虚则清阳不升,浊阴不降,因而清窍不利,绵绵作痛,身倦无力,气短懒言,劳则加重;中气虚不能充于上则头脑空痛;中气不足,运化无力则食欲缺乏而便溏。一为失血过多或产后失调,以致阴血不足。血虚不能上荣则头痛隐隐而作痛,面色苍白;血不养心则心悸失寐;血虚则目涩而昏花。可取胃经募穴与合穴,补中益气以止痛;取血会与肝、脾、肾三经交会穴,补血虚以止痛。

7.瘀血阻络头痛与痰浊上蒙头痛

两者皆属实证,瘀血头痛多因久痛入络,血滞不行;或有外伤,如《灵枢·厥病》所说:"头痛不可取于输者,有所击堕,恶血在于内。"败血瘀结于脉络,不通则痛。临床特点是:头痛如针刺,痛处固定,舌有瘀点等。痰浊头痛多因平素饮食不节,脾胃运化失调,痰浊内生,痰浊为阴邪,上蒙清窍则昏沉作痛,阻于胸脘则满闷吐涎。如《证治汇补·头痛》所说:"因痰痛者,昏重而眩晕欲吐。"可取足太阴脾经之血海与手厥阴心包经之络穴,活血化瘀以止痛;取足阳明胃经之络穴、脾经之输穴化痰开窍以止痛。

(二)经络辨证

根据疼痛部位与经络循行的相应关系,偏头痛为少阳头痛;前额痛为阳明头痛。《兰室秘藏·头痛门》:"阳明头痛,自汗发热,恶寒,脉浮缓长实";《冷庐医话·头痛》:"头痛属太阳者,自脑后上至巅顶,其痛连项",故后头痛为太阳头痛;巅顶痛为厥阴头痛。《兰室秘藏·头痛门》:"厥阴头项痛,或吐痰沫,厥冷,其脉浮缓。"可在以上辨证的基础上,根据部位加以局部取穴,可达到良好的治疗效果。

四、治疗

(一)刺法灸法

1.主穴

神庭、太阳、印堂、头维。

2.配穴

外感风寒者加风池、风府;外感风热者加曲池、大椎;外感风湿者加风池、列缺;肝阳上亢者加太冲、太溪;中气虚弱者加中脘、足三里;血虚阴亏者加膈俞、三阴交;瘀血阻络者加血海、内关;痰浊上蒙者加丰隆、脾俞。

3.方义

神庭为督脉,足太阳、足阳明之会,刺之可镇静安神、清头散风;印堂、太阳为局部取穴,具有疏通经络、活血止痛的作用;刺头维可祛风明目、清热泻火。配风池、风府疏风散寒,通络止痛;曲池、大椎疏散风热,通络止痛;风池、列缺祛风化湿,通络止痛;太冲、太溪滋阴潜阳,平肝止痛;中脘、足三里补中益气,通络止痛;膈俞、三阴交滋阴养血,活血通络;血海、内关活血化瘀,通络散结;丰隆、脾俞健脾化痰,开窍止痛。

4.操作

穴位常规消毒,神庭平刺0.5～0.8寸,行提插捻转平补平泻法;印堂提捏局部皮肤,平刺0.3～0.5寸,行提插捻转泻法;太阳直刺0.3～0.5寸,行提插捻转平补平泻法;头维平刺0.5～1寸,行提插捻转平补平泻法。配穴根据虚补实泻的原则,采用提插捻转补泻的方法。针刺得气后,留针30分钟。

本证外感风寒者及虚证,可针灸并用,每次灸30分钟。

(二)针方精选

1.现代针方

(1)处方1。分为外感风寒头痛、外感风热头痛、外感风湿头痛、肝阳上亢头痛、痰浊上蒙头痛、瘀血阻络头痛、阴血亏虚头痛、中气虚弱头痛等8型。外感风寒头痛治以疏风散寒解表,取肺俞、天柱、通谷、前谷。外感风热头痛治以祛风清热解表,取风门、风池、液门、曲池、大椎、风府。外感风湿头痛治以祛风胜湿,取风池、阴陵泉、合谷、足三里、悬厘。肝阳上亢头痛治以清泄肝胆,取太冲、阳辅、风池、丝竹空或透率谷、内关、百会。痰浊上蒙头痛治以化痰降逆,取列缺、丰隆、公孙、印堂或神庭。瘀血阻络头痛治以祛瘀通络,取膈俞、血海、太阳、外关、丰隆。阴血亏虚头痛治以补气升血,取三阴交、膈俞、胃俞、血海、大椎、气海。中气虚弱头痛治以补益中气,取足三里、三阴交、气海、中脘。

(2)处方2。头痛头昏:百会、印堂、头维、太阳、风池、合谷、行间。

2.经典针方

(1)《针灸大成》:"头风顶痛:百会、后顶、合谷。头顶痛,乃阴阳不分,风邪串入脑户,刺故不效也。先取其痰,次取其风,自然有效。中脘、三里、风池、合谷。疟疾头痛目眩,吐痰不已,合谷、中脘、列缺。囟会后一寸半,骨间陷中……主头风目眩,面赤肿,水肿……头面门:脑风而痛,少海。"

(2)《针灸玉龙经·玉龙歌》:"头风偏正最难医,丝竹金针亦可施。更要沿皮透率谷,一针两穴世间稀。偏正头风有两般,风池穴内泻因痰。若还此病非痰饮,合谷之中仔细看。头风呕吐眼昏花,穴在神庭刺不差。"

(3)《针灸聚英卷二·杂病》:"头痛有风,风热,痰湿、寒、真头痛。手足青至节,死不治。灸,疏散寒。针,脉浮,刺腕骨、京骨。脉长合骨、冲阳。脉弦阳池、风府、风池。"

(4)《儒门事亲卷一·目疾头风出血最急》说:"神庭、上星、囟会、前顶、百会。其前五穴,非徒治目疾,至于头痛腰脊强,外肾囊燥痒,出血皆愈。凡针此勿深,深则伤骨。"

(徐娅丽)

第二节 面 痛

面痛是指以眼、面颊部抽掣疼痛为主要症状的一种疾病。多由于风邪侵袭,阳明火盛、肝阳亢逆、气血运行失畅所致。

西医学的三叉神经痛属于本病范畴。

一、辨证

本病以眼、面颊阵发性抽掣疼痛为主要症状,根据病因不同分为风寒、风热、瘀血面痛。

(一)风寒外袭

疼痛为阵发性抽掣样痛,痛势剧烈,面色苍白,遇冷加重,得热则舒,多有面部受寒因素,舌淡苔白,脉浮紧。

（二）风热浸淫

疼痛阵作，为烧灼性或刀割性剧痛，痛时颜面红赤，汗出，目赤，口渴，遇热更剧，得寒较舒，发热或着急时发作或加重，舌质红，舌苔黄，脉数。

（三）瘀血阻络

面痛反复发作，多年不愈，发作时疼痛如锥刺难忍，面色晦滞，少气懒言，语声低微，舌质紫黯，苔薄，脉细涩。

二、治疗

（一）针灸治疗

治则：疏通经脉，活血止痛。以手、足阳明经穴位为主。

主穴：百会、阳白、攒竹、四白、迎香、下关、颊车、合谷。

配穴：风寒外袭加风门、风池、外关；风热浸淫加大椎、关冲、曲池；瘀血阻络加太冲、血海。

操作：毫针刺，用泻法。

方义：本方以近部取穴为主，远部取穴为辅，旨在疏通面部筋脉气血，散寒清热，活血通络止痛。

（二）其他治疗

1.耳针

选面颊、上颌、下颌、额、神门等穴，每次取 2～3 穴，毫针刺，强刺激，留针 20～30 分钟，约隔 5 分钟行针 1 次；或用埋针法。

2.水针

用维生素 B_{12} 或 B_1 注射液，或用 2％利多卡因注射液，注射压痛点，每次取 1～2 点，每点注入 0.5 mL，隔 2～3 天注射 1 次。

（孟广峰）

第三节　面　瘫

面瘫是以口眼㖞斜为主要症状的一种疾病。多由络脉空虚，感受风邪，使面部经筋失养，肌肉纵缓不收所致。西医学的周围性面神经炎属于本病范畴。

一、辨证

本病以口眼㖞斜为主要症状。起病突然，多在睡眠醒后，发现一侧面部麻木、松弛、示齿时口角歪向健侧，患侧露睛流泪、额纹消失、鼻唇沟变浅。部分患者伴有耳后、耳下乳突部位疼痛，少数患者可出现患侧耳道疱疹、舌前 2/3 味觉减退或消失及听觉过敏等症。病程日久，可因患侧肌肉挛缩，口角歪向病侧，出现"倒错"现象。根据发病原因不同可分为风寒证和风热证。

（一）风寒证

多有面部受凉因素，如迎风睡眠，电风扇对着一侧面部吹风过久等。

（二）风热证

多继发于感冒发热之后,常伴有外耳道疱疹、口渴、舌苔黄、脉数等症。

二、治疗

（一）针灸治疗

治则:疏风通络、濡养经脉,取手足少阳、阳明经穴位。

主穴:风池、翳风、地仓、颊车、阳白、合谷。

配穴:风寒加风门、外关;风热加尺泽、曲池。

操作:急性期用平补平泻法,恢复期用补法,面部穴可用透刺法,如地仓透颊车,阳白透鱼腰等。

方义:本病为风邪侵袭面部阳明、少阳脉络,故取风池、翳风以疏风散邪;地仓、颊车、阳白等穴以疏通阳明、少阳经气,调和气血;"面口合谷收",合谷善治头面诸疾。

（二）其他治疗

1.水针

选翳风、牵正等穴,用维生素 B_1 或 B_{12} 注射液,每穴注入 0.5～1 mL,每天或隔天 1 次。

2.皮肤针

用皮肤针叩刺阳白、太阳、四白、牵正等穴,使轻微出血,用小罐吸拔 5～10 分钟,隔天1 次。本法适用于发病初期,或面部有板滞感觉等面瘫后遗症。

3.电针

选地仓、颊车、阳白、合谷等穴。接通电针仪治疗 5～10 分钟,刺激强度以患者感到舒适、面部肌肉微见跳动为宜。本法适用于病程较长者。

（孟广峰）

第四节　神　　乱

一、概述

神乱即精神错乱或神志异常,其临床表现为焦虑恐惧、狂躁不安、神情淡漠或痴呆及猝然昏倒等症,常见于癫病、狂病、痫病、脏躁等患者。《寿世保元》:"癫者,喜笑不常,癫倒错乱之谓也。"俗称"文痴"。《素问·长刺节论》:"病在诸阳脉,且寒且热,诸分且寒且热,名曰狂。刺之虚脉,视之分尽热,病已止"。《素问·奇病论》中的"癫疾"、唐代《备急千金要方》中的"五癫",皆指痫而言。后世多把癫狂相提并论。

本症相当于西医学中的单纯型精神分裂症、妄想型精神分裂症、神经官能症、更年期神经病、狂躁症、癫痫等病症。

二、诊察

（一）一般诊察

中医诊查本症从癫、狂、痫三方面进行诊查分析,癫病患者多表情淡漠,神志痴呆,喃喃自语,哭笑无常;狂病患者多狂躁妄动,胡言乱语,打人骂詈,不避亲疏;痫病多见突然昏倒,口吐涎沫,两目上视,四肢抽搐,醒后如常的症状。

西医学本症的诊查,根据实际情况分别从抑郁症、躁狂症或精神分裂症青春型、癫痫切入。抑郁症患者在排除神经系统病变的基础上,尿液、脑脊液 5-羟色胺含量具有一定诊断意义;躁狂症可与抑郁交替发生,表现为情绪高涨、妄想、言语夸张等,精神分裂青春型到后期多表现为喜怒无常,行为多具有冲动性等特点;癫痫通过贝美格诱发试验、脑电图具有诊断意义,头颅 CT、MRI 对脑部病变具有鉴别意义。

(二)经穴诊察

一部分患者可在神门、通里、阴郄、合谷、太冲、足三里等穴出现压痛或条索、结节状病理产物。部分患者可在心俞、肝俞、脾俞、巨阙、中脘等俞募穴出现敏感点。

有些患者在耳穴反射区心、肝、肾、脑、神门、皮质下、枕、耳颞神经点出现压痛敏感点或皮肤皱褶、隆起、颜色改变等阳性反应。

三、辨证

正常人体阴阳平衡,脏腑调和,经络通畅,气血充足,心神安宁。当人体阴阳失于平衡,心神受扰,则发神乱症。本证以脏腑辨证与经络辨证并重,在脏腑主要与心、肝、胆、脾、肾相关,在经络主要与心、肝、胆、脾、胃、心包经有关,火、痰、郁、瘀为主要致病因素。

基本病机为心神不宁,阴阳不和。病因较多,具体表现也有差别,但主要病机为心肝胆脾肾的阴阳失调。虚证主要包括心脾两虚、血虚发痫、肾虚发痫;实证包括痰气郁结、痰火上扰、阳明热盛、肝胆郁火、瘀血内阻、痰火发痫、痰瘀发痫。

(一)常用辨证

1.痰气郁结

肝气被郁,伤及脾脏,脾气不升,气郁痰结,蒙蔽神明,故表现为表情淡漠,神志痴呆等精神异常的证候。痰浊中阻,故不思饮食,舌苔腻,脉弦滑。治当化痰解郁,可取肝经之原穴与胃经之丰隆。

2.心脾两虚

多由患病日久,心血内亏,心神失养,故见心悸易惊,神思恍惚,善悲欲哭等症。血少气衰,脾气健运,故饮食量少,肢体乏力,舌色淡,脉细无力,均为心脾两亏,气血俱衰之征。治当取三阴交、足三里以健脾养心。

3.痰火上扰

是因心胃火盛,灼津为痰,痰火搏结,上蒙心窍所致。症见起病急骤,性情急躁,两目怒视,叫骂不休,毁物殴人,头痛失眠,面红目赤,大便秘结,舌质红,苔黄腻,脉弦滑数。治疗时可取神门、中脘,以化痰宁心为法。或因惊恐气乱,或脾失运化,痰热内生。若偶遇恼怒,痰随火升,上扰清窍,蒙蔽心神,症见突然昏倒,四肢抽搐,口吐黏沫,气粗息高,直视,或口作五畜声,胸膈阻塞,情志抑郁,心烦失眠,头痛目赤。发无定时,醒后疲乏,一如常人。舌质红、苔黄腻,脉弦滑数有力。治宜清热化痰,开窍醒神,可取太冲、中脘、神门。

4.阳明热盛

邪热内传阳明,热结阳明所致。症见面红耳赤,弃衣而走,登高而歌,逾垣上屋,或数天不食。腹满不得卧,便秘,尿黄,苔黄,脉沉数有力。治当清泻阳明,可取曲池、天枢。

5.肝胆郁火

因七情内伤,肝胆气滞,气郁化火,上扰神明所致。心神受扰,则心神烦乱,神不内守则言语失常,或咏或歌,或言或笑,心神不安,则或惊或悸,肝胆气滞则胸胁胀痛。症见狂躁易怒,心神烦乱,言语无伦,惊悸不安,神不守舍,或咏或歌,或言或笑,胸胁胀痛,口苦发干,舌红苔黄,脉弦数。治当泻火解郁,可取肝经之原穴。

6.瘀血内阻

邪热入里,血热互结,上扰神明所致。症见胸中憋闷,精神不宁,狂扰不安,言语不休,或沉默寡言,甚则终日骂詈,少腹胀满,疼痛拒按,舌质红紫或见瘀斑,脉沉实有力。治当取合谷、太冲、血海、膈俞以清热活血。

7.风痰上蒙

多因脾虚痰盛,积聚则气逆不顺,升降失调,清阳不升,浊阴不降,痰蒙清窍所致,故发作前有短时头晕,发作时口吐白沫或清涎是风痰的特点。症见发作前每有短时头晕,胸闷、泛恶,随即猝然仆倒,不知人事,手足搐搦强直,两目上视,口噤,口眼牵引,喉中发出五畜之声,将醒之时,口吐白沫或流清涎,醒后唯觉疲惫不堪,有时醒后又发,时发时止,或数天数月再发,疲劳时发作更频,每于感寒则易诱发,体壮者脉多滑大,舌苔白厚腻。治宜取丰隆、行间以化痰息风。

8.痰瘀阻络

瘀血夹痰,上扰神明。多有颅脑外伤,或小儿娩产时产伤,或母孕时跌伤,或情志不畅,气滞血瘀等,皆可致瘀血内生,若瘀阻于上,脑络闭阻,虚风随生,则发作前多有头痛;若瘀血夹痰上冲于头,则神志被蒙,遂发痫证,症见发时头晕头痛,旋即尖叫一声,瘛疭抽搐,口吐涎沫,脸面口唇青紫,口干但欲漱水不欲咽。多有颅脑外伤病史,每遇阴雨天易发,舌质紫有瘀血点,脉弦或弦涩。当取百会、膈俞以化瘀开窍。

9.血虚生风

多因血虚风动而发,症见痫厥屡发,发前头晕心悸,手足搐动,发时突然昏倒不省人事,口噤目闭,吐白沫,抽搐时间长短不定,醒后如常人,伴见心悸怔忡,双目干涩等症状,或于月经期前后发作频繁,唇甲淡白,脉细滑,舌质色淡或舌尖红,苔薄白少。治疗时可取脾俞、膈俞、足三里、血海,养血息风。

10.肾气亏虚

多由病症已久,肾气亏虚,精血不足,症见反复发作数年不愈,突然昏倒,神志昏聩,面色苍白,四肢抽搐,或头与眼转向一侧,口吐白沫,二便自遗,出冷汗,继则发出鼾声而昏睡,移时渐渐苏醒,平素或腰膝酸软,足跟痛,或遗精阳痿早泄,或白带多,甚或智力渐退,脉沉细滑,舌质淡,苔薄少。治宜滋补肝肾,益精养血,可取肝俞、肾俞、太溪、照海。

(二)经络辨证

从经络的角度讲,本证与心、肝、胆、脾、胃、心包经皆有联系。《素问·阴阳脉解》说:"四肢者,诸阳之本也,阳盛则四肢实,实则能登高而歌也""热盛于身,故弃衣欲走也""阳盛则使人妄言骂詈不避亲疏,而不欲食,不欲食,故妄走也"。《景岳全书·癫狂痴呆》说:"凡狂病多因于火,此或以谋为失志,或以思虑郁结,屈无所伸,怒无所泄,以致肝胆气逆,木火合邪,是诚东方实也,此其邪乘于心,则为神魂不守,邪乘于胃,则为暴横刚强。"上述所云胃、肝、胆三经实火上扰心神皆可发为狂病。

值得注意的是,虽然癫、狂、痫皆是神乱的表现,但其病因病机有一定差别,经络辨证上也应注意,如《素问·大奇论》曰:"心脉满大,痫瘛筋挛。肝脉小急,痫瘛筋挛。二阴急为痫厥",清代叶天士的《临证指南医案》龚商年按总结道:"狂由大惊大恐,病在肝胆胃经,三阳并而上升,故火炽而痰涌,心窍为之闭塞。癫由积忧积郁,病在心脾包络,三阴闭而不宣,故气郁则痰迷,神志为之混淆。"狂者多为阳经所病,癫、痫者多发于阴经。

四、治疗

(一)刺法灸法

1.主穴

百会、水沟;癫者取肝俞、脾俞;狂者取大陵;痫者取身柱、鸠尾、阳陵泉、本神、十宣。

2.配穴

癫者,痰气郁结者加太冲、丰隆,心脾两虚加三阴交、足三里。狂者,痰火扰心加神门、中脘;阳明热盛加曲池、天枢;火盛伤阴加神门、三阴交;气血瘀滞加合谷、太冲、血海、膈俞。痫者,痰火扰神者加丰隆、行间;风痰闭窍者加丰隆、风池;瘀血阻络者加膈俞;血虚风动者加脾俞、膈俞、足三里、血海;肾虚精亏加肝俞、肾俞、太溪、照海。

3.方义

本症多因肝气郁滞,脾气不升,气滞痰结,神明逆乱,故取肝俞以疏肝解郁,配脾俞以益气健脾祛痰;脑为元神之府,督脉入脑,取督脉之百会穴、水沟穴,可醒脑开窍,安神定志。大陵为心包经原穴,可加强醒神开窍的作用。鸠尾为治疗痫证的效穴。水沟、十宣可以开窍醒神。太冲可疏肝行气,丰隆以化痰浊;癫证日久可出现心脾亏损,取三阴交、足三里以补益心脾。加神门、中脘清心豁痰;曲池为手阳明合穴,天枢为手阳明之募穴,两穴相配可泄热通便,清泻阳明实热;神门、三阴交以滋阴降火、安神定志;合谷、太冲合为四关穴,行气化瘀,醒脑开窍;血海、膈俞活血化瘀。四穴相配共奏活血化瘀、醒脑开窍之功。

4.操作

诸穴均按常规消毒后,背部不宜深刺,以免伤及体内重要脏器;百会针向脑后方向,沿皮平刺0.3～0.5寸;水沟用1寸毫针,针尖向上斜刺0.5～0.8寸,行捻转泻法,以患者能忍受疼痛为度;余穴根据辨证施以适当补泻手法。每天或隔天1次。

本证中属虚证者可以加用灸法,每次30分钟,每天或隔天1次。

(二)针方精选

1.现代针方

(1)处方1。处方:肝俞、脾俞、丰隆、神门、心俞。本病由于肝气郁滞,脾气不升,凝聚津液,化为痰浊,神明蒙蔽。故取肝俞、脾俞、丰隆,以疏肝郁,运脾气,化痰浊以治本,取神门、心俞,开窍以苏神明。

(2)处方2。治法:理气豁痰,醒神开窍。以手足厥阴经、督脉为主。主穴:内关、水沟、太冲、丰隆、后溪。配穴:肝郁气滞者,加行间、膻中;痰气郁结者,加中脘、阴陵泉;心脾两虚者,加心俞、脾俞;哭笑无常者,加间使、百会;纳呆者,加足三里、三阴交。

(3)处方3。治法:涤痰开窍、养心安神。心脾两虚者针灸并用,补法;痰气郁结、气虚痰凝、阴虚火旺者以针刺为主,泻法或平补平泻。处方:脾俞、丰隆、心俞、神门。痰气郁结加中脘、太冲;气虚痰凝加足三里、中脘;心脾两虚加足三里、三阴交;阴虚火旺加肾俞、太溪、大陵、三阴交。

2.经典针方

(1)《素问·通评虚实论》:"刺痫惊脉五,针手太阴各五,刺经,太阳五,刺手少阴经络傍者一,足阳明一,上踝五寸,刺三针。"

(2)《肘后备急方》卷三·治卒发癫狂病方第十七:"斗门方,治癫痫,用艾于阴囊下谷道正门当中间,随年数灸之。"

(3)《针灸大全》卷四·窦文真公八法流注:"五痫等证口中吐白沫。内关……后溪二穴、神门二穴、心俞二穴、鬼眼四穴。"

(4)《针灸大成》卷九·医案:"患痫症二十余载……病入经络,故手足牵引,眼目黑瞀,入心则搐叫,须依理取穴,方保得痊……取鸠尾,中脘,快其脾胃,取肩髃、曲池等穴,理其经络,疏其痰气,使气血流通,而痫自定矣。"

(三)其他疗法

1.头针

取额中线、顶中线、顶旁1线、顶上正中线。强刺激,不留针。每天1次。大发作取胸腔区(双)、舞蹈震颤控制区(双),小发作取运动区、制癫区,精神运动发作取晕听区。

2.腧穴埋线

取头针的胸腔区、运动区、神门、足三里、三阴交。羊肠线埋线,可嘱患者自行按摩。每周1次。

(孟广峰)

第五节　神　昏

一、概述

神昏以不省人事,神志昏乱,呼之不应,触之不觉,不易迅速苏醒为特点,多为危急重症。神昏的深度常与疾病的严重程度有关。

《素问·至真要大论》:"暴喑,心痛,郁冒不知人,乃洒淅恶寒,振栗谵妄。"《伤寒论》:"伤寒若吐若下后不解,不大便五六日,上至十余日,日晡所发潮热,不恶寒,独语如见鬼状。如剧者,发则不识人,循衣摸床,惕而不安,微喘直视,脉弦者生,涩者死。微者,但发热,谵语者……"

本病相当于古代的"暴不知人""不知与人言""尸厥""大厥""不识人""昏聩""昏不知人""昏迷"等。多见于西医学的肝衰竭、酒精中毒、中毒性痢疾等疾病。

二、诊察

(一)一般诊察

中医诊查,患者多见不省人事,神志昏乱,呼之不应,触之不觉,不易迅速苏醒等表现,根据病因不同可有不同兼症,当根据四诊进一步诊查,具体见常用辨证部分。

现代诊查除脉搏、血压、体温、呼吸等生命体征之外,还应检查反射情况如吞咽、咳嗽、角膜、瞳孔反射等,判断神昏的程度,检查患者是否存在外伤、出血等因素,同时进行神经系统检查,确定能否引出阳性病理体征。结合发病患者相关病史进行进一步诊查。

(二)经穴诊察

一部分神昏患者可在手厥阴经原穴、督脉上出现压痛敏感点或条索状、结节状阳性反应物，部分患者在肝经原穴可有明显压痛，同时可在三阴交、极泉等穴出现敏感点。

有些患者在耳穴反射区心、肝、枕、肾上腺、神门、皮质下等穴区可出现压痛敏感，或片状、条索状隆起，局部红晕脱屑等阳性反应。

三、辨证

心藏神，主神明，神志活动为心所司，脑为元神之府，是清窍之所在，脏腑清阳之气均会于此而出于五官，或外邪内攻，或内伤实邪导致气血逆乱，抑或久病者真气耗竭，最终导致清窍闭塞，神明失守而发神昏。本节所论神昏为广义神志模糊，故将谵语、郑声、晕厥一并列入讨论。本证以脏腑辨证为主，经络辨证为辅主要与心、脾、肝密切相关，热、毒、暑、痰、内风为主要致病因素，同时与心经、心包经、大肠经、肝经有一定联系。

基本病机为心神失守，神志不清。病因较多，且多错杂为病，但主要病机为心、脾、肝的阴阳失调，气血失和。实证主要包括热炽阳明、热陷心包、热盛动风、风痰内闭、暑邪上冒、热毒熏蒸、气血上逆等；虚证主要包括亡阴、亡阳、气虚、血虚等。

(一)常用辨证

1.热炽阳明

太阳之邪不解，邪入阳明，化热化燥，充斥阳明，弥漫全身，症见神志不清，谵言妄语，高热面赤，口渴汗出，气粗如喘，小便短赤，舌红苔黄燥，脉洪大，治宜取手阳明之原穴，足阳明之经穴，泻热醒神。

2.热陷心包

温热之邪侵犯人体，内传心包，燔灼营血，症见高热烦躁，神昏谵语，目赤唇焦，舌謇，发疹发斑，四肢厥冷，小便黄，大便干结，舌质红绛，脉洪而数。治宜取中冲、大椎，清心开窍，泻热醒神。

3.热盛动风

邪热亢盛，燔灼肝经，引动内风，扰及神明，症见高热肢厥，神志昏迷，全身抽搐，角弓反张，颈项强直，两目上翻，面红目赤，小便短赤，大便秘结，舌质红，脉弦数。可取大肠经原穴与肝经荥穴，以清热泻火，平肝息风。

4.风痰内闭

素体痰盛，又感风邪，或肝阳偏亢而生内风，风阳夹痰，内扰心窍，症见突然昏仆，不省人事，震颤抽搐，口角流涎，喉中痰鸣，面色晦黯，胸闷呕恶，口眼㖞斜，半身不遂，舌苔白腻，脉弦滑。治宜开窍化痰，疏肝息风，可取丰隆、太冲。

5.暑邪上冒

见于炎热夏天，为暑邪内袭，耗气伤津，气津暴脱，乱其神明所致，症见猝然昏仆，身热肢厥，气粗如喘，面色潮红，或见面垢，冷汗不止，小便短赤，脉虚数而大。治宜取外关、大椎，以清暑祛湿，开窍醒神。

6.热毒熏蒸

多由感受火毒时疫之邪，或火热之邪郁结成毒，热毒内扰所致，症见壮热谵语，烦躁不安，面赤口渴，疔疮痈肿，流注四窜，或下痢脓血，或绞肠痛绝，舌质红绛，苔黄褐干燥，脉滑数。治疗当取大椎、行间,清热解毒,安神开窍。

7.血气上逆

每因恼怒伤肝,气机逆乱,血随气升,并走于上,扰乱神明,症见突然昏倒,不省人事,牙关紧咬,双手握固,呼吸气粗,面赤唇紫,舌红或紫黯,脉沉弦。治疗时宜疏肝降逆,活血开窍,可取肝经原穴与八会穴之血会。

8.亡阴

多因大吐,大泻,汗出过多,产后失血或外伤出血,或热邪久羁,以致阴精耗竭,心神散乱,症见重语喃喃,神志不清,眼眶深陷,皮肤干瘪,面色潮红,呼吸气促,渴喜冷饮,四肢温暖,舌质红,干燥少苔甚或无苔,脉细数无力,或虚数大。治疗可取配肾经原穴、经穴,以滋补阴精。

9.亡阳

多由亡阴发展而来,或由久病不愈,元气衰微,或寒气大泄,元阳暴脱,或心气耗散,真阳欲绝所致,症见喃喃自语,言语重复,断断续续,精神萎靡,呼之不应,面色苍白,四肢厥逆,气短息微;汗出黏冷,口不渴,喜热饮,舌淡白而润,甚则青紫,脉微欲绝或浮数而空。治当取命门、肾俞,回阳救逆。

10.气虚神昏

每因元气亏耗,致使阳气消乏,宗气下陷,脾气不升,则突然昏仆,症见突然昏晕,面色㿠白,气息微弱,汗出肢冷,舌质淡,脉沉弱。治当健脾益气,取足三里、膏肓。

11.血虚神昏

由大崩大吐,或产后、外伤失血过多,以致气随血脱,神机不运,症见突然晕厥,面色苍白,口唇无华,呼吸缓慢,目陷无光,舌淡,脉细数,无力。治疗可取脾俞、血海,以健脾养血,活血开窍。

(二)经络辨证

经络辨证上,由于本证主要为神明失守,而神志昏蒙。心主神明,心经通过目系与脑相连,故首先从心经、心包经论治,开窍醒神;热炽阳明而致神昏谵语者,当泻阳明经火热;每因肝阳上亢或情志恼怒引动内风者,乃火热夹风夹痰,循肝经上扰,当从肝经论治。

四、治疗

(一)刺法灸法

1.主穴

水沟、涌泉、劳宫。

2.配穴

谵语者加期门、神门、四神聪;郑声者加四神聪、神门、三阴交;昏厥者加百会、内关、三阴交;热炽阳明者加解溪、合谷;热陷心包者加中冲、大椎;热盛动风者加合谷、行间;风痰内闭者加丰隆、太冲;暑邪上冒者加外关、大椎;热毒熏蒸者加大椎、行间;血气上逆者加太冲、膈俞;亡阴者加太溪、复溜;亡阳者加命门、肾俞;气虚者加足三里、膏肓;血虚者加脾俞、血海。

3.方义

水沟为急救常用穴,为醒神开窍之要穴;涌泉为肾经井穴,具有醒脑开窍,泻热通络的作用;劳宫为心经荥穴,能清泻心火,开窍安神。期门为肝之募穴,又是足太阴、阴维之会,刺之可疏肝气、健脾气、调气活血;神门为心经原穴,具有泻心火,宁心安神的作用;四神聪为经外奇穴,具有镇静安神的作用;百会为督脉腧穴,醒神开窍,通络安神;内关属心包络穴,又为八脉交会穴之一,通于阴维,维络诸阴;三阴交为足三阴经之交会穴,具有滋阴养血安神的作用;内关与三阴交合用具有较强的活血化瘀作用,能改善心脑循环。诸穴合用,祛邪补虚,调和气血,开闭醒神。配合谷、解溪泻热醒神;中冲、大椎清心开窍;合谷、行间清热泻火,平肝息风;丰隆、太冲开窍化痰,疏肝息风;外关、大椎以清暑祛湿;大椎、行间清热解毒,安神开窍;太冲、膈俞疏肝降逆,活血开窍;太溪、复溜滋补阴精;命门、肾俞回阳救逆;脾俞、血海健脾养血,活血开窍。

4.操作

腧穴常规消毒,水沟直刺 0.3～0.5 寸,涌泉直刺 0.5～1 寸,劳宫直刺 0.3～0.5 寸,百会、四神聪向后平刺 0.6～0.8 寸,以上诸穴,实证神昏用提插捻转泻法,虚证用平补平泻法。中冲、大椎、膈俞采用点刺放血法,以泻实热。配穴根据虚补实泻的原则,采用提插捻转补泻的方法。针刺得气后,留针 30 分钟。

本症治疗过程中,可在肾俞、命门用灸法,每次施灸 30 分钟。

(二)针方精选

1.现代针方

(1)处方 1:热陷心包神昏治以清营泄热,醒神开窍,取中冲、内关、行间、水沟、膻中;腑热熏蒸神昏治以泻热攻下,醒神开窍,取胃俞、大肠俞、陷谷、合谷、天枢;热毒攻心神昏治以清热解毒,醒神开窍,取足三里、神门、十宣、百会、印堂;湿热蒙蔽神昏治以清热利湿,豁痰开窍,取外关、阴陵泉、丰隆、公孙;暑热上冒神昏治以泄热开窍,取二间、内庭、大椎、百会、水沟;热盛动风神昏治以清热息风,醒神开窍,取十宣、风池、劳宫、行间、大椎;阴虚动风神昏治以补阴潜阳,平肝息风,取太溪、三阴交、太冲、风池;风痰内闭神昏治以平肝息风,涤痰开窍,取行间、风池、丰隆、水沟、内关;瘀血阻心神昏治以祛痰开窍,取膈俞、脾俞、内关、血海;阴竭阳脱神昏治以回阳固脱,益气敛阴,取足三里、气海、复溜;内闭外脱神昏治以豁痰开窍,回阳固脱,取丰隆、列缺、复溜、中脘、百会、气海或关元。

(2)处方 2:神昏指神志昏迷,意识不清,往往由邪热内陷心包或湿热、痰浊蒙闭清窍所引起。治宜息风开窍、清心豁痰。取穴:水沟、十二井、太冲、丰隆、劳宫。

(3)处方 3:热邪毒闭型用毫针刺法,取人中、十宣、百会、涌泉、大椎、内关。人中用雀啄刺法,十宣用点刺放血,余穴常规刺法,用强刺激,留针 30～60 分钟,每天 1～2 次。正衰虚脱型用灸法,取关元、神阙、气海、中脘,均艾炷隔姜重灸,每天 1～2 次。

(4)处方 4:选取巨阙、中脘、内关、肺俞。

2.经典针方

(1)《素问·缪刺论》:"邪客于手足少阴太阴足阳明之络,此五络皆会于耳中,上络左角,五络俱竭,令人身脉皆动,而形无知也,其状若尸,或曰尸厥。刺其足大指内侧爪甲上,去端如韭叶(隐白),后刺足心(涌泉),后刺足中指爪甲上各一痏(厉兑),后刺手大指内侧,去端如韭叶(少商),后刺手心主(中冲),少阴锐骨之端(神门),各一痏立已;不已,以竹管吹其两耳,剃其左角之发;方一寸,燔治,饮以美酒一杯,不能饮者,灌之,立已。"

(2)《针灸大成》:"不识人,水沟、临泣、合谷;中暑不省人事,人中、太冲、合谷。尸厥,列缺、中冲、金门、大都、内庭、厉兑、隐白、大敦。"

(3)《简明医彀·厥证》:"忽然厥冷,神昏妄言者,先掐人中……或针入人中至齿,灸关元百壮,鼻尖有汗,苏为度,妇人灸乳下。"

(4)《针灸逢源》:"中风卒倒不醒:神阙(隔盐、姜或川椒代盐)、丹田、气海皆可灸之。"

（5）《针灸集成》："尸厥，谓急死也，人中针，合谷、太冲皆灸，下三里、绝骨、神阙百壮。若脉似绝，灸间使，针复溜，久留神效。"

（三）其他疗法

1.指针

紧急情况下用拇指重力掐按水沟、合谷、内关穴，以患者出现疼痛反应并苏醒为度。

2.刺血

实证昏厥取大椎、百会、太阳、委中、十宣。点刺出血。

（徐娅丽）

第六节　痴　呆

一、概述

痴呆是指神情呆滞，智能低下而言，是智能活动发生严重障碍的表现。痴呆一症，虽有数因，但基本上不外虚实两类。属实者，因于气滞、痰湿；属虚者，缘于阴亏、血少、髓虚。本症又称呆痴，常见于西医学的老年痴呆，小儿脑瘫等病。

痴呆一症，古人有"文痴""武痴"之分。痴呆伴有精神抑郁，表情淡漠，坐如木偶，沉默寡言，善悲欲哭者，称为"文痴"；痴呆伴有狂乱无知，骂詈呼叫，不避亲疏，弃衣裸体，逾垣上屋者，称为"武痴"。属于狂证，不属本篇讨论范围。

二、诊察

（一）一般诊察

中医诊查可通过望诊及问诊做出初步诊断，患者可见神情淡漠、沉默寡言等表现，小儿痴呆多见五迟五软表现，老年人为渐进性，多由记忆力减退开始。

西医学通过智力量表测试、脑部影像学检查、脑脊液检查、脑电图、神经心理测验都对相关病症具有诊断意义。

（二）经穴诊察

一部分痴呆患者会在心经的神门、肾经的太溪、肝经的太冲等腧穴局部触及压痛，或条索、结节状病理产物，部分患者可在脾俞、肝俞、肾俞等穴出现敏感点。

有些患者可在耳穴反射区心、脾、肾等出现压痛敏感或皮肤皱褶；脑、额、神门、皮质下可见到压痛敏感、皮肤隆起等阳性反应。

三、辨证

脑为元神之府，又为髓海，脑窍清利，脑髓充盛则神机聪明。若先天不足或年迈体虚，精亏髓减，或久病迁延，心脾受损，气虚血少，致髓海亏虚，神志失养，渐成痴呆一症。本证以脏腑辨证为主，与心、肝、脾、肾有密切关系，湿、瘀为主要致病因素。

基本病机为髓海亏虚，神志失养。病因以虚为主，其主要病机为心肝脾肾的阴阳失调。虚证包括髓海不足、肝肾亏虚,因虚致实为湿痰阻窍,虚实夹杂为气郁血虚。

(一)常用辨证

1.湿痰阻窍

多因水湿内蕴,湿聚成痰,上蒙清窍,致使神情呆钝。其临床特点是痴呆时轻时重,不易完全恢复。且必见湿痰征象,如静而少言,或默默不语,头重如裹,倦怠无力,胸闷呕恶,泛吐痰涎,苔白腻,脉沉滑。治当健脾利湿,开窍化痰,可取丰隆、脾俞。

2.气郁血虚

多因胸怀不畅,肝郁克脾,或由大惊卒恐,气血逆乱,以致心失所养,则精神恍惚,痴呆不语。其临床特点是痴呆突然发生,多与情志不畅或突受精神刺激有关。一般病情严重,但持续时间较短,经过治疗可以较快恢复。兼见肝气郁结,心脾血虚的征象,如胸胁胀闷,太息,面色苍白,神志恍惚,心神不宁,悲忧欲哭等表现。治疗当疏肝解郁、养血开窍,可取期门、血海。

3.髓海不足

多缘于先天不足,禀赋薄弱,或近亲配偶,或遗传缺陷,致使脑髓发育不良,而成痴呆。其特点是神情呆滞,齿发难长,骨软痿弱,怠惰嗜卧,舌淡脉细。多见于小儿,智能低下开始并不明显,往往随着患儿年龄之增长,智能障碍则逐渐表现出来。可取太溪、肝俞滋补肝肾。

4.肝肾亏虚

多见于大病、久病,因邪气久居,或热毒深入下焦,劫伤肝肾之阴;或年高体衰,肝肾不足,神失所养,则默默寡言,呆钝如痴。其特点为智能低下常进行性加重,初期记忆不佳,反应迟钝,言语颠倒,其后可发展成白痴。兼见有关节屈伸不利,四肢麻木,语言迟钝,面色憔悴,两目无神,形体消瘦,肌肤甲错等表现。若阴虚阳亢,虚阳妄动,风自内生,还可见有舌强语謇、瘛疭等内风之象。治当填精益髓,取太溪、肾俞。

(二)经络辨证

肾主骨生髓,脑为髓海,《灵枢·海论》说:"髓海不足,则脑转耳鸣,胫酸眩冒,目无所见,懈怠安卧。"此处便是对痴呆较早的描述,从虚的病因来看,痴呆与肾关系最密切,所以从经络辨证的角度,本症与肾经有密切关联。而晋代王叔和《脉经》记载狂痴病的脉象云:"二手脉浮之俱有阳,沉之俱有阴,阴阳皆实盛者,此为冲督之脉也,冲督用事,则十二经不复朝于寸口,其人皆苦恍惚狂痴。"督脉"起于肾下胞中""挟脊上项""散头上"。可见督脉在肾与脑之间架起了一座"桥梁",肾的精气不足,不能由督脉滋养于脑,或脉络不通,气血不行,也会导致脑髓失养,而发生痴呆一症。所以本症与督脉也有密切联系。

四、治疗

(一)刺法灸法

1.主穴

四神聪、风池、三阴交、内关、悬钟。

2.配穴

湿痰阻窍者加丰隆、脾俞;气郁血虚者加期门、血海;肝肾亏虚者加太溪、肝俞;髓海不足者加太溪、肾俞。

3.方义

三阴交为肝、脾、肾三经交会穴,能通调肝、脾、肾三脏,养血活血,醒神开窍;风池醒脑开窍;

四神聪为经外奇穴,化瘀通络,开窍醒神;内关属心包络穴,又为八脉交会穴之一,通于阴维,维络诸阴,具有宁心安神之效;悬钟为八会穴之髓会,可滋阴通脉、益髓壮骨。配丰隆、脾俞健脾利湿,开窍化痰;期门、血海疏肝解郁、养血开窍;太溪、肝俞滋补肝肾,醒神开窍;太溪、肾俞填精益髓。

4.操作

腧穴常规消毒,四神聪向后平刺0.6~0.8寸,行提插捻转平补平泻法;风池向鼻尖方向刺0.5~0.8寸,行提插捻转泻法;三阴交直刺0.5~1寸,行提插捻转补法;内关直刺0.5~1寸,行提插捻转平补平泻法;悬钟直刺0.5~0.8寸,行提插捻转补法。配穴根据虚补实泻的原则,采用提插捻转补泻的方法。针刺得气后,留针30分钟。

本症属气血虚弱者,可使用灸法,尤宜在背部俞穴施灸,施灸时应有人看护,或用悬起灸法,每次30分钟。

(二)针方精选

1.现代针方

(1)处方1:分为禀赋不足、肝肾亏虚、脾虚痰阻、瘀血阻络4型。禀赋不足痴呆治以补肾填精,取太溪、肾俞、百会、四神聪、关元;肝肾亏损痴呆治以补益肝肾,填髓健脑,取肝俞、肾俞、百会、四神聪、悬钟;脾虚痰阻痴呆治以健脾益气,化痰通窍,取足三里、阴陵泉、丰隆、中脘、百会、四神聪;瘀血阻络痴呆治以化瘀通络,健脑益肾,取血海、膈俞、内关、百会、四神聪。

(2)处方2:毫针法取四神聪、颞三针、人中、内关、三阴交、丰隆。颞三针为颞部耳尖直入发际2寸处为第1针;以此为中点,同一水平向前、后各1寸处,分别为第2针、第3针;针尖向下沿皮慢慢捻入,深1寸。四神聪平刺1寸。以上均行快速捻转,频率200次/分左右,连续2分钟。每10分钟再次行针,重复3次后出针。内关穴直刺0.5~1寸,行泻法1分钟。人中穴向鼻中隔方向斜刺0.3~0.5寸,雀啄术至眼球湿润或流泪为度。三阴交,至胫骨内缘向上斜刺进针1.5寸,提插补法。丰隆穴,直刺1寸,平补平泻。以上4穴留针30分钟,其间行针1~2次。

电针法取四神聪、风池、内关。髓海不足配大椎,脾肾两虚加足三里、太溪,痰浊蒙蔽加丰隆、中脘,气滞血瘀加合谷、太冲。主穴进针得气后,G6805电针仪通脉冲电流,用连续波,频率60~100次/分,通电30分钟。配穴用提插捻转补泻或平补平泻,留针30分钟,每10分钟行针1次。

每周5次,休息2天,2个月1个疗程。

(3)处方3:采用针刺后溪、神门(双侧交替),针刺得气后留针30分钟,每隔5分钟施行平补平泻手法1次。每天1次,20次为1个疗程。

(4)处方4:通过辨证将痴呆分为热浊阻窍型(实)、阴精亏损型(虚)。热浊阻窍型治以清心开窍、降浊通腑。取郄门、通里、水沟、丰隆、行间、内庭。其中郄门、通里、丰隆施提插泻法,使针感向远端放射1~2次,余穴施雀啄泻1~2秒。阴精亏损型治以滋阴益肾,健脑调神。取上星、印堂、内关、神门、廉泉、复溜、足三里。其中上星、印堂、神门施捻转补法1~2秒。内关、足三里施提插补法,令针感向远端放射1次。廉泉提插雀啄补法1~2秒。

(5)处方5:以百会或四神聪、肾俞为主穴,太冲、关元、三阴交及足三里为配穴,进针得气后行捻转补法,主穴接G6805电针治疗仪,施以连续波,频率2~4次/秒,强度以腧穴局部肌肉可见抽动或患者耐受为度,留针30分钟,每天1次,针6天停1天;对照组口服尼莫地平,每次20~40 mg,每天3次。两组均连续治疗8周。

2.经典针方

(1)《医学纲目》:"呆滞,刺神门一穴,沿皮向前三分,先补后泻。失志,呆凝,取神门、中冲、鬼眼、鸠尾、百会。"

（2）《扁鹊神应针灸玉龙经》玉龙歌："痴呆一症少精神，不识尊卑最苦人，神门独治痴呆病，转手骨开得穴真。"

（3）《针灸大成》："失志痴呆：神门、鬼眼、百会、鸠尾。"

（4）《医学入门》："神门专治心痴呆，人中间使祛颠妖。"

（5）《针经指南·标幽赋》："用大钟治心内之呆痴。"

（6）《针经指南·流注通玄指要赋》："神门去心性之呆痴。"

（三）其他疗法

1.头针

取顶中线、额中线、颞前线、颞后线。每次选2～3穴，毫针强刺激，还可以配合使用电针，疏密波中强度刺激。

2.耳针

取心、肝、肾、枕、脑点、神门、肾上腺。每次选3～5穴，毫针浅刺，轻刺，留针30分钟；也可以用王不留行籽贴压。

（刘　洋）

第七节　不　寐

不寐又称"失眠""不得卧"等，是以经常不能获得正常睡眠，或入睡困难，或睡眠时间不足，或睡眠不深，严重者彻夜不眠为特征的病证。本证多因思虑劳倦，内伤心脾，生血之源不足，心神失养所致；或因惊恐、房劳伤肾，以致心火独盛，心肾不交，神志不宁；或因体质素弱，心胆虚怯，情志抑郁，肝阳扰动及饮食不节，脾胃不和所致。

西医学的神经官能症、围绝经期综合征、慢性消化不良、贫血、动脉粥样硬化症等以不寐为主要临床表现时属于本病范畴。

一、辨证

本病以经常不易入睡，或寐而易醒，甚则彻夜不眠为主要症状。根据病因的不同分为心脾两虚、心胆气虚、心肾不交、肝阳上扰和脾胃不和型。

（一）心脾两虚

多梦易醒，心悸健忘，头晕目眩，面色无华，食欲缺乏倦怠，易汗出，舌淡苔白，脉细弱。

（二）心胆气虚

心悸胆怯，多梦易醒，善惊多恐，多疑善虑，舌淡，脉弦细。

（三）心肾不交

心烦不寐，或时寐时醒，头晕耳鸣，心悸健忘，遗精盗汗，口干舌红，脉细数。

（四）肝阳上扰

心烦，不能入寐，急躁易怒，头晕头痛，胸胁胀满，面红口苦，舌红苔黄，脉弦数。

(五)脾胃不和

睡眠不安,脘闷嗳气,嗳腐吞酸,心烦,口苦痰多,舌红苔厚腻,脉滑数。

二、治疗

(一)针灸治疗

治则:宁心安神,清热除烦。以八脉交会穴、手少阴经穴为主。

主穴:照海、申脉、神门、安眠、四神聪。

配穴:心脾两虚者,加心俞、脾俞、三阴交;心胆气虚者,加丘墟、心俞、胆俞;心肾不交者,加太溪、涌泉、心俞;肝阳上扰者,加行间、侠溪;脾胃不和者,加太白、公孙、足三里。

操作:毫针刺,照海用补法,申脉用泻法。神门、安眠、四神聪,用平补平泻法;对于较重的不寐患者,四神聪可留针1~2小时;配穴按虚补实泻法操作。

方义:照海、申脉为八脉交会穴,分别与阴跷脉、阳跷脉相通,可以调理阴阳,改善睡眠,若阳跷脉功能亢盛则失眠,故补阴泻阳使阴、阳跷脉功能协调,不眠自愈。心藏神,心经原穴神门,心包经络穴内关可以宁心安神;安眠、四神聪穴可以健脑益髓、镇静安神。

(二)其他治疗

1.耳针

选皮质下、心、肾、肝、神门。毫针刺,或揿针埋藏,或王不留行籽贴压。

2.皮肤针

自项至腰部督脉和足太阳经背部第1侧线,用梅花针自上而下叩刺,叩至皮肤潮红为度,每天1次。

3.拔罐

自项至腰部足太阳经背部侧线,用火罐自上而下行走罐,以背部潮红为度。

4.电针

选四神聪、太阳,接通电针仪,用较低频率,每次刺激30分钟。

(孟广峰)

第八节 癫 狂

癫狂是以精神错乱、言行失常为主要症状的一种疾病。癫证以沉默痴呆、语无伦次、忧郁苦闷、静而多喜为特征;狂证以喧扰不宁、躁妄打骂、哭笑无常、动而多怒为特征。癫属阴、狂属阳,两者病情可相互转化,故统称癫狂。癫狂主要是由于七情内伤、痰气上扰、气血凝滞,使机体阴阳平衡失调,不能互相维系,以致阴盛于下,阳亢于上,心神被扰,神明逆乱所致。

西医学的精神分裂症、狂躁性精神病、抑郁性精神病、反应性精神病、围绝经期精神病等均属本病范畴。

一、辨证

本病以精神错乱、言行失常为主要症状。根据表现症状不同分为癫证和狂证。癫证属阴多呆静,狂证属阳多躁动。

(一)癫证

沉默痴呆,精神抑郁,表情淡漠,或喃喃自语,语无伦次,或时悲时喜,哭笑无常,不知秽洁,不知饮食,舌苔薄腻,脉弦细或弦滑。

(二)狂证

始则性情急躁,头痛失眠,面红目赤,两目怒视等症;继则妄言责骂,不分亲疏,或毁物伤人,力过寻常,虽数天不食,仍精神不倦,舌质红绛,苔黄腻,脉弦滑。

二、治疗

(一)针灸治疗

1.癫证

治则:涤痰开窍,宁心安神。取背俞穴为主,佐以手少阴、足阳明经穴位。

主穴:肝俞、脾俞、心俞、神门、丰隆。

配穴:痰气郁结加膻中、太冲;心脾两虚加三阴交、大陵;不思饮食加足三里、中脘;心悸易惊加内关。

操作:毫针刺,痰气郁结可用泻法,心脾两虚用补法。

方义:病因痰气郁结,蒙蔽心窍所致,故取肝俞以疏肝解郁,脾俞以健脾化痰,心俞以宁心开窍,神门以醒神宁心,丰隆以涤痰化浊,痰气消散,癫证自愈。

2.狂证

治则:清心豁痰。以任脉、督脉、手厥阴和足少阴经穴位为主。

主穴:大椎、风府、内关、丰隆、印堂、水沟。

配穴:痰火上扰加劳宫;火盛伤阴加大钟。

操作:毫针刺,用泻法。

方义:本病由痰火扰心所致,取大椎、水沟能清热醒神,风府、印堂醒脑宁神,内关、丰隆祛痰开窍、宁心安神。

(二)其他治疗

1.水针

选心俞、巨阙、间使、足三里、三阴交穴,每次选用1～2穴,用25～50 mg氯丙嗪注射液,每天注射1次,各穴交替使用。本法适用于狂证。热重加大椎、百会,狂怒加太冲、支沟。

2.耳针

选心、皮质下、肾、枕、额、神门。毫针刺,每次选用3～4穴,留针30分钟。癫证用轻刺激,狂证用强刺激。

3.头针

选运动区、感觉区、足运感区。用1.5寸毫针沿皮刺入,左右捻转1分钟,留针20～30分钟。

4.电针

水沟、百会、大椎、风府透哑门。每次选用一组穴,针后接通电针仪治疗15～20分钟。

(刘　洋)

第九节 郁 证

郁证是以心情抑郁、情绪不宁、胸部满闷、胁肋胀满,或易怒易哭,或咽中如有异物哽塞等为主要临床表现的一类病证。本病主要是因情志内伤,肝失疏泄,脾失健运,心神失养,脏腑阴阳气血失调所致。

西医学的神经官能症、癔症、焦虑症及围绝经期综合征等均属于本病范畴。

一、辨证

本病以精神抑郁善忧,情绪不宁或易怒易哭为主要症状。根据病因可分为肝气郁结、气郁化火、痰气郁结、心神惑乱、心脾两虚和肝肾亏虚型。

(一)肝气郁结

胸胁胀满,脘闷嗳气,不思饮食,大便不调,脉弦。

(二)气郁化火

性情急躁易怒,口苦而干,或头痛、目赤、耳鸣,或嘈杂吞酸,大便秘结,舌红,苔黄,脉弦数。

(三)痰气郁结

咽中如有物哽塞,吞之不下,咯之不出,苔白腻,脉弦滑。

(四)心神惑乱

精神恍惚,心神不宁,多疑易惊,悲忧善哭,喜怒无常,或手舞足蹈等,舌淡,脉弦。

(五)心脾两虚

多思善疑,头晕神疲,心悸胆怯,失眠健忘,食欲缺乏,面色不华,舌淡,脉细。

(六)肝肾亏虚

眩晕耳鸣,目干畏光,心悸不安,五心烦热,盗汗,口咽干燥,舌干少津,脉细数。

二、治疗

(一)针灸治疗

1.治则

调神理气,疏肝解郁。以督脉及手足厥阴、手少阴经穴位为主。

2.主穴

水沟、内关、神门、太冲。

3.配穴

肝气郁结者,加曲泉、膻中、期门;气郁化火者,加行间、侠溪、外关;痰气郁结者,加丰隆、阴陵泉、天突、廉泉;心神惑乱者,加通里、心俞、三阴交、太溪;心脾两虚者,加心俞、脾俞、足三里、三阴交;肝肾亏虚者,加太溪、三阴交、肝俞、肾俞。

4.操作

水沟、太冲用泻法,内关、神门用平补平泻法。配穴按虚补实泻法操作。

5.方义

脑为元神之府,督脉入络脑,水沟可醒脑调神;心藏神,神门为心经原穴,内关为心包经络穴,二穴可调理心神而安神定志;内关又可宽胸理气,太冲可疏肝解郁。

(二)其他治疗

1.耳针

选神门、心、交感、肝、脾。毫针刺,留针 15 分钟,或揿针埋藏,或王不留行籽贴压。

2.穴位注射

选心俞、膻中。用丹参注射液,每穴每次 0.3～0.5 mL,每天 1 次。

（刘　洋）

第十章

泌尿生殖科病证的针灸治疗

第一节 水　　肿

　　水肿是指体内水液滞留,泛滥肌肤,引起头面、眼睑、四肢、腹背甚至全身浮肿,严重者还可伴有胸腔积液、腹水等。本证又名水气,可分为阴水和阳水二大类。阳水发病较急,多从头面部先肿,肿势以腰部以上为著;阴水发病较缓,多从足跗先肿,肿势以腰部以下为显。

　　本证常见于西医学中的急慢性肾炎、充血性心力衰竭、肝硬化及营养障碍等疾病。

一、病因病机

　　本证多因三焦气化失职、气机不利、水液停滞、排泄失常、渗于肌肤而发病。

(一)风水相搏

　　肺为水之上源,又主一身之表,外合皮毛。风邪侵袭,肺失宣肃,不能通调水道,下输膀胱,以致风遏水阻,风水相搏,流溢于肌肤,发为水肿(阳水)。

(二)脾虚湿困

　　脾主运化,喜燥恶湿。如居处潮湿,或涉水冒雨,水湿之气内侵,或平素酒食不节,生冷太过,湿蕴于中,脾为湿困,健运失司,不能升清降浊,以致水湿不得下行,泛于肌肤,而成水肿(阴水)。

(三)阳虚水泛

　　生育不节,房劳过度,肾气内伤,或劳倦伤脾,日久脾肾俱虚,肾虚则开阖不利,不能化气行水,以致水液停聚,泛滥于肌肤,形成水肿(阴水)。

二、辨证

(一)阳水

　　证候:多为急性发作,初起面目微肿,继则遍及全身,皮肤光泽,按之凹陷易复,胸中烦闷甚则呼吸急促,小便短少而黄,伴有恶寒发热,咽痛,苔白滑或腻,脉浮滑或滑数。

　　治法:疏风利水。

(二)阴水

　　证候:发病多由渐而始,初起足跗微肿,继而腹背面部等渐见浮肿,按之凹陷恢复较难,肿势时起时消,气色晦滞,小便清利或短涩。脾虚者兼见脘闷纳少,大便溏泄。肾虚者兼见喜暖畏寒,肢冷神疲,腰膝酸软,脉沉细或迟,舌淡苔白。

治法:温阳利水。

三、治疗

(一)针灸治疗

1.阳水

取穴:肺俞、列缺、合谷、三焦俞。

配穴:恶寒甚者,加偏历。发热甚者,加曲池。咽痛者,加少商。面部肿甚者,加水沟。

刺灸方法:针用泻法。

方义:取肺俞以宣肺疏风,通调水道。列缺、合谷为原络相配,可疏解表邪。三焦俞调整气化,通利水道。

2.阴水

取穴:脾俞、肾俞、三焦俞、水分。

配穴:脾虚者,加中脘、足三里、天枢。肾虚者,加灸关元、命门。

刺灸方法:针用补法,可加灸。

方义:补脾俞、肾俞可温中助阳以化气利水。三焦俞通调水道以利水下行。水分可分利水邪,利尿行水。

(二)其他疗法

1.耳针

取肺、脾、肾、膀胱,毫针中度刺激,留针 30 分钟,每天 1 次,或埋针或埋王不留行籽贴压刺激,每 3～5 天更换 1 次。

2.穴位敷贴

用车前子 10 g 研细末,与独头蒜 5 枚、田螺 4 个共捣,敷神阙。或用蓖麻籽 50 粒,薤白 3～5 个,共捣烂敷涌泉。每天 1 次,连敷数次。

(陈　丽)

第二节　癃　闭

癃闭是以排尿困难、尿量减少,甚至小便闭塞不通为主要表现的一种病证。"癃"是指小便不利,点滴而下,病势较缓;"闭"是指小便不通,欲溲不下,病势较急。癃与闭常合称癃闭。多见于产后妇女、手术后患者及老年男性。由于外邪侵袭、饮食不节、情志内伤、体虚久病、外伤等引起肾和膀胱气化失司所导致。

西医学的膀胱、尿道器质性和功能性病变及前列腺疾病等所造成的排尿困难和尿潴留均属本病范畴。

一、辨证

本病起病可突然发作,或逐渐形成。证见小便不通,少腹胀大,少腹急痛,烦躁不安等。病情严重时,还可见头晕、头痛、恶心、呕吐、胸闷、喘促、水肿,甚至神昏等。根据其临床表现可分为湿热内蕴、肝郁气滞、瘀浊闭阻和脾肾亏虚型。

(一)湿热内蕴

小便闭塞不通,努责无效,小腹胀急而痛,烦躁口渴,或口渴不欲饮,或大便不畅,舌质红,苔黄腻。

(二)肝郁气滞

小便不通或通而不畅,多烦善怒,胁腹胀满疼痛,舌红,苔黄,脉弦。

(三)瘀浊闭阻

多有外伤或手术损伤病史。小便不通或通而不畅,小腹满痛,舌紫黯或有瘀点,脉涩。

(四)脾肾亏虚

小便淋沥不爽,排出无力,甚至点滴不通,精神疲惫,气短食欲缺乏,大便不坚,小腹坠胀,腰膝酸软,畏寒乏力,舌质淡,脉沉细。

二、治疗

(一)针灸治疗

治则:调理膀胱,行气通闭。以任脉、足太阳及足太阴经穴位为主。

主穴:秩边、三阴交、关元、中极、膀胱俞、三焦俞、肾俞。

配穴:湿热内蕴者,加委阳、尺泽;肝郁气滞者,加太冲、大敦;瘀血阻滞者,加曲骨、次髎、血海;中气不足者,加气海、脾俞、足三里;肾气亏虚者,加太溪、复溜。

操作:毫针刺,实证用泻法,虚证用补法。

方义:秩边为膀胱经穴,可调理膀胱;三阴交可通调足三阴经气血,消除瘀滞;关元为任脉与足三阴经交会穴,中极为膀胱募穴,中极配膀胱之背俞穴,俞募相配,关元透中极,均能起到鼓舞膀胱气化功能的作用;三焦俞通调三焦,配肾俞可促进膀胱气化功能。

(二)其他治疗

1.耳针

选肾、膀胱、肺、肝、脾、三焦、交感、神门、皮质下、腰骶椎。每次选3～5穴,用毫针中强刺激,或用揿针埋藏,或用王不留行籽贴压。

2.穴位敷贴

选神阙穴。用葱白、冰片、田螺或鲜青蒿、甘草、甘遂各适量,混合捣烂后敷于脐部,外用纱布固定,加热敷。

3.取嚏或探吐

用消毒棉签,向鼻中取嚏或喉中探吐;也有用皂角粉末 0.3～0.6 g 吹鼻取嚏。

4.电针

取双侧维道,沿皮刺,针尖向曲骨透刺 2～3 寸,通脉冲电 15～30 分钟。

(陈　丽)

第三节 淋 证

淋证是以小便频急、淋沥不尽、尿道涩痛、小腹拘急、痛引腰腹为主要表现的病证。中医历代对淋证分类有所不同,本节分为热淋、气淋、血淋、膏淋、石淋、劳淋六种。

本证多见于西医学的泌尿系统感染、泌尿系统结石、泌尿系统肿瘤及乳糜尿等。

一、病因病机

本证病在肾和膀胱,多因湿热蕴结下焦、脾肾亏虚、肝郁气滞等引起。

(一)湿热下注

过食辛热,或嗜酒肥甘,酿成湿热,下注膀胱发为热淋;若湿热蕴积,尿液受其煎熬,日积月累,尿中杂质结为砂石,则为石淋;若湿热蕴结于下,以致气化不利,清浊不分,小便如脂如膏,则为膏淋;若热盛伤络,迫血妄行,小便涩痛有血,则为血淋。

(二)脾肾亏虚

久淋不愈,湿热耗伤正气,或年老、久病体弱及劳累过度,房事不节,均可致脾肾亏虚。如遇劳即小便淋沥者,则为劳淋;中气不足,气虚下陷者,则为虚证气淋;脾肾亏虚,下元不固,不能制约脂液,脂液下泄,尿液浑浊,则为虚证膏淋;肾阴亏虚,虚火扰络,尿中夹血,则为虚证血淋。

(三)肝郁气滞

恼怒伤肝,气郁化火,或气火郁于下焦,膀胱气化不利,则少腹作胀,而发为实证气淋。

二、辨证

(一)热淋

证候:小便频急,灼热涩痛,尿色黄赤,少腹拘急胀痛,或有恶寒发热,口苦,呕恶,或有腰痛拒按,或有大便秘结,苔黄腻,脉滑数。

治法:清热利湿通淋。

(二)石淋

证候:小便艰涩,尿中时夹砂石,或排尿时突然中断,尿道窘迫疼痛,少腹拘急,或腰腹绞痛难忍,尿中带血。湿热下注者,兼见大便干结,舌红,苔薄黄,脉弦或带数。若痛久砂石不去,腰腹隐痛,排尿无力,小腹坠胀,可伴见面色少华,精神委顿,少气乏力,舌淡边有齿印,脉细而弱,此为肾气亏虚。若眩晕耳鸣,腰酸膝软,手足心热,舌红少苔,脉细带数,为肾阴亏虚。病久下焦瘀滞者,见舌紫暗或有瘀斑,脉细涩。

治法:通淋排石。

(三)气淋

证候:肝郁气滞者,小便涩滞,淋沥不畅,少腹满痛,苔薄白,脉多沉弦。中气下陷者,少腹坠胀,尿有余沥,面色㿠白,舌淡,脉虚细无力。

治法:肝郁气滞者利气疏导;中气下陷者补中益气。

(四)血淋

证候:湿热下注者,可见小便热涩刺痛,尿色深红,或夹有血块,伴发热,心烦口渴,腰痛,大便秘结,苔黄,脉滑数。肾阴亏虚者,可见小便涩痛较轻,尿色淡红,腰酸膝软,神疲乏力,头晕耳鸣,舌淡红,脉细数。

治法:湿热下注者清热利湿,通淋止血;肾阴亏虚者滋阴补肾,清热止血。

(五)膏淋

证候:湿热下注者,小便浑浊如米泔水,置之沉淀如絮状,上有浮油如脂,或夹有凝块,或混有血液,尿道热涩疼痛,舌红,苔黄腻,脉濡数。脾肾两虚者表现为病久不已,反复发作,小便浑浊如米泔水,尿道涩痛不甚,形体日渐消瘦,神疲无力,腰酸膝软,舌淡,苔腻,脉细弱无力。

治法:湿热下注者清热利湿,分清泄浊;脾肾两虚者益气升陷,补虚固涩。

(六)劳淋

证候:小便不甚赤涩,但淋沥不已,时作时止,遇劳即发,腰酸膝软,神疲乏力,舌淡,脉虚细弱。

治法:健脾益肾,利尿通淋。

三、治疗

(一)针灸治疗

1.热淋

取穴:膀胱俞、中极、阴陵泉、行间。

配穴:恶寒发热者,加合谷、列缺。便秘甚者,加支沟。

刺灸方法:针用泻法。

方义:膀胱俞、中极为俞募配穴法,以疏利膀胱气机。阴陵泉通利小便,疏通气机。取肝经荥穴行间,泻热而定痛。

2.石淋

取穴:膀胱俞、中极、秩边、委阳、然谷。

配穴:湿热下注者,加阴陵泉、三焦俞。肾气亏虚者,加肾俞、关元、足三里。肾阴亏虚者,加肾俞、太溪、照海。下焦瘀滞者,加气海、膈俞。腰腹急痛甚者,加水沟。

刺灸方法:实证针用泻法,虚证针用补法,秩边透水道。

方义:膀胱俞、中极方义同"热淋"。秩边透水道,配合委阳、然谷具有通淋排石止痛之功。加阴陵泉、三焦俞以清热利湿。加肾俞、关元、足三里可益肾补气。加肾俞、太溪、照海可滋肾补阴。取气海、膈俞以理气活血祛瘀。

3.气淋

取穴:膀胱俞、中极、秩边。

配穴:肝郁气滞者,加肝俞、太冲、间使。中气下陷者,加气海、足三里。

刺灸方法:实证针用泻法,虚证针用补法,秩边透水道。

方义:膀胱俞、中极方义同"热淋"。秩边可理气通淋。肝俞、太冲、间使可疏肝理气。气海、足三里可健脾益气。

4.血淋

取穴:膀胱俞、中极、血海、三阴交。

配穴：湿热下注者，加少府、劳宫。肾阴亏虚者，加复溜、太溪、肾俞。

刺灸方法：实证针用泻法，虚证针用补法。

方义：膀胱俞、中极方义同"热淋"。血海、三阴交可清利湿热，凉血止血。加少府、劳宫可清热除烦。加复溜、太溪、肾俞可滋肾养阴。

5.膏淋

取穴：膀胱俞、中极、阴陵泉、三阴交。

配穴：湿热下注者，加行间。脾肾两虚者，加气海、肾俞、命门、脾俞。小便混浊如膏者，加灸气海俞、百会。

刺灸方法：实证针用泻法，虚证针用补法。

方义：膀胱俞、中极方义同"热淋"。阴陵泉、三阴交既可分清泌浊、清利湿热，又可滋补脾肾、补虚固涩。加行间增强清热力量。加气海、肾俞、命门、脾俞以补益脾肾。

6.劳淋

取穴：膀胱俞、中极、脾俞、肾俞、命门、关元、足三里。

配穴：心悸气短者，加内关。

刺灸方法：针用补泻兼施法。

方义：膀胱俞、中极方义同"热淋"。取脾俞、肾俞、命门、关元、足三里可补益脾肾，益气通淋。

(二)其他疗法

1.耳针

取膀胱、肾、交感、肾上腺，每次选 2～4 穴，毫针强刺激，留针 20～30 分钟，每天 1 次。

2.皮肤针

取三阴交、曲泉、关元、曲骨、归来、水道、腹股沟部、L_2～S_4 夹脊，用皮肤针叩打至皮肤红润为度。

3.电针

取肾俞、三阴交，毫针刺入后予高频脉冲电流刺激 5～10 分钟。

（陈　丽）

第四节　阳　痿

阳痿是指年龄未届性功能衰退的男性出现阳事不举或临房举而不坚之证。

本证可见于西医学的男子性功能障碍及某些慢性虚弱疾病。

一、病因病机

本证多由命门火衰、肝肾亏虚、思虑过度、惊恐等引起，亦有湿热下注、宗筋松弛而致者，但较为少见。

(一)命门火衰

房事不节，或手淫过度，肾阳亏虚，无力鼓动，而致阳痿。

(二)心脾两虚

思虑过度,损伤心脾,气血不足,宗筋痿软,以致阳事不举。

(三)惊恐伤肾

房事之中,卒受惊恐,或焦躁不安,气机受阻,以致阳痿。

(四)湿热下注

湿热蕴结,下注宗筋,致使宗筋痿软不举。

二、辨证

(一)命门火衰

证候:症见阳痿,面色㿠白,腰酸足软,头晕目眩,精神萎靡,甚至周身怕冷,食欲减退,舌淡,苔白,脉沉细。

治法:补肾壮阳。

(二)心脾两虚

证候:症见阳痿,伴有面色萎黄,食欲缺乏,精神倦怠,周身肢体酸软无力,舌淡,苔薄白,脉细弱。

治法:补益心脾。

(三)惊恐伤肾

证候:症见阳痿,精神抑郁或焦躁紧张,胆小多疑,心悸失眠,苔薄腻,脉沉细。

治法:益肾宁神。

(四)湿热下注

证候:阴茎痿软,勃而不坚,阴囊潮湿气腥,下肢酸重,尿黄,舌红,苔黄腻,脉滑数。

治法:清热化湿。

三、治疗

(一)针灸治疗

1.命门火衰

取穴:肾俞、命门、关元、中极、三阴交。

配穴:头昏目眩者,加风池。

刺灸方法:针用补法,可加灸。

方义:肾俞、命门用补法加温灸,以补肾中元阳,壮命门之火。取任脉关元、中极能直接兴奋宗筋,温下元之气。补三阴交,益肝肾,以治其本。

2.心脾两虚

取穴:心俞、脾俞、肾俞、关元、足三里、三阴交。

配穴:夜寐不宁者,加神门。心悸怔忡者,加内关。

刺灸方法:针用补法。

方义:取心俞、脾俞补益心脾气血。肾俞为肾气转输之处,可益肾气滋肾阴。关元乃足三阴与任脉之会,三焦之气所生之地,可培肾固本,补益元气,强壮宗筋。足三里补益脾胃之气,健旺生化之源。三阴交补益肝肾之阴。

3.惊恐伤肾

取穴：心俞、肾俞、神门、气海、三阴交。

配穴：胆怯易惊者，加间使。

刺灸方法：针用补法。

方义：取心俞以养心调神。肾俞补肾益气。神门宁心安神。气海调下元气机，补益肾中元气。三阴交补益肝肾之阴。

4.湿热下注

取穴：中极、三阴交、曲泉、行间。

配穴：阴囊潮湿气臊者，加阴陵泉、蠡沟。

刺灸方法：针用泻法。

方义：中极、三阴交可利湿清热。曲泉、行间清热利宗筋。

（二）其他疗法

1.耳针

取外生殖器、内生殖器、内分泌、肾，每次选 2～4 穴，毫针中度刺激，留针 5～15 分钟，每天或隔天 1 次，或埋针按压刺激。

2.电针

取八髎、然谷或关元、三阴交，两组穴位交替使用，针刺后通低频脉冲电流 3～5 分钟，每天或隔天 1 次，10 次为 1 个疗程。

3.穴位注射

取关元、中极、肾俞，每次选 2 穴，药物采用维生素 B_1 150 mg 或维生素 B_{12} 0.1 mg，或丙酸睾酮 5 mg 或当归注射液等，每穴注射 0.5 mL，隔天 1 次，10 次为 1 个疗程。

4.穴位埋线

取肾俞、关元、三阴交、中极，每次选 1～3 穴，用 0～1 号羊肠线按常规操作埋入穴内，每隔 1 个月或 1 个半月埋线 1 次。

（陈　丽）

第五节　早　　泄

早泄是指性交时阴茎插入阴道时间极短即发生射精，不能进行正常性交的病证，严重者发生在交媾前即泄精。

本证与西医学男子性功能障碍中的早泄相同。

一、病因病机

本证由多种原因所致肾失封藏、固摄无权而引起。

（一）肾虚不固

房事频繁，或手淫过度，肾气亏虚，精关不固而早泄。

(二)阴虚火旺

肾阴不足,相火偏旺,精宫易扰,发为早泄。

(三)心脾两虚

思虑太过,耗伤心脾,气血不足,封藏失职。

(四)惊恐伤肾

房事之中,惊恐焦躁,气机逆乱,肾失封藏。

(五)肝郁气滞

精神抑郁,肝气郁结,肝失疏泄,扰动精宫。

二、辨证

(一)肾虚不固

证候:性欲减退,阴茎勃起缓慢,入房早泄,或伴阳痿,精神萎靡,夜尿多或余沥不尽,腰酸膝软,舌淡,苔白,脉沉弱。

治法:补肾固精。

(二)阴虚火旺

证候:欲念时起,阳事易举或举而不坚,临房早泄,常伴遗精,失眠多梦,腰酸膝软,五心烦热,潮热盗汗,头晕目眩,耳鸣心悸,口干咽痛,舌红,脉细数。

治法:滋阴降火摄精。

(三)心脾两虚

证候:临房早泄,心悸失眠,健忘多梦,神疲气短,眩晕形瘦,纳谷不馨,大便溏薄,面色无华,舌淡,苔白,脉沉细。

治法:养心健脾固精。

(四)惊恐伤肾

证候:临房胆怯,恐惧不安,一交即泄,舌淡,苔白,脉弱。

治法:补肾定心固精。

(五)肝郁气滞

证候:交媾早泄,精神抑郁,胁肋胀满,小腹作胀,胃纳不佳,苔薄白,脉弦。

治法:疏肝解郁固精。

三、治疗

(一)针灸治疗

1.肾虚不固

取穴:肾俞、志室、关元、三阴交。

配穴:伴阳痿者,加灸命门。夜尿多者,加中极、膀胱俞。

刺灸方法:针用补法,可加灸。

方义:肾俞、志室可益肾固摄。关元壮阳补气,以固精关。三阴交为足三阴之交会穴,可助补肾之力。

2.阴虚火旺

取穴:肾俞、志室、太溪、神门、三阴交。

配穴:阳事易举者,加太冲。潮热盗汗者,加合谷、复溜。

刺灸方法:针用补泻兼施法。

方义:肾俞、志室、太溪可补肾阴,降虚火。神门泻心火以宁神定志。三阴交补肾滋阴。

3.心脾两虚

取穴:心俞、脾俞、肾俞、关元、神门、三阴交。

配穴:纳谷不馨、便溏者,加足三里。

刺灸方法:针用补法,可加灸。

方义:心俞、脾俞养心安神,健脾益气。肾俞、关元补肾固精。神门、三阴交,益气养血安神。

4.惊恐伤肾

取穴:肾俞、神门、三阴交、关元。

配穴:胆怯不安者,加心俞、胆俞。

刺灸方法:针用补法。

方义:肾俞补肾益气。神门、三阴交镇惊安神。关元补肾固精。

5.肝郁气滞

取穴:太冲、内关、气海、三阴交。

配穴:胃纳不佳者,加足三里。

刺灸方法:针用泻法。

方义:太冲疏肝理气解郁。内关宽胸理气和胃。气海既可疏调气机,又能固摄精液。三阴交补益肾气。

(二)其他疗法

1.耳针

取内生殖器、外生殖器、神门、内分泌、心,每次选 2～4 穴,毫针刺激,隔天 1 次,或埋针、埋籽按压刺激。

2.穴位敷贴

以露蜂房、白芷各 10 g 研磨,醋调成团,临睡前敷神阙。

(陈　丽)

第六节　遗　精

遗精是指不因性生活而精液频繁遗泄的病证,如有梦而遗精,称为梦遗;无梦而遗精,甚至清醒时精液流出,称滑精。未婚或已婚后与妻子分居的男子,每月遗精 4 次以下者,多属正常现象。西医学中的男子性功能障碍、前列腺炎等引起的遗精,一般可参考本节内容辨证论治。

一、病因病机

本证的发生多因阴虚火旺、心脾亏损、湿热下注等,以致肾失封藏所致。

(一)阴虚火旺

心肾相交,水火相济;若肾阴不足,心火偏亢,扰动精室,则发为遗精。

(二)湿热下注

过食肥甘辛辣,损伤脾肾,蕴湿生热,下扰精室,引致遗精。

(三)心脾两虚

劳神太过,思慕不已,耗伤心脾,心虚则神浮不定,脾虚则气陷不摄,终致遗精。

(四)肾虚不固

恣情纵欲,房事无度,或手淫频繁,致肾精亏虚,精关不固,发为遗精。

二、辨证

(一)阴虚火旺

证候:梦中遗精,夜寐不宁,头昏头晕,耳鸣目眩,心悸易惊,神疲乏力,或见尿少色黄,舌尖偏红,苔少,脉细数。

治法:滋阴降火摄精。

(二)湿热下注

证候:多梦遗精频作,尿后常有精液外流,尿色黄,尿时不爽或有灼热,口干苦,渴不多饮,舌红,苔黄腻,脉濡数。

治法:清热利湿固精。

(三)心脾两虚

证候:遗精遇思虑或劳累过度而作,头晕失眠,心悸健忘,食少便溏,面色萎黄,舌淡,脉细弱。

治法:养心健脾固精。

(四)肾虚不固

证候:遗精频作,甚则滑精,面色少华,精神萎靡,头晕目眩,耳鸣,腰膝酸软。肾阳虚者兼见畏寒肢冷,阳痿早泄,舌淡,苔薄白,脉沉细弱。

治法:补肾固精。

三、治疗

(一)针灸治疗

1.阴虚火旺

取穴:心俞、神门、志室、中极、三阴交。

配穴:相火偏旺阳事易兴者,加太冲、阳陵泉。

刺灸方法:针用补泻兼施法。

方义:泻心俞清泻君火,泻神门宁心安神。志室、中极既能益肾固精,又能清泻相火。三阴交属肝脾肾三经之会,能益阴以和阳,协调阴阳之平衡。

2.湿热下注

取穴:膀胱俞、中极、次髎、肾俞、阴陵泉、行间。

配穴:尿时不爽者,加三阴交。

刺灸方法:针用泻法。

方义:膀胱俞、中极为俞募配穴,加次髎以清利下焦湿热。取肾俞补肾固摄。阴陵泉、行间泻之能清热利湿。

3.心脾两虚

取穴:心俞、脾俞、三阴交、神门、肾俞、中极。

配穴:头晕者,加风池。心悸者,加内关。食少便溏者,加足三里。

刺灸方法:针用补法,可加灸。

方义:心俞、脾俞养心健脾。三阴交、神门可健脾益气,安神定志。肾俞、中极可固精止遗。

4.肾虚不固

取穴:肾俞、志室、中极、太溪。

配穴:伴早泄者,加关元。

刺灸方法:针用补法,可加灸。

方义:取肾俞、志室补肾益气,封藏精室。补中极更能固摄精气。太溪滋补肾中之元阳和元阴。

(二)其他疗法

1.耳针

取内生殖器、内分泌、神门、肝、肾,每次选1～4穴,毫针中度刺激,留针5～30分钟,每天1次,或采用埋针刺激。

2.皮肤针

取心俞、肾俞、志室、关元、中极、三阴交、太溪,或取腰骶两侧夹脊穴及足三阴经膝关节以下的经穴,用皮肤针叩打皮肤呈轻度红晕,每晚1次。

3.穴位注射

取中极、关元,选用维生素 B_{12} 或维生素 B_1 注射液,每穴注射 0.5 mL,隔天或每天1次,10次为1个疗程。

4.穴位埋线

取关元、中极、肾俞、三阴交,每次选用2穴,用0～1号羊肠线埋入,每2周1次。

(陈　丽)

第七节　男性不育症

凡育龄夫妇结婚2年以上,未采用避孕措施,因男方原因而造成女方不孕,称男性不育症。可分为绝对不育症和相对不育症两类,前者是男方有先天性或后天性生理缺陷而致女方不能受孕,后者指某种原因阻碍受孕和降低生育能力,致使女方不能受孕。本节主要涉及男子精子减少症、无精子症、死精子症、精液不液化、不射精症、逆行射精症等。

本病属中医学的无嗣范畴。

一、病因病机

影响男性生育能力的因素主要有睾丸生精功能缺陷、内分泌功能紊乱、精子抗体形成、精索静脉曲张、输精管道阻塞、外生殖器畸形和性功能障碍等。多数患者系精子生成障碍,这些患者虽可产生一定数量的精子,但其数量减少,而且精子质量差,活动力低,并有畸形精子出现。

中医认为本病多与肾虚、气血亏虚、肝郁血瘀、湿热下注等因素有关。

(一)肾精亏虚

素体精血亏虚,或纵欲过度,或频频手淫而精血暗耗;或久病伤阴,肾虚精亏,阳事不协,以致不育。

(二)肾阳亏虚

禀赋不足,素体阳虚,房事不节,命门火衰,以致不育。

(三)气血亏虚

思虑忧郁,饮食不节,损伤心脾,气血化源不足;或久病耗伤气血,以致肾气不充,肾精匮乏,而致不育。

(四)气滞血瘀

情志抑郁,或所欲不遂,肝失疏泄,气机阻滞,日久则气滞血瘀,阳气不升,宗筋失养,而致不育。

(五)湿热下注

脾虚生湿,或素体肥胖,恣食厚味,聚湿生痰,郁而化热,流注下焦,而致不育。

二、辨证

多数精子异常和精液异常的患者一般无明显症状及体征,性生活一如常人。部分患者有生殖系感染、睾丸发育不良、睾丸萎缩等局部体征和全身症状。如精液常规检查 3 次,无精子发现称无精子症,畸形精子数超过 30% 为畸形精子过多症,精子活力检测小于 50% 为精子活力低下症。精液常规检查,如 1 小时内的精子死亡率在 80% 以上为死精子症。精液液化检查,如 1 小时后仍不液化者为精液不液化。抗精子抗体阳性为免疫性不育症。

(一)肾精亏虚

证候:婚后不育,腰膝酸软,遗精尿频,神疲无力,头昏目眩,舌红苔少,脉细数。精液常规检查:精液稀薄,或过于黏稠,精子数少,活动力弱。

治法:补肾填精。

(二)肾阳亏虚

证候:婚后不育,性欲低下,或阳痿早泄,畏寒肢冷,精神萎靡,面色㿠白,舌淡苔白,脉沉迟。精液常规检查:精液稀薄,精子数少,活动力弱。

治法:温肾壮阳。

(三)气血亏虚

证候:婚久不育,性欲减退或阳痿,面色萎黄,少气懒言,形体消瘦,体倦乏力,尤以行房后为甚,心悸失眠,头晕目眩,纳呆便溏,舌淡无华,脉沉细弱。精液常规检查:精液量少,精子数少,活动力弱。

治法:益气养血填精。

(四)气滞血瘀

证候:婚久不育,情志抑郁沉闷,胸胁胀满,或会阴部作胀,烦躁少寐,或伴阳痿,或伴不射精,或精索增粗,舌暗红见瘀点,脉涩或弦。

治法:疏肝理气,活血化瘀。

(五)湿热下注

证候:婚久不育,或形体肥胖,头晕身重,胁痛口苦,烦躁易怒,阴肿阴痒,阴囊潮湿多汗,性欲减退,甚则阳痿早泄,小便短赤,舌红,苔黄腻,脉弦数。精液常规检查:精子数少或死精子多,或不液化。

治法:清热利湿。

三、治疗

(一)针灸治疗

1.肾精亏虚

取穴:太溪、肾俞、三阴交、关元。

配穴:腰膝酸软者,加腰阳关、阴包。

刺灸方法:针用补法。

方义:太溪为足少阴肾经原穴,配肾俞可补肾填精。三阴交为足三阴经交会穴,既可滋补肝肾,又可健脾益气,以补后天之本。取关元可大补元气。

2.肾阳亏虚

取穴:肾俞、命门、关元。

配穴:畏寒肢冷者,加灸神阙、关元。

刺灸方法:针用补法,可加灸。

方义:肾俞、命门可温肾壮阳。关元可壮真火,大补元阳。

3.气血亏虚

取穴:关元、气海、脾俞、足三里、三阴交、肾俞。

配穴:心悸失眠者,加神门、内关。纳呆便溏者,加中脘、天枢。

刺灸方法:针用补法,可加灸。

方义:取关元、气海以大补元气。取脾俞、胃之下合穴足三里配足三阴经之交会穴三阴交,可健脾胃,助运化,补气血。肾俞可补益肾精。

4.气滞血瘀

取穴:太冲、曲骨、阴廉、三阴交。

配穴:胸胁胀满者,加章门、期门。

刺灸方法:针用泻法。

方义:取足厥阴肝经原穴太冲以疏肝理气,通利阴器。取曲骨壮阳举茎。配阴廉、三阴交以活血散瘀。

5.湿热下注

取穴:中极、大赫、阴陵泉、行间、肾俞。

配穴:阴痒腥热者,加蠡沟、阴廉。

刺灸方法:针用泻法。

方义:取中极配大赫,清利下焦湿热。阴陵泉配行间以清热化湿。肾俞可补肾固精。

(二)其他治疗

1.耳针

取肾、外生殖器、内生殖器、内分泌,毫针中度刺激,留针15～30分钟,每天或隔天1次。或埋王不留行籽按压刺激。

2.皮内针

取关元、三阴交,用麦粒型皮内针消毒后沿皮刺入 12～25 mm 深,胶布固定针柄后留针 2～3 天,秋、冬季可适当延长。

3.穴位注射

取足三里、关元,或肾俞、三阴交,每次选用 2 个穴位,用绒毛膜促性腺激素 500 U 注入穴位浅层内,每天 1 次,7 次为 1 个疗程。

（陈　丽）

第十一章

妇科病证的针灸治疗

第一节 痛 经

妇女正值经期或行经前后,出现小腹部疼痛或痛引腰骶,甚则剧痛至昏厥者,称痛经,亦称经行腹痛。

古代无"痛经"病名,历代医家所论,不外"经行腹痛""经来腹痛""月水来腹痛""少腹坚痛""月水刺痛""经事欲行,脐腹绞痛""妇人经期,气逆作痛"等,现代中医已将该病统称为痛经。

西医学一般将痛经分为原发性与继发性两种。原发性痛经多属功能性痛经,是指经妇科检查,生殖器官无明显器质性病变者,多发生于月经初潮后 2～3 年的青春期少女或未婚的年轻妇女,原发性痛经多能在生育后缓解。继发性痛经多属器质性痛经,是指生殖器官有明显病变者,如子宫内膜异位症、盆腔炎性疾病、肿瘤等,多见于生育后及中年妇女。本节所讨论的痛经,主要是指原发性痛经。

一、病因病机新论及辨证探要

(一)传统认识

痛经的病机不外虚实两方面,实者"不通则痛",虚者"不荣则痛"。属于实者,或因忧思恼怒、情志不遂、肝郁气滞,经血运行不畅;或因经期起居不慎,感受风寒湿邪,或嗜食寒凉生冷,以致经血凝滞不通。属于虚者,或素体阳虚,不能温运胞宫,胞宫虚寒,胞脉失养;或肝肾亏损,气血虚弱,经行血海更虚,胞脉失于濡养,不荣则痛。

(二)现代新论

现代研究者认为,本病的发生与冲任、胞宫的周期性生理变化密切相关。其病机主要是经期受各种因素的影响,致冲任瘀阻或寒凝经脉,使气血运行不畅,胞宫经血流通受阻,以致"不通则痛";或胞宫、冲任失养,"不荣则痛"。其病位在冲任、胞宫,变化在气血,表现在痛症。本病所以随月经周期发作,是与经期冲任气血变化有关。非行经期间,冲任气血平和,致病因素尚未能引起冲任、胞宫气血瘀滞或不足,故不发生疼痛,而在经期前后,由于血海满盈而泻溢,气血变化急骤,致病因素乘时而作,便可发生痛经。

(三)辨证探要

痛经的辨证主要是辨别疼痛的属性,根据疼痛发生的时间、性质、部位及疼痛的程度,结合全身症状辨别寒、热、虚、实。一般经前或行经期疼痛多为实,经后作痛多为虚;痛而拒按者为实,按之痛减者为虚;得热痛甚者为热,得热痛减者为寒;刺痛为热,绞痛为寒;胀甚于痛者属气滞,痛甚于胀者属血瘀。

二、古代治疗经验

本证在古代针灸文献中被描述为经行腹痛、月水来腹痛、月经至则腹痛等,与现代临床上的原发性痛经、继发性痛经相关。早在《针灸甲乙经》中已记载:"女子胞中痛,月水不以时休止,天枢主之。""小腹胀满痛引阴中,月水至则腰脊痛,胞中瘕,子门有寒,引髌髀,水道主之。""妇人少腹坚痛,月水不通,带脉主之。"至清末为止,针灸文献中明确治疗本证者共数十条。

(一)选穴特点

1.循经、分部选穴

(1)选任脉与胃经小腹部穴:此为局部取穴法,常用穴为关元、阴交、中极、气海,以及天枢等。如《医心方》曰:"治月水来腹痛方:灸中极穴。"民国初年《针灸实验集》载:"大成桥某女,患行经腹痛,为针中极、气海,灸天枢后遂愈,至今未发。"

(2)选脾、肾经下肢穴:因脾、肾二经上行到达小腹,故也取下肢阴面穴,如三阴交、照海等。《针灸则》云:"经水行后而作痛,血俱虚也,针:三阴交、关元。"《针灸大全》取照海治疗"女人经水正行,头晕,小腹痛。"均为例。

(3)选四肢末端穴:如《医学入门》载:内庭主"行经头晕,小腹痛"。《名医类案》言:"一妇年三十余……经来时必先小腹大痛,口吐涎水,经行后,又吐水三日,其痛又倍……腰腹时痛,小便淋痛,心惕惕惊悸……先为灸少冲、劳宫、昆仑、三阴交,止悸定痛,次用桃仁承气汤,大下之。"

就经络而言,治疗本证多取任脉、胃经、脾经、肾经穴。

2.对症选穴

治疗瘀痛,即经前痛者,《针灸则》曰:"经水未行,临经将来作痛,血实郁滞也,针:天枢、阴交、关元。""经水欲行,脐腹绞痛,血滞也,针:气海、阴交、大敦。"

治疗虚痛,即经后痛者,《针灸则》载:"经水行后而作痛,血俱虚也,针:三阴交、关元。"

(二)针灸方法

1.针刺

由于针刺疗效快捷,可激发经气,疏通经络,调和气血,从而激发机体自身潜在的调整功能,因此,古人常用针刺治疗本证。上述《针灸则》载:"针:天枢、阴交、关元""针:气海、阴交、大敦""针:三阴交、关元",均为针刺之例。

2.艾灸

艾灸具温阳补气之功,又可扩张血管,消除瘀滞,故能治疗由虚弱和瘀血导致的本证,如上述《医心方》"灸中极穴",《名医类案》"灸少冲、劳宫、昆仑、三阴交",均为灸之例。又如民国初年的《针灸实验集》载:"毛琦,年二十余,患月经痛已有多年,每逢月信前来二三日发前驱症,如头眩,全身违和,恶心,食欲缺乏等……以间接灸法,关元、四满二穴,每穴三分钟,一次治疗,次日即不复发,迄今年余,亦未复发。"

三、临床治疗现状

(一)痛经的治疗

1.体针

痛经的辨证治疗见表11-1。

表 11-1　痛经常见证型治疗表

证型	症状	主穴	配穴
气滞血瘀	经前一二天或经期小腹胀痛,拒按,或伴胸胁乳房胀痛,或经量少,或经行不畅,经色紫暗有血块,血块排出后痛减,经净疼痛消失。舌紫暗或有瘀点,脉弦或弦滑	中极、三阴交、次髎、地机	气海、血海
寒湿凝滞	经前数天或经期小腹冷痛,得热痛减,按之痛甚,经量少,经色暗黑有血块,或畏冷身疼。舌苔白腻,脉沉紧		命门、带脉、归来
气血虚弱	经后一二天或经期小腹隐隐作痛,或小腹及阴部空坠,喜揉按,月经量少,色淡质薄,或神疲乏力,或面色不华,或纳少便溏。舌淡,脉细弱		关元、足三里、血海

2.特种针灸法

(1)皮肤针。选穴:中极、三阴交、八髎。方法:常规消毒后,用皮肤针在相应穴位或部位进行叩刺,叩刺时要稳、准,针尖与皮肤垂直,中等强度刺激,每分钟叩刺70～90次,每穴叩刺约1分钟,以局部微出血为度。于每次月经来潮前3～5天开始治疗。

(2)耳穴压丸。选穴:主穴选内生殖器、肝、胆、肾、腹、内分泌、肾上腺、皮质下、耳迷根。配穴当恶心呕吐加胃,心烦不安加心、神门。方法:主穴每次选3～4穴,根据症状加用配穴。用王不留行籽,以胶布固定于所选的耳穴上。

(3)发泡灸。选穴:中极、关元。方法:斑蝥、白芥子各20 g,研极细末,以50％二甲基亚砜调配成软膏。每次选1穴,可交替使用,取麦粒大药膏置于胶布上贴敷。每次于月经前5天贴敷第1次,月经始潮或始觉腹痛贴第2次。一般贴3小时揭去药膏,可出现水疱并逐渐增大,2～3天后渐干瘪结痂。如水疱擦破,外涂1∶5 000呋喃西林盐水湿敷以防感染。

(二)原发性痛经的治疗

1.常用方案

方案一

选穴:主穴用中极、三阴交、地机、次髎。配穴用关元、子宫、血海。

方法:毫针刺。中极穴施予平补平泻手法,使针感在小腹部放散;次髎穴垂直进针,刺入第二骶后孔,均匀提插捻转,得气后施平补平泻手法,使针感向小腹部放射。

方案二

选穴:中极、关元、次髎。

方法:隔姜灸。一般灸5～7壮,灸至皮肤红晕而不起泡为度。在施灸过程中,若患者感觉灼热不可忍受时,可将姜片向上提起,或缓慢移动姜片。

方案三

选穴：中极、关元。

方法：温和灸。将艾卷的一端点燃,对准应灸的腧穴,距皮肤2～3 cm处进行熏烤,以患者局部有温热感而无灼痛为宜,每穴灸30分钟,至皮肤红晕为度。要注意随时调节施灸时间和距离,防止烫伤。

2.原发性痛经针灸切入点

针灸由于有很好的镇痛效应和调整内分泌作用,因而针灸介入原发性痛经的治疗具有明显的临床优势。原发性痛经最易受精神、神经因素影响,受凉也是发病的重要因素。目前,非甾体抗炎药是最常用的一线药物,该药通过抑制还氧化酶而减少前列腺素的生物合成,从而缓解前列腺素引起的子宫痉挛性收缩,但可导致胃肠道和中枢神经系统的不良反应。针灸治疗痛经既可以迅速达到止痛的效果,又能通过调整患者神经内分泌的作用,使人体阴阳趋于相对平衡,达到治愈的效果,或者达到减少发作、减轻症状的效果。针灸治疗痛经的同时,还能发挥其整体的调节作用,对患者的其他兼症进行治疗,使患者可能伴有的腰痛、食欲缺乏、头痛、精神焦虑等得到改善,从而提高了患者的生活质量。

3.针灸治疗思路

当痛经急性发作时,应急则治标,首先止痛,精选疗效肯定的穴位,所用穴位数量宜少,再根据具体情况辨证配穴。治疗痛经的有效穴位主要集中在腹部和三阴经小腿部,如三阴交与关元已成为现代临床最常用的治疗痛经有效的固定配伍,此外,还可用肾俞、合谷、照海、次髎、地机、太冲、足三里等为常用主穴。

经前施治,预防疼痛。针灸治疗痛经疗效肯定,在经前3～5天开始治疗,能起到良好的预防疼痛发作的作用。

4.针灸治疗痛经疗效特点

针灸治疗由于精神、内分泌因素引起的原发性痛经疗效显著,有一定的优势,由于子宫位置过度弯曲、子宫颈管狭窄等造成经血流通不畅而引起的痛经,待分娩后症状可能减轻或消失。月经前3～5天进行治疗,有良好预防或减轻疼痛的作用;发作时治疗可迅速止痛,且疗效稳定。对于继发性痛经,针灸可以减轻症状,应积极治疗原发病症。

四、展望

针灸治疗痛经的有效性和安全性已为大量的临床实践所肯定,临床主要采用体穴、腹部穴位为主,针刺治疗为常用的方法,也有应用耳针、灸法等方法的报道。目前针灸治疗痛经在临床上应用较为普遍,但也存在一些问题,如所选用的穴位较为统一,然应用方法众多,尽管结果显示各种方法均具有良好治疗效果,但疗效标准尚欠规范,且目前临床尚缺乏各疗法之间客观比较的评价。经前针灸治疗可提高疗效已为大家的共识,但是缺乏高质量的临床研究依据。另外,针灸治疗痛经的效应特点研究不足,如痛经发作时,针刺刺激量问题,针刺效应的持续时间问题,每天治疗次数问题等。因此,痛经的临床研究应用统一的纳入标准及疗效标准,采用多中心大样本随机对照试验方法,比较不同治疗方法之特点,筛选针灸治疗痛经的最佳方案。

（周东侠）

第二节　闭　经

闭经是以女子年满 18 周岁,月经尚未来潮,或已行经非怀孕又中断 3 个月以上的月经病。前者称为原发性闭经,后者称为继发性闭经。闭经又名经闭或不月,妊娠期、哺乳期或生活变迁、精神因素影响等出现停经(3 个月内),因月经可自然恢复不属闭经的范畴。

西医学中的下丘脑性、垂体性、卵巢性等内分泌障碍引起的闭经均可参照本节治疗。

一、病因病机

本证病因病机较为复杂,但不外虚实两端。虚者因肝肾亏虚或气血虚弱,实者由气滞血瘀、痰湿阻滞、血寒凝滞引起。

(一)肾气不足

禀赋不足,肾精未充,冲任失于充养,壬癸不至或多产房劳,堕胎久病,肾气受损,导致闭经。

(二)气血亏虚

饮食劳倦,或忧思过极,损伤心脾,化源不足,大病久病,堕胎小产,吐血下血,虫积伤血,致冲任空虚,无血可下。

(三)气滞血瘀

情志怫郁,郁怒伤肝,肝气郁结,气滞血瘀,胞脉壅塞,经血不得下行。

(四)痰湿阻滞

形体肥胖,痰湿内生;或脾阳失运,湿聚成痰,脂膏痰湿阻滞冲任,胞脉闭而经不行。

(五)阴虚内热

素体阴虚,或久病耗血,失血伤阴,精血津液干涸,均可发为虚劳闭经。

(六)血寒凝滞

经期产后,过食生冷,或外感寒邪,寒凝血滞,而致经闭。

二、辨证

(一)肾气不足

证候:年逾 18 周岁,月经未至或来潮后复闭,素体虚弱,头晕耳鸣,腰腿酸软,腹无胀痛,小便频数,舌淡红,苔少,脉沉弱或细涩。

治法:益肾调经。

(二)气血亏虚

证候:月经周期后延,经量偏少,经色淡而质薄,继而闭经,羸瘦萎黄,头晕目眩,心悸气短,食欲缺乏,神疲乏力,舌淡边有齿印,苔薄,脉无力。

治法:益气养血调经。

(三)气滞血瘀

证候:月经数月不行,精神抑郁,烦躁易怒,胸胁胀满,少腹胀痛或拒按,舌边紫暗或有瘀点,脉沉弦或沉涩。

治法:理气活血调经。

(四)痰湿阻滞

证候:月经停闭,形体肥胖,神疲嗜睡,头晕目眩,胸闷泛恶,多痰,带下量多,苔白腻,脉濡或滑。

治法:豁痰除湿通经。

(五)阴虚内热

证候:月经先多后少,渐至闭经,五心烦热,颧红升火,潮热盗汗,口干舌燥,舌红或有裂纹,脉细数。

治法:滋阴清热调经。

(六)血寒凝滞

证候:经闭不行,小腹冷痛,得热痛减,四肢欠温,大便不实,苔白,脉沉紧。

治法:温经散寒调经。

三、针灸治疗

(一)刺灸

1.肾气不足

取穴:肾俞、关元、太溪、三阴交。

随症配穴:腰酸者,加命门、腰眼。

刺灸方法:针用补法,可加灸。

方义:肾俞、关元补肾益气调经。太溪为肾经原穴,有益肾的作用。三阴交补肾调肝扶脾,养血调经。

2.气血亏虚

取穴:脾俞、膈俞、气海、归来、足三里、三阴交。

随症配穴:纳少者,加中脘。心悸者,加内关。

刺灸方法:针用补法,可加灸。

方义:脾俞与血会、膈俞健脾养血。气海、归来益气养血调经。足三里配三阴交健脾益气,养血调经。

3.气滞血瘀

取穴:太冲、气海、血海、地机。

随症配穴:少腹胀痛或拒按者,加四满。胸胁胀满加期门、阳陵泉。

刺灸方法:针用泻法,可加灸。

方义:太冲配气海可理气通经,调理冲任。血海配地机,能行血祛瘀通经。

4.痰湿阻滞

取穴:脾俞、中脘、中极、三阴交、丰隆。

随症配穴:白带量多者,加带脉、阴陵泉。胸闷泛恶者,加膻中。

刺灸方法:针用平补平泻法,可加灸。

方义:脾俞、中脘健脾胃化痰湿。中极、三阴交利湿调经。丰隆健脾化痰湿。

5.阴虚内热

取穴:肾俞、肝俞、关元、三阴交、太溪、行间。

随症配穴：潮热盗汗者，加膏肓、然谷。大便燥结者，加照海、承山。

刺灸方法：针用补法。

方义：肾俞、肝俞补益肝肾，滋阴清热。关元、三阴交补肾滋阴，调理冲任。太溪配行间养阴清热调经。

6.血寒凝滞

取穴：关元、命门、三阴交、归来。

随症配穴：小腹冷痛者，加灸神阙。

刺灸方法：针用泻法，可加灸。

方义：关元、命门可温经散寒，调理冲任。三阴交、归来活血通经。

(二)耳针

取内生殖器、内分泌、皮质下、肝、脾、肾、神门，每次选用2～4穴，毫针中度刺激，隔天或每天1次。

(三)电针

取归来、三阴交，中极、地机，天枢、血海三组穴位，每次选1组或2组，或各组穴位交替使用。针刺后通疏密波脉冲电流10～20分钟，隔天或每天1次。

（周东侠）

第三节　崩　漏

崩漏病是指妇女不规则的阴道出血。"崩"是指经血量多、暴下不止，"漏"是指经血量少、淋漓不尽。在发病过程中，两者常交替出现或互相转化，故以崩漏并称。又称崩中、漏下或崩中下血，是妇科常见病，亦是疑难重症。发病以青春期、更年期或产后为多见。

西医学中的功能性子宫出血、子宫内膜脱落不全、盆腔炎性疾病及生殖系统肿瘤等引起的阴道出血可参照本节治疗。

一、病因病机

本证主要因冲任损伤、固摄无权、经血失其制约，故非时而至。

(一)血热

素体阳盛，或感受热邪，或过食辛辣助阳之品，酿成实火；或情志失畅，肝郁化火，伏于冲任，内扰血海，迫血妄行。

(二)瘀血

七情损伤，肝气郁结，气滞血瘀；或经期、产后余血未尽，复感外邪，或夹内伤，瘀阻胞宫，恶血不去，新血不得归经而成崩漏。

(三)肾虚

素体肾虚，或早婚、房劳、多产、年老而致肾衰，肾阳不足，肾失封藏之司，冲任不固，发为崩漏；或肾阴不足，虚火内炽，血海扰动，冲任失约而成崩漏。

(四)脾虚

忧思过度或饮食劳倦,伤及脾胃,中气下陷,统摄无权,致气不摄血,冲任失固,经血妄下。

二、辨证

(一)血热内扰

证候:经血非时忽然大下,或淋漓日久不净,色深红或紫色,质黏稠,面红,口干身热,溲赤便秘,舌红,苔黄或干糙,脉弦数或滑数。

治法:清热凉血,止血调经。

(二)瘀滞胞宫

证候:阴道出血淋漓不净或忽然急下量多,经色紫暗,质稠,夹有血块,小腹疼痛拒按,血块下则痛减,舌紫暗,苔薄白,脉弦紧或沉涩。

治法:活血化瘀,止血调经。

(三)肾虚

证候:肾阳亏虚见阴道出血量多或淋漓不尽,色淡质稀,形寒肢冷,面色晦暗,小腹冷痛,腰膝酸软,小便清长,舌淡胖,有齿痕,苔薄白,脉沉细。肾阴亏虚见阴道出血量时多时少或淋漓不止,色鲜红,质稍稠,头晕耳鸣,五心烦热,失眠盗汗,舌红,无苔或花剥苔,脉细数。

治法:肾阳亏虚者温肾固冲,止血调经;肾阴亏虚者滋肾养阴,止血调经。

(四)气不摄血

证候:阴道出血量多或淋漓不尽,色淡质稀,伴少腹坠胀,面色萎黄,动则气促,神情倦怠,纳呆,便溏,舌淡,苔薄白,脉细弱或芤而无力。

治法:益气摄血,养血调经。

三、针灸治疗

(一)刺灸

1.血热内扰

取穴:血海、中极、行间、水泉、隐白。

随症配穴:面红身热者,加大椎、曲池。便秘者,加天枢。

刺灸方法:针用泻法,隐白可刺血。

方义:血海调理血分,有清热凉血的作用。中极穴近胞宫,可疏调局部经气。行间为肝经荥穴,配肾经水泉以凉血止血。隐白刺血可泄热凉血止血,是治疗崩漏之效穴。

2.瘀滞胞宫

取穴:地机、血海、膈俞、中极、三阴交。

随症配穴:小腹痛甚者,加四满、太冲。

刺灸方法:针用泻法,可加灸。

方义:地机配血海、膈俞可活血化瘀,调经止血。中极、三阴交祛瘀血,理胞宫。

3.肾虚

取穴:肾俞、交信、三阴交、子宫。

随症配穴:肾阳亏虚者,加关元、命门。肾阴亏虚者,加阴谷、太溪。腰膝酸软者,加大肠俞、委阳。失眠者,加神门、四神聪。

刺灸方法:针用补法,肾阳亏虚可加灸。

方义:肾俞强壮肾气。交信为阴跷脉郄穴,可调经止血。三阴交为足三阴经之交会穴,可补肾调经。子宫为经外奇穴,可固胞宫止崩漏。配关元、命门以温肾助阳。配阴谷、太溪以滋肾养阴。

4.气不摄血

取穴:脾俞、足三里、气海、百会、隐白。

随症配穴:便溏者,加天枢、公孙。

刺灸方法:针用补法,可加灸。

方义:脾俞、足三里、气海健脾益气,固摄经血。百会升提阳气,止下漏之血。隐白为治疗崩漏之效穴。

(二)耳针

取内生殖器、内分泌、肝、脾、肾、神门,每次选2～4穴,毫针中度刺激,留针1～2小时,每天或隔天1次。

(三)皮肤针

扣打腰椎至尾椎、下腹部任脉、腹股沟部、下肢足三阴经,中度刺激。

（周东侠）

第四节　经前期紧张综合征

部分妇女在月经期出现生理上、精神上及行为上的改变,称为经前期紧张综合征。女性在此时表现为情绪消极、乏力、烦躁、嗜睡、不愿做家务,甚至哭泣、大怒,个别有自杀行为。有的合并失眠、头痛、乳房胀痛、腹胀、恶心、呕吐、全身水肿等。这种紧张状态一般在月经前4～5天开始,来月经后消失。

一、病因病机

经前期紧张综合征在古医籍中无此病名记载,但其临床症状包括在中医的"经行发热""经行头痛""经行身痛""经行泄泻""经行水肿""经行眩晕""经行口糜""经行风疹""经行乳房胀痛""经行情志异常"等病症中。中医认为本病的形成与经前血注冲任血海,全身阴血相对不足,阴阳失调,脏腑功能紊乱有关。

(一)肝郁气滞

情志所伤,肝郁气滞,失其条达,加之经期阴血下注,益加不足,肝失所养,抑郁益甚,气机不畅,经脉阻滞,故肝经所过部位疼痛;肝郁化火,上扰清窍,则头痛,烦躁失眠;木郁克土,脾失健运,不能化生精血,使心神失养,神无所主,或郁火炼液成痰,痰火上蒙清窍,神明逆乱,致情志异常。

(二)血瘀

气滞或寒凝致血瘀,瘀阻脉络,故而头身疼痛;气血营卫失调则经期发热;瘀血遏阻水道则经行肿胀;气滞血瘀则经行不畅,经血有块。

(三)血虚

素体虚弱或失血致血虚,经行期阴血下注胞宫,精血益虚,脑失所养则头晕头痛;心失所养则心悸少寐;肢体失于濡养则身痛麻木;血虚生风,风胜则痒;血虚气弱,卫阳不固,则发热自汗;血虚不能上荣于面则面色不华;冲任血少则月经量少。

(四)脾虚

素体脾虚或劳倦伤脾,经期气随血下,脾气益虚,运化失职,水湿溢于肌肤则水肿;脾虚清阳不升,浊阴不降则头晕腹胀;血失统摄,冲任不固,则月经量多,色淡质稀。

(五)肾阳虚

素体肾虚或房劳多产,经行之际肾气更虚,命火不足,不能化气行水则经行泄泻;水湿泛溢肌肤则面浮肢肿;肌肤失于温煦则畏寒肢冷;膀胱气化无力则尿少。

(六)肾阴虚

素体阴虚或久病耗伤阴血,或房劳多产致肾阴亏损,经行之时,血注胞宫,肾阴愈虚,虚热内生则见潮热;阴不敛阳则五心烦热;虚阳上扰清空则头晕目眩;乳络失养则经行乳胀痛;肾水不能上济心火,心火上炎,则口舌糜烂;阴虚津亏,不能上承,舌本不荣则音哑;虚热扰及冲任,冲任失调则月经先期;血虚则经量减少。

二、诊断标准

(1)在3个月经周期中,周期性出现至少一种精神神经症状,如疲劳乏力、急躁、抑郁、焦虑、忧伤、过度敏感、猜疑、情绪不稳等,和一种体质性症状,如乳房胀痛、四肢肿胀、腹胀不适、头痛等。

(2)症状在月经周期的黄体期反复出现,在晚卵泡期必须存在一段无症状的间歇期,即症状最晚在月经开始后4天内消失,至少在下次周期第12天前不再复发。

(3)症状的严重程度足以影响患者的正常生活及工作。

三、治疗方法

(一)处方1

膻中、三阴交、太冲、太溪、合谷。操作方法:刺血前,在预定刺血部位上用左手拇食指向刺血处推按,使血液积聚在刺血部位,继之常规消毒,选择6 cm的三棱针,右手拇食中指三指指腹紧靠针身下端,针尖露出1~2 cm,对准已消毒的部位快速刺入1~2 cm深(膻中可提起皮肤斜刺),随即将针退出,轻轻挤压针孔周围,使之出血少许(2~3滴)。双侧穴位轮流取穴,隔天1次,月经第16天治疗,10天为1个疗程。

(二)处方2

颈项部及前额部瘀络。操作方法:在颈项及前额部寻找显露的瘀络,若瘀络不明显,可直接选用太阳、阳白、印堂、风池,常规消毒后,选取一次性5号注射器针头点刺穴位,使其出血至自然止血,如出血不明显,须用手轻轻挤压针孔周围,使其出血数滴,然后用消毒棉签按压点刺处。此法适用于经行头痛者,头痛发作时,放血每天进行,待头痛缓解后改为每5天放血1次。

(三)处方3

头维。操作方法:选取头维穴周围明显血管,常规消毒后,选取一次性5号注射器针头点刺穴位,使其出血至自然止血,如出血不明显,须用手轻轻挤压针孔周围,使其出血数滴,然后用消毒棉签按压点刺处。此法适用于经前头痛者,头痛发作时,放血每天进行。

(四)处方 4

百会。操作方法:患者坐位或者卧位,正确选取穴位,常规皮肤消毒后,以三棱针快速点刺,点滴出血即可。

(五)处方 5

四花穴。操作方法:选取膈俞(双)、胆俞(双),常规皮肤消毒,运用直接点刺法,用一次性注射器针头迅速刺入穴位后立即出针,刺血后在上述穴位加拔玻璃火罐,以帮助血液排出及控制出血量。每次出血量控制在 1～2 mL,留罐 5 分钟后取罐,并用消毒棉签按压针孔。每周 1 次,4 周为 1 个疗程。

四、注意事项

(1)放松心情,保持乐观、自信的态度。

(2)规律饮食,少吃甜食及动物脂肪,少喝酒,多吃富含纤维的食物,如蔬菜、豆类、全麦、荞麦及大麦等。

(3)多做运动,在月经来之前的 1～2 周增加运动量,会缓解不适。

(周东侠)

第五节　围绝经期综合征

妇女在更年期前后可出现一系列因性激素减少所致的症状,包括自主神经功能失调的症状,称为围绝经期综合征,又称更年期综合征,其突出表现为潮热和潮红,易出汗,情绪不稳定,头痛失眠等。更年期为妇女卵巢功能逐渐直至完全消失的一个过渡时期,在更年期的过程中月经停止来潮,称绝经,一般发生于 45～55 岁。绝经为妇女一生中的一个生理过程,正常的卵巢遭到破坏或手术切除,也可能提前绝经,更年期综合征也随之发生。更年期综合征的持续时间因人而异,可持续数月至 3 年或更长。

本病相当于中医学的经断前后诸证或绝经前后诸证。

一、病因病机

本病是因卵巢功能衰退、体内雌激素水平降落所直接产生的,且与机体老化也密切相关,它们共同引起神经血管功能不稳定的综合征。

中医认为本病由肝肾阴虚、肾阳亏虚引起。

(一)肝肾阴虚

素体阴虚,或房劳多产伤肾,天癸将竭,肾阴益亏,阳失潜藏。

(二)肾阳亏虚

素体阳虚,或劳倦过度,大病久病,过用寒凉,日久伤肾,肾阳不足,天癸渐竭,元阳更虚,经脉五脏失于温养。

二、辨证

由于绝经前无排卵周期的增加,月经开始紊乱。表现为月经周期延长,经量逐渐减少,乃至停闭;或周期缩短,经量增加,甚至阴道大出血,或淋漓不断,或由月经正常而突然停止来潮。常见潮红或潮热、汗出、眩晕、心悸、高血压等心血管症状,往往有抑郁、忧愁、多疑、失眠、记忆力减退、易激动,甚至喜怒无常等精神神经症状。因雌激素逐渐减少,外阴及阴道萎缩,分泌物减少可产生老年性阴道炎、外阴瘙痒或灼热感、性交时疼痛、阴道血性分泌物等。常伴骨质疏松,可造成腰部疼痛,易发生骨折或关节痛。因活动减少及新陈代谢改变易致肥胖,消化功能改变产生肠胃胀气及便秘,内分泌改变致水钠潴留而出现水肿等。实验室检查见促性腺激素中促卵泡素(FSH)和促黄体生成素(LH)的含量均增加,但 FSH 的增加比 LH 多。血中的雌激素水平很低。阴道细胞学检查,涂片中出现中层及低层细胞。

(一)肝肾阴虚

证候:经行先期,量多色红或淋漓不绝,烘热汗出,五心烦热,口干便艰,腰膝酸软,头晕耳鸣,舌红少苔,脉细数。兼肝旺者,多见烦躁易怒。兼心火旺者,可见心悸失眠。

治法:滋养肝肾,育阴潜阳。

(二)肾阳亏虚

证候:月经后期或闭阻不行,行则量多,色淡质稀,或淋漓不止,神萎肢冷,面色晦暗,头目晕眩,腰酸尿频,舌淡,苔薄,脉沉细无力。兼脾阳虚者,可见纳少便溏,面浮肢肿。兼心脾两虚者,可见心悸善忘,少寐多梦。

治法:温肾助阳,调理冲任。

三、针灸治疗

(一)刺灸

1.肝肾阴虚

取穴:肝俞、肾俞、太溪、三阴交、神门、太冲。

随症配穴:烦躁易怒者,加行间。心悸失眠者,加内关。潮热汗出者,加复溜、合谷。月经量多者,加地机。外阴瘙痒者,加蠡沟。

刺灸方法:针用补泻兼施法。

方义:取肝俞、肾俞调补肝肾。太溪补肾滋阴。三阴交交通肝、脾、肾经,调理冲任。神门养心安神。太冲补可柔肝养血,泻可疏肝解郁。

2.肾阳亏虚

取穴:肾俞、关元、命门、三阴交。

随症配穴:腰酸者,加腰阳关。纳少便溏者,加脾俞、足三里。少寐者,加神门。神疲肢冷者,加灸关元。

刺灸方法:针用补法,可加灸。

方义:针补艾灸肾俞、关元、命门可益肾助阳。三阴交为足三阴经交会穴,可健脾益肾,调理冲任。

(二)耳针

取内分泌、内生殖器、肾、肝、神门、皮质下,每次选 2～4 穴,毫针中度刺激,留针 30～40 分钟,或用埋针、埋籽刺激。

(周东侠)

第六节　盆腔炎性疾病

盆腔炎性疾病指女性上生殖道及其周围组织的炎症,主要包括子宫内膜炎、输卵管炎、输卵管卵巢脓肿、盆腔腹膜炎等,最常见的是输卵管炎、输卵管卵巢炎。以小腹或少腹疼痛拒按或坠胀,引及腰骶,或伴发热、白带增多等为主要表现。按其发病过程、临床表现可分为急性盆腔炎性疾病与慢性盆腔炎性疾病两种。

盆腔炎性疾病属于中医学"带下""痛经""癥瘕""不孕"等的范畴。中医认为该病多因先天禀赋不足、平时养护不慎、阴户不洁或劳倦过度、外邪入侵所致。如《妇人良方》载:"妇人月经瘀塞不通,或产后余血未尽,因而乘风取凉,为风冷所乘,血得冷则为瘀血也。瘀血在内,则时时体热面黄。瘀久不消,则为积聚癥瘕矣。"

一、诊断

(一)急性盆腔炎性疾病

1.典型临床表现

有急性感染病史,下腹隐痛、肌肉紧张、有压痛及反跳痛,伴有心率快、发热,阴道有大量脓性分泌物。病情严重时可有高热、头痛、寒战、食欲缺乏、大量的黄色白带有味、小腹胀痛、压痛、腰部酸痛等;有腹膜炎时出现恶心、腹胀、呕吐、腹泻等;有脓肿形成时,可有下腹包块及局部压迫刺激症状,包块位于前方可有排尿困难、尿频、尿痛等,包块位于后方可致腹泻。

2.体征

子宫常呈后位,活动受限或粘连固定。若为输卵管炎,则在子宫一侧或两侧触到增粗的输卵管,呈索条状,并有轻度压痛。若为输卵管积水或输卵管卵巢囊肿,则在盆腔一侧或两侧摸到囊性肿物,活动多受限。若为盆腔结缔组织炎时,子宫一侧或两侧有片状增厚、压痛,宫骶韧带增粗、变硬、有压痛。

3.妇科检查

阴道、宫颈充血,有大量脓性分泌物,宫颈举痛明显。子宫压痛,活动受限,输卵管炎时可触及子宫一侧或两侧索条状增粗,压痛明显。结缔组织炎时,子宫一侧或两侧片状增厚,宫骶韧带增粗,触痛明显。盆腔脓肿形成时,可触及边界不清的囊性肿物,压痛。

4.血常规检查

白细胞计数在 $10 \times 10^9/L$ 以上,以中性粒细胞升高为主。

5.B超检查

示盆腔内有渗出或炎性包块。

根据以上五点即可诊断为急性盆腔炎性疾病,如后穹隆穿刺抽出脓液,即可进一步确诊。有条件者可做血、宫颈分泌物培养或脓液培养,查明病原体,为临床诊断和治疗提供帮助。

(二)慢性盆腔炎性疾病

根据病史、典型的症状和体征,即可做出慢性盆腔炎性疾病的诊断。

1.主要症状

腰骶部疼痛或下腹痛,或因长时间站立、过劳、性交或经前期加重,重者影响工作。或有白带增多、月经紊乱、经血量多、痛经、输卵管阻塞、不孕等。日久或有体质虚弱,精神压力大,常合并神经衰弱。

2.主要体征

子宫多后倾、活动受限或粘连固定,或输卵管增粗压痛,或触及囊性包块,或子宫旁片状增厚压痛等。

二、治疗

(一)中药治疗

1.辨证论治

(1)瘀热互结:多见于慢性盆腔炎性疾病急性发作或急性盆腔炎性疾病。

临床证候:发热或高热,小腹疼痛拒按,痛有定处,或经行不畅,或量多有块,带下量多如脓,臭秽,尿黄便秘。舌质暗红有瘀斑,苔黄,脉滑数或弦数。

主要治法:清热解毒,活血化瘀。

推荐方剂:五味消毒饮(出自《医宗金鉴》)合血府逐瘀汤(出自《医林改错》)加减。

推荐处方:金银花、野菊花、蒲公英、紫花地丁、天葵子、桃仁、红花、当归、生地黄、枳壳、赤芍、柴胡、桔梗、川芎、牛膝、生甘草。

(2)湿热血瘀:多见于慢性盆腔炎性疾病急性发作或急性盆腔炎性疾病。

临床证候:低热,小腹疼痛灼热感,带下量多色黄质稠,或赤黄相兼,小腹胀痛,口苦,口干不欲饮,小便混浊,大便干结,舌暗红,苔黄腻,脉弦滑或弦数。

主要治法:清热祛湿,活血化瘀。

推荐方剂:四妙丸(出自《成方便读》)合桃红四物汤(出自《医宗金鉴》)加减。

推荐处方:苍术、黄柏、牛膝、生薏苡仁、桃仁、红花、当归、生地黄、赤芍、川芎。

(3)冲任虚寒:常见于慢性盆腔炎性疾病。

临床证候:小腹冷痛,喜暖喜按,带下量多、色白质稀,畏寒肢冷,舌质淡,苔薄白,脉沉细。

主要治法:温经化瘀,调理冲任。

推荐方剂:艾附暖宫丸(出自《仁斋直指附遗》)加减。

推荐处方:艾叶炭、香附、吴茱萸、肉桂、当归、川芎、白芍、生地黄、黄芪、续断、莪术、炮山甲。

2.中成药

(1)少腹逐瘀颗粒:由小茴香、干姜、延胡索、没药、当归、川芎、官桂、赤芍、蒲黄、五灵脂等组成。功效:活血祛瘀,温经止痛,适用于寒瘀阻络证。一次1袋,1天3次。

(2)桂枝茯苓丸:由桂枝、茯苓、牡丹皮、桃仁、芍药各等分组成。功效:化瘀生新,调和气血,适用于慢性盆腔炎性疾病盆腔有包块者。一次1丸,1天2次。

3.中药保留灌肠

可选用酒大黄、蒲公英、败酱草、红花等中药,将一剂中药浓煎100 mL,每晚睡前保留灌肠,药液温度以39~41 ℃为宜。

(二)针灸治疗

1.处方1

次髎。操作方法:选取穴位后用碘伏常规消毒皮肤,左手捏紧周围皮肤,右手持一次性注射器针头快速点刺皮肤3下,随后用火罐吸附皮肤上,出血大约30 mL,留罐5分钟后取下。

2.处方2

带脉、中极、子宫、次髎。湿热瘀结配蠡沟、阳陵泉、膈俞;气滞血瘀配肝俞、膈俞;寒湿凝滞配关元、肾俞、命门;气虚血瘀配足三里、脾俞、血海。操作方法:先寻找腹部和腰骶部压痛点或痛性结节,再配合穴位,选用三棱针,以慢速进针手法进针,当针刺入一定深度后(0.2～0.3 cm处,挑断皮内纤维即可。如遇皮肤较薄的部位或病情需要,也可挑深至皮下脂肪层及皮下筋膜层),挑断皮下纤维,挑毕出针时要把针口整复,并消毒和保护伤口。

3.处方3

腰眼、肾俞、关元、三阴交、气海。操作方法:选取穴位后用碘伏常规消毒皮肤,左手捏紧周围皮肤,右手持一次性注射器针头快速点刺皮肤3下,随后用火罐吸附皮肤上,出血大约30 mL,留罐5分钟后取下。

4.处方4

关元、三阴交、大椎、肾俞、十七椎、腰眼、委中,每次2穴。操作方法:常规皮肤消毒,选取中号三棱针点刺出血,手法宜轻、浅、快、准,深度以0.1～0.2寸为宜,每穴出血3～5 mL。血止后加拔火罐,10～15分钟后取罐,擦净血迹,碘伏消毒,2小时内忌洗澡,每天1次,穴位交替使用,15次为1个疗程。

5.处方5

三江。操作方法:俯卧位,选取第13椎下每节一穴,即7穴,第14椎下旁开3寸即6穴(两边共12穴),常规皮肤消毒后,以三棱针快速点刺,点滴出血即可(《董氏奇穴》)。

三、注意事项

(1)注意个人卫生,保持外阴的清洁、干燥。

(2)久坐使盆腔的血液回流不畅,从而引起盆腔炎性疾病。建议女性患者可以选择一些适合自己的运动,例如爬山、慢走、打乒乓球、打羽毛球、骑单车等。

(3)盆腔炎性疾病患者要注意饮食调护,要加强营养,忌食煎烤油腻、辛辣之物。

(4)重视妇科体检,当有外生殖器瘙痒,白带多、有异味,尿频、尿急、尿痛等不适症状时,应尽早到正规医院治疗,如果延迟治疗或治疗不当,将会促使病情发展,导致盆腔感染。

(周东侠)

第七节 子宫内膜异位症

子宫内膜异位症是指子宫内膜生长于子宫腔面以外的组织或器官而引起的疾病,临床上分为内在性和外在性两种。当异位的子宫内膜出现在子宫体的肌层时,因其尚在子宫内,称为内在性子宫内膜异位症;而当异位的子宫内膜发生于子宫壁层以外的任何其他部位时,统称为外在性子宫内膜异位症。外在性子宫内膜异位症最常发生于卵巢、子宫骶骨韧带、盆腔腹膜等处。子宫内膜异位症是一种常见的妇科疾病,多见于 30～45 岁的妇女,但 20 岁以下的年轻患者也并不罕见。

本病属中医学痛经、月经不调、不孕等范畴。

一、病因病机

子宫内膜异位症的病因目前尚不完全清楚。多数认为由子宫内膜种植所致,但也有人认为与体腔上皮化生、淋巴静脉播散、免疫因素等有关。主要病理变化是异位内膜周期性出血和周围组织纤维化。

中医认为本病多由气虚、热郁、寒凝而使冲任受阻所致。

(一)气虚血瘀

素体虚弱,或脾失健运,气虚不能行血,经脉不通。

(二)热郁血瘀

素体阳盛,或嗜食辛辣肥甘,湿热内蕴,阻滞胞宫,冲任不调。

(三)寒凝血瘀

素体阳虚,或寒邪侵袭,经脉阻滞,气血不通。

二、辨证

外在性子宫内膜异位症表现为继发性、渐进性痛经,月经不调和原发性或继发性不孕。内在性子宫内膜异位症除了继发性痛经外,还见经量增多、经期延长、子宫增大、继发性不孕等。

(一)气虚血瘀

证候:病程较长,痛经,小腹拒按,经血有瘀块,或月经不调,性交痛,不孕,神疲乏力,便溏,或肛门下坠疼痛感,舌淡胖或紫暗,或舌边有齿印,苔薄,脉沉细弱。

治法:益气化瘀。

(二)热郁血瘀

证候:痛经,小腹拒按,经血有瘀块,或月经不调,性交痛,不孕,经期发热,带下黄臭,口干思饮,大便秘结,舌红有瘀点,苔薄黄,脉弦数。

治法:清热化瘀。

(三)寒凝血瘀

证候:月经不调,行经小腹或脐周疼痛,或有会阴部坠痛,带下清,腹胀便溏,舌青紫,苔白滑,脉弦而沉涩。

治法:散寒化瘀。

三、针灸治疗

(一)刺灸

1.气虚血瘀

取穴:关元、气海、脾俞、足三里、次髎、带脉。

随症配穴:月经不调者,加三阴交。

刺灸方法:针用补法,可加灸。

方义:关元、气海补元气,调冲任。脾俞、足三里能健脾益气。次髎、带脉能通调冲任,活血化瘀。

2.热郁血瘀

取穴:曲池、支沟、三阴交、子宫、血海、行间。

随症配穴:大便秘结者,加天枢。

刺灸方法:针用泻法。

方义:曲池、支沟可通腑泄热。三阴交、子宫调理冲任,疏通胞宫。血海、行间泄热理气。

3.寒凝血瘀

取穴:关元、命门、三阴交、带脉、天枢。

随症配穴:小腹冷痛者,加灸神阙。

刺灸方法:针用平补平泻法,可加灸。

方义:血得寒则凝,寒气散则经通,故取关元、命门以温经散寒,调理冲任。三阴交、带脉以通经活血。天枢能散寒止腹痛。

(二)穴位激光照射

取子宫、中极、气海、血海、三阴交、足三里,每次选2～4穴,每穴用氦-氖激光治疗仪照射10～15分钟,隔天治疗。

(三)穴位注射

取中极、水道、次髎,可用当归注射液或红花注射液每穴注射1 mL,每天1次,10次为1个疗程。

(周东侠)

第八节　不　孕　症

凡育龄妇女未避孕,配偶生殖功能正常,婚后有正常性生活,同居2年以上而未怀孕者称为原发性不孕。曾有过生育或流产,未避孕而又2年以上未怀孕者,称继发性不孕。中医学称原发性不孕为"无子""全不产",称继发性不孕为"断绪"。

一、病因病理

西医学认为,引起不孕的原因有卵巢、输卵管、子宫体、子宫颈、阴道及精神等方面的因素。此外还有性器官以外的因素及部分妇女血清中含有抗精子抗体而不孕者。其中由于卵巢功能低下或卵巢内分泌功能障碍及下丘脑、垂体、卵巢之间内分泌平衡失调而引起月经异常、无排卵月经或黄体功能不全所致的不孕占有很大比例。

中医学认为,导致不孕的原因很多,如古人所说的五不女,即螺、纹、鼓、角、脉五种,大多属于先天性生理缺陷,这是针灸所不能奏效的。就脏腑气血而论,本症与肾精关系密切;如先天肾虚,或精血亏损,使冲任虚衰,寒客胞脉而不能成孕;或情志不畅,肝气郁结,气血不和;或恶血留内,气滞血瘀;或脾失健运,痰湿内生,痰瘀互阻,胞脉不通均可致不孕。

二、临床表现

婚后 2 年以上未孕,多见有月经不调,经期紊乱,或先或后,经量不一,量少或淋漓不断,或量多而出血凶猛。经色或淡或红或紫黑,或有瘀块,由于导致不孕的原因不同,则可伴不同的症状。

三、诊断要点

(1)育龄妇女未避孕,配偶生殖功能正常,婚后有正常性生活,同居 2 年以上而未怀孕,或曾有过生育或流产,未避孕而又 2 年以上未怀孕。

(2)因男方因素导致不孕症约占 30%,首先应排除男方因素。要注意有无慢性病、结核、腮腺炎、附睾炎、睾丸炎等病史,有无接触铅、磷或放射线。还应做局部检查及精液检查。

(3)女方应了解月经史、分娩史及流产史,有无生殖器感染,性生活情况,是否采取避孕措施。还要进行体格检查、卵巢功能检查、性交后试验、输卵管通畅试验,必要时进行腹腔镜、宫腔镜,免疫等各项检查,以查明原因。

(4)妇科检查、基础体温、基础代谢率和血清雌激素、孕激素的测定及诊断性刮宫、输卵管通畅试验、宫颈黏液检查等有助于诊断。

四、针灸治疗

(一)针刺

(1)处方一:肾俞、太溪、照海、关元、三阴交、足三里。

操作:常规针刺,施提插捻转补泻法,关元穴可加用灸法。每天 1 次,10 次为 1 个疗程。适用于肾虚型不孕。

(2)处方二:肾俞、关元、中极、子宫、三阴交、足三里、血海、脾俞。

操作:常规针刺,施补法。得气后留针 20~30 分钟,每天 1 次,10 次为 1 个疗程。适用于血虚型不孕。

(3)处方三:中极、气冲、足三里、丰隆、三阴交、阴陵泉、子宫。

操作:常规针刺,施泻法。得气后留针 20~30 分钟,每天 1 次,10 次为 1 个疗程。适用于痰湿型不孕。

(4)处方四:中极、四满、三阴交、太冲、子宫。

操作:中极向曲骨方向斜刺,针刺 1~1.5 寸,施提插泻法,以针感向会阴传导为佳。四满直刺,进针 1~1.5 寸,施捻转平补平泻法。三阴交直刺,进针 1 寸;太冲直刺,进针 0.5~0.8 寸;子宫穴直刺 1.5 寸,使患者感到局部酸胀,均施捻转泻法。每天 1 次,10 次为 1 个疗程,适用于肝郁型不孕。

(5)处方五:主穴取关元、中极、子宫、血海。肾虚配肾俞、命门;气血亏虚配百会、足三里;肝郁气滞配内关;痰湿郁滞配丰隆、阴陵泉、三阴交;宫寒血瘀配归来、膈俞;湿热内阻配阴陵泉。

操作:每次取主穴 2~3 个加配穴,施平补平泻手法。针刺关元穴时,针尖应向斜下,进针 2 寸左右,使针感向会阴部扩散。子宫穴直刺达 1.5~3 寸,使患者感到局部酸胀,并向下腹部扩散为宜。留针 20~30 分钟,留针期间行针 2~3 次,每天 1 次,10 次为 1 个疗程,疗程间隔 5~7 天,经期暂停。

(6)处方六:主穴取中极、三阴交、大赫、地机。肾虚型配肾俞、气穴、照海;血虚型配膈俞、血海、足三里;肝郁型配太冲、阴廉、气门;痰湿型配四满、丰隆、阴陵泉;血瘀型配气冲、胞门、次髎。

操作:在月经周期第 12 天开始针刺,连续 3 天,每天 1 次,留针 15 分钟,均用平补法。月经期和增生期,根据辨证取穴治疗,每天 1 次。

(7)处方七:主穴取中极、大赫、三阴交、地机。肾虚者配肾俞、关元、太溪;血虚者配肝俞、血海、足三里;痰盛者配中脘、丰隆、阴陵泉;肝郁者配阴廉、曲泉、太冲;血瘀者配膈俞、次髎、血海。

操作:虚证施以补法,实证施以泻法,并可配合采用艾灸。针灸治疗在月经期及增生期根据证型,辨证用穴,隔天治疗 1 次,月经周期第 12 天开始,用上述处方的主穴,每天治疗 1 次。

(8)处方八:中极、归来、子宫、气穴、三阴交。

操作:中极、归来、气穴、子宫均直刺,可刺 1～2 寸,施捻转泻法。三阴交直刺,针 1～1.5 寸,施提插捻转泻法。每天 1 次,10 次为 1 个疗程。

(9)处方九:中极、气冲、丰隆、三阴交、阴陵泉。

操作:中极直刺,进针 1～1.5 寸,施提插捻转泻法。气冲直刺或稍向上斜刺,进针 0.5～1 寸,施捻转泻法。丰隆直刺,进针 1～1.5 寸,施提插泻法。阴陵泉、三阴交直刺,进针 1～1.5 寸,施捻转平补平泻法。每天 1 次,7 次为 1 个疗程。

(10)处方十:关元、气海、中极、血海、天枢、三阴交、八髎、肾俞。

操作:针刺用平补平泻法,每次引出强烈针感。每次留针 30 分钟,每 10 分钟行针 1 次。针刺完毕后可配合以按摩手法在腹部及腰骶部操作,手法以按法、揉法为主,手法要求深透柔和,以患者感觉局部明显温热感为度。治疗自月经来潮前 15 天开始,每天 1 次,12 次为 1 个疗程。

(二)芒针

处方:志室、肾俞、血海、气海、中极、八髎、昆仑、太溪。

操作:针刺八髎时,由上髎进针沿皮平刺至下髎。气海穴透中极穴时,先直刺气海 0.5～1 寸,得气后,将针稍稍退出少许,沿皮浅刺透中极穴。余穴用常规针法。隔天 1 次,每次留针 0～30 分钟,7～10 次为 1 疗程,疗程间隔 5～7 天。经期暂停。

(三)皮肤针

(1)处方一:肾俞、命门、八髎、关元、气海、中极、足三里、三阴交。

操作:用皮肤针中、重度刺激,每天 1 次,7 次为 1 个疗程,疗程间隔 7 天,于每次月经前 7 天施治。适用于各型不孕症。

(2)处方二:气海、关元、中极、天枢、命门、肾俞、八髎。

操作:用中、重度刺激,下腹部由脐向下至耻骨联合上缘反复叩刺 2～3 行,可加叩横向 3～4 行,重点叩刺气海、关元、中极、天枢穴。腰、骶部可沿督脉及其夹脊穴自上而下海条经脉叩刺 1～2 行,每天施治 1 次,7 次为 1 个疗程,疗程间隔 7 天,可于每次月经前 7 天左右开始施治。

(四)耳针

(1)处方一:子宫、肾、屏间、脑、卵巢。

操作:穴位常规消毒,用中等刺激,留针 20 分钟,每天 1 次,10 次为 1 个疗程,或用锨针耳内埋入法、压豆法,亦可用耳穴磁疗法。适用于本病各型。

(2)处方二:内分泌、肾、子宫、皮质下、卵巢。

操作:穴位严格消毒,毫针刺,用中等刺激,每天 1 次,每次 2～3 穴,10 次为 1 个疗程。亦可用锨针耳内埋入法。

(3)处方三:子宫、脑点、腹、皮质下、内分泌、肝、肾。

操作:先用 75％酒精在穴位上消毒,用 28 号毫针刺激,留针 20～30 分钟,留针期间捻针刺激 1～2 次,每天或隔天 1 次,10 次为 1 个疗程。

(4)处方四:内分泌、肾、子宫、卵巢。

操作:毫针刺,经期第 12 天开始治疗,连续 3 天,中等刺激,留针 30 分钟,每天 1 次。

(5)处方五:子宫、卵巢、肾、肝、内分泌、皮质下。

操作:每次选用 2～4 穴,或两耳交替。毫针刺法在月经周期第 12 天开始,连续 3 天,中等刺激,留针 30 分钟,每天 1 次。

(6)处方六:子宫、肾、卵巢。肝郁加肝;痰湿加内分泌。

操作:毫针中等刺激,每天 1 次,10 次为 1 个疗程,亦可用耳穴埋针治疗。

(五)三棱针

处方:主穴曲泽、腰俞;配穴阴陵泉、委阳。

操作:用三棱针点刺放血,若出血量少,可配合针刺后拔罐。主要用于血瘀型不孕。

(六)皮内针

处方:肾俞配关元,志室配中极,气海配血海,三阴交配足三里。

操作:每次取 1 组穴,局部常规消毒后,用皮内针平刺入皮肤 0.5～1.2 cm,用小块胶布固定针柄,埋针时间为 2～3 天,7 次为 1 个疗程,疗程间隔 5～7 天。

(七)穴位注射

(1)处方一:肾俞、气海、关元、天枢、归来、子宫、足三里、三阴交。

操作:每次取 2～3 穴,每穴注入 5％当归注射液或胎盘组织液 0.5～1 mL,隔天 1 次,10 次为 1 个疗程,经期暂停。适用于各型不孕症。

(2)处方二:肾俞、关元、天枢、归来、三阴交、足三里。

操作:每次只取 2～3 个穴,上穴轮换使用,用 5％当归注射液或胎盘组织液,每穴注入 0.5～1 mL,隔天 1 次,10 次为 1 个疗程,经期暂停。

(3)处方三:子宫,次髎、肾俞、关元、曲骨、足三里、三阴交、然谷。

操作:用胎盘组织液 2 mL 或绒毛膜促性腺激素或当归注射液,每次选 3～4 穴,每穴注入 0.5～1 mL,治疗从经期第 10 天开始,每天 1 次,连续 5 天。

(4)处方四:中极、大赫、三阴交、地机。

操作:每次选用 2 穴,或选用胎盘注射液、当归注射液、绒毛膜促性腺激素等,每穴注入药液 1～2 mL,治疗从月经周期第 12 天开始,每天 1 次,连续 5 次。

(八)电针法

处方:关元、天枢、中极、曲骨、血海、三阴交。

操作:每次取 3～4 个穴,针刺得气以后接通电 G-6805 电针仪,使用连续波中等刺激,每次治疗 20～30 分钟,每天或隔天 1 次,10 次为 1 个疗程,经期暂停。

(九)激光照射法

(1)处方一:关元、气海、水道、子宫。

操作:月经后 3～5 天,用氦-氖激光仪照射上穴,每穴 5 分钟,每天 1 次。适用于无排卵性不孕症。

(2)处方二:子宫、八髎。

操作:用 CO_2 激光扩束(功率密度 300 mW/cm^2)照射穴位,每天 1 次,每穴 10 分钟。

（十）穴位埋线法

处方：三阴交。

操作：穴位常规消毒后，以注射用针头为套管，1.5 寸毫针剪去针尖为针芯，套入长度为 0.2 cm 的 4 号羊肠线。针刺适当深度后，行轻度提插捻转手法至患者自觉局部有酸、麻、重、胀感，然后边推针芯边退针将羊肠线埋于穴位内。15 天治疗 1 次，3 次为 1 个疗程。

（十一）灸法

（1）处方一：神阙、关元、石关、子宫。

操作：以直接无瘢痕灸，每穴 25～50 壮，或隔附子饼灸 7～9 壮，每天 1 次，15 次为 1 个疗程。

（2）处方二：神阙、关元、足三里、三阴交、中极。

操作：每次选腹部、下肢各 1 穴，神阙用隔盐灸，余穴用隔附片发泡灸。每月经周期治疗 1 次，治疗时间在经期第 12 天左右为宜。平时用艾条温和灸气海或中极 15～20 分钟，隔天 1 次。

（3）处方三：关元、中极、神阙、子宫、肾俞、命门、脾俞、足三里、三阴交。

操作：每次取 4～5 穴，每穴用艾条温和灸 10 分钟，每天 1 次，10 次为 1 个疗程；适用于各型不孕症。

（4）处方四：关元、中极、子宫、神阙、命门、肾俞、血海、三阴交。

操作：每次取 3～4 穴，每穴用中号艾炷隔姜施灸 5～7 壮，隔天 1 次，7 次为 1 个疗程，疗程间隔 7 天。适用于肾阳虚型不孕症。

（十二）温针法

处方：关元、中极、肾俞、命门、足三里、三阴交。

操作：先用毫针刺入穴位，得气以后，用 1 寸长艾条插在针柄上，点燃，使针体温热，待艾条燃尽，再留针 10 分钟左右，每天 1 次，10 次为 1 个疗程，疗程间隔 5～7 天。

（十三）磁疗法

处方：耳穴有子宫、脑点、内分泌、肝、肾。

操作：先用毫针刺入耳穴，然后在针柄上贴小磁片，每次留针 30 分钟左右，双耳交替施治，每天 1 次，10～15 次为 1 个疗程。

（周东侠）

第十二章

风湿免疫科病证的针灸治疗

第一节　强直性脊柱炎

一、概述

强直性脊柱炎是慢性多发性自身免疫性关节炎的一种类型。本病的特征是从骶髂关节开始,逐步上行性蔓延至脊柱的棘突、关节旁突的软组织及外围的关节炎。早期极易误诊为坐骨神经痛、骨膜炎等疾病,晚期可造成脊柱骨性强直及残疾,成为严重危害人类健康的疾病。针灸对强直性脊柱炎进行个体化辨证论治有悠久的历史和良好的效果。

本病曾被称为"类风湿性脊柱炎""类风湿关节炎中枢型",现已统一明确认识到本病与类风湿关节炎不是同一种疾病。本病发病率比类风湿关节炎低,多发于 15~30 岁青年男性,男女之比约为 14∶1,其中 16~25 岁为发病高峰。发病部位主要在躯干关节。本病的发病原因迄今尚未十分明了,认为可能与感染、自身免疫、内分泌失调、代谢障碍、遗传等因素有关。中医历代医家对本病病名认识不一,有肾痹、骨痹、腰痛、龟背、大偻等不同的名称。医学家焦树德教授称之为"尪痹"。1997 年中国国家标准《中医病证治法术语》将其归属于"脊痹"。

二、诊断要点

(1)多发于 15~30 岁的男性青年,有家族遗传倾向。病变多从骶髂关节开始,逐渐向上蔓延至脊柱,造成脊柱关节的骨性强直。部分患者可出现坐骨神经痛症状,膝关节肿痛等。

(2)发病缓慢,病程长久,发展与缓解交替进行,病程可长达数年或数十年,受凉、受潮可诱发本病。

(3)疼痛、活动受限是其主要临床表现。病变早期主要表现为两侧骶髂部及下腰部疼痛,腰部僵硬不能久站,活动时疼痛加剧,休息后缓解,腰部活动范围受到很大限制;病变累及胸椎和肋椎关节时,胸部的扩张活动受限,并可有束带状胸痛、咳嗽、喷嚏时加重等;本病累及颈椎时头部转动不便,旋转受限。

(4)畸形,病变后期整个脊柱发生强直、疼痛消失,后遗驼背畸形,病变累及髋关节时,出现髋畸形,严重者脊柱可强直于 90°向前屈位,患者站立或行走时目不能平视。

(5)约有 20％患者合并虹膜炎(眼痛及视力减退)。

(6)实验室检查,患者多有贫血,早期和活动期血沉增快,抗"O"和类风湿因子阴性。淋巴组织相容抗原(HLA-B27 或 W27)明显增高。

(7)X 线片表现,双侧骶髂关节骨性改变最早出现,是诊断本病的主要依据。

三、病因病机

强直性脊柱炎不少医家认为应属于中医痹证中"肾痹"范畴,因为早在《素问·痹论》中就有记载"骨痹不已,复感于邪,内舍于肾……肾痹者,善胀,尻以代踵,脊以代头",形象地描述了强直性脊柱炎的晚期症状。并认为肾虚是其发病的内因,外邪或外伤为其发病的外因、诱因。强直性脊柱炎的病位在脊柱,然而诸多脏腑经络与脊柱相联系,如督脉"贯脊属肾";任脉"起于胞中,上循脊里";足少阴肾经"贯脊属肾络膀胱",足少阴经筋"循脊内挟膂上至项,结于枕骨";足太阳经"夹脊抵腰中,络肾属膀胱",足太阳经筋"上挟脊上项";手阳明经筋"其支者,绕肩胛,夹脊";足阳明经筋"直上结于髀枢,上循胁属脊";足太阴经筋"聚于阴器,上腹结于脐,循腹里结于肋,散于胸中,其内者,著于脊"。以上脏腑及其所属的经脉若发生病变均可影响脊柱的功能,但其中以肾最为重要,因为足少阴经、足少阴经筋、督脉、任脉、足太阳经、足太阳经筋均隶属于肾。

(一)肾气虚弱

先天禀赋不足,加上后天调摄不当,饮食不节,涉水冒雨,或房劳过度,内伤于肾,肝肾亏损,脊督失养,卫外不固,风寒湿邪趁虚入侵;或脾肾两虚,寒湿内蕴,阻塞经络气血,流注经络关节、肌肉、脊柱而成本病。

(二)脾胃虚弱

脾胃虚弱,后天亏损,下不能补益肾精,上不能生金补肺,肾虚则督脉空虚,肺虚则卫气不固,风寒湿邪趁虚入侵督脉,发为本病。

(三)痰瘀阻滞

肾虚内寒,阳气不足,或脾虚失于运化,寒湿内蕴化为痰浊,滞留脊柱;阳气不足,则生内寒,寒主凝,则气血失于正常运行,血涩气滞,久必成瘀;风寒湿邪滞留脊柱关节,日久不除,致气血闭阻,久而成瘀。痰浊与瘀血胶滞,终成顽痹,《类证治裁》说"久痹,必有湿痰败血瘀滞经络",即是此意。

四、辨证与治疗

(一)寒湿痹阻

1.主症

腰骶、脊背酸楚疼痛,痛连项背,伴僵硬和沉重感,转侧不利,阴雨潮冷天加重,得温痛减,或伴双膝冷痛,或畏寒怕冷。舌质淡,苔薄白腻,脉沉迟。

2.治则

散风祛寒,除湿通络,温经益肾。

3.处方

天柱、大椎、命门、次髎、肾俞、华佗夹脊穴、后溪、昆仑。

4.操作法

针天柱向脊柱斜刺 1.0 寸左右,使针感向肩背传导,捻转泻法。大椎针尖略向上直刺 0.8 寸左右,使针感沿脊柱传导,捻转泻法。次髎直刺1.5寸左右,使针感向两髋部或下肢传导,针刺泻法。后溪、昆仑直刺泻法。命门、肾俞直刺补法。华佗夹脊穴每次选择3～4对,略向脊柱直刺,直达骨部,使针感沿脊柱或向两肋传导。大艾炷隔姜灸大椎、命门、肾俞、次髎,每穴不少于9壮;或用艾条灸,每穴5分钟。

5.方义

该病之本在肾虚,故针补命门、肾俞,并灸,以温补肾阳,抗御寒邪。取大椎、次髎、华佗夹脊穴温通督脉和诸经脉,祛邪止痛。天柱、后溪、昆仑同属太阳经,太阳经通达脊柱和督脉,三穴功专祛邪通经止痛,对感受风寒湿邪引起的项背痛、腰骶痛、脊柱痛有良好的效果。

(二)脾胃虚弱

1.主症

腰骶、脊背、髋部酸痛、僵硬、重着,乏力,活动不利,或伴膝、踝等关节肿痛,脘腹胀满,胸痛胸闷,舌苔白腻,脉沉弱。

2.治则

健脾益气,祛邪通络。

3.处方

天柱、大椎、命门、华佗夹脊穴、中脘、神阙、关元、足三里。

4.操作法

天柱、大椎、命门、华佗夹脊穴均用龙虎交战手法,并使针感沿督脉传导或向腹部传导。中脘、关元、足三里针刺补法并灸。神阙用艾条或大艾炷隔姜重灸法。

5.方义

《素问·骨空论》说:"督脉生病治督脉,治在骨上,甚者在脐下营"。这就是说督脉病可治在督脉,也可治在任脉,如耻骨上的中极、关元,脐中神阙,脐下气海、关元。大艾炷重灸神阙、关元,或用艾条灸不少于10分钟。任脉通于督脉,并内联脊里,从任脉治疗督脉病,是针灸治疗中的重要方法,即"阳病治阴"。中脘、气海、关元、神阙有益胃健脾、补肾强脊的作用,内可补脾胃,强肝肾,增强人体的免疫功能,外可疏通督脉祛除邪浊。因为足太阳经"挟脊",足少阴经"贯脊",足太阴经筋"内者著于脊",足少阴之筋"循脊里",足阳明之筋"上循胁属脊"。所以胃脾肾与任脉、督脉、脊柱有着紧密地联系,增强脏腑的功能,即可补督脉之虚,加强脊柱和督脉的功能,加强督脉祛除邪浊,加快脊柱病变的愈合。

(三)瘀血阻络

1.主症

腰背疼痛剧烈,固定不移,转侧不能,夜间尤甚,有时需下床活动后才能重新入睡,晨起肢体僵硬肿胀。或有关节屈曲变形,脊柱两侧有压痛、结节、条索,舌质黯或有瘀斑,苔薄白,脉弦涩。

2.治则

活血祛瘀,通络止痛。

3.处方

天柱、大椎、筋缩、华佗夹脊(阿是穴)、次髎、膈俞、委中、三阴交、丰隆。

4.操作法

天柱、大椎、筋缩、次髎用龙虎交战手法,使针感沿脊柱传导。针次髎使针感向两髋骨或下肢传导。阿是穴、膈俞、次髎、委中点刺出血,出血后并拔火罐,以增加其出血量。三阴交用捻转补法,丰隆平补平泻法。

5.方义

《素问·针解》说"菀陈则除之者,出恶血液也"。故瘀血闭阻经络,必刺血脉清除瘀血,以疏通经络;结节者,瘀血结聚也,也必活血化瘀,方可疏通经脉,正如《灵枢·经脉》说"刺诸络脉者,必刺其结上甚血者"。膈俞是血之会穴,委中是血之郄穴,阿是穴是瘀血与痰浊结聚之处,次髎祛湿通络,诸穴均有活血化瘀除痰通络的作用,出血后加以拔罐,可加强其通经祛邪的力量。三阴交、丰隆意在健脾化痰,调血柔筋,分解痰瘀血互结,有利于疏通经络。

(陈　丽)

第二节　类风湿关节炎

一、概述

类风湿关节炎是一种以关节病变为主,以多个关节肿胀、疼痛反复发作,病程缓慢,逐渐引起关节畸形的全身性自身免疫性疾病。

关节性类风湿病的主要病变是从关节滑膜开始,形成滑膜炎,以后炎性肉芽组织逐渐侵犯关节软骨、软骨下组织、关节囊、韧带和肌腱,使关节挛缩,造成关节脱位畸形,肌肉萎缩,关节功能进一步丧失。不仅如此,还常常累及其他器官,如皮肤、心脏、血管、神经等其他器官和组织。

主要临床表现为对称性反复发作性关节炎,手足小关节最易受累。早期或急性发病期,关节多呈红、肿、热、痛和活动障碍;晚期可导致关节骨质破坏、强直和畸形,并有骨和骨骼肌萎缩。在整个病程中,可伴有发热、贫血、体重减轻、血管炎和皮下结节等病变,也可累及全身多个器官。

本病为常见病、多发病。好发年龄20～45岁。女性发病率高于男性,男女比例约为3∶1。目前西医学对本病的发病原因尚不十分清楚。

类风湿关节炎属于中医"痹证"范畴。根据该病的临床表现,本病可属于古代医籍中的周痹、历节、历节风、白虎病及白虎历节的范畴。近代焦树德老中医把痹证中久治不愈、关节肿大、僵硬、畸形,骨质改变,筋缩肉蜷,肢体不能屈伸等症状者,统称之谓"尪痹"。

二、诊断要点

(1)多发生于青壮年,发病年龄在20岁左右,高峰在35～45岁,以女性为多。

(2)多数起病隐匿,发病缓慢而渐进,病变发展与缓解交替出现,但常有急性发作,病程可长达数年乃至数十年。

(3)晨僵是类风关节炎的重要诊断依据之一,晨僵首先发生在手关节,僵硬不适,不能握拳,其后随着病情进展,可出现全身关节的僵直感,可持续30分钟左右,持续时间长短与病情程度成正比。

(4)疼痛:对称性游走性关节疼痛,受累关节为指、腕、趾、踝等小关节。随着病情进展,相继累及肘、肩、膝、髋等关节。

(5)局部症状:关节疼痛、肿胀、功能受限,有明显的关节僵硬现象。

（6）活动障碍：早期可因疼痛肿胀而出现活动受限，病情继续发展，关节纤维增生及骨性融合，使关节活动完全丧失。

（7）局部体征：①早期受累关节红、肿、热、痛，功能障碍，压痛，活动时疼痛加重。②受累关节主动活动和被动活动均受限。③受累关节呈对称性发病。④病变累及手足肌腱和腱鞘，早期肌肉可出现有保护性痉挛，以后发生肌肉萎缩，造成关节畸形，或加剧关节畸形。⑤关节囊和关节韧带松弛和继发挛缩，造成关节的病理性半脱位和完全性脱位；关节软骨和软骨下骨质的破坏，发生关节骨性强直和畸形。

（8）辅助检查。①实验室检查：血红蛋白减少，白细胞计数正常或降低，淋巴细胞计数增加；病变活动期血沉增快，久病者可正常。类风湿因子实验阳性占70％～80％。滑液较浑浊，黏稠度降低，黏蛋白凝固力差，滑液糖含量降低。②X线检查：早期，骨质疏松，骨皮质密度减少，正常骨小梁排列消失，关节肿胀；中期，关节间隙轻度狭窄，骨质疏松，个别局限性软骨侵蚀破坏。继而关节间隙明显狭窄，骨质广泛疏松，多处软骨侵蚀破坏，关节变形；晚期，关节严重破坏，关节间隙消失，关节融合，呈骨性强直，或出现病理性脱位或各种畸形。

三、病因病机

痹证的发生与体质因素、气候条件、生活环境及饮食习惯有密切关系，正虚卫外不固是痹症发生的内在基础，感受外邪是痹证发生的外在条件，邪气痹阻经脉为其病机的根本。病变多累及肢体筋骨、肌肉、关节，甚则影响内脏。

（一）感受风、寒、湿、热之邪

风为阳邪性疏散，可穿发腠理，具有较强的穿透力，寒邪借此力内犯，风又借寒凝之性，使邪附病位，成为伤人致病之基础。湿邪借风邪的疏泄之力，寒邪的收引之性，风寒又借湿邪黏着、胶固之性，造成经络壅塞，气血运行不畅，则筋脉失养，绌急而痛。

风、寒、湿、热之邪虽常相杂为害，但在发病过程中却常有以某种邪气为主的不同，如风邪偏胜者为行痹，寒邪偏盛者为痛痹，湿邪偏胜者为着痹，热邪偏重者为热痹。这在临床表现上各有不同的症状和体征。热痹的发生，或因素体阳盛，感受外邪后易从热化；或因虽为风寒湿痹，郁久也可从阳化热，热邪与气血相搏而见关节红、肿、疼痛、发热等而为热痹。

（二）痰瘀阻滞

素体脾胃虚弱，运化不及，水湿内停，内湿招引外湿，两湿相合，凝聚为痰浊。又痰浊为阴邪，必伤营络之血，营血伤则为血瘀，痰瘀互结流注关节，病理上便形成痰瘀相结，经络痹阻，筋骨失荣，疼痛不已而成痼疾。

（三）气血亏损

劳逸过度，将息失宜，耗伤气血，外邪乘虚而入；或邪气久羁经脉，耗伤气血，内伤脾胃，气血生化不足，致气血亏损。气血虚弱祛邪乏力，致使邪气进一步稽留而成痼疾。

（四）肝肾亏损

素体虚弱，肝肾不足，邪气内及肝肾；或痹证日久，损及肝肾，肝主筋、肾主骨，邪滞于筋脉，则筋脉拘急，屈伸不利；邪浊深入骨骱，导致关节僵硬、变形，而致成骨痹，是痹证发展较深阶段，表现为骨节沉重、活动不利，关节变形等特征。

总之，本病的发生，系由机体正气不足，卫外不固，或先天禀赋不足，外无御邪之能，内乏抗病之力，复因久住湿地、汗出当风、冒雨涉水，风、寒、湿、热之邪，得以内侵于肌肉、筋骨、关节之间，致使邪气留恋,或壅滞于经,或郁塞于络,气血凝滞,脉络痹阻而成。虽邪气不同,病机、证候各异,然风、寒、湿、热之邪伤人往往相互为虐而病。

四、治疗方法

(一)辨证与治疗

1.风寒湿痹

(1)主症:肢体关节、肌肉疼痛酸楚,肿胀,局部畏寒,遇寒加重,得温痛减,形寒怕冷,口淡不渴。舌质淡有齿痕,舌苔白腻,脉紧。

(2)治则:散风祛寒,除湿通络。

(3)处方。

全身取穴:大椎、气海、足三里。

局部取穴。①肩关节:肩髃、肩髎、臑俞、曲池、外关、后溪。②肘关节:曲池、尺泽、天井、外关、合谷。③腕关节:阳溪、阳池、阳谷、腕骨、合谷。④掌指关节:八邪、三间、后溪、外关、曲池。⑤髋关节:环跳、秩边、居髎、阳陵泉。⑥膝关节:梁丘、鹤顶、膝眼、阳陵泉、阴陵泉。⑦踝关节:昆仑、丘墟、解溪、商丘、太溪。⑧跖趾关节:八风、内庭、太冲、解溪、商丘、丘墟。⑨行痹:风气胜者为行痹,关节疼痛游走不定,痛无定处,治疗时加风池、风门、风市、膈俞、三阴交。⑩痛痹:寒气胜者为痛痹,肢体关节紧痛,痛势较剧,痛有定处,得热痛减,遇寒加重,治疗时加命门、神阙,重用灸法。⑪着痹:湿气胜者为着痹,肢体关节肿胀疼痛,重着不移,阴雨天加重,治疗时加中脘、阴陵泉、太白等。以上诸穴根据疼痛的部位,体质情况,每次选择6~10个穴位,轮换使用。

(4)操作法:足三里、气海用补法,余穴均用泻法。大椎、气海、足三里和疼痛的部位加用灸法。

(5)方义:阳气虚弱,卫外不固,风寒湿邪乘虚而入,发为风寒湿痹,故取气海、足三里温补之,以温阳益气,卫外固表。大椎乃手足三阳与督脉之交会穴,既能祛散外邪,又能调和诸阳经之气机,佐以艾灸,调节卫气并温经祛寒。关节局部及其周围的穴位,均有疏通经络气血、祛风除湿、散寒止痛的功效。风邪胜者加风池、风门、风市以祛风通络,加膈俞、三阴交以养血息风;寒邪胜者加命门、神阙以壮元阳益元气,温经祛寒;湿邪胜者加中脘、阴陵泉、太白调补脾胃,通利湿浊。

2.风热湿痹

(1)主症:肢体关节疼痛,痛处焮红灼热,肿胀疼痛剧烈,得冷稍舒,筋脉拘急,日轻夜重。患者多兼有发热、口渴、心烦、喜冷恶热,烦闷不安等症状。舌质红,舌苔黄燥少津,脉滑数。

(2)治则:清热除湿,祛风通络。

(3)处方。①全身治疗:大椎、曲池、风池。②局部治疗:用于疼痛的关节,选取穴位同风寒湿痹。

(4)操作法:先针大椎、风池、曲池,针刺泻法,并于大椎拔火罐。然后针刺病变部位的穴位,捻转泻法,并在红肿的部位施以刺络拔罐法。

(5)方义:风热湿痹是由于风热湿毒邪气乘体虚侵入人体;由于风寒湿邪痹阻经脉日久化热;由于素体阳盛,感受外邪后从阳而化,故取风池、大椎、曲池清热散风,除湿通络;病变关节部位的穴位,佐以刺络拔罐,可清泻病变部位的风热湿邪,并能活血通络,疏经止痛。

3.痰瘀痹阻

(1)主症:痹证日久不愈,病证日益加重,关节疼痛固定不移,关节呈梭形肿胀,或为鹤膝状,

249

屈伸不利,关节周围肌肉僵硬,压之痛甚,皮下可触及硬结,面色晦滞,舌黯红,舌苔厚腻,脉细涩。

(2)治则:化痰祛湿,祛瘀通络。

(3)处方。①全身治疗:膈俞、合谷、血海、丰隆、太白、太冲。②局部治疗:取穴同风寒湿痹。

(4)操作法:膈俞、合谷、血海、丰隆、太冲针刺泻法,术后可在膈俞、血海施以刺络拔罐法,太白行龙虎交战手法。关节局部的穴位,针刺捻转泻法,并深刺直至筋骨。若指关节呈梭形肿胀,可在关节的屈侧横纹处,如四缝穴等处,用三棱针点刺出血,或点刺放出液体。

(5)方义:痹证日久不愈,导致痰瘀互结痹阻经络,流注关节,故泻膈俞、血海以活血化瘀;泻合谷、太冲以行气化瘀,通经止痛;泻丰隆以化痰通络;取太白行龙虎交战手法,补泻兼施,健脾利湿,化痰通络,本《难经·六十八难》"俞主体重节痛"之意。关节肿痛者宗"菀陈则除之"之法,予以刺络出血法。

4.气血亏损证

(1)主症:病程日久,耗伤气血,筋骨失养,四肢乏力,关节肿胀,酸沉疼痛,麻木尤甚,汗出畏寒,时见心悸,纳呆,颜面微青而白,形体虚弱,舌质淡红欠润滑,苔薄白,脉沉无力或兼缓。

(2)治法:益气养血,活络舒筋。

(3)处方。①全身治疗:心俞、脾俞、气海、足三里、三阴交、太溪。②关节局部治疗:同风寒湿痹。

(4)操作法:心俞、脾俞、气海、足三里、三阴交针刺补法,并可酌情施以灸法。病变关节部位的穴位采用龙虎交战手法,并可加灸法。

(5)方义:本证属于气血亏损经络痹阻证,故取心俞、脾俞、气海益气补血,取足三里、三阴交扶正祛邪,健运脾胃,补益气血生化之源。由于邪阻经脉流注关节,故于关节病变部位行龙虎交战手法,补泻兼施,扶正祛邪。

5.肝肾亏损证

(1)主症:肢体关节疼痛,屈伸不利,关节肿大、僵硬、变形,甚则肌肉萎缩,筋脉拘急,肘膝不能伸,或尻以代踵、脊以代头而成残疾人,舌质黯红,脉沉细。

(2)治则:补益肝肾,柔筋通络。

(3)处方。①全身治疗:筋缩、肝俞、肾俞、关元、神阙、太溪。②病变关节部位:同风寒湿痹。

(4)操作法:筋缩、肝俞、肾俞、关元、神阙、太溪针刺补法,并可加用灸法。病变关节部位的穴位针刺采用龙虎交战手法,并可加灸法。

(5)方义:病程日久,诸邪久居不越,与痰浊瘀血凝聚,痹阻经络,侵蚀筋骨,内客脏腑,伤及肝肾,筋骨受损严重,病呈胶瘤顽疾。治取肝的背俞穴肝俞、肾的背俞穴肾俞及肾的原穴太溪补益肝肾,濡养筋骨;关元内藏元阴元阳,补之,可回阳救逆,补益精血,濡养筋骨;神阙是元神的门户,灸之,可回阳固脱,温经通脉。在病变关节部位,邪气与痰浊瘀血互结,故采用补泻兼施的方法,泻其邪浊,补其气血,扶正以祛邪。

(二)灸法

灸法对本病的治疗有一定的效果,常用的方法有以下几种。

1.温针灸法

(1)常用穴位:曲池、外关、八邪、足三里、阳陵泉、解溪、八风、关元、肾俞。

(2)方法:每次选用 2～3 穴,针刺得气后,行温针灸法。选取太乙艾灸药条,剪成 1.5～2.0 cm 长,在其中心打洞,插在针炳上,然后在其下端点燃,每穴灸 2～3 壮。每周 2～3 次,连续治疗不少于 3 个月。

2.隔姜灸法

(1)常用穴位:大椎、命门、肾俞、神阙、气海、足三里、手三里、阿是穴。

(2)方法:每次选取 2~3 穴,切取姜片 0.2 cm 厚,置穴位上,用大艾炷灸之,每穴灸 5~7 壮。每周2~3次,10 次为 1 个疗程。

3.长蛇灸法

方法:患者俯卧,先在大椎至腰俞之间常规消毒,取紫皮蒜适量,去皮捣成泥状,平铺在大椎至腰俞之间,约 2.5 cm 宽,周围以纸封固,防止蒜汁外流。然后中等大艾炷分别放在大椎、身柱、筋缩、脊中、命门、腰俞等穴灸之,每穴灸 3~5 壮。每次除大椎、腰俞外,再选取 1~2 穴。灸后如局部穴位皮肤起水疱者,可用无菌三棱针挑破引流,然后辅以消毒药膏,并覆一消毒纱布。每周治疗 2~3 次,10 次为 1 个疗程,每1 个疗程间隔 7 天。

(陈 丽)

第三节 痛风性关节炎

一、概述

痛风是由于体内嘌呤代谢障碍,尿酸产生过多或因尿酸排泄不良而致血中尿酸升高,尿酸盐结晶沉积在关节滑膜、滑囊、软骨等的一种代谢性疾病。其临床特点是高尿酸血症,反复发作的急性单关节炎,尿酸盐沉积形成痛风石,导致慢性痛风性关节炎,严重者可形成骨关节畸形。若未及时治疗可累及肾脏,形成痛风性肾病。

西医对本病多采用秋水仙碱、别嘌呤醇、激素等药物治疗,有较好的止痛效果,但其不良反应大,易损伤肝肾,使人望而生畏。在中医学医籍中属于"痹证""白虎历节风"病的范畴。近年来本病的发作有增多的趋势,采用针灸治疗有良好的效果,且无不良反应。

二、诊断要点

(1)有 30%~50% 的患者有家族史,好发于 30~50 岁的中青年男性,肥胖或饮食条件优良者发病率高。

(2)跖趾关节、踝和膝关节剧烈疼痛是最常见的临床症状。首次发作常始于凌晨,多起病急骤,患者常在夜间无缘无故的关节肿胀剧痛,皮色潮红。局部症状迅速加重,数小时内可达高峰,常伴有全身不适,甚至恶寒、颤抖,发烧,多尿等症状。初次发作后,轻者在数小时或 1~2 天内自行缓解,重者持续数天或数周后消退。本病常以第一跖趾关节最先受累,逐渐累及腕、肘、踝、膝关节。

(3)痛风反复发作可见痛风结节:突出皮肤呈淡黄色或白色圆形或椭圆形结节,大小和数目不等,质地硬韧或较柔软。

(4)实验室检查:血尿酸增高,白细胞计数增高,关节液检查可见尿酸盐针状结晶,皮下痛风石穿刺抽吸物亦可见尿酸盐结晶、痛风石,尿酸盐实验可呈阳性反应。

(5)X线片表现:痛风早期多无阳性表现,晚期可出现软骨和骨破坏,关节间隙变窄或消失,关节面不规则,继发骨赘,痛风结节钙化等。

三、病因病机

痛风性关节炎是一种代谢障碍性疾病,本病多起于下肢足部,中医认为下肢疼痛性疾病多为湿邪所致;本病发作时局部肿胀、红肿、痛如虎噬,肿痛、红肿乃湿邪或湿热所致;本病多见于足第一跖趾关节或第2、3跖跗关节,这些部位隶属于足太阴脾经、足厥阴肝经、足阳明胃经;本病多见于嗜食膏粱厚味或贪欲酒浆者,此人群极易形成痰湿内蕴,痰湿流注关节形成本病,正如《张氏医通》中说"肥人肢节痛,多是风湿痰饮流注"。痰湿痹阻经络气血,痹久则有瘀血,痰瘀互结,反复发作,终成痼疾。

四、辨证治疗

痛风性关节炎的急性期多由风湿热邪痹阻经络;慢性期多为寒湿之邪内侵,病久经络阻塞,气血凝滞,甚至有瘀血形成。

(一)湿热痹阻

1.主症状

关节疼痛,突然发作,疼痛剧烈难忍,关节红肿,皮色发亮,局部发热,得凉则舒,全身不适或寒热。舌红,苔黄腻,脉滑数。

2.治则

清热利湿,通经止痛。

3.处方

曲池、足三里、三阴交、阿是穴。

(1)第1跖趾关节痛加:隐白、太白、太冲。

(2)第2跖趾关节痛加:陷谷、内庭、厉兑。

(3)跖跗关节痛加:陷谷、厉兑、商丘。

(4)踝关节痛加:商丘、解溪、丘墟、太溪。

(5)膝关节痛加:鹤顶、阳陵泉、阴陵泉。

(6)腕关节痛加:外关、阳池、阳溪、合谷。

4.操作法

诸穴均用捻转泻法;隐白、厉兑等井穴用点刺出血法;针阿是穴先用三棱针点刺出血,再拔火罐,或点刺后用手挤压出如白色颗粒状物,然后再与局部行围刺法,即在局部的周边向中心斜刺4～5针。

5.方义

本病的内在原因是湿热内蕴,湿邪源于脾胃,故以足三里、三阴交为主穴,调理脾胃,化湿除浊;加曲池以清热;加隐白、厉兑点刺出血清除足太阴脾经和足阳明胃经之邪热;加太白、陷谷乃五输穴中的"输穴","俞主体重节痛",可除湿止痛;阿是穴点刺出血,并挤出痰浊之物,可清除局部的邪热和痰浊,有利于局部气血通畅,是止痛的有效方法;其余穴位均属局部配穴法。本处方是全身调节与局部相结合的方法,是治疗本病的有效方法。

(二)寒湿阻滞

1.主症

关节疼痛,活动不便,遇寒发作或加重,得热则减,局部皮色不红不热。舌淡苔白腻,脉濡。

2.治则

散寒利湿,除邪通痹。

3.处方

脾俞、肾俞、足三里、三阴交、阿是穴。

随证加减参见湿热痹阻。

4.操作法

脾俞、肾俞针刺补法并灸法,足三里、三阴交、病变局部穴位针刺用龙虎交战手法,阿是穴先用三棱针点刺,挤出乳白色颗粒状物,之后施以围刺法,并在阿是穴的中心用艾条灸之,或用艾炷隔姜灸之。

5.方义

本证是由寒湿痹阻所致,故针补脾俞健脾利湿、补肾俞温肾阳化湿浊。足三里、三阴交补泻兼施,补益脾胃化湿降浊,通经止痛。点刺阿是穴挤出白浊,排除污浊通疏通经脉,增以灸法,温经祛寒,通经止痛。其余诸穴均属于局部取穴。本法也属于全身调节与局部相结合的方法。

(三)瘀血闭阻

1.主症

病变关节疼痛,固定不移,压痛明显,皮色紫黯,关节附近可触及结节,甚至关节畸形、僵硬,舌质紫黯或有瘀斑,脉弦涩。

2.治则

活血化瘀,通络除痹。

3.处方

合谷、足三里、三阴交、太冲、阿是穴。

4.操作法

针合谷、足三里、三阴交、太冲均用捻转泻法,针阿是穴用三棱针点刺出血,或寻找随病情显现的较大的静脉,出血应在5～10 mL。阿是穴先用三棱针点刺,挤出乳白色颗粒状物,再施以扬刺法。

5.方义

《灵枢·九针十二原》曰"菀陈则除之,邪胜则虚之",今有瘀血闭阻,故应用放血的方法,祛除恶血。经验证明,刺血疗法是治疗痛风性关节炎的有效方法,而且疗效与出血量有密切关系(出血量在 10 mL 组止痛效果最好),刺血疗法的作用机制是抑制血尿酸的合成和促进尿酸的排泄。

(陈　丽)

第四节　反应性关节炎

一、概述

反应性关节炎又称莱特综合征,是继身体其他部位发生微生物感染后,引起远处关节的一种无菌性关节病,主要表现为关节疼痛、肿胀、发热等。多见于尿道炎、宫颈炎、细菌性腹泻、链球菌感染等引起的关节炎。其发病原因目前尚不完全清楚,可能与感染、免疫、遗传有关。有人认为可能是外界因子和遗传因子相互作用所致,即病原体感染后与人体白细胞组织相容性抗体HLA-B27 相结合,形成复合物,导致异常免疫反应,从而引起关节炎。

中医无"反应性关节炎"的名称,但根据其临床表现应属于"热痹"范畴,其病因病机多为湿热邪毒流注关节所致。针灸对本病的治疗有良好效果。

二、诊断要点

(一)全身症状

全身不适,疲乏,肌痛及低热。

(二)关节痛

不对称的单关节痛,多为负重的关节,多见于下肢,如骶髂关节、膝关节、踝关节、肩关节、肘关节、腕关节等。关节痛局部红肿热痛,或伴有皮肤红斑,也有关节肿痛苍白者。

(三)肌腱端炎

肌腱端炎是反应性关节炎比较常见的症状,表现为肌腱在骨骼附着点疼痛和压痛,以跟腱、足底肌腱、髌肌腱附着点最易受累。

(四)关节痛发作前有感染病史

如非淋球菌性尿道炎、细菌性腹泻、链球菌感染,或反复发作的扁桃体炎等。

(五)眼损害

眼损害也是反应性关节炎的常见症状,主要表现为结膜炎、巩膜炎及角膜炎等。

(六)实验室检查

急性期白细胞总数增高;血沉(ESR)增快;C-反应蛋白(CRP)升高;类风湿因子和抗核抗体阴性;HLA-B27 阳性。

三、病因病机

反应性关节炎的病因病机其内因主要是湿邪内蕴,其外因主要是外感风热湿邪,外邪与内湿相结合流注关节所致。

(一)风热湿邪

外感风热肺气失宣,风热与内湿互结,成风热湿邪,流注肌肉关节,形成本病。

(二)胃肠湿热

外感风热,肺失宣发,下入胃肠,胃失和降,肠失传导,湿邪内蕴,风热与内湿相结合,流注肌肉、关节而成本病。

(三)下焦湿热

外感风热,内入下焦,与内湿相结合,或蕴结于膀胱,或蕴结于胞宫,流注肌肉关节而成本病。

四、辨证与治疗

(一)风热湿邪

1.主症

先见咽喉疼痛,咳嗽发热,全身不适,而后出现肘部、腕部或膝关节、踝关节红肿疼痛,两眼红肿,疼痛,舌苔黄腻,脉滑数。

2.治则

清热利湿,散风通络。

3.处方

曲池、足三里、外关、阿是穴。

(1)发热者加:大椎。

(2)眼睛红肿疼痛加:太阳、攒竹。

(3)肘关节痛加:尺泽、手三里。

(4)腕关节痛加:合谷、阳池、后溪、商阳、关冲。

(5)膝关节痛加:梁丘、膝眼、阴陵泉、厉兑、足窍阴。

(6)踝关节痛加:丘墟、解溪、商丘、太白、厉兑、足窍阴。操作法:诸穴皆用捻转泻法,阿是穴多位于肌腱附着于骨的部位,按之压痛,针刺泻法并拔火罐;大椎用刺络拔罐法;尺泽、商阳、关冲、厉兑、足窍阴用点刺出血法。

4.方义

反应性关节炎是一种全身性疾病,是由于湿热邪毒夹风邪蕴结于肌肉关节,经络气血闭阻所致。方用曲池、足三里清热利湿、通经止痛,因为曲池、足三里分别属于手足阳明经,阳明经多气多血,并且曲池、足三里又属于本经的合穴,是经气汇聚之处,有极强的调理气血和疏通经络的作用,功善通经止痛;曲池善于清热,足三里又善于调胃健脾利湿,所以二穴是治疗本病的主穴。外关属于三焦经,又通于阳维脉,阳维脉维系诸阳经,三焦主持诸气,故外关主治邪气在表在经在络的病证,功善祛邪通经。阿是穴是邪毒会聚之处,针刺拔火罐有很好的祛邪通经的作用。大椎、尺泽、商阳、关冲、厉兑、足窍阴点刺出血,清热祛邪,再配以病变部位诸穴通经止痛,诸穴相配,共达清热利湿、除邪通经止痛的作用。

(二)胃肠湿热

1.主症

先见胃痛,腹痛,泄泻,小便灼热,而后出现膝关节、踝关节、髋关节等关节疼痛,红肿拒按,触之灼热,或见眼睛红肿疼痛,舌红苔黄腻,脉滑数。

2.治则

清热利湿,通经止痛。

3.处方

曲池、足三里、中脘、天枢、阿是穴。

(1)眼睛红肿疼痛加:太阳、外关。

(2)各关节的疼痛参见风热湿邪。

4.操作法

参见风热湿邪。

5.方义

曲池、足三里有清热祛湿、通经止痛的作用,已如前述。本症是由于胃肠湿热流注关节、经络气血闭阻所致,故加用中脘、天枢,中脘是腑之会穴、胃之募穴,位于中焦,又是小肠经、三焦经与任脉的交会穴,有斡旋气机、升清降浊、理气化湿的作用;天枢属于足阳明经,又是大肠的募穴,功于调理胃肠,清理湿邪。阿是穴是湿热的蕴结点,针刺泻法并拔火罐,意在祛除邪毒、疏通经络。

(三)下焦湿热

1.主症

先见尿频、尿急、尿痛或见阴痒、带下、眼睛红肿疼痛等症,而后出现膝关节、骶髂关节、踝关节等关节红肿热痛,拒按,皮肤温度升高,舌红,舌苔黄腻。

2.治则

清热利湿,通经止痛。

3.处方

曲池、足三里、中极、三阴交、阿是穴。

(1)骶髂关节痛加次髎、秩边。

(2)其他部位关节痛参见风热湿邪证。

4.操作法

中极直刺泻法,使针感直达会阴部。三阴交直刺泻法,使针感达足趾部。次髎、秩边直刺2寸左右,使针感下达膝关节、足踝关节。其他穴位的针刺法参见风热证。

5.方义

本证是由于下焦湿热流注关节气血闭阻所致,故取中极、三阴交清理下焦湿热。中极位于下焦,是膀胱的募穴,又是足三阴经和任脉的交会穴,针刺泻法,可使下焦湿热从膀胱排除。三阴交是足三阴经的交会穴,针刺泻法,可清利下焦湿热。因足太阴脾经交会于任脉,又可健脾利湿;足厥阴肝经环绕阴器,交会于任脉;足少阴肾经交会于任脉,并络于膀胱,所以三阴交是治疗下焦病证的重要穴位。其他穴位均属于局部取穴。

(陈　丽)

第五节　银屑病关节炎

一、概述

银屑病关节炎,是一种与银屑病相关的炎性关节炎,早在150年前就有人提出了银屑病关节炎这一病名,但人们一直将银屑病关节炎与类风湿关节炎混为一谈,直到20世纪60年代发现了类风湿因子,才知道绝大多数银屑病关节炎患者类风湿因子阴性,而且这类患者具有银屑病皮疹、不对称关节炎,既可累及远端指间关节,亦可波及骶髂关节和脊柱等特征。多数患者先出现皮肤病变,继而出现关节炎;也可以皮肤病变与关节病变同时发生。在整个病程中,两者常同步发展或减轻。

本病病因不明,属于自身免疫性疾病的范畴。一般认为是因为皮肤的病变产生的毒素引起关节病变;也有人认为是同一病因先后作用于皮肤或关节这两个不同的器官所致。

银屑病关节炎在中医学中属于"痹证"范畴,尤其是与"尪痹""历节病"相似,其皮肤损害相当于中医之"白疕"。

二、诊断要点

(1)好发于青壮年男性,男女之比为 3 : 2,有一定的季节性,部分患者春夏加重,秋冬减轻;部分患者春夏减轻,秋冬加重。

(2)关节炎多发生在银屑病之后,或银屑病治疗不当之后。远端指、趾关节最早受累,渐渐波及腕、膝、髋、脊柱等关节。

(3)关节病变早期似类风湿关节炎,病变关节疼痛、肿胀、反复发作。银屑病进行期关节炎加重,静止期关节炎缓解;逐渐出现关节功能障碍、活动受限、甚至引起关节强直、畸形等。

(4)皮肤损害,寻常型银屑病皮肤损害好发于头部和四肢伸侧,尤其是肘关节伸侧,重者可泛发全身,起初是红色丘疹,后可扩大融合成大小不等的斑块,表面覆以多层银白色鳞屑,刮去后可露出半透明薄膜,再刮去此膜后,可有点状出血。因活动期治疗不当,或使用刺激性较强的外用药后,可引起皮损迅速扩展,以至全身皮肤潮红、浸润、表面有大量鳞,可伴发热、恶寒(称红皮病型银屑病)。

(5)X 线摄片可见明确关节受损程度,常见关节面侵蚀、软骨消失、关节间隙变窄、骨质溶解和强直,严重时末节远端骨质溶解成铅笔头样。

三、病因病机

银屑病性关节炎在中医中无此病名。银屑病在中医中称之为"白疕"。《医宗金鉴》有"白疕之形如疹疥,色白而痒多不快。固由风邪客于肌肤,亦由血燥难容外。"又如《外科证治全书·卷四·发无定处》说:"白疕,皮肤燥痒,起如疹疥而色白,搔之屑起,渐至肢体枯燥拆裂,血出痛楚"。因此银屑病性关节炎属于中医白疕关节炎型。

(一)血热风湿痹阻

身患白疕,血虚燥热,卫外力减,风寒湿邪乘虚而入,与血相搏而化热,流注肌肉、关节发为关节疼痛。

(二)湿热兼风湿痹阻

身患白疕,湿热内蕴,风热湿邪乘之,内外邪气相搏,流注关节,经络痹阻发为痹证。

(三)肝肾亏损

身患白疕,邪毒日久不除,与血相搏,耗伤精血,外伤肌肤,内蚀筋骨,关节强直,活动艰难,发为尪痹。

四、辨证与治疗

银屑病关节炎的发作与银屑病的病程有关,故可根据银屑病的发作过程进行辨证治疗。

(一)血热风湿痹阻

1.主症

关节肿痛与银屑病的皮损程度同时存在。皮损不断增多、干燥脱屑皮,皮肤色红皲裂、可伴有筛状出血点。舌红、苔薄黄,脉滑数。

2.治则

清热凉血,祛邪通络。

(二)湿热兼风湿痹阻

1.主症

关节红肿疼痛,皮损多在腋窝、腹股沟等屈侧部位,有红斑、糜烂渗液,或掌跖部出现脓疱,或皮损上有脓点。舌红苔黄腻,脉濡或滑。

2.治则

清热利湿,祛邪通络。

(三)肝肾不足兼外邪痹阻

1.主症

腰酸肢软,关节疼痛,头晕目眩,皮损色淡,鳞屑少。女子有月经不调。舌淡苔薄,或舌淡体胖边有齿痕,脉细或濡细。

2.治则

补益肝肾,祛邪通络。

(四)处方

1.基本穴位

曲池、血海、膈俞。

2.随证选穴

(1)肘关节痛加:尺泽、曲泽、少海。

(2)腕关节痛加:阳溪、阳池、阳谷、腕骨。

(3)指关节痛加:八邪、三间、后溪。

(4)骶髂关节痛加:八髎、秩边、环跳。

(5)膝关节痛加:梁丘、膝眼、阳陵泉、足三里、阴陵泉。

(6)踝关节痛加:昆仑、丘墟、解溪、商丘。

(7)跖趾关节痛加:八风、太白、束骨。

(8)血热风湿痹阻加:曲泽、委中、三阴交。

(9)湿热兼风湿痹阻加:大椎、中脘、中极、阴陵泉。

(10)肝肾不足兼外邪痹阻:肾俞、肝俞、太溪、太冲、悬钟。

3.操作法

曲池、血海直刺泻法;膈俞刺络拔罐法,曲泽、委中用三棱针刺脉出血;肝俞、肾俞、太溪、太冲、悬钟、三阴交针刺补法。其余穴位均用泻法。

4.方义

曲池是手阳明经的合穴,手阳明经多气多血,又是本经气血会聚之处,功于通经止痛,是治疗筋骨疼痛的主要穴位。曲池配五行属于土,土乃火之子,故本穴又功善清热。曲池与血海配合,长于治疗皮肤病,皮肤病多因邪热入于血分、蕴结肌肤所致。手阳明经与手太阴经相表里,肺主表;手阳明大肠经与足阳明胃经同名相通,血海属于足太阴脾经,脾主肌肉;又血海善于治疗血分病,所以曲池与血海相配既可清血分之热,又可治疗邪气蕴结于肌肤的皮肤病。膈俞是血之会穴,刺络出血并拔火罐,既可清除血分之热,又可活血通络,清除瘀热,还可调血息风,因为血热必伤阴,阴伤则燥热生风,或血热外风乘之;膈俞刺络拔罐治疗皮肤病宗"治风先治血,血行风自灭"的法则。曲泽与委中刺脉出血,其意也是清除血热,活血祛瘀,因为曲泽属于心包经,心主血,委中乃血之郄穴。其余穴位大椎清热,中脘、中极、阴陵泉清热利湿,肾俞、肝俞、太溪、太冲、悬钟调补肝肾,濡养筋骨。关节部位的穴位属于局部取穴,主要作用是通经止痛。

(陈　丽)

第六节　风湿性多肌痛

一、概述

风湿性多肌痛是一种临床综合征,其主要特点为颈、肩胛带与骨盆带疼痛和僵硬。发病时肩胛带、骨盆带、颈部三处中多有两处累及。本病呈明显区域性分布,欧美发病率较高,多见于50岁以上老年人,男女发病率约为1:2,本病与巨细胞动脉炎有密切关系。

西医学对风湿性多肌痛的病因与发病机制尚不清楚。其病因可能是多因素的。内在因素和环境因素共同作用下,通过免疫机制致病。多数学者认为与遗传因素、环境因素、免疫因素、年龄及内分泌因素有关。

风湿性多肌痛是一种常见病,针灸治疗有很好的效果。本病在中医学中无此病名,但中医学中的"痹证""历节""肌痹"的症状与其极为相似。其病因多为素体虚弱复感外邪所致。

二、诊断要点

风湿性多肌痛完全为一临床诊断,其临床指标中无一项具有特异性,诊断应严格符合定义中的表现。

(1)发病年龄超过50岁,多见于女性。

(2)肌肉疼痛分布在四肢近侧端,呈对称性,在颈、肩胛带及骨盆带三处易患部位中,至少两处出现肌肉疼痛,病程应持续一周以上。

(3)肌肉疼痛呈对称性分布和晨起僵硬。

(4)肌肉无红、肿、热,无肌力减退或肌萎缩。

(5)对小剂量糖皮质激素反应良好。

(6)实验室检查血沉明显增快,多在50 mm/h以上。

三、病因病机

其病因多为素体虚弱,卫外不固,复感外邪所致。

(一)外感风寒湿邪

自然界气候乖异,冷热无常、或居处潮湿、或汗出当风、或酒后当寒,或冒雨涉水,风寒湿邪袭于经脉,流注肌肉、关节,气血闭阻,发为痹证。风寒湿邪常各有偏胜,若以风邪偏胜,疼痛多走窜经络;若以湿邪为主,则肌肉酸痛,重浊乏力;若以寒邪为重,则疼痛剧烈,部位固定。

(二)气血虚弱

气血化生不足,卫外不固,无力抵御外邪入侵,风寒湿邪乘虚内侵筋肉,发为痹证。

(三)肾气虚弱

腰为肾之府,若肾精亏损,肾府及其膀胱经失于濡养,风寒湿邪乘虚而入,经络痹阻发为痹证。

四、辨证与治疗

(一)风寒湿证

1.主症

颈项部、肩胛部、腰骶部、腰髋部肌肉疼痛,或痛无定处、或痛处不移、或痛而兼有重浊感,常因天气变化而加剧,晨起肌肉僵硬。舌淡、苔薄白,脉沉弦或紧。

2.治则

温经散寒、祛风除湿。

(二)气血虚弱证

1.主症

颈项部、肩胛部、腰骶部、腰髋部肌肉疼痛绵绵,喜按恶风寒,不耐疲劳,心悸乏力,纳食不馨,腹胀便溏,面色㿠白。舌质淡而胖大,舌边有齿痕,舌苔白腻,脉沉弱。

2.治则

补益脾胃,生化气血,祛邪通经。

(三)肾气虚弱

1.主症

颈项部、肩胛部、腰骶部、腰髋部肌肉酸痛,喜欢按压,喜热恶风寒,腰膝酸软,舌质淡,脉沉弱。

2.治则

补益肾气,祛邪通络。

(四)治疗

1.处方

(1)基本穴位:大椎、风门、曲池、昆仑。

(2)风寒湿证加天柱、后溪、束骨。

(3)气血虚弱证加心俞、膈俞、脾俞、手三里、足三里。

(4)肾气虚弱证加肾俞、腰眼、飞扬、太溪。

(5)颈肩胛部位疼痛为主加颈百劳、天宗、承山。

(6)腰髋部、腰骶部疼痛为主加肾俞、关元俞、腰眼、委中。

2.操作法

祛邪通络的穴位如:大椎、曲池、昆仑、天柱、后溪、束骨、颈百劳、天宗、承山均针刺泻法,并可加灸。大椎、天宗针刺后拔火罐。余穴均用补法。

3.方义

本病是由于感受外邪闭阻经筋引起的病证,治疗应当祛除邪气,舒筋通络。基本处方中首选诸阳之会大椎,通达阳气,祛除邪气;曲池是手阳明经的合穴,为本经气血汇聚之处,其盛大如海,阳明经又多气多血,故本穴功善调气血通经络,有走而不收之称,是通经止痛的主要穴位。

本病的病变部位在太阳经,这是因为足太阳经和足太阳经筋的循行部位和其病变相吻合,如《灵枢·经脉》足太阳经"是动则病……项似拔,脊痛,腰似折,髀不可以曲,腘如结",《灵枢·经筋》足太阳经筋为病"腘挛,脊反折,项筋急,肩不举,腋支,缺盆中纽痛,不可左右摇。"足太阳经又"主筋所生病",所以在治疗中以太阳经穴为主,取风门属于局部取穴范畴,又可加强大椎祛邪散风之力;昆仑穴是足太阳经经穴,"所行为经"主通行气血,又有通表祛邪散风的作用;天柱属于局部取穴范畴,又有祛风通络的作用;束骨、后溪同属太阳经,属于同名经配穴,上下呼应,有协同的作用,二穴在五输穴中同属"输穴","俞主体重节痛",配五行属于木,木主风,故二穴配合既可通经止痛,又可散风祛邪;委中、承山基于"经脉所过,主治所及"的原理,又是治疗腰背痛的重要穴位;心俞、膈俞、脾俞健脾补心,补益气血;肾俞、关元俞、腰眼补益肾气,扶正祛邪。

(陈　丽)

第十三章

五官科病证的针灸治疗

第一节 近　视

近视是以视近清楚、视远模糊为主症的眼病,又称"能近怯远症"。近视发生的原因有先天禀赋不足致肝肾亏虚,久视伤血使气血受损,以及不良用眼习惯使眼过度疲劳,目络瘀阻,目失所养致视物昏花。

本病即西医学近视眼,为屈光不正的疾病之一,多发于青少年时期。

一、辨证要点

(一)主症

视物昏花,能近怯远。

(二)肝肾阴虚

失眠,健忘,腰酸,目干涩,舌红,脉细。

(三)心脾两虚

神疲乏力,纳呆便溏,头晕心悸,面色无华,舌淡,脉细。

二、治疗

(一)基本治疗

治法:补益肝肾、养血明目。以调节眼部经气为主,穴位近取和远取相结合。

主穴:睛明、承泣、风池、光明。

配穴:肝肾阴虚者加肝俞肾俞;心脾两虚者加心俞、脾俞;用眼过度、视物昏花者加四白、足三里、三阴交。

方义:睛明、承泣可疏通眼部经气,是治疗眼疾的常用穴,为局部取穴。风池为足少阳与阳维脉之交会穴,内与眼络相连;光明为足少阳经之络穴,与肝经相通,两穴相配有通经活络、养肝明目之功。

操作:毫针刺,平补平泻。肝俞、肾俞、心俞、脾俞用补法,可加灸,睛明应注意针刺深度,避免伤及眼球和血管。

(二)其他治疗

1.皮肤针法

轻度或中度叩刺眼周围穴及风池穴,也可中度叩刺颈椎旁至大椎穴。

2.耳针法

选眼、肝、肾、心、脾。毫针刺或王不留行籽贴压。

三、按语

(1)针灸对假性近视效果显著,年龄越小效果越好。

(2)针灸治疗同时,应注意用眼卫生,坚持做眼保健操,以辅助治疗。

（王　艳）

第二节　目赤肿痛

一、病因病机

本证多因外感风热,郁而不宣;或因肝胆火盛,循经上扰,致经脉闭阻,血壅气滞而发。

二、辨证

目赤肿痛,畏光,流泪,眼涩难开。并兼有头痛,发热,脉浮数等症为风热;如兼有口苦,烦热,脉弦等症为肝胆火盛。

三、治疗

治法:取手阳明、足厥阴经穴为主。针用泻法。

处方:合谷、太冲、睛明、太阳(奇穴)、上星。

方义:本方有清泄风热、消肿定痛的作用。因目为肝窍,阳明、太阳、少阳的经脉均循行于目部,故取合谷调阳明经气以泄风热,太冲导厥阴经气而降肝火,睛明为太阳、阳明交会穴,能宣泄患部之郁热,上星、太阳,点刺出血,则清火泻热之功尤著。

加减:风热加少商、上星;肝胆火盛加行间、侠溪。

（王　艳）

第三节　睑　腺　炎

睑腺炎又称麦粒肿、针眼、偷针,是以睑缘局部红肿、硬结、疼痛,形如麦粒为特征的病证。常易单眼患病,也可两目同时并发。它是眼睑组织受细菌感染形成的眼腺组织化脓性炎症。

中医认为本病多因外感风热,客于眼睑;或过食辛辣等物,以致脾胃湿热上攻于目,导致营卫失调,气血凝滞,热毒阻滞于眼睑皮肤之间而发病。

一、辨证

本病初起较轻,胞睑皮肤微有红肿痒痛,继则形成局限性硬结,形如麦粒,推之不移,按之疼痛,全身伴有发热,微恶风寒,头痛,耳前可触及肿核,重者局部红肿热痛,甚则肿核大而消散,眼缘毛根或眼睑内出现黄白脓点,脓成溃破排脓始愈。

(一)外感风热

兼见恶寒、发热、头痛、咳嗽,舌苔薄、脉浮数。

(二)脾胃湿热

兼见口臭、口干、口渴、便秘、心烦,舌苔黄腻、脉濡数。

二、论治

(一)针灸

治则:疏风清热消肿,利湿和中止痛。

处方:鱼腰、太阳、四白、风池、合谷、阴陵泉。

方义:鱼腰、太阳、四白为局部取穴以疏导眼睑局部之郁热;合谷为手阳明大肠经之原穴以疏风清热消肿;风池取之以疏散风邪;阴陵泉取之以清脾胃湿热。

加减:外感风热者加攒竹、行间祛风清热;热毒炽盛者加大椎、曲池清热解毒;脾胃湿热者加三阴交、阴陵泉健脾利湿。

操作:毫针刺用泻法,太阳可点刺出血,风池穴刺向鼻尖,切记不能向上深刺,以上诸穴每天1次,每次20～30分钟。

(二)耳针疗法

取眼、肝、脾、目,强刺激,每天1次;耳尖点刺出血。

(三)拔罐疗法

取大椎,用三棱针点刺出血后拔罐。

(四)梅花针法

叩刺以病变局部出现灼热感或红晕为度。

三、按语

(1)针灸治疗本病,炎症初期可使其吸收、消肿,并有止痛作用,疗效较好。

(2)脓未溃时,可做热敷,以干净毛巾浸入热水后拧干敷患处。酿脓之后,患处切勿挤压,以免脓毒扩散,变生他证。

(3)平时应注意眼部卫生,增强体质,防止发病。

四、现代研究

睑腺炎是眼科常见病,采用传统的针刺治疗方法,可收到较满意的临床效果。其作用机制是针刺具有退热、消炎、镇静、止痛之功能,能激发和增强人体的免疫力,促进炎症消退和脓头迅速排出,伤口结痂愈合。

(王　艳)

第四节　耳鸣、耳聋

耳鸣、耳聋是指听觉异常的两种症状,可由多种疾病引起。耳鸣以自觉耳内鸣响为主症,耳聋以听力减退或听觉丧失为主症。耳鸣、耳聋的病因病机大致相同,实证多因风邪侵袭、肝胆火盛、痰火郁结上扰清窍;虚证多因肾精亏损、脾胃虚弱而致气血生化不足,经脉空虚不能上承于耳而发病。

西医学中,耳鸣、耳聋可见于多种疾病,包括耳科疾病、脑血管病、高血压病、动脉硬化、贫血、红细胞增多症、糖尿病、感染性疾病、药物中毒、外伤性疾病等。

一、辨证要点

(一)实证
主症:暴病耳聋,或耳中溃胀,鸣声隆隆不断,按之不减。

外感风邪:开始多有感冒症状,继之卒然耳鸣、耳聋、耳闷胀,伴头痛恶风,发热口干,舌红苔薄白或薄黄,脉浮数。

肝胆火盛:兼见头胀,面赤,咽干,烦躁善怒,脉弦。

痰热郁久:耳内憋气感明显,兼见头昏头痛,胸闷痰多,舌红苔黄腻,脉弦滑。

(二)虚证
主症:久病耳聋,耳中如蝉鸣,时作时止,劳累则加剧,按之鸣声减弱。

肾精亏损:兼见头晕,腰腿酸软乏力,遗精,带下,脉虚细。

脾胃虚弱:兼见神疲乏力,食少腹胀,大便溏,脉细弱。

二、治疗

(一)基本治疗
治法:清肝泻火,豁痰开窍,补肾健脾。取手、足少阳经穴为主。

主穴:听宫、耳门、听会、翳风、中渚、侠溪。

配穴:外感风邪者加外关、合谷;肝胆火盛者加太冲、丘墟;痰热郁久者加丰隆、阴陵泉;肾精亏虚者加肾俞、太溪;脾胃虚弱者加气海、足三里。

方义:耳门、听宫、听会为耳前三穴,主治耳疾。手、足少阳两经经脉均绕行于耳之前后,取手少阳之耳门、翳风和足少阳之听会疏导局部少阳经气。听宫为手太阳与手少阳经之交会穴,疏散风热,聪耳启闭。循经远取侠溪、中渚,通上达下,疏导少阳经气,宣通耳窍。

操作:实证毫针刺用泻法,虚证毫针刺用补法,耳前三穴可交替使用。

(二)其他治疗
1.穴位注射法

选翳风、完骨、肾俞、阳陵泉。每次选2穴,交替使用。用丹参注射液或维生素 B_{12} 注射液,每穴 0.5~1 mL,每天或隔天1次。

2.耳针法

选肝、肾、胆、内耳、皮质下、神门。毫针刺或王不留行籽贴压。

3.电针法

选耳门、听宫、听会、翳风,每次 2 穴,交替使用,强度以患者能耐受为度,每次 30 分钟。

三、按语

(1)针灸对神经性耳鸣、感音性耳聋有一定效果,应早期治疗,但对鼓膜损伤致听力完全丧失者疗效不佳。

(2)引起耳鸣、耳聋的原因很复杂,治疗中应明确诊断,并治疗原发病。

(王　艳)

第五节　鼻　衄

一、病因病机

肺气通于鼻,足阳明之脉,起于鼻之交频中。如肺蕴风热或胃有火邪,上迫鼻窍,均能导致血热妄行而为鼻衄,亦有因外伤而致者。

二、辨证

鼻衄出血而伴有发热咳嗽等症者,为肺经有热;如兼有口渴、烦热、便秘等症者,是胃经有热。

三、治疗

治法:取手阳明、督脉经穴为主。针用泻法。

处方:合谷、上星。

方义:手阳明与手太阴表里相合,又与足阳明经脉相接,故取合谷以清泄诸经之热而止血;督脉为阳脉之海,阳热迫血妄行,故用上星清泻督脉,使亢热渐平而衄自止。

加减:热在肺者加少商;热在胃者加内庭。本证虽多属热,灸法并非绝不可用,古有灸上星二七壮的验方,是用灸法以引郁热之气外发。其次,凡因外伤等原因而致鼻衄不止者,指针甚验,其法用两手拇、示二指同时对掐昆仑、太溪四穴,往往奏效。

(王　艳)

第六节　咽喉肿痛、喉蛾

咽喉肿痛和喉蛾均是常见的咽喉疾病,因两者的证治有其共同之处,故合并叙述。

一、病因病机

咽接食管,通于胃;喉连气管,通于肺。如因外感风热等邪熏灼肺系,或肺、胃二经郁热上壅,致生咽喉肿痛或喉蛾,此属实证。

如肾阴亏耗,虚热上炎,亦可致咽喉肿痛,此属虚证。

二、辨证

(一)咽喉肿痛

1.实热证

咽喉间轻度红肿疼痛,如兼咳嗽、口渴、便秘、时有寒热头痛者,多属外感风热与肺胃郁热。

2.阴虚证

咽喉红肿疼痛不剧烈,入夜较重。

(二)喉蛾

生于咽喉之旁,或单侧,或双侧,状如蚕蛾,红肿疼痛。

三、治疗

(一)实热证

治法:实热证以取手太阴、手足阳明经穴为主,针用泻法。

处方:少商、尺泽、合谷、陷谷、关冲。

方义:本方通治咽喉肿痛、喉蛾之属于热证者。咽是胃窍,喉是肺窍,一属太阴,一属阳明,为二经经脉循行的部位。少商系手太阴经的井穴,点刺出血,泄肺中之热,为治喉证的主穴。尺泽是手太阴经的合穴,泻肺经实热,取实则泻其子之意。合谷、陷谷,是手足阳明经输穴,可清阳明郁热。再配合三焦经井穴关冲,点刺出血,使上中二焦之热清,肺胃同治,以达到消肿定痛的作用。

(二)阴虚证

治法:阴虚证以足少阴经穴为主,针用平补平泻法。

处方:太溪、照海、鱼际。

方义:太溪是足少阴经原穴,照海为足少阴经和阴跷脉的交会穴,二脉均循行于喉咙,故用之能调二经经气。鱼际为手太阴荥穴,可清肺热。三穴同用,使虚火得清,不致灼伤阴液,故适用于阴虚的咽喉肿痛。

加减:便秘加丰隆。

(王　艳)

第七节　口　疮

口疮是口舌表面溃烂,形若黄豆的一种病证,又称"口疡""口疳",本证多由心脾积热,外感邪热,或阴虚阳亢,或虚阳浮越等,致邪热上蒸、虚火上浮,发为口疮。

西医学中,口疮多见于溃疡性口炎、复发性口疮。

一、辨证要点

(一)主症
口舌表面溃烂。

(二)心脾积热
唇、颊、上腭及舌面等处见绿豆大小黄白色溃疡,周围鲜红微肿,灼热作痛,舌红苔黄腻,脉滑数。

(三)阴虚火旺
口疮灰白,周围色淡红,溃疡面积小而少,每因劳累而诱发,此愈彼起,反复绵延,舌红苔少,脉细数。

二、治疗

(一)基本治疗
治法:清热泻火。以手、足阳明经穴为主。

主穴:地仓、廉泉、曲池、合谷、劳宫。

配穴:心脾积热者加腕骨;阴虚火旺者加通里、照海;痛甚者加金津、玉液点刺出血。

方义:地仓为手、足阳明与阳跷脉之会,可清泻阳明邪热。廉泉为阴维脉、任脉之会,联系舌本,疏通口腔气机,为局部取穴。曲池为手阳明经合穴、合谷为手阳明经原穴,两穴合用以泻阳明之热。劳宫为手厥阴荥穴,可清心火而止痛。

操作:心脾积热者,毫针刺用泻法,刺激宜强;阴虚火旺者,毫针刺用平补平泻。

(二)其他治疗
1.耳针法

选心、口、脾、胃、三焦。毫针刺或王不留行籽贴压。

2.挑治法

用三棱针在大椎穴及大椎旁开1.5~2 cm处皮下上下划动,划断皮下纤维2~3根,刺后挤压针孔,令少量出血,最后用碘酒涂于伤口。

三、按语

针刺治疗口疮有一定效果。平时注意口腔卫生,少食刺激性食物。

(王 艳)

第八节 牙 痛

牙痛是指牙齿因某种原因引起的疼痛,为口腔疾病中常见的症状,遇冷、热、酸、甜等刺激时发作或加重,归属于中医学"牙宣""骨槽风"等的范畴。牙痛的常见原因有胃火、风火和肾阴不足。

西医学中,牙痛常见于各种牙病,如龋齿、牙髓炎、冠周炎、根尖周炎、牙周炎等。

一、辨证要点

(一)主症

牙齿疼痛。

(二)风火牙痛

牙痛阵发性加重,痛甚则龈肿,兼形寒身热,脉浮数。

(三)胃火牙痛

牙痛剧烈,兼有口臭,齿龈红肿或出脓血,口渴口臭,便秘,舌红苔黄燥,脉弦数。

(四)虚火牙痛

如隐作痛,时作时止,牙龈微红肿,久则牙龈萎缩,牙齿松动,口不臭,腰脊酸软,手足心热,舌红少苔,脉细数。

二、治疗

(一)基本治疗

治法:风火牙痛、胃火牙痛者清热泻火,消肿止痛;虚火牙痛者养阴清热止痛。取手、足阳明经穴为主。

主穴:合谷、颊车、内庭、下关。

配穴:风火牙痛者加外关、风池;胃火牙痛者加厉兑、二间;虚火牙痛者加太溪、行间;龋齿牙痛加偏历。

方义:手足阳明经入上下齿,阳明郁热,循经上扰而为牙痛。取合谷清手阳明之热。取颊车、内庭、下关疏导足阳明经气,通经止痛。

操作:毫针刺用泻法,循经远取可左右交叉刺。虚火牙痛太溪用补法。

(二)其他治疗

1.耳针法

选口、神门、牙、胃、大肠、肾。毫针刺或王不留行籽贴压。

2.电针法

选颊车、下关、合谷。先行毫针刺,得气后选用密波,通电20~30分钟。每天1~2次,直至缓解为止。

3.穴位注射法

取合谷、颊车、翳风、下关。每次2穴,交替使用。用阿尼利注射液或柴胡注射液,每穴注射0.5~1 mL,隔天1次。

4.穴位敷贴法

将大蒜捣烂,于睡前贴敷双侧阳溪穴,至发疱后取下,用于龋齿牙痛者。

三、按语

(1)针刺治疗牙痛效果良好,但对龋齿只能暂时止痛。

(2)引起牙痛的原因很多,应针对不同的原发病进行治疗。

(3)注意口腔卫生和避免冷、热、酸、甜的刺激。

(4)应与三叉神经痛相鉴别。

(王　艳)

第十四章

骨科病证的针灸治疗

第一节　颈项部扭挫伤

颈部扭挫伤是指颈椎周围的肌肉、韧带、关节囊等组织受到外力牵拉、扭捩或外力直接打击而损伤。

一、诊断要点

(1)头颈部有扭捩或外力打击病史。

(2)受伤后颈项、背部疼痛,有时可牵涉到肩部。

(3)检查:①颈项部活动受限,以侧屈、旋转位较明显。②颈项部可扪及痉挛的肌肉,局部有明显压痛,但无上肢放射痛。③臂丛神经牵拉试验阴性,无颈神经压迫体征。④颈椎 X 线片未见异常。

二、病因病机

头部突然受到外力打击或头部受到撞击或坐车时的急刹车,超过颈部生理活动的范围,造成颈部经筋、脉络的损伤,经血溢于脉外,瘀血痹阻,经气不通,发为疼痛。

三、辨证与治疗

(一)主症

项背部疼痛,连及肩部,颈部活动受限,有明显的压痛。舌质黯,脉弦。

(二)治则

活血化瘀,通经止痛。

(三)处方

天柱、完骨、阿是穴、后溪。

(1)侧屈疼痛加中渚、三间。

(2)旋转疼痛加风池、阳陵泉。

（3）压痛点位于督脉加大椎。

（4）压痛点位于足太阳经加养老、至阴。

（5）压痛点位于足少阳经加外关、悬钟、关冲。

（6）压痛点位于阳明经加合谷。

（四）操作法

诸穴均采用捻转泻法，首先在井穴用三棱针点刺出血，在阿是穴用刺络拔罐法，再针刺四肢远端穴位，针刺时针感要强，并使针感传导，同时令患者活动头颈部，一般会有明显好转。如好转不明显在针刺局部穴位。

（五）方义

本证是由于瘀血阻滞经脉所致，治疗以活血化瘀、破血化瘀为法。阿是穴是瘀血凝聚的部位，刺络拔罐可破瘀血的凝聚，疏通经脉的气血；井穴放血，可消除经脉中残留的瘀血，活血止痛。其他诸穴针刺泻法旨在进一步疏通经络活血止痛。

（王　霞）

第二节　颈项部肌筋膜炎

颈项部肌筋膜炎又称颈项部肌纤维炎，或肌肉风湿病，是指筋膜、肌肉、肌腱和韧带等软组织的病变，引起项背部疼痛、僵硬、运动受限和软弱无力等症状。

一、诊断要点

（1）本病多发生于中年以上女性。

（2）颈项部疼痛、僵硬，常连及背部和肩部。

（3）晨起和气候变凉或受凉时疼痛加重，活动后或遇暖时疼痛减轻。

（4）颈项部可触及压痛点，颈后部可摸到皮下结节、条索肿块，颈项部活动受限。

（5）本病与颈项部扭挫伤症状相似，但颈项部扭挫伤有明显的外伤史，病程较短，颈项部检查无结节。

二、病因病机

本病常累及胸锁乳突肌、肩胛提肌等，一般认为颈项部筋膜炎的发生与轻微外伤、劳累、受凉等因素有关。其病理变化主要为肌筋膜组织纤维化、瘢痕及局限性小结节形成。

本病属于中医"痹症"范畴，引起本证的原因有以下两个方面。

（一）风寒湿邪阻滞

久卧湿地，贪凉受冷或劳累过度，卫外乏力，风寒湿邪入侵经筋，气血痹阻发为痹证。

（二）瘀血阻滞

慢性劳损积累，或轻伤络脉，瘀血停滞，久而成结，气血阻滞发为疼痛。

三、辨证与治疗

(一)风寒湿邪阻滞

1.主症

项背疼痛、僵硬,痛引肩臂,遇寒则痛重,得热则痛减。舌淡苔白,脉弦紧。

2.治则

散风祛湿,温经通脉。

3.处方

天柱、风池、肩井、肩外俞、阿是穴、三间、后溪。

4.操作法

诸穴均用捻转泻法,并在肩井、肩外俞、阿是穴拔火罐,起火罐后再加用灸法,每穴艾灸 3 分钟左右。

5.方义

天柱、风池、三间、后溪散风祛邪,三间、后溪为五输穴中的"输穴","俞主体重节痛",且配五行属于"木",木主风,所以二穴是治疗外邪引起肌肉、关节疼痛的重要穴位,正如《针灸甲乙经》所说"颈项强,身寒,头不可以顾,后溪主之",《席弘赋》"更有三间、肾俞妙,善除肩背浮风劳"。

(二)瘀血阻滞

1.主症

项背疼痛、僵硬,呈刺痛性质,晨起明显,痛有定处,活动后好转。舌质黯,苔薄,脉涩。

2.治则

活血祛瘀,舒筋止痛。

3.处方

风池、阿是穴、肩外俞、膈俞、合谷、后溪。

4.操作法

阿是穴、肩外俞、膈俞刺络拔罐,术后加用灸法。其余诸穴用捻转泻法。

5.方义

本病主要位于胸锁乳突肌和肩胛提肌,手阳明经循行于胸锁乳突肌,其经筋"绕肩胛,夹脊";手太阳经循行于肩胛提肌部位,其经筋"上绕肩胛,循颈出走太阳之前",所以治取合谷、后溪为主穴,且二穴对治疗颈项部疼痛有很好的效果,合谷又有行气活血化瘀的作用。阿是穴、肩外俞、膈俞刺络拔罐出血,乃破血祛瘀法,加用灸法,血得热则行,可加强祛瘀通经的效果。

(王　霞)

第三节　项韧带劳损与钙化

项韧带劳损与钙化是临床常见病,也是项背部疼痛的常见原因之一。项韧带属于棘上韧带的一部分,因其特别粗大、肥厚,故称其为项韧带。起于枕外隆凸,向下延续至 C_7 棘突。项韧带的主要功能是维持颈椎的稳定和牵拉头部由屈变伸。

一、诊断要点

(1)有长期低头工作史,或颈项部外伤史。

(2)颈项部疼痛、酸胀,颈部屈伸时疼痛加重,抬头或颈后伸时疼痛减轻。

(3)检查:颈椎棘突尖压痛,有时在病变的局部可触及硬结或条索状物。X线片检查可见病变部位项韧带钙化影。

二、病因病机

长期的长时间低头工作,因头颈部屈曲而使项韧带拉紧,久而久之则项韧带自其附着点牵拉,部分韧带纤维撕裂,或从项韧带附着点掀起,产生损伤与劳损。损伤后局部出血,组织液渗出,之后发生机化和钙盐沉积,使劳损的项韧带钙化。

中医认为劳伤气血,颈项筋骨失于气血濡养则筋肉挛缩,气血运行受阻,导致络脉瘀血阻滞,久之则瘀血凝结成块;或卫外不固,复感风邪,加重了病情的发展。

三、辨证与治疗

(一)主症
颈项部疼痛、酸胀、僵硬,颈项活动时疼痛,可伴有响声,触摸有压痛。舌质黯,脉弦细。

(二)治则
养血柔筋,活络止痛。

(三)处方
天柱、阿是穴、风府、后溪、承浆、心俞。

(四)操作法
阿是穴针刺捻转泻法,天柱、风府、承浆、后溪龙虎交战手法,心俞针刺补法,天柱针刺后加用灸法。

(五)方义
本病隶属于督脉,故治疗以督脉经穴为主,风府是督脉与阳维脉的交会穴,既可疏通督脉,又可散风通络,主治颈项疼痛,正如《素问·骨空论》所说"颈项痛,刺风府"。承浆是任脉与手足阳明经的交会穴,又是任脉与督脉的连接穴,阳明经多气多血,任脉纳五脏之精血,故承浆可调任、督脉的气血,濡养督脉之经筋。承浆与风府配合,可加强颈项痛的治疗,《玉龙歌》"头项强痛难回顾,牙痛并作一般看,先向承浆明补泻,后针风府即时安。"即是这一组合的明证。后溪是八脉交会穴之一,通于督脉,又是治疗颈项痛的特效穴,是治疗本病的主穴,本穴与天柱相配,局部与远端结合,有利于舒筋通脉。补心俞可调血柔筋,疏解挛缩。

（王　霞）

第四节　胸　壁　挫　伤

胸壁是由骨性胸廓与软组织两部分组成。软组织主要包括胸部的肌肉、肋间神经、血管和淋巴组织等。由于外界暴力挤压、碰击胸部导致胸壁软组织损伤。本病是临床上常见的损伤性疾病,多见于青壮年。

一、诊断要点

(1)患者多由外力致伤病史。

(2)受伤后胸胁部疼痛,疼痛范围相对明确,深呼吸或咳嗽时疼痛加重。

(3)检查:①胸廓部有局限性瘀血肿,有明显压痛点。②抬肩、活动肩胛、扭转躯体时疼痛加重。③X线检查:无异常改变,但可除外骨折、气胸、血胸等。

二、病因病机

胸部挫伤,多因外力直接作用于胸部,如撞击、挤压、拳击、碰撞、跌打损伤等,使胸部皮肤、筋肉受挫,脉络损伤,血溢脉外,瘀血停滞,经脉不通而痛。

三、辨证与治疗

(一)主症

受伤之后,胸胁部痛,深呼吸、咳嗽、举肩、躯体扭转则疼痛加重,局部有明显压痛。舌质紫黯,脉弦。

(二)治则

活血祛瘀,通经止痛。

(三)处方

阿是穴、华佗夹脊穴、内关、支沟、阳陵泉。

(四)操作法

阿是穴用平刺法,术后刺络拔罐出血。华佗夹脊穴应根据病变的部位,选择相应的夹脊穴1~3个,直刺泻法,使针感沿肋间隙传导,最好达到病变处。内关直刺捻转泻法,最好少用提插手法,以免损伤正中神经,引起手指麻木、拘紧等后遗症。支沟、阳陵泉直刺捻转泻法。

(五)方义

阿是穴刺络拔罐出血,祛除瘀血,疏通局部气血的瘀阻;华佗夹脊穴,对于胸胁部疼痛及肋间神经痛有很好效果;内关属于手心包厥阴经,其经脉、经筋布于胸胁部,心包主血脉,故内关可有理血通脉,活血祛瘀的作用;内关又是手厥阴经的络穴,外联手少阳三焦经,三焦"主持诸气",故内关又有调气活血、理气止痛的功效,所以内关是治疗胸胁部疼痛的主穴;支沟、阳陵泉属于手、足少阳经,其经脉、经筋均分布于胸胁部,是治疗胁肋疼痛的重要组合。

(王　霞)

第五节　胸椎小关节紊乱症

一、概述

胸椎小关节紊乱症是指胸椎后关节在劳损、退变或外伤等因素作用下,导致胸椎小关节发生急、慢性损伤或解剖移位及椎旁软组织发生无菌性炎症反应,刺激、牵拉或压迫其周围的肋间神经、交感神经,引起神经支配区域疼痛、不舒适或胸腹腔脏器功能紊乱等一系列症状,称之为胸椎小关节紊乱症。由于胸腹腔脏腑功能紊乱的症状一般不是与胸椎小关节损伤同时出现,往往较晚一段时间出现,因此医师与患者均难于将胸腹腔脏腑功能紊乱症状与胸椎小关节损伤联系起来,导致临床上常常误诊,遗忘了疾病的根源是胸椎病变。

二、诊断要点

(1)患者有背部外伤或长期姿势不良史,如长期低头、伏案工作等。

(2)胸背部酸胀疼痛或沉重乏力,时轻时重,一般活动后减轻,劳累或受寒后加重。

(3)胸胁部疼痛,疼痛的具体部位因胸椎损伤的部位而异,如 $T_{2\sim5}$ 损伤,可表现为乳房以上胸胁部位的疼痛、心前区痛;$T_{5\sim12}$ 的损伤,可表现为乳房以下区域疼痛、胸痛、胁肋痛、胃区痛、肝区痛、腹部痛等。

(4)自主神经紊乱症状。①汗液排泄障碍:表现为多汗或无汗(局部或半身、全身)。②胸腔脏器功能紊乱症:可见心烦胸闷、胸部压迫感、心律失常、血压异常、咳嗽哮喘等心血管和呼吸系统症状,多见于 $T_{1\sim4}$ 小关节损伤。③腹腔脏器紊乱症状:可见胃脘胀痛、食滞纳呆、嗳气吞酸、腹胀便秘或腹泻等消化功能紊乱症。

(5)检查。①触诊:胸椎棘突、棘突间、椎旁有叩痛、压痛、棘突偏歪或有后凸,或有凹陷。棘突上、棘突间及椎旁的韧带有条索样改变或结节。②X 线检查:可见胸椎有损伤性改变或退行改变、韧带钙化、胸椎侧弯或后凸畸形。可除外结核、肿瘤、类风湿、骨折等。③理化检查:可除外脏腑肿瘤、结石及损伤程度。

三、病因病机

(一)外邪侵袭

人体在疲劳、虚弱的情况下,复感风寒湿邪,导致筋脉痹阻,血行不畅,经脉不通,不通则痛,以致筋肉痉挛,进而引起胸椎小关节功能活动障碍,日久可致筋膜变性、增厚、粘连,从而影响脊神经和自主神经的功能,产生脊背疼痛和脏腑功能紊乱的症状。

(二)跌打损伤

外力打击背部,损伤筋肉、脉络,血溢脉外,瘀血阻滞,筋肉肿胀,挛缩作痛,搏击脊神经和交感神经而发病。

(三)劳伤气血

由于劳力过度或长久伏案用脑过度,劳伤气血,气血亏损。气血虚弱,筋骨失养,筋肉挛缩,胸椎及其小关节失稳,触及交感神经,而发病;气血虚弱,心脾两虚,则胸痛胸闷,心悸烦乱,胃脘疼痛,腹胀便溏等症。

四、辨证与治疗

(一)外邪侵袭

1.主症

背部疼痛,伴有沉重感、紧感、冷感,遇寒加重,得热痛减,疼痛可连及胸胁部。舌苔薄白,脉浮紧。

2.治则

散风祛寒,温经通络。

3.处方

胸椎夹脊阿是穴、大椎、后溪、合谷、外关。

4.操作法

夹脊阿是穴有两种,一是压痛点,二是结节、条索;针刺的方法是采用 0.30 mm×40 mm 的毫针,刺入 20 mm 左右,得气后用捻转泻法;术后加用艾条灸法。针大椎时患者微低头,直刺捻转泻法,术后加用灸法。后溪、合谷、外关均直刺泻法。

5.方义

本证是由于感受风寒湿邪而引起,病变部位属于督脉、太阳经及阳明经筋。针刺并温灸诸阳之会大椎,祛除邪气通经止痛。阿是穴处是邪气痹阻之处,针刺泻法祛邪,艾灸温通除邪。后溪、合谷属于手太阳经和手阳明经,其经筋分布背部,结聚于脊柱,又有良好的行气祛邪,通经止痛的功效。外关属于手少阳经,少阳经循行于胸胁部,是治疗胸胁痛的主要穴位之一;外关又通于阳维脉,阳维脉维系诸阳经而主表,故又有祛除邪气从表而解的功能。诸穴配合可达祛除邪气通经止痛的效果。

(二)瘀血阻滞

1.主症

背部疼痛,疼痛部位固定,呈刺痛性质,肩臂活动则疼痛加重,背部按之作痛。舌质紫黯,脉涩。

2.治则

活血化瘀,通经止痛。

3.处方

胸椎夹脊阿是穴、手三里、后溪、委中。疼痛连及胸胁部加内关。

4.操作法

胸椎夹脊穴的刺法见上,术后刺络拔火罐,委中用三棱针点刺出血,手三里、后溪直刺捻转泻法。内关直刺,捻转泻法。

5.方义

本证是由于瘀血阻滞所致,故取阿是穴刺络拔火罐,取委中放血,祛瘀活血,消肿止痛。手三里、后溪分别属于手阳明经和太阳经,其经筋分布在背部并附着于脊柱,是治疗脊背疼痛的重要穴位。内关属于手厥阴心包经,其经脉、经筋分布在胸胁部,心主血脉,所以内关既可治疗胸胁部的疼痛,又有活血祛瘀的作用。疼痛剧烈时可内关透外关,可有较强的活血化瘀、行气化瘀、通经止痛的功效。

(三)劳伤气血,心脾两虚

1.主症

背部酸痛,劳累后加重,胸闷胸痛,心悸不宁,胃脘疼痛,时发时止,纳呆腹胀,便溏乏力。舌质胖淡,脉沉细。

2.治则

健脾宁心,补益气血。

3.处方

胸椎夹脊阿是穴、膻中、神门、中脘、足三里、三阴交。

4.操作法

胸椎阿是穴的刺法同前,术后加用灸法。膻中针尖向下平刺补法。其余诸穴均用直刺捻转补法。

5.方义

本证是由于气血亏损筋骨失养所致,阿是穴是病变症结的反应点,或为压痛点,或为结节、条索状物,针刺阿是穴可缓解经筋、肌肉的挛缩,消除结节和条索,使经脉通畅,有利于气血对筋骨的濡养。膻中位于胸部正中,是心包的募穴;神门是心经的原穴,二穴配合,可宁心安神,养血通脉。中脘、足三里、三阴交调补脾胃,既可治疗胃脘部和腹部的病证,又可补益气血,乃治本之法。

(王　霞)

第六节　胸廓出口综合征

一、概述

胸廓出口综合征是指臂丛神经、锁骨下动静脉在胸廓出口区域内受压而引起的一组症候群。

胸廓出口亦称胸廓上口(相当于缺盆),其上界为锁骨,下界为第一肋骨,前方为锁骨韧带,后方为中斜角肌,其内侧为肋锁关节,外侧为中斜角肌。在此空隙中,前斜角肌将其分为前后两部分,在前斜角肌与锁骨下肌之间,有锁骨下静脉通过;在前斜角肌与中斜角肌之间,有臂丛神经、锁骨下动脉通过。在正常情况下,臂丛神经、锁骨下动静脉在此间隙中不会受到影响,但当颈肋过长、斜角肌痉挛、肥厚及锁骨骨折畸形愈合等因素,导致此肋锁三角间隙变窄,引起病证。

二、诊断要点

(1)本病多发生于青年和中年,一般女性较多,单侧发病较双侧者多。常表现为臂丛神经和锁骨下动静脉受压或牵拉症状。

(2)臂丛神经受压症状,肩臂手的麻木、疼痛、乏力、酸胀,并有放射感。疼痛性质多为刺痛或灼痛。临床上以尺神经受压较多见。病久不愈,可见神经支配区肌肉萎缩、感觉减退和激励下降。

(3)血管受压的症状,动脉受压,患肢有间歇性无力和缺血性弥漫性疼痛、麻木,桡动脉搏动减弱,并伴有皮肤苍白、发凉、怕冷,患肢高举时更加明显。静脉受压时,患肢浅静脉怒张、水肿、手指发绀、僵硬。

(4)检查。①锁骨上窝饱满、压痛;有颈肋者,可触及骨性隆起;有斜角肌病变者,可触及前斜角肌僵硬、肥厚及压痛。②挺胸试验:患者直立,双手下垂,检查者双手分别触摸患者桡动脉。嘱患者挺胸,上肢伸直,并使肩胛骨尽量以向后下方,此时桡动脉搏动减弱或消失者为阳性。表示肋锁间隙狭窄,挤压臂丛神经及血管。③过度外展试验:将患者上肢过度外展并后伸,桡动脉明显减弱或消失为阳性,表示动脉被胸小肌挤压。④举臂外展运动试验:将患者双侧上肢外展并外旋,双手做连续快速伸屈手指运动,患肢迅速出现向心性疼痛、麻木、乏力,为阳性。健侧可持续1分钟以上。⑤头后仰试验(Adson法):患者取坐位,检查者双手分别触摸患者桡动脉。嘱患者深吸气并憋住,头后仰并转向患侧,如桡动脉搏动减弱或消失者为阳性,表示斜角肌压迫臂丛神经及动脉。⑥X线片检查:颈椎正侧位片,有助于确诊是否有颈肋、C_7横突过长、锁骨及第一肋骨畸形等。

三、病因病机

(一)外感风寒邪气

风寒邪气侵袭项背肩臂的肌肉、关节、经筋,使斜角肌、胸小肌、锁骨下肌等挛缩、紧张,导致锁肋三角间隙狭窄,经络痹阻,气血运行不畅,不通而痛。

(二)瘀血阻滞

跌扑损伤,瘀血阻滞,肩臂肿胀、疼痛;或疼痛久延不愈,气血长期运行不畅,经气闭塞而成瘀血,导致斜角肌等肌肉痉挛、肿胀、僵硬,使锁肋三角间隙狭窄,经气不通而发病。

(三)气血虚弱

年老体弱,气血不足;或劳作过度,气血亏损,使肩胛部肌肉、经筋乏力而松弛,肩部下垂,锁肋间隙变小,经气不通而痛。

(四)辨证与治疗

胸廓上口相当于缺盆的部位,有众多的经脉和经筋经过,如手太阴经及经筋,手阳明经、足阳明经及经筋,手少阴经及经筋,手太阳经、足太阳经筋,手少阳、足少阳经及经筋等,故此处发生病变,会引起多条经脉的病证。在辨证与治疗时,既要治疗经络的病证,又要注意病因的治疗。

1.循经辨证论治

(1)主症:肩臂部桡侧疼痛、麻木,属于手阳明经与手太阴经;肩臂部尺侧疼痛、麻木,属于手太阳经与手少阴经;肩臂部内侧疼痛、麻木,属于手厥阴经。

(2)治则:通经止痛。

(3)处方。①肩臂部桡侧疼痛、麻木:颈臂穴、扶突、肩髃、曲池、列缺、合谷、商阳、少商。②肩臂部尺侧疼痛、麻木:颈臂穴、扶突、肩贞、极泉、少海、支正、后溪、少泽、少冲。③肩臂部及上肢内侧疼痛、麻木:颈臂穴、扶突、曲泽、内关、大陵、中冲。

(4)操作法:颈臂穴属于经外穴,位于锁骨内1/3与外2/3的交点处向上1寸,当胸锁乳头肌锁骨头后缘。沿水平方向向后刺入0.5寸左右,当出现触电感向上肢传导时,行捻转平补平泻手法后随即出针。扶突直刺0.5寸,提插手法,当出现麻感时,行捻转平补平泻法后随即出针。刺极泉时,上臂抬起,用切指法进针,提插手法,当出现触电感时,行捻转泻法,随即出针。井穴均采用三棱针点刺出血法,其余诸穴直刺捻转泻法。

(5)方义:上述处方系根据"经络所通,主治所及"的原则,按照疼痛部位循经取穴的方法,可达疏通经络,调理气血的作用,经络气血通达,疼痛可止。其中疼痛而兼有寒冷、麻木者,可加用灸法,以温通经气,增强止痛效果。

2.风寒痹阻

(1)主症:肩臂疼痛麻木,或上下走穿;或疼痛拒按,筋脉拘紧,皮肤苍白发凉。舌苔薄白,脉弦紧。

(2)治则:祛风散寒,通经止痛。

（3）处方：扶突、颈臂（阿是穴）、肩髃、曲池、外关、合谷、后溪。

（4）操作法：扶突、颈臂的刺法同上。其余诸穴均直刺捻转泻法，并可在肩髃穴或大椎穴或阿是穴加用灸法。

（5）方义：本证是由于风寒邪气痹阻引起的病证，扶突属于手阳明经，有散风祛邪通经止痛的作用，是治疗臂丛神经痛的经验穴。颈臂穴或在锁骨上窝寻找阿是穴，均位于锁骨上窝，属于缺盆范畴。缺盆是诸多经脉、经筋通过的部位，尤其与上肢的手三阳经、手三阴经的关系更为密切，是治疗上肢病证的主要穴位，正如《甲乙经》云缺盆主"肩引项臂不举，缺盆肿痛。"肩髃、曲池、合谷，同属于手阳明经，多气多血，既能疏通经络调理气血，又有祛除外邪的作用，是治疗上肢病变的重要组合。外关属于手少阳经，并通于阳维脉，以及可疏通经脉，又可祛邪外出，长于通经除邪。后溪是手太阳经五输穴中的输穴，"俞主体重节痛"，有散风除湿止痛的作用，是治疗筋骨疼痛的重要穴位。

3.瘀血阻滞

（1）主症：锁骨上窝肿胀疼痛，上肢刺痛或麻木，手指发绀、僵硬。舌质紫黯，脉沉涩。

（2）治则：活血化瘀，通络止痛。

（3）处方：颈臂（阿是穴）、膈俞、极泉、曲泽、少海、曲池、合谷。

（4）操作法：颈臂或阿是穴浅刺0.5寸左右，当出现触电感后，行捻转泻法，随即出针。针极泉时患者举肩，用切指法避开动脉进针，提插手法，当出现触电感时，行平补平泻法，随即持针。膈俞行刺络拔罐法，曲泽用三棱针点刺出血。其余诸穴直刺捻转泻法。

（5）方义：本证是由于瘀血阻滞所致，故取血之会穴膈俞和曲泽点刺放血，以活血化瘀，通络止痛。颈臂或阿是穴乃是病变的部位，泻之可消肿祛瘀。极泉、少海均属于手少阴心经，心主血脉，故二穴可行血通脉，主治上肢疼痛，正如《针灸大成》云极泉"主臂肘厥寒，四肢不收"，《医宗金鉴》少海主"漏肩与风吹肘臂疼痛"。曲池、合谷属于手阳明经，阳明经多气多血，二穴配合行气通脉、行气化瘀，是调理气血疏通经络的重要组合。

4.气血虚弱

（1）主症：颈项肩背酸痛，肌肉萎缩，手臂酸痛麻木，手臂乏力，举臂艰难，手指拘挛，甚或头晕心悸。舌淡苔薄，脉细弱。

（2）处方：扶突、颈臂（或阿是穴）、脾俞、少海、手三里、合谷、足三里、三阴交。

（3）操作法：扶突、颈臂（或阿是穴）的针刺法同前，得气后捻转平补平泻法。其余诸穴用捻转补法。

（4）方义：本证是由于气血虚弱，筋肉失养、乏力，肩胛骨、锁骨下垂，导致肋锁间隙狭窄，挤压臂丛神经及锁骨下动静脉，引发病证，治当补气益血。补益气血总应培补生化之源为主，穴用脾俞、手足三里、三阴交调补脾胃，以助气血生化之源。补合谷助肺气，益宗气，"宗气积于胸中，出于喉咙，以贯心脉，而行呼吸。"故可益气通脉。少海是手少阴心经五输穴中的合穴，补之可补血养筋；配手三里用于手臂麻木的治疗，《百症赋》"且如两臂顽麻，少海就傍于三里。"

（孙华安）

第七节　蒂策综合征

蒂策综合征是一种非特异性疾病，又称肋软骨炎、特发性痛性非化脓性肋软骨肿大。本病是胸背部病变的常见病、多发病，表现为肋软骨的痛性肿胀，尤其好发于第二肋骨。本病好发于女性，病程长短不一，常迁延数月或数年，治愈后容易复发。中医无此病名，应属于胸胁痛范畴。

一、诊断要点

(1)好发于女性，男性少见。

(2)胸痛急剧或缓慢发作，伴有胸部压迫感或勒紧感。

(3)疼痛呈持续性或间断性，当深呼吸或平卧时疼痛加重。有时疼痛可向肩及手部放射。

(4)检查：第二、三肋骨与软骨交界处肿胀、隆起，可触及结节状或条索状阳性反应物，质地柔软，按之有明显的局限性压痛。

X线检查可除外胸腔和肋骨等器质性病变，对本病无诊断价值。

二、病因病机

西医对本病的病因尚不明确，一般认为与劳损、外伤或病毒感染有关；疲劳及气候的变化可能是发病的诱因。中医根据本病的病变部位固定、局部肿胀、劳累后发作等证候特点，认为本病与瘀血、痰湿及气血虚弱有关。本病应属于筋骨病，位于胸部，与此有关的经络及经筋主要有：足阳明经及经筋，其经筋从下肢"上腹而布，至缺盆而结"；足太阴经及经筋，其经筋"循腹里结于肋，散于胸中"；手少阴经及经筋，其经筋"挟乳里，结于胸中"；手厥阴经及经筋，其经筋"入腋散胸中"；足少阳经及经筋，其经筋"系于膺乳，结于缺盆"；足厥阴经布胁肋等，这些经脉或经筋均于本病的发生有关。

(一)瘀血阻滞

胸部受跌打损伤或撞击，损伤经脉，血溢脉外；或上肢过度活动，胸大肌过度收缩，引起胸肋部韧带和肋软骨膜损伤，血溢脉外，经脉瘀阻，引起局部肿痛。

(二)痰瘀互结

肝气郁结，失于疏泄，气机郁滞，气滞则不能载血运性，血滞而为瘀；气滞则津液失于运行，凝聚为痰。痰瘀互结，脉络不通，发为肿痛。

(三)气虚血瘀

体质虚弱，复加长期胸壁劳作，耗伤气血，气虚则血行乏力，滞而成瘀血，经脉不通，发为肿痛。

三、辨证与治疗

(一)瘀血阻滞

1.主症

局部肿痛，痛有定处，痛如针刺，夜间加重，疼痛向肋部或脊背放射。舌质紫黯或有瘀点，舌苔薄白,脉弦或沉涩。

2.治则

活血化瘀,疏经通络。

3.处方

阿是穴、心俞、膈俞、合谷、郄门、太冲。

4.操作法

阿是穴、心俞、膈俞刺络拔火罐,其余诸穴直刺捻转泻法。

5.方义

本证是由于瘀血痹阻经脉所致,取阿是穴、心的背俞穴心俞、血之会穴膈俞,刺络拔火罐,祛瘀通络止痛。郄门是心包经的郄穴,心主血脉,功善治疗瘀血阻滞胸部经脉引起的疼痛症。合谷是手阳明经的原穴,原穴是元气流注的部位,与手太阴肺经相表里,阳明经多气多血,故合谷穴可行气祛邪,行气活血,行气通络,通经止痛。太冲是足厥阴肝经的原穴,肝主疏泄,肝藏血,故太冲功在理气调血,理气活血,理气通脉,理气止痛。合谷与太冲配合,名曰"四关",是疏通经络、调理气血、活血祛瘀、通经止痛的主要穴位组合。

(二)痰瘀互结

1.主症

病程较长,疼痛呈持续性隐痛,局部隆起,肿胀明显,胸部沉闷。舌苔白腻,脉弦滑。

2.治则

理气化痰,活血化瘀。

3.处方

阿是穴、膻中、内关、中脘、丰隆。

4.操作法

阿是穴采用刺络拔火罐法;膻中针尖向下平刺,捻转手法,平补平泻;其余诸穴均直刺,平补平泻手法。

5.方义

本证是由于痰瘀互结阻滞经络所致,阿是穴刺络拔火罐意在祛瘀通络。膻中是气之会穴,针刺平补平泻法,意在调气,调气可活血化瘀,调气可通经除痰;本穴又位于胸部中央,是治疗痰瘀滞留胸部的主穴。内关是手厥阴心包经的络穴,外络三焦经,心主血脉,三焦主气,故内关既可活血化瘀,又可理气化痰,善于治疗胸胁部病证。内关与膻中配合,局部与远端相结合,是治疗胸部、胁肋部及其内部脏腑疾病的主要组合。中脘与丰隆相配合,和胃祛痰,健脾化痰,是治疗痰浊病证的主要组合。

(三)气虚血瘀

1.主症

局部隐痛,疼痛与天气有关,遇冷易于发作,伴有胸背隐痛,心慌气短,体倦乏力。舌质黯红或淡红,脉沉弱。

2.治则

益气养血,通络祛瘀。

3.处方

阿是穴、膻中、太渊、足三里、隐白。

4.操作法

阿是穴采用刺络拔罐法,术后加用灸法。膻中、太渊、足三里针刺补法,隐白用艾炷灸7～9壮。注意针刺太渊时应避开动脉,直刺7～9 mm。

5.方义

本证是由于气虚行血乏力,血液瘀滞胸部,痹阻脉络所致。阿是穴的部位正是瘀血阻滞所在,宗《素问·针解》:"菀陈则除之者,出恶血也。"故在阿是穴处刺络出血,清除瘀血、死血,术后再加用灸法,血得热则行,可加强除瘀血通经络的作用。膻中是气之会穴,太渊是脉之会穴,又是手太阴经的原穴,二穴组合培补宗气,宗气积于胸中,以贯心脉,有益气通脉除瘀血的作用,并可消除胸部疼痛。足三里、隐白健脾补胃,培补气血生化之源,且隐白是治疗胸痛的经验效穴。

(孙华安)

第八节　肋胸骨痛

肋胸骨痛是指肋软骨与胸骨连接处发生的自发性疼痛。本病多由于外伤、病毒感染、受寒冷刺激等原因,引起胸大肌附着处的肌纤维组织炎。

一、诊断要点

(1)胸部自发性疼痛,可连及胁肋部。

(2)疼痛的性质为锐痛或切割样、撕裂样疼痛。

(3)疼痛好发于第2～5肋骨软骨与胸骨的接合处。

(4)检查:胸骨外侧缘有明显压痛;加压两侧胸壁时,病变处出现疼痛。

在临床上本病常与肋软骨炎相混淆,应注意鉴别。本病的压痛点在胸骨的外侧缘与肋软骨交界处。

二、病因病机

(一)瘀血阻滞

外伤筋骨,损及血脉,血溢脉外,阻滞脉络,经气不通,不通而痛。

(二)寒瘀凝滞

胸肩部及上肢过度活动,耗伤气血,卫外不固,风寒湿邪趁虚入侵,寒主凝而血瘀,经络气血痹阻,发为疼痛。

三、辨证与治疗

(一)瘀血阻滞

1.主症

胸部疼痛,痛如针刺,部位固定,胸骨外侧缘按之疼痛。舌质紫黯或有瘀点,脉弦或沉涩。

2.治则

活血化瘀,通络止痛。

3.处方

阿是穴、膻中、心俞、膈俞、内关、合谷、太冲。

4.操作法

阿是穴、心俞、膈俞刺络拔火罐,其余诸穴均直刺捻转泻法。

5.方义

本证是由于瘀血痹阻经脉所致,处方选穴与肋软骨炎相同,方解也无差异。

(二)寒瘀凝滞

1.主症

胸部疼痛,痛则剧作,遇寒加重,得热痛减,触之作痛。舌质淡红,苔薄白,脉弦紧。

2.治则

温经祛邪,通经止痛。

3.处方

阿是穴、膻中、大椎、列缺、足三里、隐白。

4.操作法

刺阿是穴用 0.25 mm×25 mm 的毫针,沿着肋骨的上下缘向胸骨平刺,有酸痛感或胀痛感沿肋骨传导,捻转泻法,术后加用灸法。膻中针尖向下平刺,捻转补法。针大椎时患者坐位,微低头,针尖朝向胸骨柄,进针 25 mm(1 寸左右)左右,得气后捻转平补平泻法,术后加用灸法。列缺针尖向上斜刺,得气后行捻转补法。足三里直刺,捻转补法。隐白艾炷灸 7～9 壮。

5.方义

本证是由于寒瘀凝滞,经络痹阻所致,治疗时重用灸法,温经散寒,疏通经络。阿是穴是寒邪瘀血凝结的部位,属于局部取穴,针刺泻法并灸,针刺泻法可通经祛邪,艾灸可温经散寒,行血通脉。大椎属于督脉,又为诸阳之会,针灸并用,助阳祛邪,行气血通脉。气会膻中与列缺、足三里配合,培补宗气,贯通心脉,温阳除邪。隐白是治疗本病的经验穴,临床用之有明显效果。

(王　霞)

第九节　剑状突起痛

剑状突起痛主要是剑状突起部疼痛,并伴有胸部、胃脘部、胁肋部及肩背部疼痛。剑状突起即胸骨剑突,相当于中医的蔽心骨。

一、诊断要点

(1)剑突部有深在的持续地疼痛。

(2)胃饱满时、扩胸时、弯腰时及扭转身体时可引起疼痛发作。

(3)疼痛可连及胸部、胃脘部、胁肋部。

(4)检查:剑突部有明显压痛,并有向胸部、腹部、胁肋部及肩背部放射痛。

二、病因病机

本病发生在心的下部,应属于心胃病证,循行的经脉有任脉、足阳明胃经、足太阴脾经、足厥阴肝经、手太阳小肠经、手少阳三焦经等,其发生的病因病机与痰热互结、寒与痰浊凝滞、肝郁气滞有关。

(一)痰热互结

痰热内结,滞留心下,不通而痛。本正与伤寒论中的小陷胸汤证相似,《伤寒论·辨太阳病脉症并治》:"小结胸病,正在心下,按之则痛,脉浮滑者,小陷胸汤主之。"

(二)寒痰凝滞

寒与痰涩凝滞,结于胸膈,发为本病。本证与伤寒论中的寒实结胸证相似。痰涩结于膈上或膈下,胸与心下满闷作痛。

(三)肝郁气滞

肝气郁结,失于疏泄,胃气凝滞不通发为疼痛。

三、辨证与治疗

(一)痰热互结

1.主症

心下部疼痛,连及胸胁,按之则痛,心中烦乱,胃脘不适,有呕恶感。舌质红,苔黄腻,脉滑数。

2.治则

化痰清热,理气止痛。

3.主方

膻中、鸠尾、中脘、曲池、丰隆。

4.操作法

针膻中针尖向下平刺 12～20 mm,捻转泻法。针鸠尾穴时两手臂高举置于头部,针尖向下斜刺12 mm左右,切勿直刺,捻转泻法。其余诸穴均直刺捻转泻法。

5.方义

膻中属于任脉,位于胸部正中,为气之会穴,可理气止痛,可理气化痰,是治疗胸痛、胃痛的主要穴位。鸠尾位于胸骨剑突的下缘,又是任脉的络穴,其脉络散于腹,主治心胸痛、胃脘痛;鸠尾又为膏之原,膏即膏脂,由五谷之津液化合而成,所以本穴有化合津液为膏脂的作用,津液不能化合称为膏脂,即变为痰,所以鸠尾又有清化痰浊的作用。中脘、丰隆调理脾胃、除痰浊化生之源。总之,膻中、鸠尾理局部之气机,化病位处的痰浊,中脘、丰隆除痰浊生成之源,曲池清除邪热,标本兼治,病证可愈。

(二)寒痰凝滞

1.主症

心与胸部疼痛,心下按之作痛,痛及胸背,四肢厥冷,胃脘冷痛,呕吐痰饮。舌苔白腻,脉滑而迟。

2.治则

温化痰浊,通经止痛。

3.处方

膻中、鸠尾、中脘、大椎、合谷、足三里。

4.操作法

膻中、鸠尾、中脘针刺手法同前,针刺后加灸。针大椎取坐位,患者微低头,针尖向下颌方向进针,捻转补法,有针感向胸部传导较好,并加用灸法。合谷直刺平补平泻法,足三里针刺补法。

5.方义

膻中、鸠尾、中脘的方解同前,加用灸法,可温阳通脉,可温阳化痰。足三里扶正祛邪,健脾化痰。合谷行气化痰,行气止痛。大椎属于督脉,又是诸阳之会,主治寒热,《素问·骨空论》"灸寒热之法,先灸项大椎",又是治疗结胸症的主穴,对本证的治疗有重要作用,《伤寒论》"太阳与少阳并病……时如结胸,心下痞鞕者,当刺大椎第一间"。

（三）肝郁气滞

1.主症

心下痛,胃脘痛,痛及胸胁,呈胀痛性质,心烦急躁,口苦咽干,局部触之作痛。舌质黯,脉弦。

2.治则

疏肝解郁,理气止痛。

3.处方

膻中、鸠尾、上脘、中脘、期门、内关、太冲。

4.操作法

膻中、鸠尾、中脘的针刺法同前;上脘直刺 7.5～10 mm(0.3～0.5 寸),平补平泻手法;期门平刺,平补平泻手法;内关、太冲直刺平补平泻手法。

5.方解

膻中、鸠尾方解同前,中脘和胃降逆,主治心胃痛,配期门治疗痛及胸胁,《针灸甲乙经》"心下大坚,肓俞、期门及中脘主之";配上脘加强治疗心胃痛的效果,《玉龙歌》"九种心痛及脾痛,上脘穴内用神针,若还脾败中脘补,两针神效免灾侵……"。内关、太冲均属于厥阴经,上下配合,调气理气,是疏肝解郁、理气止痛的重要组合。

（王　霞）

第十节　背肌筋膜炎

一、概述

项背肌筋膜炎是指项背部的肌肉、筋膜由于急慢性损伤或感受风寒湿邪等原因发生无菌性炎症,引起项、背、肩等处疼痛、麻木的疾病。本病又称纤维织炎、软组织劳损、肌肉风湿病等。

本病相当于中医学中的"背痛""肩背痛"的范畴,是针灸治疗的主要适应证之一。

二、诊断要点

(1)项背部疼痛、酸痛或伴有上肢或枕部、头顶部的放射痛,遇阴雨天、寒冷、潮湿等气候症状加重。

（2）背部有沉重感、紧束感，背如石压，或兼见头痛、头晕、视物模糊、胸闷、胸痛、心悸等。

（3）背部肌肉紧张、僵硬、压痛，并可触摸到结节或条索状阳性反应物，常见于肩胛骨内上角附分穴处（病位于肩胛提肌）、肩胛骨内侧缘附分、魄户、膏肓、神堂、等穴位处（病位于菱形肌）、肩井穴位处（病位于斜方肌上部）、肩中俞穴位处（病位于斜方肌中部）、膈关穴位处（病位于背阔肌）、脊旁夹脊穴（病位于竖脊肌）、棘突上（病位于棘上韧带）、两棘突间（病位于棘突间韧带）。

（4）颈背部有扭挫伤史，如慢性劳损史（如长期低头伏案、高枕睡眠等）。

（5）理化检查，排除风湿及类风湿脊柱炎。

三、病因病机

（一）风寒湿邪侵袭

本病位于肩背部，是诸阳经脉分布的区域，最易感受风寒湿邪。或汗出当风，或夜卧受寒，或久居寒湿之处，感受风寒湿邪，稽留于肌肤筋肉之间，致经络气血凝滞不通，发为经肩背痛。正如《灵枢·周痹》云："风寒湿气，客于外分肉之间，迫切而为沫，沫得寒则聚，聚则排分肉而分裂也，分裂则痛。"

（二）瘀血阻滞

因劳力、扭挫或跌打损伤，久痛入络，致瘀血阻滞，脉络不通，不通则痛。

（三）气机逆乱，气血失调

《素问·阴阳别论》："二阳一阴发病，主惊骇背痛，善噫善欠，名曰风厥。"久坐伏案或长久低头工作，劳伤气血，气血不足则筋肉失养，筋肉拘挛，发为疼痛。久坐伤肉损伤脾胃，阻碍气血生化之源。长久伏案，思虑过度，劳伤心脾，耗气伤血，致使气血虚弱，在外则筋肉失养，在内则脏腑功能失调，气机逆乱，肝阳趁机上逆，发为风厥。

（四）辨证与治疗

1. 风寒湿邪痹阻

（1）主症：肩背疼痛，遇寒加重，得热痛减，按之作痛和筋结。舌淡红，苔薄白，脉浮紧。

（2）治则：疏风散寒，祛湿通络。

（3）处方：天池、大椎、风门、天宗、阿是穴、后溪、三间。

（4）操作法：针刺泻法，留针30分钟，间歇运针，同时艾灸大椎、风门、阿是穴，出针后再拔火罐。

（5）方义：本证是由于风寒湿邪侵袭经络，气血凝滞，阻塞不通所致。太阳、阳维主表，故取足少阳、阳维之会穴风池、足太阳经穴风门及诸阳之会穴大椎，针而灸之，疏风散寒，通经祛邪。复取手太阳经穴天宗，再配以局部阿是穴，针灸同用，并拔火罐，以温通局部经气。后溪、三间是手太阳经和手阳明经的"输"穴，功善祛风止痛，因为二穴配五行属于风，"俞主体重节痛"，且手阳明经筋"绕肩胛，夹脊"，手太阳经筋"上绕肩胛，循颈"，故二穴是可治疗项背疼痛。《标幽赋》"阳跷阳维并督脉，主肩背腰腿在表之病"；《席弘赋》"更有三间、肾俞妙，善除肩背浮风劳"，都表明后溪、三间是治疗肩背痛、项背痛的有效穴位。诸穴合用，可达疏风散寒，祛湿通络的功效。

2. 瘀血阻滞

（1）主症：项背部或肩背部疼痛，痛如针刺，部位固定，痛连肩臂，甚或麻木不仁，活动受限，遇寒或劳累则加重。舌质黯有瘀点，苔薄白，脉弦细。

（2）治则：行气活血，通络止痛。

（3）处方：天柱、曲垣、秉风、阿是穴、膈俞、合谷、曲池。

（4）操作法：针刺泻法，间歇行针，留针30分钟。并于阿是穴、膈俞刺络拔罐出血，再加用艾条灸，每穴灸3分钟。

（5）方义：本证是由于外伤或久痛入络，瘀血阻滞所致，膈俞为血之会穴，阿是穴是瘀血凝聚的部位，刺血拔罐，可活血化瘀，加用灸法可增强活血化瘀的作用。曲池、合谷均属于手阳明经，阳明经多气多血，其经筋分布于肩胛部，曲池善于疏通经络气血，合谷善于行气活血化瘀，二穴同用可疏通肩胛部经络瘀血的痹阻。其余诸穴属于局部取穴，如此局部与远端相配合，可达活血化瘀，疏通经络气血的作用。

3.气血逆乱，肝阳上亢

（1）主症：肩背部酸痛、沉重，头痛头晕，视物模糊，胸闷胸痛，心悸不宁，脘腹胀痛。舌质胖大，脉弦细。

（2）治则：调补气血，平肝潜阳。

（3）处方：风池、心俞、阿是穴、中脘、手三里、足三里、三阴交、太冲。

（4）操作法：风池平补平泻法，阿是穴针刺泻法，并灸法，中脘平补平泻法，手足三里、三阴交针刺补法，太冲针刺泻法。

（5）方义：本证是由于升降失调，气血逆乱，肝阳上亢所致。针刺风池、太冲泻上亢的肝阳，治头痛头晕；心俞、手足三里、三阴交，补脾胃生心血，补益气血生化之源，荣心养目；中脘与足三里配合，既可调补脾胃，又可斡旋气机的升降，使气血调达，升降适度，诸症可解；阿是穴除局部经筋之痉挛，疏通局部经络的痹阻；手足阳明经筋均绕肩胛附属于脊背，故手足三里可补气血荣养肩背部的经筋，缓痉挛以止痛。如此，上下之配合，局部与远端相配合，气血调达，诸症可除。

（王　霞）

第十一节　腰背部肌筋膜炎

腰背部肌筋膜炎是一种常见的腰背部慢性疼痛性疾病，主要是由于感受风寒湿邪或损伤引起的腰背部肌筋膜及肌组织发生水肿、渗出及纤维性变，而出现的一系列临床症状。本病又称腰背筋膜纤维变性。

一、诊断要点

（1）多见于中老年人，可有感受风寒湿或劳损病史。

（2）腰部疼痛，多为隐痛、酸痛或胀痛。疼痛时轻时重，一般晨起痛重，日间减轻，傍晚复重，即轻活动后减轻，劳累后加重。

（3）腰痛多位于脊柱两侧的腰肌及髂嵴的上方。

（4）在弥漫的疼痛区有特定的痛点，按压时可产生剧烈的疼痛，并可向周围、臀部及大腿后部传导，但不过膝部。

（5）检查：①激痛点，仔细检查，可触及激痛点。②可触摸到阳性反应物，筋结或索状物。

二、病因病机

根据本病的疼痛部位,主要涉及足太阳经及其经筋,足少阳经及其经筋,足少阴经及其经筋。

(一)外受风寒湿邪

劳力汗出之后,衣着寒湿;或冒雨涉水;或久居寒冷湿地,风寒湿邪侵袭经脉,经络受阻,气血运行不畅,发为腰痛。

(二)瘀血阻滞

闪挫跌仆,损伤经脉;或劳力过度,伤及脉络;或长期姿势不当,气血阻滞等,导致瘀血停滞,经络闭阻,发为腰痛。

(三)肾精亏损

《素问·脉要精微论》"腰者,肾之府,转摇不能,肾将惫矣",是说肾虚是造成腰痛的重要原因,素体禀赋不足,或年老精血亏衰;或房劳不节;或大病久病之后,导致肾脏精血亏损,经脉经筋失于濡养,发为腰痛。

三、辨证与治疗

(一)寒湿腰痛

1.主症

腰部冷痛重着,腰部僵硬,活动转侧不利,得热痛缓,遇阴雨天疼痛加重。舌苔白腻,脉迟缓。

2.治则

散寒祛湿,温经通络。

3.处方

肾俞、关元俞、阿是穴、阳陵泉、委中。

4.操作法

肾俞平补平泻法,术后加用灸法;关元俞平补平泻法;阿是穴处有结节或条索时,用齐刺法,针刺泻法,术后加用灸法;委中、阳陵泉针刺泻法。

5.方义

《诸病源候论·腰背痛诸候》认为腰痛多是在肾虚的基础上,复感外邪所得,故云:"劳损于肾,动伤经络,又为风冷所侵,血气搏击,故腰痛也。"故取肾俞针刺并灸,扶正祛邪,温经散寒;阿是穴是寒湿邪气凝聚之处,针刺泻法可祛邪通经,艾灸可散寒化湿;本病位于足太阳经、足少阳经,故取足太阳经的关元俞、委中及足少阳经的阳陵泉,属于循经取穴的方法,正如《灵枢·始终》说"病在腰者取之腘",此局部与远端相配合,祛邪通经,且阳陵泉为筋之会穴,腰部筋肉拘禁者用之尤为合适。

(二)瘀血腰痛

1.主症

腰痛如刺,痛有定处,昼轻夜重,轻则俯仰不便,重则剧痛不能转侧,痛处拒按。舌质紫黯或有瘀斑,脉涩。

2.治则

活血化瘀,通经和络。

3.处方

膈俞、大肠俞、阿是穴、委中、阳陵泉。

4.操作法

膈俞、阿是穴用刺络拔火罐法,委中是在腘窝部位寻找暴怒的静脉或显露明显的瘀点用三棱针点刺出血,出血量掌握在血的颜色由黯红变鲜红而止。大肠俞、阳陵泉捻转泻法。

5.方义

本证是由于瘀血痹阻经脉,以致气血运行不畅发生的腰痛。膈俞是血之会穴,委中是血之郄穴,二穴又同属于足太阳经,阿是穴是瘀血凝聚的部位,宗《素问·针解》"菀陈则除之者,出恶血也",用放血的方法,以祛除恶血;《素问·刺腰痛论》"解脉会令人腰痛如引带,常如折腰状,善恐。刺解脉在郄中结络如黍米,刺之血射,以黑见赤血而已",解脉即委中穴处的络脉,可见在委中穴处络脉放血是治疗瘀血性腰痛重要的有效的方法,同时也指出放血量应掌握在血色由黑变赤为止。大肠俞属于局部取穴,可疏通腰部经络气血。阳陵泉疏解少阳经气,并对腰部转侧不利有良好效果。

(三)肾虚腰痛

1.主症

腰痛酸软,隐隐作痛,膝软无力,反复发作,遇劳则甚,卧息则减。阳虚者伴有腰部发冷,手足不温,少腹拘紧,舌质淡,脉沉迟;阴虚者伴有五心烦热,咽干口燥,舌质红,脉细数。

2.治则

补肾益精,濡养筋骨。

3.处方

肾俞、关元俞、阿是穴、关元、飞扬、太溪。

4.操作法

阿是穴用齐刺法和灸法,其余诸穴用捻转补法,阳虚者在肾俞、关元俞、关元加用灸法。

5.方义

本证是肾精亏损,腰府失养,引起的腰痛,故补肾俞、关元以补肾益精,濡养肾府。本病位于足太阳经及其经筋,故补足少阴经穴原穴太溪和足太阳经络穴飞扬,原络配合,补肾益精,濡养经筋,再配以阿是穴,可加强解痉止痛的效应。关元俞内应关元穴,是人体元气输注的部位,与关元穴配合培补元气,主治肾虚腰痛,正如《针灸大成》所说:关元俞"主风劳腰痛。"

（白　楠）

第十二节　腰椎骨质增生症

腰椎骨质增生症又称腰椎退行性脊椎炎、腰椎老年性脊椎炎和腰椎骨关节病等。其特征是关节软骨的退行性变,并在椎体边缘有骨赘形成。退行性变多发生在椎体、椎间盘和椎间关节。本症多见于中年以上的腰痛患者。本症属于中医腰痛范畴。

一、诊断要点

(1)患者多在40岁以上,男性多于女性。

(2)腰部酸痛、僵硬。

(3)久坐或晨起疼痛加重、稍微活动后疼痛减轻,但活动过多或劳累后疼痛加重;天气寒冷或潮湿时症状加重。

(4)检查:①腰椎生理前凸减小或消失、弯腰活动受限;腰部肌肉僵硬,有压痛;臀上神经和坐骨神经的径路可有轻度压痛。②X线检查是诊断本病的主要依据,可见脊柱正常生理弧度减小或消失;腰椎体边缘有唇状骨质增生,边缘角形成骨赘,严重者形成骨桥。

二、病因病机

本病多见于中老人。腰骨质增生是一种生理性保护性改变,可以增加脊椎的稳定性、代替软组织限制椎间盘的突出,一般情况下无临床症状。但当脊椎的退行性改变使各椎骨之间的稳定性平衡受到破坏,韧带、关节囊和神经纤维组织受到过度牵拉或挤压时,就会引起腰部疼痛。导致椎骨稳定性失衡的原因主要有以下几个方面。

(一)肝肾亏损

人体随着年龄的增长,尤其是40岁以后,机体各组织细胞的含水分和胶体物质逐渐减少,而含钙的物质逐渐增多,组织细胞的生理功能而随之衰退、老化。其中以软骨的退行性变最显著,使脊椎失去稳定性。随着年龄的增长,人体五八肾气衰、七八肝气衰,或由于禀赋虚弱,或由于房劳过度、精血亏虚、筋骨失养而作痛。腰为肾之府,所以肝肾亏损多见于腰痛。

(二)寒湿痹阻

在肾虚的基础上,复感寒湿邪气,经脉痹阻发为腰痛。《诸病源候论·腰背痛诸候》云"劳损于肾,动伤经络,又为风冷所侵,血气搏击,故腰痛也"。或在劳力汗出之后,衣着冷湿,寒湿邪气常乘虚入侵,或久居寒湿之地,或冒雨涉水,寒湿邪气内侵,气血运行不畅发为腰痛。

(三)瘀血阻滞

随着年龄的增长,肾气逐渐虚弱,腰椎的稳定性减低,在腰部受到牵拉、摩擦、挤压的情况下,极易受到损伤,导致瘀血阻滞、经气不通,发为腰痛。

三、辨证与治疗

(一)肝肾亏损

1.主症

腰痛绵绵、反复发作、喜按喜揉,遇劳则痛甚、卧床休息则痛减,有时伴有耳鸣、阳痿、小便频数等症。舌质淡、脉沉弱。

2.治则

补益肝肾、濡养筋骨。

3.处方

肾俞、关元俞、腰阳关、阳陵泉、飞扬、太溪。

4.操作法

诸穴均采用捻转补法,肾俞、关元俞、腰阳关加用灸法。

5.方义

腰为肾之府,肾精亏损,腰府失养而作痛;肝藏血而主筋,肾虚则精血不足,筋失精血濡养而作痛。治取肾的背俞穴肾俞补肾气、益精血,濡养筋骨而止痛;关元俞内应关元,是人体元气输注之处,补之可补元气、益精血、濡筋骨,善于治疗肾虚腰痛,如《针灸大成》曰关元俞"主风劳腰痛"。太溪配飞扬属于原络配穴,旨在培补肾精,调理太阳、少阳经脉以止痛。用飞扬治疗肾虚性腰痛由来已久,在飞扬穴处又有小络脉分出,名曰飞扬脉,主治腰痛。《素问·刺腰痛论》:"飞扬之脉,令人腰痛。痛上怫怫然,甚则悲以恐,刺飞阳之脉……少阴之前与阴维之会。"用飞扬配太溪治疗肝肾亏损性腰痛确有良好效果。阳陵泉乃筋之会穴,可缓筋急以止痛。诸穴协同相助,补益精血濡养筋骨以止痛。

(二)寒湿腰痛

1.主症

腰部冷痛,遇寒湿则疼痛加重、得温则痛减。可伴有下肢麻木、沉重感。舌质淡、苔白腻、脉迟缓。

2.治则

散寒利湿、兼补肾气。

3.处方

肾俞、大肠俞、腰阳关、委中、阴陵泉。

4.操作法

肾俞用龙虎交战手法,腰阳关平补平泻法,并用灸法,委中、阴陵泉针刺泻法。

5.方义

本证的病变部位在督脉、足太阳经及其经筋,遵照循经取穴的治疗原则,故治疗取穴以足太阳经穴肾俞、大肠俞、委中为主,通经止痛。肾俞益肾助阳、扶正祛邪;《灵枢·终始》说"病在腰者取之腘",所以委中是治疗腰痛的主穴;大肠俞位于腰部,善于治疗腰痛,正如《针灸大成》所说:大肠俞"主脊强不得俯仰、腰痛"。腰阳关属于督脉,通阳祛寒、利湿止痛。阴陵泉除湿利小便、通经止痛,《针灸甲乙经》:"肾腰痛不可俯仰,阴陵泉主之。"诸穴相配、可达扶正祛邪、通经止痛的功效。

(三)瘀血阻滞

1.主症

腰部疼痛、痛有定处,转侧不利、行动不便。舌质黯、或有瘀斑。

2.治则

活血化瘀、通经止痛。

3.处方

肾俞、阿是穴、膈俞、委中、阳陵泉。

4.操作

肾俞用龙虎交战手法,阿是穴、膈俞用刺络拔火罐法,委中用三棱针点刺放血,阳陵泉针刺平补平泻法。

5.方义

肾俞用龙虎交战手法,补泻兼施、扶正祛瘀。阿是穴、膈俞、委中点刺出血,祛瘀生新、通络止痛。阳陵泉是筋之会穴,舒筋止痛。又患者转侧困难,病在少阳转输不利,故阳陵泉可解转输之筋结、腰痛可除。

(白　楠)

第十三节　腰椎管狭窄症

任何原因引起的椎管、神经根管、椎间孔的变形或狭窄,使神经根或马尾神经受压迫,引起的一系列临床表现者,统称为腰椎管狭窄症。本病是一个综合征,所以又称腰椎管综合征。神经受压迫可能是局限性的,也可能是节段性的或广泛性的;压迫物可能是骨性的,也可能是软组织。腰椎间盘突出引起的椎管狭窄,因有其独特性,不列入腰椎管狭窄症内,但腰椎管狭窄症可合并有椎间盘突出。

腰椎管狭窄症的主要症状是腰腿痛,所以属于中医腰腿痛的范畴。

一、诊断要点

本病发展缓慢,病程较长,病情为进行性加重。

(1)主症:腰痛、腿痛和间歇性跛行。

(2)腰腿痛的特征:腰痛位于下腰部和骶部,疼痛在站立或走路过久时发作,躺下或下蹲位或骑自行车时,疼痛多能缓解或自行消失。腰腿痛多在腰后伸、站立或行走而加重,卧床休息后减轻或缓解。

(3)间歇性跛行是本病的重要特征:在站立或行走时,出现腰痛腿痛、下肢麻木无力,若继续行走可有下肢发软或迈步不稳。当停止行走或蹲下休息后,疼痛则随之减轻或缓解,若再行走时症状又会重新出现。

(4)病情严重者,可引起尿急或排尿困难,下肢不全瘫痪,马鞍区麻木,下肢感觉减退。

(5)检查:主诉症状多,阳性体征少是本病的特点。①腰部后伸受限,脊柱可有侧弯、生理前凸减小。②X线检查:常在 $L_{4\sim5}$、L_5 和 S_1 见椎间隙狭窄、椎体骨质增生、椎体滑脱、腰骶角增大、小关节突肥大等改变,以及椎间孔狭小等。

CT 及 MRI 扫描具有诊断价值。

二、病因病机

腰椎管狭窄症可分为先天性狭窄和继发性狭窄,导致椎管前后、左右内径缩小或断面形态异常。先天型椎管狭窄多由于椎管发育狭窄、软骨发育不良或骶椎裂等所致;后天性椎管狭窄主要是腰椎骨质增生、黄韧带及椎板肥厚、小关节肥大、陈旧性腰椎间盘突出、脊柱滑脱、腰椎骨折恢复不良和脊椎手术后等。先天性椎管狭窄症多见于青年患者,后天性椎管狭窄症多见于中年以上的患者。

中医认为本病发生的主要原因是:先天肾气不足,肾气衰退,以及劳伤肾气,耗伤气血为其发病的内在因素;反复遭受外伤、慢性劳损及风寒湿邪的侵袭为其外因。其主要病机是肾气不足,气血虚弱,以及风寒湿邪痹阻,瘀血阻滞,经络气血不通,筋骨失养,发为腰腿疼痛。

三、辨证与治疗

(一)肾气虚弱

1.主症

腰部酸痛,腿细无力,遇劳加重,卧床休息后减轻,形羸气短,面色无华。舌质淡,苔薄白,脉沉细。

2.治则

调补肾气,壮骨益筋。

3.处方

肾俞、腰阳关、$L_{4、5}$夹脊穴、关元俞、阳陵泉、飞扬、太溪、三阴交。

4.操作法

$L_{4、5}$夹脊穴用龙虎交战手法,其余诸穴均采用捻转补法,并于肾俞、关元俞、腰阳关加用灸法。

5.方义

本证是由于肾气虚弱而引起,主症是腰腿痛,病位于督脉、足太阳、足少阴经。腰为肾之府,肾虚则腰府失养,故治取肾的背俞穴补益肾气,濡养腰府及经脉而止痛;关元俞内应关元,是人体元气输注之处,补之可益元气,益精血濡筋骨,善于治疗肾虚腰痛,如《针灸大成》曰关元俞"主风劳腰痛"。太溪配飞扬属于原络配穴,旨在补益肾气调理太阳、少阴经脉以止痛。在飞扬穴处又有小络脉分出,名曰飞扬脉,主治腰痛,《素问·刺腰痛论》:"飞扬之脉,令人腰痛,痛上怫怫然,甚则悲以恐,刺飞阳之脉……少阴之前与阴维之会。"故飞扬是治疗肾虚及肝虚引起的腰痛。三阴交补益气血,濡养筋骨。阳陵泉乃筋之会穴,可缓筋急以止痛。诸穴协同相助,补益肾气,养筋壮骨以止痛。

(二)寒湿痹阻

1.主症

腰腿疼痛重着,自觉拘紧,时轻时重,遇冷加重,得热症减。舌质淡,太白滑,脉沉紧。

2.治则

祛寒利湿,温通经络。

3.处方

肾俞、关元俞、$L_{4、5}$夹脊穴、腰阳关、委中、阴陵泉、三阴交。

4.操作法

肾俞、关元俞、腰阳关均采用龙虎交战手法,并加用灸法。腰部夹脊穴、委中、阴陵泉针刺泻法。三阴交平补平泻法。

5.方义

本证属于寒湿痹阻,但病之本是肾虚,治疗当用补泻兼施的方法。肾俞、关元俞,补肾气助元气;腰阳关温督脉,通脊骨;采用龙虎交战手法,补泻兼施,扶正祛邪,加用灸法可加强其温补肾气,散寒化湿的作用。腰夹脊穴是病变的症结处,针刺泻法祛除邪气之痹阻,可达痛经止痛的作用。委中通经祛邪,是治疗腰腿痛重要的有效的穴位。阴陵泉除湿利小便,通经止痛,是治疗湿邪痹阻性腰痛的有效穴位,正如《针灸甲乙经》所说:"肾腰痛不可俯仰,阴陵泉主之。"三阴交是足三阴经的交会穴,可健脾利湿,可补肝肾壮筋骨,与肾俞、关元俞配合,既可加强补肝肾的作用,又可利肾腰部的湿邪,加快腰腿痛的缓解。

(三)气虚血瘀

1.主症

腰痛绵绵,部位固定,不耐久坐、久立、久行,下肢麻木,面色少华,神疲乏力。舌质黯或有瘀斑,脉细涩。

2.治则

益气养血,活血化瘀。

3.处方

膈俞、肝俞、脾俞、肾俞、关元俞、腰阳关、腰夹脊穴、足三里、三阴交。

4.操作法

膈俞、腰夹脊穴针刺泻法,并刺络拔火罐法。其余诸穴用捻转补法,病在肾俞、关元俞、腰阳关加用灸法。

5.方义

本证是在肾虚的基础上,复加劳损经脉,瘀血阻滞及劳作日久耗伤气血,筋脉失养所致。选取血之会穴膈俞及病变之症结夹脊穴,刺络拔火罐,铲除瘀血之阻滞,以利气血的通行及筋脉濡养。取肾俞、关元俞、肝俞补肝肾益筋骨。腰阳关温通督脉,通畅脊骨。脾俞、足三里、三阴交温补脾胃,益气血生化之源。诸穴相配,补后天益先天,除瘀血阻滞,可达益气养血,活血化瘀的功效。

(白　楠)

第十四节　腰椎椎弓峡部裂并腰椎滑脱

腰椎椎弓上下关节突之间称为峡部。椎弓峡部裂是指椎弓峡部骨质连续性中断,第五腰椎受累最多。腰椎滑脱是指腰椎逐渐向前或后方滑动移位,椎弓峡部裂的存在,可在一定的条件下是导致腰椎滑脱。本病多见于40岁以上的男性,年龄越大发病率越高,发病部位以第五腰椎最多,第四腰椎次之,是引起腰腿痛的常见疾病。

一、诊断要点

(1)患者可能有腰部外伤或劳损史。

(2)慢性腰痛,站立或弯腰时疼痛加重,卧床休息后减轻;有时疼痛可放射到骶髂部甚至下肢。

(3)滑脱影响到马尾神经时可见下肢乏力,感觉异常,大小便障碍等。

(4)检查:①下腰段前突增加,腰骶交界处可出现凹陷或横纹,或腰部呈现保护性强直。②滑脱棘突有压痛,重压、叩击腰骶部可引起腰腿痛;部分患者可见直腿抬高试验和加强试验阳性。③X线检查应包括腰椎的正侧位片、左右双斜位片、过伸过屈位片;斜位片能显示"狗颈"及峡部的缺损;CT可帮助确定峡部裂的性质;MRI可帮助判断椎间盘的情况。

二、病因病机

腰椎的骨质结构由两部分组成,即前面的椎体和后面的椎弓。椎弓包括椎弓根、椎板、上下关节突、棘突和横突。腰椎峡部位于上下关节突之间,有一条狭窄的皮质骨桥构成将椎板和下关节突与椎弓根和上关节突连接在一起。所以腰椎峡部是椎弓最薄弱的部分,腰部外伤后容易造成损伤;或由于积累性劳损,导致腰椎峡部静力性骨折。一旦双侧腰椎峡部发生骨折,由于剪切力的作用腰椎就可能产生移位。

(一)瘀血阻滞

中医认为本病由于跌仆闪挫,损伤腰部筋骨,瘀血阻滞,筋骨失养,长久不能愈合,酿成本病。

(二)寒湿阻滞

由于劳伤气血,卫外不固,风寒湿邪乘虚而入,痹阻腰部经脉,气血不通,筋骨长久失养,酿成本病。

(三)肾精亏损

由于先天不足,或由于房劳过度,肾气虚弱,精血亏损,筋骨失养,是引起本病的内在因素。

三、辨证与治疗

(一)瘀血阻滞

1.主症

有明显的外伤史,腰骶痛骤作,疼痛剧烈,呈刺痛性,痛有定处,日轻夜重,俯仰受限,步履艰难。舌质紫黯,脉弦。

2.治则

活血化瘀,通经止痛。

3.处方

腰阳关、阿是穴、肾俞、后溪、委中。

4.操作法

先针刺后溪穴,直刺捻转泻法,在行针的同时,令患者轻轻活动腰部,疼痛好转后再针刺其他穴位。阿是穴用刺络拔火罐法,委中用三棱针点刺出血,出血量有黯红变鲜红为止。腰阳关针刺捻转泻法,肾俞用龙虎交战手法。

5.方义

本病证是由于瘀血阻滞所致,病变位于督脉,连及足太阳经,故治疗以督脉和足太阳经为主。腰阳关属于督脉,针刺泻法,疏通阳气,行气活血。后溪是手太阳经的"输穴",功于通经止痛,本穴又交会于督脉,是治疗急性督脉性腰痛的重要穴位。阿是穴位于病变部位,属于局部取穴,刺络拔罐出血,清除恶血,通经止痛。委中又称"穴郄",对于瘀血阻滞者有活血祛瘀,通络止痛的作用,正如《素问·刺腰痛论》:"解脉会令人腰痛如引带,常如折腰状,善恐。刺解脉在郄中结络如黍米,刺之血射,以黑见赤血而已。"解脉即是指位于腘窝委中部位的血脉,点刺放血对瘀血性腰痛有良好效果,出血由黑红变赤红为止。

(二)风寒湿邪阻滞

1.主症

腰骶部重着疼痛,时重时轻,喜温喜暖,得温痛减,肢体麻木。舌苔白腻,脉沉紧。

2.治则

祛风散寒,除湿通络。

3.处方

肾俞、十七椎穴、次髎、后溪、阴陵泉、委中、承山。

4.操作法

肾俞、次髎、十七椎针刺龙虎交战手法,先泻后补,即先拇指向后捻转6次,再拇指向前捻转9次,如此反复进行,针刺后并用灸法。后溪、阴陵泉也用龙虎交战法。委中、承山针刺捻转泻法。

5.方义

本证是风寒湿邪阻滞督脉及足太阳经所致,故治疗以督脉及太阳经穴为主;本病的内在原因是肾气虚弱,外邪趁之,所以扶正祛邪是治疗本病的大法。肾俞是肾的背俞穴,十七椎穴隶属督脉,针刺补泻兼施,扶正祛邪;针刺后加用灸法,既可温经助阳,又可祛寒除湿。次髎属于足太阳经,有利湿止痛的功效,是治疗寒湿性腰骶痛的主要穴位,正如《针灸甲乙经》所说:"腰痛怏怏不可以俛仰,腰以下至足不仁,入脊腰背寒,次髎主之。"如针刺后再加用灸法可助其温阳利湿的作用。阴陵泉属于足太阴脾经,补之可健脾益肾,泻之可渗湿利尿,善于治疗湿浊性腰痛,如《针灸甲乙经》云:"肾腰痛不可俯仰,阴陵泉主之。"后溪属于手太阳经的"输穴",又交会于督脉,"俞主体重节痛",可用于湿浊性腰痛的治疗;后溪配五行属于木,"木主风",风可胜湿,所以后溪又有祛风止痛、祛湿止痛的功效。委中配承山疏通足太阳经脉,是治疗腰痛的重要组合。以上诸穴配合,可达祛除邪气通经止痛的作用。

(三)肾精亏损

1.主症

腰骶部酸痛,喜按喜揉,下肢乏力,遇劳则甚,卧床休息后减轻。舌质淡,脉沉细。

2.治则

补肾益精,濡养筋骨。

3.处方

肾俞、命门、关元俞、关元、飞扬、太溪。

4.操作法

飞扬针刺龙虎交战手法,其余诸穴均直刺捻转补法,并在肾俞、命门、关元俞、关元加用灸法。

5.方义

本证是由于肾气虚弱精血亏损而引起,主症是腰腿痛,病位于督脉、足太阳、足少阴经。腰为肾之府,肾虚则腰府失养,故治取肾的背俞穴肾俞及命门补益肾气,濡养腰府及经脉而止痛;关元是人体元阴元阳关藏之处,关元俞内应关元,是人体元气输注之处,补之可益元气,益精血濡筋骨,善于治疗肾虚腰痛,如《针灸大成》曰关元俞"主风劳腰痛。"太溪配飞扬属于原络配穴,旨在补益肾气调理太阳、少阴经脉以止痛。在飞扬穴处又有小络脉分出,名曰飞扬脉,主治腰痛,《素问·刺腰痛论》:"飞扬之脉,令人腰痛,痛上怫怫然,甚则悲以恐,刺飞阳之脉,……少阴之前与阴维之会。"故飞扬功在治疗肾虚及肝虚引起的腰痛。诸穴协同相助,补益肾气,养筋壮骨以止痛。

（白　楠）

第十五节　骶髂关节扭伤

骶髂关节扭伤使骶髂关节周围韧带被牵拉而引起的损伤,临床较多见,常造成腰痛,甚至坐骨神经痛,多见于中年以上患者。本病属于中医腰腿痛范畴。

一、诊断要点

(1)有急慢性腰腿痛史或外伤史,或慢性下腰部劳损史。

(2)骶髂关节疼痛,疼痛可放射到臀部、股外侧,甚至放射到小腿外侧。

(3)患侧下肢不敢负重,或不能支持体重,走路跛行,并用手扶撑患侧骶髂部,上下阶梯时需健侧下肢先行。

(4)站立时弯腰疼痛加剧,坐位时弯腰不甚疼痛,平卧时腰骶部有不适感,翻身困难。

(5)检查:①腰椎向健侧侧弯,髂后上、下棘之间有明显压痛。②旋腰试验:患者坐位,两手扶在项部,检查者站在患者背后,双手扶其两肩做左右旋转,使患者的腰部左右旋转,若患者骶髂部有明显疼痛者为阳性。③骨盆分离试验:患者仰卧位,检查着双手按在左右髂前上棘,并向后用力挤压,若患者骶髂关节疼痛加剧者为阳性。④屈髋屈膝试验:患者仰卧位,健侧下肢伸直,将患侧下肢髋、膝关节屈曲,使骶髂关节韧带紧张,患侧疼痛加剧者为阳性。⑤"4"字试验阳性、床边试验阳性。⑥X线检查:急性骶髂关节扭伤X线常无特殊改变;慢性扭伤或劳损,可有骨性关节炎改变,关节边缘骨质密度增加。

二、病因病机

骶髂关节是一个极稳定的关节。骶结节韧带、骶棘韧带和骶髂前韧带,能稳定骶椎,限制骶椎向骨盆内移动,因而骶髂关节只有极小量的有限活动。但当弯腰拿取重物时,下肢腘绳肌紧张,牵拉坐骨向下向前,髂骨被旋向后,易引起骶髂关节损伤。女性在妊娠期间,由于内分泌的改变,骶髂关节附近的肌腱和韧带变得松弛,体重和腰椎前凸增加,容易导致骶髂关节的慢性损伤。解剖结构的变异,如第五腰椎横突骶化,特别在单侧横突骶化的情况下,常因用力不平衡而使一侧骶髂关节发生急性损伤或慢性劳损。

(一)瘀血阻滞

《灵枢·百病始生》说:"用力过度,则络脉伤。阳络伤则血外溢……阴络伤则血内溢。"跌打损伤、猛然搬动过重物体、或姿势不当骤然用力,损伤筋肉、脉络,血脉破损血溢脉外,瘀血凝滞,脉络阻塞,则产生瘀血性痛、活动受限等症。

(二)气血虚弱

劳力过度或长久弯腰工作,耗伤气血,筋骨失于气血的温煦、濡养,即因虚而不荣,因不荣而不通,因不通而生痛。

(三)肝肾亏虚

先天不足,或房劳过度,或久行伤筋,久坐伤骨,导致精血亏损,筋骨失养发为腰骶部疼痛。

三、辨证与治疗

(一)瘀血阻滞

1.主症

扭伤之后,腰骶部骤然疼痛,疼痛激烈,呈刺痛或胀痛性质,痛有定处,日轻夜重,俯仰受限,转侧步履困难。舌紫黯,脉弦细。

2.治则

活血化瘀,通经止痛。

3.处方

十七椎、关元俞、次髎、阿是穴、委中、殷门、阳陵泉。

4.操作法

阿是穴、委中、殷门寻找血脉明显处用三棱针点刺出血,病在出血后加拔火罐。其余诸穴均直刺捻转泻法。

5.方义

本证属于瘀血阻滞引起的腰骶部疼痛,位于足太阳经,治疗当活血化瘀,以太阳经穴为主。《素问·针解》:"菀陈则除之者,出恶血也。"所以取瘀血结聚处阿是穴、血之郄穴委中和衡络殷门点刺出其恶血,通络止痛。殷门位于腘横纹上8寸,主治腰骶部疼痛,《针灸大成》殷门"主腰脊不可俯仰举重,恶血泄注,外股肿。"殷门穴位于股后浮郄穴之上,衡络处,《素问·刺腰痛论》:"衡络之脉,令人腰痛,不可以俯仰,仰即恐仆,得之举重伤腰,衡络绝,恶血归之,刺之在郄阳筋之间,上郄属寸,衡居为二痏出血。"所以衡络应属于股后殷门附近横行的脉络,点刺出血可治疗扭伤性腰骶部疼痛。十七椎穴、关元俞位于腰骶连接处,可疏通此关节的瘀血阻滞。阳陵泉属于足少阳经,其经筋"结于尻",可治疗腰骶部的疼痛,尤其善于治疗腰骶部左右转侧困难的证候。

(二)气血虚弱

1.主症

腰骶部酸痛,连及臀部和下肢,痛而隐隐,遇劳则甚,体倦乏力,面色无华。舌质淡,脉沉细。

2.治则

补益气血,养筋通脉。

3.处方

膈俞、肝俞、脾俞、肾俞、关元俞、次髎、秩边、三阴交。

4.操作法

膈俞、肝俞、脾俞、肾俞均浅刺补法,关元俞、次髎、秩边均采用龙虎交战手法,三阴交直刺捻转补法。

5.方义

膈俞为血之会,肝俞补肝益肝,二穴配合,调理营血濡养筋骨。脾俞、肾俞、三阴交调后天补先天,益气血生化之源,温煦筋骨。关元俞、次髎、秩边补泻兼施,补法可调气血濡筋养骨,泻法可通经止痛。以上诸穴相配,可达补益气血,濡养筋骨,通脉止痛的功效。

(三)肝肾亏虚

1.主症

腰骶部酸软疼痛,腰背乏力,遇劳则甚,卧则减轻,喜按喜揉。舌质淡,脉沉细。

2.治则

补益肝肾,濡养筋骨。

3.处方

肾俞、肝俞、关元俞、关元、次髎、阳陵泉、悬钟、太溪。

4.操作法

次髎直刺采用平补平泻手法,其余诸穴均用捻转补法,并在肾俞、关元俞、次髎加用灸法,每穴艾灸3～5分钟。

5.方义

肾俞是肾的背俞穴,肝俞是肝的背俞穴,太溪是足少阴肾经的原穴,旨在补肝肾益精血。关元是任脉与足三阴经的交会穴,有补益元气的作用,关元俞是元气输注的部位,二穴前后配合,补元气益精血,善于治疗虚性腰痛,《针灸大成》关元俞:"主风劳腰痛"。阳陵泉乃筋之会穴,悬钟乃髓之会穴,补之可柔筋养骨而止痛。

(孙华安)

第十六节　棘上及棘间韧带损伤

棘上韧带和棘间韧带损伤是临床上常见病,通常归属于腰痛范畴,但在针灸治疗上有其特殊性,故单列一节以引起人们的注意和提高治疗效果。

棘上韧带是跨越各棘突点纵贯脊柱全长的索状纤维组织,自上而下,比较坚韧,但在腰部此韧带比较薄弱。棘间韧带处于相邻的棘突之间,其腹侧与黄韧带相连,其背侧与背长肌的筋膜和棘上韧带融合在一起,棘间韧带的纤维较短,较棘上韧带力弱。

一、诊断要点

(1)有明显的受伤史,受伤时患者常感觉到腰部有一突然响声,随即腰部似有折断样失去支撑感,并出现腰部疼痛。

(2)急性损伤者疼痛剧烈可为断裂样、针刺样或刀割样,慢性损伤者多表现为局部酸痛、不适,不耐久站久立,脊柱前屈时疼痛加重。

(3)检查:①身体屈曲时腰部疼痛。②棘突及棘突间有压痛,棘突上可触及韧带剥离感。棘间韧带损伤压痛点多位于$L_5 \sim S_1$骶椎。

二、病因病机

多因脊椎突然猛烈前屈,使棘上韧带或棘间韧带过度牵拉而造成;或患者在负重时腰肌突然失力,骤然腰部前屈;或长期弯腰工作,使棘上及棘间韧带持续地处于紧张状态等原因,导致韧带撕裂、出血、肿胀,瘀血痹阻,经络气血不通,发为疼痛。

三、辨证与治疗

(一)急性损伤

1.主症

受伤之后,腰骶部剧烈疼痛,活动受限,弯腰时疼痛加重,棘突上、棘突间有明显压痛。舌质黯红,脉弦或涩。

2.治则

活血祛瘀,通络止痛。

3.处方

阿是穴、后溪、水沟、委中。

4.操作法

先刺后溪,用 0.30 mm×25 mm 的毫针,直刺进针,得气后用捻转泻法,在行针的同时令患者活动腰部。针水沟用上述毫针向鼻中隔斜刺,得气后施以捻转泻法。阿是穴用梅花针叩刺出血,再拔火罐,委中用三棱针点刺出血,出血由黯红变鲜红为止。

5.方义

本病位于督脉,是由于瘀血阻滞所致。后溪是手太阳经中的"输穴","俞主体重节痛",功于通经止痛;后溪又通于督脉,善于治疗位于督脉的急性疼痛。水沟属于督脉,又是手、足阳明经的交会穴,阳明经多气多血,所以水沟有行气行血的作用,是治疗急性腰的经验效穴。阿是穴、委中刺络出血,活血祛瘀,通经止痛。

(二)慢性损伤

1.主症

有急性损伤史,但没有彻底治疗,或长期弯腰工作史,腰部或下腰部酸痛、不适,遇劳则加重,遇寒则发。舌质紫黯,脉沉涩。

2.治则

益气养血,活血祛瘀。

3.处方

肾俞、阿是穴、三阴交。

4.操作法

肾俞、三阴交针刺补法,阿是穴刺络拔火罐,术后加用灸法。

5.方义

《景岳全书》:"腰痛证,凡悠悠戚戚,屡发不已者,肾之虚也。"故取肾俞补肾气益精血,配三阴交培补肝脾肾,益气养血,濡养筋骨。阿是穴是瘀血闭阻的部位,刺络拔火罐,可祛除瘀血,加用艾灸法,促进血液运行,进一步消除瘀阻,加快病愈过程。

(孙华安)

第十七节 骶臀部筋膜炎

骶臀部筋膜炎又称骶臀部纤维质炎、肌肉风湿病、肌筋膜综合征等。本病主要是由于外伤、劳累、潮湿、寒冷等多种原因，导致骶臀部肌肉、筋膜、肌腱和韧带等软组织的慢性疼痛性疾病，是骶臀部的一种常见病，多见于中老年人，属于中医痹证、腰腿痛范畴。

一、诊断要点

(1)骶臀部有广泛的疼痛。

(2)疼痛可涉及腰部和大腿部，为酸痛性质，常伴有沉重、寒凉感。

(3)疼痛在轻微活动后或得温热后减轻，剧烈运动、劳累、寒冷、久站、久坐可诱发或加重疼痛。

(4)检查。①压痛：有明显的压痛，压痛点多位于骶髂关节附近。②结节：可触及结节，多为椭圆形，质地柔软，可移动，有压痛感。③X线检查：多为阴性。

二、病因病机

(一)寒湿邪侵袭

本病位于骶臀部部，是足太阳经、督脉分布的区域，属于中医的痹证，感受风寒湿邪，稽留于肌肤筋肉之间，致经络气血凝滞不通，发为经骶臀疼部痛。日久邪气与气血凝结形成结节，《诸病源候论·结筋候》："体虚者，风冷之气中之，冷气停积，故结聚，为之结筋也。"

(二)气血虚弱

劳役过度，耗伤气血，经筋失于气血的濡养，筋急而痛，《医学正传·卷一》"若动之筋痛，是无血滋筋故痛"，或如筋急日久，气血不通，气虚无力通脉，也可导致气虚血瘀。

(三)肝肾亏损

人到中年之后，肾气渐衰；或房事不节，肾气早衰；或劳役过度，久站伤骨，久行伤筋，耗伤肾气，劳伤筋骨，导致骶臀部疼痛。

三、辨证与治疗

(一)寒湿邪闭阻

1.主症

骶臀部疼痛僵硬，按压可触及结节，疼痛连及腰部及大腿，遇阴雨天或寒冷则疼痛加重，得温热则疼痛减轻。舌质淡，苔薄白，脉弦紧。

2.治则

祛风散寒，利湿止痛。

3.处方

肾俞、腰阳关、次髎、阿是穴、秩边、阳陵泉、委中。

4.操作法

肾俞、腰阳关、阳陵泉针刺龙虎交战手法,秩边用 0.30 mm×75 mm 毫针直刺,并有触电感沿经传导,其余诸穴直刺捻转泻法,并在肾俞、次髎、阿是穴施以灸法。

5.方义

本证是由于寒湿邪闭阻足太阳经引起的痹证,根据"经脉所过,主治所及"的原则,当以足太阳经穴为主,祛除邪气通经止痛。肾俞、次髎、秩边、委中均属于足太阳经,且次髎既可通经止痛,又可除湿利尿;秩边功善腰骶痛,又可除湿利尿;委中是治疗腰骶痛的主要穴位,即《灵枢·始终》所云"病在腰者取之腘",且委中配五行属于土,所以委中既可祛邪通经止痛,又可健脾利湿;肾俞扶正祛邪,卫气出于下焦,所以肾俞既可祛除邪气通经止痛,又可助卫气以固表。阿是穴是邪气凝聚的部位,针刺泻法和灸法,通其凝散其结。本病属于经筋病证,足少阳经筋"结于尻",故取筋之会穴阳陵泉散筋结,解筋痛。

(二)气血虚弱

1.主症

腰骶部酸软疼痛,不耐久劳,疲劳后疼痛加重,疲乏无力,在骶臀部按压可触及结节。舌质淡,舌的边缘可有瘀点,脉沉细。

2.治则

益气养血,通脉祛瘀。

3.处方

膈俞、肝俞、脾俞、肾俞、关元俞、阿是穴、足三里、三阴交。

4.操作法

膈俞穴针刺泻法,阿是穴针刺泻法,并兼艾条灸 5~8 分钟,或温针灸 3 壮。其余诸穴均针刺补法,并在肾俞、关元俞加用艾条灸 5 分钟。

5.方义

本证属于气血虚弱,兼有气虚血瘀,治疗以补气养血为主,兼以活血通瘀。故本证治取肝俞、脾俞、肾俞、关元俞、足三里、三阴交温补先天与后天,以益气血生化之源。膈俞乃血之会穴,泻之可活血化瘀。阿是穴是经筋挛缩之处,是血液滞瘀之所,针刺泻法并温灸,可解经筋的挛缩,通经脉的瘀血阻滞,经脉气血通达,经筋得到气血的濡养,疼痛可解。

(三)肝肾亏虚

1.主症

骶臀部疼痛日久不愈,疼痛绵绵,腰膝酸软,遇劳则甚,休息后好转,小便频数,带下清稀。舌质淡,脉沉细。

2.治则

调补肝肾,益筋壮骨。

3.处方

肾俞、关元俞、阿是穴、白环俞、飞扬、太溪。

4.操作法

阿是穴用齐刺法,其余诸穴用捻转补法,并在肾俞、关元俞、阿是穴加用灸法。

5.方义

本证是肾精亏损,筋骨失养,引起的骶臀部疼痛,补肾俞、关元俞以补肾益精,濡养筋骨。本病位于足太阳经及其经筋,故补足少阴经穴原穴太溪和足太阳经络穴飞扬,原络配合,补肾益精,濡养经筋,再配以阿是穴,可加强解痉止痛的效应。关元俞内应关元穴,是人体元气输注的部位,与白环俞配合培补元气,主治肾虚腰背痛,正如《针灸大成》所说白环俞主"腰脊冷痛,不得久卧,劳损虚风,腰背不便,筋挛痹缩……"。

（白　楠）

第十八节　尾　骨　痛

尾骨痛是指尾骨部、骶骨下部及其邻近肌肉或其他软组织的疼痛,其疼痛特点是长时间的坐位,或从坐为起立时,或挤压尾骨尖端时疼痛加重,是临床常见病,多发于女性。

一、诊断要点

(1)可有尾骶部外伤史。

(2)尾部疼痛,多为局限性,有时可连及腰部、骶部、臀部及下肢。

(3)尾部疼痛,可在坐硬板凳、咳嗽、排大便尤其是大便秘结时疼痛加重,卧床休息后减轻或消失。

(4)检查:①尾骶联合处压痛。②肛门指检:患者取左侧卧位,尽量将髋、膝关节屈曲。检查者戴手套后,用右手示指轻轻伸入肛管内,抵住尾骨,拇指置于尾骨外后方,拇示指将尾骨捏住,前后移动尾骨,检查尾骨的活动度及其感觉,仅有尾骨微动而无疼痛,表明无病变;若尾骨活动时疼痛,表明有尾骨痛。③X线检查无异常发现。

二、病因病机

在尾骨上附着有重要的肌肉和韧带,如臀大肌、肛门括约肌、肛提肌、尾骨肌、骶尾韧带等,尾骨遭受到跌打损伤之后,局部组织出血、水肿形成纤维组织和瘢痕,牵拉或压迫尾骨及其末梢神经,以及局部血液循环障碍,产生疼痛。中医认为是由于外伤经脉,瘀血阻滞经脉,不通则痛,正如清·吴谦《医宗金鉴·正骨心法要旨》说:"尾骶骨,即尻骨也。……若蹲垫壅肿,必连腰胯。"

长期坐位,压迫尾骨周围组织,导致慢性尾骨部劳损,引起尾骨部疼痛,正如《素问·宣明五气》说"久坐伤肉",久坐则气机不畅,导致气滞血瘀,气血运行受阻,经脉不通,筋肉失养引起疼痛。

总之,本病主要是由于瘀血阻滞经脉,经气不通,引起尾骶部疼痛。

三、辨证与治疗

(一)主症

尾骶部疼痛,疼痛可连及臀部,坐位时疼痛明显,不敢坐硬板凳,按之作痛,甚或咳嗽、大便时疼痛加剧。舌质黯,脉涩。

(二)治则

活血化瘀,通经止痛。

(三)处方

百会、次髎、腰俞、会阳、承山。

(四)操作法

先针百会,沿经向后平刺,捻转平补平泻手法,使针感沿经项背部传导。次髎先用刺络拔火罐法,后用毫针直刺30～40 mm,使用龙虎交战手法,并使针感向尾部传导,术后加用艾灸法。腰俞向尾部平刺,捻转平补平泻法,并加用艾灸法。合阳向尾骨斜刺,平补平泻手法。承山直刺,龙虎交战手法。

(五)方义

本病属于瘀血阻滞尾骨及其周围的经脉所致,位于督脉和足太阳经,故取腰俞、百会通督脉的经气,疏通尾骨部的瘀滞以止痛;百会是督脉与足太阳经的交会穴,《灵枢·终始》"病在下者高取之",可疏导尾骨部位气血的瘀滞以止痛。次髎刺络拔火罐可祛除尾骨的瘀血,即"菀陈则除之者,出恶血也"(《素问·针解》)。足太阳经别入于肛,承山、会阳、次髎均属于足太阳经,并且会阳又为督脉气所发,故三穴组合,局部与远端相配合,可有效地疏通尾骨部瘀血的阻滞,且承山是治疗肛门及其周围病变的经验效穴。

(白 楠)

第十五章

骨科病证的推拿治疗

第一节 落 枕

落枕又名"失枕"，是以晨起时出现颈部酸胀、疼痛、活动不利为主症的颈部软组织损伤疾病。本病多见于青壮年，男多于女，冬春季发病率较高。轻者4～5天可自愈，重者疼痛剧烈，并向头部及上肢部放射，迁延数周不愈。

一、病因病理

本病多由睡眠时枕头过高、过低或过硬，以及躺卧姿势不良等因素，使头枕部长时间处于偏歪姿势，导致颈部一侧肌群受到过度伸展牵拉，在过度紧张状态下而发生静力性损伤，临床上以一侧胸锁乳突肌、斜方肌及肩胛提肌痉挛多见。

中医认为，本病多因素体亏虚，气血不足，循行不畅，筋肉舒缩活动失调，或夜寐肩部外露，颈肩受风寒侵袭，致使气血凝滞，肌筋不舒，经络痹阻，僵凝疼痛而发病。《伤科汇纂·旋台骨》有"因挫闪及失枕而项强痛者"的记载，因此，颈部突然扭转闪挫损伤，或肩扛重物致局部筋肌扭伤、痉挛也是导致本病的原因之一。

二、诊断

(一)症状

(1)晨起后即感一侧颈部疼痛，颈项僵滞，头常歪向患侧，不能自由旋转，转头视物时往往连同身体转动。

(2)疼痛可向肩部、项背部放射。

(3)颈部活动受限，常受限于某个方位上，主动、被动活动均受牵掣，动则症状加重。

(二)体征

(1)颈部肌肉疼痛痉挛，触之呈条索状。

(2)压痛。在胸锁乳突肌处有肌张力增高感和压痛者，为胸锁乳突肌痉挛；在锁骨外1/3处(肩井穴)或肩胛骨内侧缘有肌紧张感和压痛者，为斜方肌痉挛；在上三个颈椎棘突旁和同侧肩胛骨内上角处有肌紧张感和压痛者，为肩胛提肌痉挛。

(3)活动障碍。轻者向某一方位转动障碍,严重时各方位活动均受限制。

(三)辅助检查

X线片检查:一般颈椎骨质无明显变化。少数患者可有椎体前缘增生,颈椎生理弧度改变、序列不整、侧弯等。

三、治疗

(一)治疗原则

舒筋活血,温经通络,解痉止痛。

(二)手法

一指禅推法、滚法、按法、揉法、拿法、拔伸法、擦法等。

(三)取穴与部位

风池、风府、肩井、天宗、肩外俞等穴及受累部位。

(四)操作

1.舒筋活血

患者取坐位,术者立于其身后,用一指禅推法、按揉法沿督脉颈段、两侧颈夹脊穴上下往返操作 3～5 遍。自两侧肩胛带、颈根部、颈夹脊线用滚法操作,时间 3～5 分钟。

2.疏通经络

用拇指或中指点按风池、风府、天宗、肩井、肩外俞等穴,每穴按压半分钟;用拿法提拿颈椎两侧软组织,以患侧为重点部位,并弹拨紧张的肌肉,使之逐渐放松。

3.解痉止痛

根据压痛点及肌痉挛部位,分别在痉挛肌肉的起止点及肌腹部用按揉法、抹法、弹拨法操作,时间 2～3 分钟。

4.拔伸摇颈

嘱患者自然放松颈项部肌肉,术者左手持续托起下颌,右手扶持后枕部,维持在颈略前屈、下颌内收姿势,双手同时用力向上牵拉拔伸片刻,再缓慢左右摇颈 10～15 次,以活动颈椎小关节。

5.整复错缝

对颈椎后关节有侧偏、压痛者,在颈部微前屈的状态下,以一手拇指按于压痛点处,另一手托住其下颌部,做向患侧的旋转扳法,以整复后关节错缝。手法要稳而快,切忌暴力蛮劲,以防发生意外。在患部沿肌纤维方向做擦法、摩肩、拍打、叩击肩背部数次,结束治疗。

四、注意事项

(1)推拿治疗本病过程中,手法宜轻柔,切忌施用强刺激手法,防止发生意外。

(2)对症状持续 1 周以上不缓解,短期内有两次以上发作者,必须做 X 线检查,以明确诊断。

(3)注意颈项部的保暖,科学用枕,参照颈椎间盘突出症。

五、功能锻炼

(1)患者应有意识放松颈部肌肉,疼痛缓解后,应积极进行颈部功能锻炼,可做颈部前屈后仰、左右侧弯、左右旋转等活动,各做3～5 次,每天1～2 次。

(2)坚持做颈部保健操,参照颈椎病。

六、疗效评定

(一)治愈

颈项部疼痛、酸胀消失,压痛点消失,颈部功能活动恢复正常。

(二)好转

颈项部疼痛减轻,颈部活动改善。

(三)未愈

症状无改善。

（周东侠）

第二节　颈 椎 病

颈椎病是发生在颈段脊柱的慢性退行性疾病,是由于颈椎骨质增生、椎间盘退行性改变及颈部损伤等原因引起脊柱内、外平衡失调,刺激或压迫颈神经根、椎动脉、脊髓或交感神经而引起的一组综合征,又称颈椎综合征。多见于中老年人群,男性多于女性,近年来有明显低龄化趋势。本病临床表现为头、颈、肩臂麻木疼痛,肢体酸软无力,病变累及椎动脉、交感神经、脊髓时则可出现头晕、心慌、大小便失禁、瘫痪等症状。

一、病因病理

颈椎间盘退变是本病的内因,各种急慢性颈部损伤是导致本病的外因。

(一)内因

在一般情况下颈椎椎间盘从 30 岁以后开始退变,退变从软骨板开始并逐渐骨化,通透性随之降低,髓核中的水分逐渐减少,最终形成纤维化,缩小变硬成为一个纤维软骨性实体,进而导致椎间盘厚度变薄,椎间隙变窄。由于椎间隙变窄,使前、后纵韧带松弛,椎体失稳及继发性炎症,后关节囊松弛,关节腔变窄,关节面长时间磨损而导致增生。椎体后关节、钩椎关节等部位的骨质增生及椎间孔变窄或椎管前后径变窄是造成脊髓、颈神经根、椎动脉及交感神经受压的主要病理基础。

(二)外因

由于跌仆闪挫或长期从事低头伏案工作,平时姿势不良、枕头和睡姿不当,均可使颈椎间盘、后关节、钩椎关节、椎体周围各韧带及其附近软组织不同程度的损伤,从而破坏了颈椎的稳定性,促使颈椎发生代偿性骨质增生。若增生物刺激或压迫邻近的神经、血管和软组织则引起各种相应的临床症状和体征。

此外,颈项部受寒,肌肉痉挛致使局部组织缺血缺氧,也可引起临床症状。

中医学关于颈椎病的论述多记载于"痹证""痿证""头痛""眩晕""项强""项筋急"和"项肩痛"等病证中。中医认为颈椎病与人的年龄及气血盛衰、筋骨强弱有关。年过四十气始衰,年过五十肝气始衰,年过六十筋肌懈惰,骨骸稀疏。年老体弱,肝肾、气血亏虚,筋肌骸节失却滋养;或被风寒湿邪所侵,气血凝滞痹阻;或反复积劳损伤,瘀聚凝结于脊窍,发为本病。

二、诊断

(一)颈型颈椎病

颈型颈椎病由于颈椎过度运动、外伤或长期不良姿势,而造成椎旁软组织劳损、颈椎活动节段轻度错缝,颈椎的稳定性下降,从而导致椎间盘代偿性退变。这种退变尚处于退变的早期阶段,表现为椎间盘纤维环结构的部分破坏、椎间盘组织的轻度膨出及椎骨骨质的轻度增生,这些膨出及增生的结构尚未构成对神经、血管组织的实质性压迫,但可刺激分布于其间的椎窦神经感觉纤维。后者则向中枢发出传入冲动,经脊髓节段反射及近节段反射的途径,导致颈项部和肩胛骨间区肌肉处于持续紧张的状态,出现该区域的刺激症状。

1.症状

(1)表现为患者颈部前屈、旋转幅度明显减小,颈夹肌、半棘肌、斜方肌等出现肌紧张性疼痛。

(2)颈部有僵硬感,易于疲劳。

(3)肩胛肩区有酸痛感和沉重感,劳累后症状加重,休息后症状减轻,经常出现"落枕"样现象。

2.体征

同"落枕"。

3.辅助检查

同"落枕"。

(二)神经根型颈椎病

神经根型颈椎病由于颈椎钩椎关节、关节突骨质增生、颈椎椎骨之间结构异常及软组织损伤、肿胀等原因,造成对神经根的机械压迫和化学刺激而引起典型的神经根症状。

1.症状

(1)颈项部或肩背呈阵发性或持续性的隐痛或剧痛;受刺激或压迫的颈脊神经其循行路经有烧灼样或刀割样疼痛,伴针刺样或过电样麻感;当颈部活动、腹压增高时,上述症状会加重。

(2)颈部活动有不同程度受限或发硬、发僵,或颈呈痛性斜颈畸形。

(3)一侧或两侧上肢有放射性痛、麻,伴有发沉、肢冷、无力、握力减弱或持物坠落。

2.体征

(1)颈椎生理前凸减少或消失,甚至反弓,脊柱侧凸。上肢及手指感觉减退,严重时可有肌肉萎缩。

(2)颈部有局限性条索状或结节状反应物,在病变颈椎节段间隙、棘突、棘突旁及其神经分布区可出现压痛。手指放射性痛、麻常与病变节段相吻合。

(3)患侧肌力减弱,病久可出现肌肉萎缩。

(4)臂丛神经牵拉试验、压头试验、椎间孔挤压试验,均可出现阳性。

(5)腱反射可减弱或消失。

3.辅助检查

(1)X线片检查:可显示颈椎生理前凸变直或消失,脊柱、棘突侧弯,椎间隙变窄,椎体前、后缘骨质增生,钩椎关节变锐及椎间孔狭窄等改变。

(2)CT检查:可清楚地显示颈椎椎管和神经根管狭窄、椎间盘突出及脊神经受压情况。

(3)MRI检查:可以从颈椎的矢状面、横断面及冠状面对椎管内结构的改变进行观察,对脊髓、椎间盘组织显示清晰。

(三)脊髓型颈椎病

脊髓型颈椎病是由于突出的颈椎间盘组织、增生的椎体后缘骨赘、向后滑脱的椎体、增厚的黄韧带和椎管内肿胀的软组织等,对脊髓造成压迫;或由于血管因素的参与,导致脊髓缺血、变性等改变,引起颈部以下身体感觉、运动和大小便功能等异常。本病与颈椎间盘突出症有相似之处。

1.症状

(1)表现为上肢症状往往不明显,有时仅表现为沉重无力;下肢症状明显,可出现双下肢僵硬无力、酸胀、烧灼感、麻木感和运动障碍,呈进行性加重的趋势。

(2)步态笨拙,走路不稳或有踩棉花感。手部肌肉无力、发抖、活动不灵活、持物不稳、容易坠落。

(3)甚至四肢瘫痪,排尿、排便障碍,卧床不起。

(4)患者常有头痛、头昏、半边脸发热、面部出汗异常等。

2.体征

(1)颈部活动受限不明显,病变相应节段压痛存在。

(2)上肢动作欠灵活,肌力减弱。

(3)下肢肌张力增高。低头 1 分钟后症状加重。

(4)肱二、三头肌肌腱及膝腱反射减弱;跟腱反射亢进。

(5)髌阵挛和踝阵挛。

(6)腹壁反射和提睾反射减弱。

(7)霍夫曼征、巴宾斯基征均可出现阳性。

3.辅助检查

(1)X 线片检查:可见病变椎间隙狭窄、椎体骨质增生、节段不稳定等退行性改变。有时可见椎管狭窄、椎间孔缩小。

(2)脊髓造影:脊髓造影可发现硬膜囊前后压迫情况,如压迫严重可呈现不完全一性或完全性梗阻。

(3)CT 检查:可确切地了解颈椎椎管的大小、椎间盘突出程度、有无椎体后骨刺等情况。

(4)MRI 检查:可明确有无颈椎间盘变性、突出或脱出及其对脊髓的压迫程度,了解脊髓有无萎缩变性等。

(四)椎动脉型颈椎病

椎动脉型颈椎病是由于椎间盘退变及上位颈椎错位,横突孔骨性非连续管道扭转而引起椎动脉扭曲,或因椎体后外缘、钩椎关节的骨质增生而导致椎动脉受压,造成一侧或双侧的椎动脉供血不足,或因椎动脉交感神经丛受刺激而导致基底动脉痉挛等。近年来对椎动脉形态学的研究表明,该病存在椎动脉人横突孔位置变异(图 15-1)、先天性纤细、痉挛(图 15-2)、钩椎关节增生压迫(图 15-3)、横突孔内纤维束带牵拉扭曲(图 15-4)及骨质增生压迫椎动脉等病理改变。

因此,可以认为,椎动脉形态学改变使椎动脉血流动力学异常,椎动脉供血不足,小脑缺血、缺氧是导致眩晕的主要原因。

《黄帝内经·灵枢》有"髓海不足,则脑转耳鸣""上气不足,脑为之不满,耳为之苦鸣,头为之苦倾,目为之眩"及"上虚则眩"等记载。

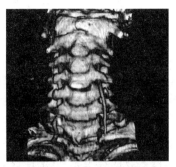

图 15-1　入横突孔位置变异

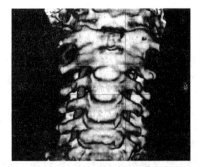

图 15-2　先天性纤细痉挛

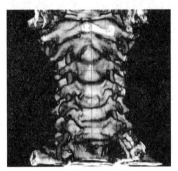

图 15-3　骨质增生压迫椎动脉

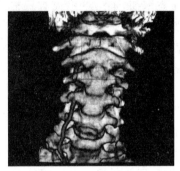

图 15-4　纤维束带牵拉扭曲

1.症状

(1)持续性眩晕、恶心、耳鸣、重听、记忆力减退、后枕部麻木、偏头痛等。

(2)可伴有视物模糊、视力减退、精神萎靡、失眠、嗜睡等。

(3)头部过伸或旋转时,可出现位置性眩晕、恶心、呕吐等急性发作症状。

(4)可出现猝然摔倒、持物坠落,但摔倒时神志多清醒。

(5)部分患者可同时伴有颈肩臂痛等神经根型颈椎病的表现,以及交感神经刺激症状。

2.体征

(1)病变节段横突部压痛。

(2)当出现颈源性眩晕等椎动脉供血不足的症状时,可发作性猝倒。

(3)旋颈试验阳性。

3.辅助检查

(1)X线片检查:颈椎正位及斜位片,可见颈椎生理弧度减小或消失,可出现侧凸畸形。可见钩椎关节侧方或后关节部骨质增生、椎间孔变小等。

(2)椎动脉造影:可见椎动脉因钩椎关节骨赘压迫而扭曲或狭窄,可作为确切诊断。

(3)TCD检查:为目前临床常用的检查项目,可发现椎动脉血流速减慢或增快,可供临床参考。

(4)3D-CTA检查:可清晰观察椎动脉及椎-基底动脉全貌,分析椎动脉与椎体、椎间孔及周围软组织的关系,可明确诊断。

(五)交感神经型颈椎病

1.症状

(1)有慢性头痛史,以眼眶周围、眉棱骨等部位明显,疼痛常呈持续性。

(2)可出现头晕、眼花、耳鸣、恶心或呕吐。

(3)可有心动过速或减慢、心前区闷痛、心悸、气促等症状。

2.体征

(1)两侧颈椎横突前压痛点明显。

(2)部分患者出现霍纳征。

(3)有"类冠心病样综合征"征象。

3.辅助检查

(1)X线片检查:颈椎生理弧度有不同程度的改变,椎体和钩椎关节骨质增生,横突肥厚等。

(2)心电图检查:无异常或有轻度异常。

(六)混合型颈椎病

兼具上述两种类型或两种以上类型的诊断要点。

三、鉴别诊断

临床上根据患者的病史、症状和体征,并通过相应检查可明确诊断,并注意同下列疾病相鉴别。

(一)神经根型颈椎病

(1)风湿性或慢性劳损性颈肩痛有颈肩、上肢以外多发部位的疼痛史,无放射性疼痛,无反射改变,麻木区不按脊神经根节段分布,该病与天气变化有明显关系,服用抗风湿类药症状可好转。

(2)落枕颈项强痛,活动功能受限,无手指发麻症状,起病突然,以往无颈肩症状。

(3)前斜角肌综合征颈项部疼痛,患肢有放射痛和麻木触电感,以手指胀、麻、凉、皮肤发白或发绀为特征。手下垂时症状加重,上举后症状可缓解。前斜角肌痉挛发硬,艾迪森试验阳性。

(二)脊髓型颈椎病

1.颈脊髓肿瘤

脊髓压迫症状呈进行性加重,先有一侧颈、肩、臂手指疼痛或麻木,逐渐发展到对侧下肢,然后累及对侧上肢。X线平片显示椎间孔增大,椎体或椎弓破坏。CT、MRI、脊髓造影可确诊。

2.脊髓粘连性蛛网膜炎

可有感觉神经和运动神经受累症状,亦可有脊髓的传导损害症状。腰椎穿刺时,脑脊液呈不全或完全梗阻现象。脊髓造影时,造影剂通过蛛网膜下腔困难,并分散为点滴延续的条索状。

3.脊髓空洞症

好发于20～30岁的青年人,以痛温觉与触觉分离为特征,尤以温度觉的减退或消失较为明显。脊髓造影通畅,MRI检查可见颈膨大,有空洞形成。

此外,还需与颈椎骨折脱位、颈椎结核相鉴别。

(三)椎动脉型颈椎病

1.梅尼埃病

平素有类似发作症状,常因劳累、睡眠不足、情绪波动而发作。其症状表现为头痛、眩晕、呕吐、恶心、耳鸣、耳聋、眼球震颤等。

2.位置性低血压

发作于患者突然改变体位时,尤其从卧位、蹲位改为立位时,突然头晕,而颈部活动无任何异常表现。

3.内听动脉栓塞

突发耳鸣、耳聋及眩晕,症状严重且持续不减。

(四)交感神经型颈椎病

1.心绞痛

有冠心病史,发作时心前区剧烈疼痛,伴胸闷心悸、出冷汗,心电图有异常表现。含服硝酸甘油片能缓解。

2.自主神经紊乱症

多见于青壮年,表现为头痛、头晕、睡眠障碍、自制能力差等。X线片显示颈椎无明显异常改变,神经根、脊髓无受累征象。服用调节自主神经类药物有效。对此类患者需长期观察,以防误诊。

四、治疗

(一)治疗原则

消除肌痉挛,纠正椎骨错缝,恢复颈椎内外力平衡。颈型以纠正颈椎紊乱,缓解肌紧张为主;神经根型以活血化瘀,疏经通络为主;脊髓型以疏经理气,温通督脉为主;椎动脉型以行气活血,益髓止晕为主;交感神经型以益气活血,平衡阴阳为主。

(二)手法

滚法、一指禅推法、按法、拿法、拔伸法、扳法、旋转法、按揉法、擦法等。

(三)取穴与部位

1.五线

(1)督脉线自风府穴至大椎穴连线。

(2)颈夹脊线自天柱穴至颈根穴(大椎穴旁开1寸)连线,左右各一线。

(3)颈旁线自风池穴至颈臂穴(缺盆穴内1寸)连线,左右各一线。

2.五区

(1)肩胛区:冈上肌区域,左右各一区。

(2)肩胛背区:冈下肌区域,左右各一区。

(3)肩胛间区:两肩胛骨内侧缘区域。

3.十三穴

风府穴、风池穴(双)、颈根穴(双)、颈臂穴(双)、肩井穴(双)、肩外俞穴(双)、天宗穴(双)。

(四)操作

1.基本操作

(1)督脉线:用一指禅推法、按揉法、擦法,累计2~3分钟。

(2)颈夹脊线:用一指禅推法、按揉法、拿法、擦法,累计3~5分钟。

(3)颈旁线用一指禅推法、按揉法、擦法、抹法,累计2~3分钟。

(4)肩胛区由肩峰端向颈根部施滚法、拿法、擦法,累计3~5分钟。

(5)肩胛背区用滚法、按揉法,累计1~2分钟。

(6)肩胛间区用一指禅推法、按揉法、拨揉法,累计2～3分钟。

2.辨证推拿

(1)颈型颈椎病:①有椎间关节紊乱者,用颈椎定位扳法、旋转扳法等,纠正颈椎生理弧度、侧弯和关节紊乱。②根据症状累及部位,选择相应的五区、十三穴,用一指禅推法、按揉法、拨揉法,累计3～5分钟。③有偏头痛者,同侧风池穴按揉,手法作用力向上,时间2～3分钟。④有眩晕者,用一指禅推风池穴(双),用拇指的尺侧偏峰沿寰枕关节向风府方向推,左手推右侧,右手推左侧。每穴2～3分钟。

(2)神经根型颈椎病:①有椎间关节紊乱者,用颈椎定位扳法、旋转扳法等,纠正颈椎生理弧度、侧弯和关节紊乱。②相应神经根节段治疗。放射至拇指根麻木者,取同侧C_5～C_6椎间隙,用一指禅推法、按揉法治疗,累计时间3～5分钟;放射至拇、示、中指及环指桡侧半指麻木者,取同侧$C_{6～7}$椎间隙,用一指禅推法、按揉法治疗,累计时间3～5分钟;放射至小指及环指尺侧半指者,取同侧C_7～T_1椎间隙,用一指禅推法、按揉法治疗,累计时间3～5分钟。③根据症状累及部位,选择相应的五区、十三穴,用一指禅推法、按揉法、拨揉法,累计3～5分钟。

(3)脊髓型颈椎病:①根据症状所累及部位,选用相应的五区、十三穴,用一指禅推法、按揉法、拨揉法,累计3～5分钟。②根据所累及的肢体,选用相应穴位操作,以缓解肢体相应症状。时间3～5分钟。

(4)椎动脉型颈椎病:①一指禅推风池穴(双),用拇指的尺侧偏峰沿寰枕关节向风府方向推,左手推右侧,右手推左侧。每穴3～5分钟。②取颈臂穴(双),用一指禅推法、按揉法,每穴1～2分钟。③有椎间关节紊乱者,用颈椎定位扳法、旋转扳法等,纠正颈椎生理弧度、侧弯和关节紊乱。④用鱼际揉前额,拇指按揉印堂、睛明穴、太阳穴,分抹鱼腰穴;用沿足少阳胆经头颞部循线行扫散法治疗。时间约5分钟。

(5)交感神经型颈椎病:①有椎间关节紊乱者,用颈椎定位扳法、旋转扳法等,纠正颈椎生理弧度、侧弯和关节紊乱。②颞部、前额部、眼眶等部位,用抹法、一指禅推法、按揉法、扫散法等治疗,累计时间3～5分钟。③视物模糊、眼涩、头晕者,一指禅推风池穴(双),用拇指的尺侧偏峰沿寰枕关节向风府方向推,左手推右侧,右手推左侧。每穴3～5分钟。④头痛、偏头痛、头胀、枕部痛者,取同侧风池穴按揉,手法作用力向上,时间约3分钟。⑤耳鸣、耳塞者,取风池穴(同侧),用一指禅推法、按揉法向外上方向操作,累计时间2～3分钟。⑥心前区疼痛,心动过速或过缓者,取颈臂穴(双),用一指禅推法、按揉法操作,累计时间3～5分钟。

(6)混合型颈椎病:按证型症状的轻重缓急,综合对症处理。

五、注意事项

(1)对颈椎病的推拿治疗,尤其在做被动运动时,动作应缓慢,切忌暴力、蛮力和动作过大,以免发生意外。

(2)低头位工作不宜太久,避免不正常的工作体位。

(3)避免头顶、手持重物。

(4)睡眠时枕头要适宜。对颈椎生理弧度变直、消失的,枕头宜垫在颈项部;弧度过大的,宜垫在头后部;侧卧时枕头宜与肩膀等高,使颈椎保持水平位。

(5)治疗后可选用合适的颈围固定颈部,并要注意保暖。

(6)本病可以配合颈椎牵引治疗。重量3～5 kg,每次20～30分钟。

（7）对脊髓型颈椎病，禁用斜扳法。推拿治疗效果不佳，或有进行性加重趋势，应考虑综合治疗。

六、功能锻炼

（一）颈肌对抗锻炼

（1）双手交握，置于额前（枕后），颈部向前（后）用力与之对抗，每次持续 10～20 秒，每组 8～10 次，每天 1～3 组。

（2）将手掌置于头同侧，颈部用力与之对抗，每次持续 10～20 秒，每组 8～10 次，每天 1～3 组。

（3）左右侧分别进行。

（二）颈部关节活动度锻炼

头向前缓慢、用力屈至极限，停顿 3 秒钟后缓慢、用力抬起，向后伸至极限，停顿 3 秒钟后缓慢回到中立位，每组 8～10 次，每天2～3 组；头向左缓慢、用力屈至极限，停顿 3 秒钟后缓慢、用力向右屈至极限，停顿 3 秒钟后缓慢回到中立位，每组 8～10 次，每天2～3 组。

（三）颈保健操

1.捏九下

用手掌心放在颈后部，示、中、环及小指与掌根相对用力，提捏颈部肌肉。左手捏九下，右手捏九下。

2.摩九下

用手掌放在颈后部，用手指、手掌连同掌根，沿颈项做横向的来回往返摩擦。左手摩九下，右手摩九下。至颈项发热舒适。

3.扳九下

用示、中、环及小指放在颈后部，做头缓缓向后仰，同时手指向前扳拉。左手扳九下，右手扳九下。使颈后部有被牵拉感。

七、疗效评定

（一）治愈

原有各型症状消失，肌力正常，颈、肢体功能恢复正常，能参加正常劳动和工作。

（二）好转

原有各型症状减轻，颈、肩背疼痛减轻，颈、肢体功能改善。

（三）未愈

症状无改善。

（周东侠）

第三节　颈椎间盘突出症

颈椎间盘突出症是指颈椎间盘退行性改变，使纤维环部分或完全破裂，或因外力作用于颈部,使椎间盘纤维环急性破裂,髓核向外膨出或突出,压迫神经根,或刺激脊髓,而出现颈神经支配相应区域的症状和体征的病证。流行病学显示,近年来,由于人们生活方式改变,工作节奏加快,伏案低头工作时间延长,使得颈椎间盘突出症的发病率明显上升,成为颈椎发病的主要病证之一。因此,有必要对该病进行专门论述。

一、病因病理

颈椎间盘突出症多由脊柱急性损伤、慢性积累性劳损,颈椎生理弧度改变或侧弯等因素,在颈椎间盘退变的基础上发生,其病理与腰椎间盘突出基本一致。由于颈部长期负重,椎间盘长时间持续地受挤压,髓核脱水造成椎间盘的变性。纤维环发生变性后,其纤维首先肿胀变粗,继而发生玻璃样变性,弹性降低,纤维环部分、不完全或完全破裂。由于变性纤维环的弹性减退,承受盘内张力的能力下降,当受到头颅的重力作用,椎间盘受力不均匀,或椎周肌肉的牵拉,或突然遭受外力作用时,造成椎间盘纤维环向外膨出,严重时,髓核也可经纤维环裂隙向外突出或脱出,压迫神经根或脊髓,出现相应支配区域的疼痛、麻木症状。由于下段颈椎受力大,活动频繁,因此$C_6 \sim C_7$椎间盘和C_6椎间盘最易发病。老年人肝肾亏损,筋失约束;或风寒侵袭,筋脉拘挛,失去了内在的平衡,均可诱发颈椎间盘突出。

影像学上的椎间盘突出症并不一定都会出现症状,只有当突出物压迫或刺激神经根时才会出现症状。临床症状的轻重,则与颈椎间盘突出位置和神经受压的程度有关。根据椎间盘突出的程度,可分为膨出、突出、脱出三种类型。①膨出型:椎间盘髓核变性,向后方或侧后方沿纤维环部分破裂的薄弱部膨出,纤维环已超出椎体后缘,但髓核则未超出,硬脊膜囊未受压。②突出型:椎间隙前宽后窄,椎间盘纤维环和髓核向后方或侧后方沿纤维环不完全破裂部突出,超过椎体后缘,但纤维环包膜尚完整,硬脊膜囊受压。③脱出型:椎间隙明显变窄,纤维环包膜完全破裂,髓核向后方或侧后方沿完全破裂的纤维环向椎管内脱出,或呈葫芦状悬挂于椎管内,脊髓明显受压。

常见突出位置有以下3种:①外侧型突出。突出部位在后纵韧带的外侧,钩椎关节内侧。该处有颈神经根通过,突出的椎间盘压迫或刺激脊神经根而产生症状。②旁中央型突出。突出部位偏于一侧,介于脊神经和脊髓之间。突出的椎间盘可以压迫或刺激脊神经根和脊髓而产生单侧脊髓和神经根受压症状。③中央型突出。突出部位在椎管中央,脊髓的正前方。突出的椎间盘压迫脊髓腹面的两侧而产生脊髓双侧压迫症状。

椎间盘突出症临床症状往往表现为3种情况:一是疼痛明显,而无麻木;二是麻木明显,而无疼痛;三是疼痛与麻木并存。一般认为,疼痛是由于突出或膨出的椎间盘炎症、水肿明显,刺激硬脊膜或神经根所致;麻木是由于突出或脱出的椎间盘压迫脊神经所致;疼痛与麻木并存则有真性压迫和假性压迫之分,假性压迫由于突出物炎症水肿相当明显,既刺激又压迫脊神经,当炎症、水肿消退后,麻木也随之消失;真性压迫的,当炎症、水肿消退后,压迫依然存在,麻木也难以消失。

本病属中医"节伤"范畴。颈为脊之上枢,督脉之要道,藏髓之骨节,上通髓海,下连腰脊,融汇诸脉。颈脊闪挫、劳损,致使脊窍错移,气血瘀滞,筋肌挛急而痛。窍骸受损,突出于窍,碍于脊髓,诸脉络受阻,经气不通,则筋肌失荣,痿弛麻木,发为本病。

二、诊断

(一)症状

(1)多见于30岁以上青壮年。

(2)男性发病多于女性。

(3)本病多发生于 $C_6 \sim C_7$ 椎间盘和 $C_5 \sim C_6$ 椎间盘。

(4)有外伤者,起病较急;无明显外伤者,起病缓慢。

(5)患者常有颈部疼痛,上肢有放射性疼痛和麻木,卧床休息症状可有缓解,活动后症状加重。由于椎间盘突出部位和压迫组织的不同,临床表现也不一致。

(二)体征

1.外侧型突出

(1)主要症状为颈项部及受累神经根的上肢支配区域疼痛与麻木。咳嗽、打喷嚏时疼痛加重。

(2)疼痛仅放射到一侧肩部和上肢,很少发生于两侧上肢。

(3)颈僵硬,颈后肌痉挛,活动受限,当颈部后伸,再将下颌转向健侧时可加重上肢放射性疼痛,做颈前屈或中立位牵引时疼痛可缓解。

(4)由于颈椎间盘突出的间隙不同,检查时可发现不同受累神经节段支配区域的运动、感觉及反射的改变。

(5)颈椎拔伸试验阳性。部分病变节段成角严重的患者可反应为上肢放射性神经痛加重,称反阳性。

(6)椎间孔挤压试验阳性。

(7)病程日久者,可出现相关肌肉肌力减退和肌肉萎缩等。

颈椎不同间隙椎间盘突出神经根受压的症状与体征见表15-1。

表 15-1　颈椎间盘突出神经根受压的临床定位

颈椎间隙	$C_4 \sim C_5$	$C_5 \sim C_6$	$C_6 \sim C_7$	$C_7 \sim T_1$
受压神经	C_5 神经	C_6 神经	C_7 神经	C_8 神经
疼痛区域	颈根、肩部和上臂	肩、肩胛内缘	肩胛内侧中部和胸大肌区	肩胛内缘下部、上臂和前臂内侧至手内侧
感觉异常	肩外侧	前臂桡侧、拇指	手背示指和中指	前臂内侧至环指、小指
肌肉萎缩和肌力减退	三角肌,或肱二头肌	肱二头肌	肱三头肌	大小鱼际肌,手握力减退
腱反射减退	肱二头肌腱	肱二头肌腱	肱三头肌腱	腱反射正常

2.旁中央型突出

患者除有椎间盘外侧型突出的症状、体征外,还有一侧脊髓受压的症状和体征,可出现同侧下肢软弱无力,肌肉张力增加。严重时可出现腱反射亢进,巴宾斯基征、霍夫曼征阳性。

3.中央型突出

主要表现为脊髓受压,最常见的症状为皮质脊髓束受累,由于病变程度不一,可出现下肢无力,平衡明显障碍,肌张力增高,腱反射亢进;踝阵挛、髌阵挛及病理反射。重症者可出现两下肢不完全性或完全性瘫痪,大小便功能障碍,胸乳头以下感觉障碍。

(三)辅助检查

1.X线片检查

正位片显示颈椎侧弯畸形,侧位片上可显示颈椎生理弧度改变、椎间隙变窄及增生性改变。斜位片上可显示椎间孔的大小及关节突情况。颈椎X线片不能显示是否有椎间盘突出,但可排除颈椎结核、肿瘤、先天性畸形。

2.CT及MRI检查

CT检查可显示颈椎椎管的大小及突出物与受累神经根的关系。MRI检查可显示突出的椎间盘对脊髓压迫的程度,了解脊髓有无萎缩变性等。

3.肌电图和神经诱发电位检查

可确定受累神经根及损害程度,客观评价受损程度和评定治疗效果。

三、治疗

(一)治疗原则

舒筋通络,活血祛瘀,解痉止痛,扩大椎间隙,减轻或解除神经根和脊髓受压症状。

(二)手法

㨰法、按法、揉法、拿法、拔伸法、旋转复位法等。

(三)取穴与部位

风池、风府、肩井、秉风、天宗、曲池、手三里、小海、合谷等穴及颈根、颈臂等经验穴,突出节段相应椎旁、颈肩背及患侧上肢部。

(四)操作

1.舒筋通络

患者取坐位,术者立于其身后,用一指禅推法、按揉法沿督脉颈段、两侧颈夹脊穴上下往返操作3～5遍。自两侧肩胛带、颈根部、颈夹脊线用㨰法操作,时间约5分钟。

2.解痉止痛

在上述操作的同时,在风池、风府、肩井、秉风、天宗穴及颈根、颈臂穴做一指禅推法或按揉法操作,时间约5分钟。

3.活血祛瘀

根据神经根受累的相应节段定位,在椎间盘突出间隙同侧,用一指禅推法、按揉法重点治疗,并对上肢相应穴位用按法、揉法操作,时间约5分钟。

4.扩大椎间隙

采用颈椎拔伸法操作,可配合颈椎摇法。时间2～3分钟。

5.颈椎整复

采用颈椎旋转复位法,减轻或解除神经根和脊髓受压症状。患者取坐位,术者立于其身后,以一手屈曲之肘部托住患者下颌,手指托住枕部,另一手拇指顶推偏凸之颈椎棘突;令患者逐渐屈颈,至拇指感觉偏凸棘突有动感时,即维持该屈颈姿势;然后术者将患者头部向上牵拉片刻,以消除颈肌反射性收缩,在逐渐将颈部向棘突偏凸侧旋转至弹性限制位,在拇指用力顶推患椎棘突下做一瞬间有控制的扳动,使颈椎复位。旋转幅度控制在 $3°\sim5°$。此法只用于患侧。对患者因心理紧张或老年人,可采用在仰卧位牵引拔伸状态下进行旋转整复。

6.理筋放松

重复舒筋通络手法操作,并拿肩擦颈项,搓、抖上肢,结束治疗。

四、注意事项

(1)科学用枕,对颈椎生理弧度变直、消失的,枕头宜垫在颈部;弧度过大的,宜垫在枕后部;侧卧时枕头宜与肩膀等高,使颈椎保持水平位。

(2)避免长时间连续低头位工作或看书,提倡做工间颈椎活动。

(3)注意颈部保暖,适当休息,避免劳累。

(4)乘机动车应戴颈托保护,以防紧急制动时引起颈椎挥鞭性损伤,甚至高位截瘫。

五、功能锻炼

(1)采用"与项争力"的功法以提高颈伸肌肌力和颈椎平衡代偿能力。

(2)坚持做颈保健操,同颈椎病。

(周东侠)

第四节　寰枢关节半脱位

寰枢关节半脱位又称为寰枢关节失稳,是指寰椎向前、向后脱位,或寰齿两侧间隙不对称,导致上段颈神经、脊髓受压以致患者出现颈肩上肢疼痛,甚至四肢瘫痪、呼吸肌麻痹,严重时危及生命。

寰枢关节是一复合关节,由 4 个小关节组成,其中部及外侧各有两个关节,中部的齿状突和寰椎前弓中部组成前关节,齿状突和横韧带组成后关节,即齿状突关节。在寰椎外侧由两侧块的下关节面和枢椎上关节面组成关节突关节。寰枢关节的关节囊大而松弛,关节面较平坦,活动幅度较大,且寰枢椎之间无椎间盘组织,因此受到外力或在炎症刺激下容易发生寰枢关节半脱位。

一、病因病理

寰枢关节半脱位是临床常见病证,其发病原因主要有炎症、创伤和先天畸形。

(一)寰枢关节周围炎症

咽部与上呼吸道的感染、类风湿等可以使寰枢关节周围滑膜产生充血水肿和渗出,引起韧带松弛而脱位;炎症又可使韧带形成皱襞而影响旋转后的复位,形成旋转交锁,造成关节半脱位。

(二)创伤

创伤可以直接造成横韧带、翼状韧带两者或两者之一发生撕裂或引起滑囊、韧带的充血水肿,造成寰枢关节旋转不稳并脱位。寰椎骨折、枢椎齿状突骨折可直接造成寰枢椎脱位。青少年可由于跳水时头部触及游泳池底,颈部过度屈曲,寰椎横韧带受到枢椎齿状突向后的作用力引起寰枢关节前脱位。而成年人多由于头颈部受到屈曲性外伤而引起不同程度的寰椎前脱位;也可表现为向侧方及旋转等方向移位,与外伤作用力方向有关。

(三)寰枢椎的先天变异和/或横、翼状韧带的缺陷

发育对称的寰枢两上关节面,受力均衡,关节比较稳定,当寰枢两上关节面不对称(即倾斜度不等大、关节面不等长)时,关节面则受力不均衡,倾斜度大的一侧剪力大,对侧小,使关节处于不稳定状态,易发生寰枢关节半脱位。

中医关于该病的论述,多记载于"筋痹""错缝"等病证中。中医认为患者素体气虚,筋肌松弛,节窍失固,或有颈部扭、闪、挫伤致脊窍错移,迁延不愈。脊之筋肌损伤,气血瘀聚不散则为肿为痛。筋肌拘挛,脊错嵌顿则活动受掣。

二、诊断

(一)症状

(1)有明显外伤史或局部炎症反应。其症状轻重与寰椎在枢椎上方向前、旋转及侧方等半脱位的程度有关。

(2)颈项部、头部、肩背部疼痛明显,活动时疼痛加剧,疼痛可向肩臂放射。

(3)颈项肌痉挛、颈僵,头部旋转受限或呈强迫性体位为主要症状。

(4)当累及椎-基底动脉时,可出现头晕、头痛、恶心、呕吐、耳鸣、视物模糊等椎-基底动脉供血不足症状。

(5)当累及延髓时,则主要影响延髓外侧及前内侧,出现四肢运动麻痹、发音障碍及吞咽困难等。

(二)体征

(1)枢椎棘突向侧后偏突,有明显压痛,被动活动则痛剧。

(2)如为单侧脱位,头偏向脱位侧,下颌转向对侧,患者多用手托持颌部。

(3)累及神经支配区域皮肤有痛觉过敏或迟钝。

(4)累及脊髓时则出现脊髓受压症状,上肢肌力减弱,握力减退,严重时腱反射亢进,霍夫曼征阳性。下肢肌张力增高,步态不稳,跟、膝腱反射亢进,巴宾斯基征阳性。

(5)位置及振动觉多减退。

(三)辅助检查

1.X线片检查

颈椎张口正位,齿状突中线与寰椎中心线不重叠,齿状突与寰椎两侧块之间的间隙不对称或一侧关节间隙消失,齿状突偏向一侧。

2.CT检查

寰枢椎连续横断面扫描可显示寰枢椎旋转程度。矢状位和冠状位图像可显示关节突关节的序列,但大多数不能显示齿状突与寰椎分离。

3.肌电图和神经诱发电位检查

可评价神经功能受损害程度。

三、治疗

(一)治则

舒筋活血,松解紧张甚至痉挛的颈枕肌群;整复失稳的寰枢关节,纠正发生寰枢关节异常位移的因素,扩大椎管的有效容积,改善椎管内外的高应力状态,减少或消除椎动脉或脊髓的机械性压迫和刺激。采用松解类手法与整复手法并重,以颈项部操作为主的原则。

(二)手法

一指禅推法、滚法、拔伸法、推法、拿法、按揉法和整复手法等。

(三)取穴与部位

颈项部、枕后部及患处等;风池、颈夹脊、天柱、翳风、阿是穴等。

(四)操作

(1)患者坐位,术者用轻柔的滚法、按揉法、拿法、一指禅推法等手法在颈椎两侧的夹脊穴部位及肩部治疗,以放松紧张、痉挛的肌肉。

(2)整复手法。患者仰卧位,头置于治疗床外,便于手法操作。助手两手扳住患者两肩,术者一手托住后枕部,一手托住下颌部,使头处于仰伸位进行牵拉,助手配合做对抗性拔伸。在牵拉拔伸状态下,做头部缓慢轻柔的前后活动和试探性旋转活动。如出现弹响,颈椎活动即改善,疼痛减轻,表示手法整复成功。

(3)复位后,患者取仰卧位,采用枕颌带于头过伸牵引,牵引重量控制在 2～3 kg,持续牵引,日牵引时间不少于 6 小时。3～4 周撤除牵引,用颈托固定。

四、注意事项

(1)严格掌握推拿治疗适应证,有重度锥体束体征者不宜手法复位。

(2)注意平时预防,纠正平时的不良习惯姿势,平时戴颈围固定保护。

(3)少数伴炎症患者,可有发热,体温可达 38～40 ℃,注意观察,采取必要的降温措施。

(4)注意用枕的合理性和科学性;注意颈项、肩部的保暖。

五、功能锻炼

寰枢关节半脱位功能锻炼宜在病情基本稳定后进行,根据生物力学原理,强化颈部肌肉的功能锻炼,增强颈部的肌肉力量,对提高颈椎稳定性,延缓或防止肌萎缩,是很有必要的。锻炼方法为:

(1)立位或坐位,用全力收缩两肩。重复 5～10 次。

(2)立位或坐位,两手扶前额,给予一定的阻力,用全力使颈部向前屈,坚持 6 秒钟。重复 3～5 次。

(3)立位或坐位,一手扶头侧部,给予一定的阻力,用全力使颈部向同侧侧倾,坚持 3～6 秒钟。左、右交替,重复 3～5 次。

(4)立位或坐位,两手扶后枕部,给予一定的阻力,用全力使头部往后倾,坚持 3～6 秒钟。重复 3～5 次。

(周东侠)

第五节　前斜角肌综合征

前斜角肌综合征是指因外伤、劳损、先天颈肋、高位肋骨等因素刺激前斜角肌，或前斜角肌痉挛、肥大、变性等，引起臂丛神经和锁骨下动脉的血管神经束受压，而产生的一系列神经血管压迫症状的病证。本病好发于 20～30 岁女性，右侧较多见。

一、病因病理

颈部后伸、侧屈位时，头部突然向对侧旋转，或长期从事旋颈位低头工作，使对侧前斜角肌受到牵拉扭转而损伤，出现前斜角肌肿胀、痉挛而产生对其后侧神经根的压迫症状。神经根受压又进一步加剧前斜角肌痉挛，形成恶性循环。

先天性结构畸形，如肩部下垂、高位胸骨、C_7 横突肥大、高位第 1 肋骨、臂丛位置偏后等，使第 1 肋骨长期刺激臂丛，使受臂丛支配的前斜角肌发生痉挛，压迫臂丛神经而发病。若前斜角肌痉挛、变性、肥厚，则易造成锁骨上部臂丛及锁骨下动脉受压。如颈肋或 C_7 横突肥大，或前、中斜角肌肌腹变异合并时，当前斜角肌稍痉挛，即可压迫其间通过的臂丛神经和锁骨下动脉而导致出现神经血管症状。本病运动障碍出现较迟，可表现为肌无力和肌萎缩，偶见手部呈雷诺征象。

中医将本病归属"劳损"范畴。多由过度劳损，或风寒外袭，寒邪客于经络，致使经脉不通，气血运行不畅，发为肿痛。

二、诊断

(一)症状
(1)一般缓慢发生，均以疼痛起病，程度不一。

(2)局部症状。患侧锁骨上窝稍显胀满，前斜角肌局部疼痛。

(3)神经症状。患肢有放射性疼痛和麻木触电感，以肩、上臂内侧、前臂和手部的尺侧及小指、环指明显，表现为麻木、蚁行、刺痒感等。少数患者偶有交感神经症状，如瞳孔扩大、面部出汗、患肢皮温下降，甚至出现霍纳综合征。

(4)血管症状。早期由于血管痉挛致使动脉供血不足而造成患肢皮温降低，肤色苍白；后期因静脉回流受阻，出现手指肿胀、发凉、肤色发绀，甚至手指发生溃疡难愈。

(5)肌肉症状。神经长期受压，患肢小鱼际肌肉萎缩，握力减弱，持物困难，手部发胀及有笨拙感。

(二)体征
(1)颈前可摸到紧张、粗大而坚韧的前斜角肌肌腹，局部有明显压痛，并向患侧上肢放射性痛麻。

(2)局部及患肢的疼痛症状在患肢上举时可减轻或消失，自然向下或用力牵拉患肢时则加重

(3)艾迪森试验、超外展试验阳性，提示血管受压。

(4)举臂运动试验、臂丛神经牵拉试验阳性，提示神经受压。

(三)辅助检查

X 线片检查:颈、胸段的 X 线正侧位摄片检查,可见颈肋或 C_7 横突过长或高位胸肋征象。

三、治疗

(一)治疗原则

舒筋活血,通络止痛。

(二)手法

㨰法、按法、揉法、拿法、擦法等。

(三)取穴与部位

缺盆、肩井、翳风、风池、颈臂、曲池、内关、合谷、颈肩及上肢部。

(四)操作

1.活血通络

患者取坐位。术者站于患侧,先用㨰法在患侧自肩部向颈侧沿斜角肌体表投影区往返施术,同时配合肩关节活动,时间 3~5 分钟。

2.理筋通络

继上势,术者以一指禅推法沿患侧颈、肩、缺盆穴及上肢进行操作,斜角肌部位、颈臂穴重点治疗,时间 5~7 分钟。

3.舒筋通络

继上势,术者以拇指弹拨斜角肌起止点及压痛点,拇指揉胸锁乳突肌及锁骨窝硬结处为重点,拇指自内向外沿锁骨下反复揉压,时间 3~5 分钟。

4.通络止痛

沿患侧斜角肌用拇指平推法,然后施擦法,以透热为度。时间1~2 分钟;然后摇肩关节,揉、拿上肢5~10 遍,抖上肢结束治疗。

四、注意事项

(1)注意不宜睡过高枕头,患部注意保暖。

(2)避免患侧肩负重物或手提重物,以免加重症状。

(3)嘱患者配合扩胸锻炼,每天 1~2 次,可缓解症状。

(周东侠)

第六节　胸椎小关节错缝

胸椎小关节错缝是指胸椎小关节的解剖位置改变,以至胸部脊柱机能失常所引起的一系列临床表现,属于脊柱小关节机能紊乱的范畴。本节主要讨论胸椎小关节滑膜嵌顿和因部分韧带、关节囊紧张引起反射性肌肉痉挛,致使关节面交锁在不正常或扭转的位置上而引起的一系列病变。多发生在 T_3 ~ T_7 节段,女性发生率多于男性。以青壮年较常见,老人则很少发生。

一、病因病理

脊柱关节为三点承重负荷关节,即椎体及椎体两侧的上、下关节突组成的小关节,构成三点承重,小关节为关节囊关节。具有稳定脊椎,引导脊椎运动方向的功能。胸椎间关节面呈额状位,故胸部脊柱只能做侧屈运动而不能伸屈,一般不易发生小关节序列紊乱。但是,当突然的外力牵拉、扭转,使小关节不能承受所分担的拉应力和压应力时,则可引起胸椎小关节急性错缝病变。

因姿势不良或突然改变体位引起胸背部肌肉损伤或胸椎小关节错位,使关节滑膜嵌顿其间,从而破坏了脊柱力学平衡和运动的协调性,引起活动障碍和疼痛。同时,损伤及炎性反应可刺激感觉神经末梢而加剧疼痛,并反射性地引起肌肉痉挛,也可引起关节解剖位置的改变,发生交锁。日久可导致小关节粘连而影响其功能。典型胸椎小关节错缝在发病时可闻及胸椎后关节突然错缝时的"咯嗒"声响,错缝局部疼痛明显。

本病属中医"骨错缝"范畴。常因姿势不当,或不慎闪挫,以致骨缝错开,局部气血瘀滞,经脉受阻,发为肿痛。

二、诊断

(一)症状

(1)一般有牵拉、过度扭转外伤史。

(2)局部疼痛剧烈,甚则牵掣肩背作痛,俯仰转侧困难,常固定于某一体位,不能随意转动,疼痛随脊柱运动增强而加重,且感胸闷不舒、呼吸不畅、入夜翻身困难,重者可有心烦不安、食欲减退。

(3)部分患者可出现脊柱水平面有关脏腑反射性疼痛,如胆囊、胃区等疼痛。

(二)体征

1.棘突偏歪

脊柱病变节段可触及偏歪的棘突。表现为一侧偏突,而对侧空虚感。

2.压痛

脊柱病变节段小关节处有明显压痛,多数为一侧,少数为两侧。

3.肌痉挛

根据病变节段的不同,菱形肌、斜方肌可呈条索状痉挛,亦有明显压痛。

4.功能障碍

多数无明显障碍,少数可因疼痛导致前屈或转侧时活动幅度减小,牵拉疼痛。

(三)辅助检查

胸椎小关节错缝属解剖位置上的细微变化,故而X线摄片常不易显示。严重者可见脊柱侧弯、棘突偏歪等改变。

三、治疗

(一)治疗原则

舒筋通络,理筋整复。

(二)手法

㨰法、按法、揉法、弹拨法、擦法、拔伸牵引、扳法等。

(三)取穴与部位

局部压痛点、胸段华佗夹脊穴及膀胱经等部位。

(四)操作

(1)患者取俯卧位,术者立于其一侧,以㨰法、按法、揉法在胸背部交替操作,时间5~8分钟。

(2)继上势,沿脊柱两侧竖脊肌用按揉法、弹拨法操作,以松解肌痉挛,时间3~5分钟。暴露背部皮肤,涂上介质,沿两侧膀胱经行侧擦法,以透热为度。

(3)俯卧扳压法。患者俯卧,术者站立在患侧,一手向上拨动一侧肩部,另一手掌抵压患处棘突,两手同时相对用力扳压。操作时可闻及弹响。

(4)患者取坐位,术者立于其身后,采用胸椎对抗复位扳法,或采用抱颈提升法操作,以整复关节错缝。

四、注意事项

(1)整复关节错缝手法宜轻、快、稳、准,勿以关节有无声响为标准。当一种复位法未能整复时可改用其他复位法。

(2)治疗期间应卧硬板床。

(3)适当休息,避免劳累,慎防风寒侵袭。

(周东侠)

第七节　急性腰扭伤

急性腰扭伤是指劳动或运动时腰部肌肉、筋膜、韧带、椎间小关节、腰骶关节的急性损伤,多为突然承受超负荷牵拉或扭转等间接外力所致。俗称"闪腰""岔气"。急性腰扭伤是临床中常见病、多发病。多见于青壮年和体力劳动者,平素缺少体力劳动锻炼的人,或偶尔运动时,用力不当亦易发生损伤。男性多于女性。急性腰扭伤若处理不当,或治疗不及时,可造成慢性劳损。

一、病因病理

造成急性腰扭伤的因素常与劳动强度、动作失误、疲劳,甚至气候、季节有关。大部分患者能清楚讲述受伤时的体态,指出疼痛部位。下列因素易造成腰部损伤:腰部用力姿势不当,如在膝部伸直弯腰提取重物时,重心距离躯干中轴较远,因杠杆作用,增加了肌肉的承受力,容易引起腰部肌肉的急性扭伤。行走失足,行走不平坦的道路或下楼梯时不慎滑倒,腰部前屈,下肢处于伸直位时,亦易造成腰肌筋膜的扭伤或撕裂。动作失调,两人搬抬重物,动作失于协调,身体失去平衡,重心突然偏移,或失去控制,致使腰部在肌肉无准备情况下,骤然强力收缩,引起急性腰扭伤。对客观估计不足,思想准备不够,如倒水、弯腰、猛起,甚至打喷嚏等无防备的情况下,也可发生"闪腰岔气"等。

腰部肌肉、筋膜、韧带和关节的急性损伤可单独发生,亦常合并损伤,但不同组织的损伤其临床表现又不完全相同。急性腰扭伤临床常见于急性腰肌筋膜损伤、急性腰部韧带损伤和急性腰椎小关节紊乱等。

本病属中医"筋节伤""节错证"范畴,腰脊为督脉和足太阳经脉所过,经筋所循,络结汇聚,脏腑之维系,运动之枢纽。凡跌仆、闪挫、扭旋撞击,伤及腰脊,筋络受损,或筋节劳损,气滞血淤,筋拘节错,致使疼痛剧烈,行动牵掣。

二、诊断

(一)急性腰肌筋膜损伤

急性腰肌筋膜损伤是一种较常见的腰部外伤,多因弯腰提取重物用力过猛,或弯腰转身突然闪扭,致使腰部肌肉强烈的收缩,而引起腰部肌肉和筋膜受到过度牵拉、扭捩损伤,严重者甚至撕裂。本病属于中医伤科跌仆闪挫病证。其损伤因受力大小不同,组织损伤程度亦不一样,筋膜损伤,累及血脉,造成局部瘀血凝滞,气机不通,产生瘀血肿胀、疼痛、活动受限等表现。临床以骶棘肌骶骨起点部骨膜撕裂,或筋膜等组织附着点撕裂多见。

1.症状

有明显损伤史,患者常感到腰部有一响声或有组织"撕裂"感;疼痛。伤后即感腰部一侧或两侧疼痛,疼痛多位于腰骶部,可影响到一侧或两侧臀部及大腿后部;轻伤者,损伤当时尚能坚持继续劳动,数小时后或次日症状加重,重伤者,损伤当时即不能站立,腰部用力、咳嗽、喷嚏时疼痛加剧;活动受限。患者不能直腰、俯仰、转身,动则疼痛加剧。患者为减轻腰部疼痛,常用两手扶住并固定腰部。

2.体征

肌痉挛,肌肉、筋膜和韧带撕裂可引起疼痛,引起肌肉的保护性痉挛,腰椎生理前凸减小;不对称性的肌痉挛引起脊柱生理性侧弯等改变;压痛,损伤部位有明显的局限性压痛点,常见于腰骶关节、第3腰椎横突尖和髂嵴后部,可伴有臀部及大腿后部牵涉痛;功能障碍,患者诸方向的活动功能均明显受限;直腿抬高、骨盆旋转试验可呈阳性。

3.辅助检查

X线检查一般无明显异常。可排除骨折、骨质增生、椎间盘退变等。

(二)急性腰部韧带损伤

1.症状

有明显外伤史;伤后腰骶部有撕裂感、剧痛,弯腰时疼痛加重疼痛可放散到臀部或大腿外侧。

2.体征

(1)肿胀:局部可见有肿胀,出血明显者有瘀肿。

(2)肌肉痉挛:以损伤韧带两侧的骶棘肌最为明显。

(3)压痛:伤处压痛明显,棘上韧带损伤压痛浅表,常跨越两个棘突及以上;棘突间损伤压痛较深,常局限于两个棘突之间;髂腰韧带损伤压痛点常位于该韧带的起点处深压痛;单个棘突上浅压痛常为棘突骨膜炎。有棘上、棘间韧带断裂者,触诊可见棘突间的距离加宽。

(4)活动受限:尤以腰部前屈、后伸运动时最为明显。

(5)普鲁卡因局封后疼痛减轻或消失,也可作为损伤的诊断性治疗方法之一。

3.辅助检查

严重损伤者应做X线摄片检查,以排除骨折的可能性。

(三)急性腰椎后关节滑膜嵌顿

1.症状

有急性腰部扭闪外伤史,或慢性劳损急性发作;腰部剧痛,精神紧张,不能直立或行走,惧怕任何活动;腰部不敢活动,稍一活动疼痛加剧。

2.体征

(1)体位:呈僵直屈曲的被动体位,腰部正常生理弧度改变,站、坐和过伸活动时疼痛加剧。

(2)肌痉挛:两侧骶棘肌明显痉挛,重者可引起两侧臀部肌肉痉挛。

(3)压痛:滑膜嵌顿的后关节和相应椎间隙有明显压痛,一般无放射痛。棘突无明显偏歪。

(4)功能障碍:腰部紧张、僵硬,各方向活动均受限,尤以后伸活动障碍最为明显。

3.辅助检查

X线检查可见脊柱侧弯和后凸,两侧后关节不对称,椎间隙左右宽窄不等。可排除骨折及其他骨质病变。

三、治疗

(一)治疗原则

舒筋活血,散瘀止痛,理筋整复。

(二)手法

一指禅推法、㨰法、按法、揉法、弹拨法、擦法、抖腰法、腰部斜扳法。

(三)取穴与部位

阿是穴、肾俞、大肠俞、命门、三焦俞、秩边、委中等穴位,腰骶部及督脉腰段。

(四)操作

1.急性腰肌筋膜损伤

(1)患者取俯卧位。用一指禅推法和㨰法在腰脊柱两侧往返操作3~4遍,以放松腰部肌肉。然后在伤侧顺竖脊肌纤维方向用㨰法操作,配合腰部后伸被动活动,幅度由小到大,手法压力由轻到重。时间5~8分钟。

(2)继上势,用一指禅推法、按揉法在压痛点周围治疗,逐渐移至疼痛处做重点治疗。时间为5分钟左右。

(3)继上势,按揉肾俞、大肠俞、命门、秩边、环跳、委中、阿是穴等穴位,以酸胀为度,在压痛点部位做弹拨法治疗,弹拨时手法宜柔和深沉。时间为5分钟左右。

(4)继上势,在损伤侧沿竖脊肌纤维方向用直擦法,以透热为度。患者侧卧位,患侧在上做腰部斜扳法。

2.急性腰部韧带损伤

急性腰部韧带损伤主要是指棘上韧带、棘间韧带和髂腰韧带在外力作用下,导致的撕裂损伤,使韧带弹性和柔韧性降低或松弛,是引起腰背痛的常见原因之一。以腰骶部最为多见。

正常情况下,腰部韧带皆由骶棘肌的保护而免受损伤。当腰椎前屈 90°旋转腰部时,棘上韧带和棘间韧带所承受的牵拉力最大,此时突然过度受力,如搬运重物,或用力不当等,超越了韧带的负荷能力,则出现棘上韧带、棘间韧带或髂腰韧带的损伤。此外,腰脊柱的直接撞击也可引起韧带损伤。轻者韧带撕裂,重者韧带部分断裂或完全断裂。可因局部出血、肿胀、炎性物质渗出,刺激末梢神经而产生疼痛。临床上以 $L_5 \sim S_1$ 韧带损伤最为多见,其次为髂腰韧带、$L_4 \sim L_5$ 韧带损伤。

（1）患者取俯卧位：用按揉法和㨰法在腰脊柱两侧往返操作3～4遍，然后在伤侧顺竖脊肌纤维方向用㨰法操作，以放松腰部肌肉。时间3～5分钟。

（2）继上势，用一指禅推法、按揉法在韧带损伤节段脊柱正中线上下往返治疗，结合指摩、指揉法操作。时间5～8分钟。

（3）继上势，点按压痛点，可配合弹拨法操作，对棘上韧带剥离者，用理筋手法予以理筋整复。时间3～5分钟。

（4）继上势，在损伤节段的督脉腰段用直擦法，以透热为度。对髂腰韧带损伤者，加用侧卧位，做患侧在上的腰部斜扳法。

3.急性腰椎后关节滑膜嵌顿

急性腰椎后关节滑膜嵌顿亦称腰椎后关节紊乱症或腰椎间小关节综合征，是指腰部在运动过程中，由于动作失误或过猛，后关节滑膜被嵌顿于腰椎后关节之间所引起的腰部剧烈疼痛。本病为急性腰扭伤中症状最重的一种类型。以 L_4、L_5 后关节最为多见，其次为 L_5、S_1 和 L_3、L_4 后关节。其发病年龄以青壮年为多见，男性多于女性。

腰椎后关节为上位椎骨的下关节突及下位椎骨的上关节突所构成。每个关节突是互成直角的两个面，一是冠状位，一是矢状位，所以侧弯和前后屈伸运动的范围较大。腰骶关节，则为小关节面介于冠状和矢状之间的斜位，由直立面渐变为近似水平面，上下关节囊较宽松，其屈伸和旋转等活动范围增大。当腰椎前屈时，其后关节后缘间隙张开，使关节内产生负压，滑膜被吸入关节间隙，此时如突然起立或旋转，滑膜来不及退出而被嵌顿在关节间隙，形成腰椎后关节滑膜嵌顿。由于滑膜含有丰富的感觉神经末梢，受嵌压后即刻引起剧痛，并引起反射性肌痉挛，使症状加重。

（1）患者取俯卧位：用按揉法和㨰法在患者腰骶部治疗。时间5～8分钟。

（2）继上势，根据滑膜嵌顿相应节段，在压痛明显处用按揉法操作，手法先轻柔后逐渐深沉加重，以患者能忍受为限。时间3～5分钟。

（3）继上势，术者双手握住其踝部，腰部左右推晃10～20次，幅度由小至大，然后抖腰法操作3～5次，以松动后关节，有利于嵌顿的滑膜自行解脱。

（4）解除嵌顿：在上述治疗的基础上，可选用以下方法操作。①斜扳法：患者侧卧位，伸下腿屈上腿，对滑膜嵌顿位于上腰段的，按压臀部用力宜大；对滑膜嵌顿位于下腰段的，推扳肩部用力宜大；对滑膜嵌顿位于中腰段的，按压臀部和推扳肩部两手用力应相等。左右各扳 1 次，不要强求"咯嗒"声响。②背法：具体操作见背法。

（5）沿督脉腰段用直擦法，以透热为度。

四、注意事项

（1）患者注意睡硬板床，避免腰部过度活动，以利于损伤的恢复。

（2）注意腰部保暖，必要时可用腰围加以保护。

（3）缓解期应加强腰背肌功能锻炼，有助于巩固疗效

五、功能锻炼

（一）屈膝收腹

双膝关节屈曲，收腹，双手交叉置于胸前，后背部用力压床，坚持 10 秒钟，重复 6～8 次。

(二)屈伸髋膝

双髋、双膝关节屈曲,双手抱膝,抬头,往上方前倾,坚持 5 秒钟,重复 6～8 次。

(三)俯卧撑

双手撑地,一侧膝关节贴于胸前,另一侧下肢绷直,脚尖着地,腰部慢慢下沉,坚持 5 秒钟。左右交替,重复 6～8 次。

(四)抱膝蹲立

患者立姿,双脚与肩同宽,上体前屈,慢慢下蹲,两手抱膝,坚持 5 秒钟。动作重复 6～8 次。

六、疗效评定

(一)治愈

腰部疼痛消失,脊柱活动正常。

(二)好转

腰部疼痛减轻,脊柱活动基本正常。

(三)未愈

症状无改善。

(周东侠)

第八节　腰椎退行性脊柱炎

腰椎退行性脊柱炎是指以腰脊柱椎体边缘唇样增生和小关节的肥大性改变为主要病理变化的一种椎骨关节炎,故又称"增生性脊柱炎""肥大性脊柱炎""脊椎骨关节炎""老年性脊柱炎"等。本病起病缓慢,病程较长,症状迁延,多见于中老年人,男性多于女性。体态肥胖、体力劳动者及运动员等发病则偏早。其临床特征主要表现为慢性腰腿疼痛。

一、病因病理

本病分为原发性和继发性两种。原发性为老年生理性退变,人到中年,随着年龄的增长人体各组织器官逐渐衰退,骨质开始出现退行性改变。这种改变主要表现在机体各部组织细胞所含水分和胶质减少,而游离钙质增加,其生理功能也随之衰退,腰椎椎体边缘形成不同程度的骨赘,椎间盘发生变性,椎间隙变窄,椎间孔缩小,椎周组织反应性变化刺激或压迫周围神经,而引起腰腿疼痛。继发性常由于各种损伤、慢性炎症、新陈代谢障碍,或内分泌紊乱等因素,影响到骨关节软骨板的血液循环和营养供给,从而导致软骨的炎性改变和软骨下骨反应性骨质增生,而引起腰腿痛。

本病主要的病理机制为关节软骨的变性、椎间盘的退行性改变。人体在中壮年以后,椎体周围关节的软骨弹性降低,其边缘、关节囊、韧带等附着处,逐渐形成保护性的骨质增生。椎间盘退变表现为髓核内的纤维组织增多,髓核逐渐变性,椎间盘萎缩,椎间隙变窄,椎间孔变小,又加速了髓核和纤维环的变性。椎间盘退变使脊柱失去椎间盘的缓冲,椎体前、后缘应力增加,所受压力明显增大,椎体两端不断受到震荡、冲击和磨损,引起骨质增生。椎体受压和磨损的时间越长,骨质增生形成的机会越多。此外,在椎间盘变性的同时,也会发生老年性的骨质疏松现象,削弱了椎体对压力的承重负荷能力。

本病属中医"骨痹""骨萎证"范畴。中医认为本病与年龄及气血盛衰、筋骨强弱有关。人过中年,内因肝肾亏虚,骨失充盈,筋失滋养;外因风寒湿邪客于脊隙筋节,或因积劳成伤,气血凝滞,节窍黏结,筋肌拘挛,脊僵筋弛而作痛,每遇劳累即发,病程缠绵。

二、诊断

(一)症状

(1)发病缓慢,45岁以后逐渐出现腰痛,缠绵持续,60岁以后腰痛反而逐渐减轻。

(2)一般腰痛并不剧烈,仅感腰部酸痛不适,活动不太灵活,或有束缚感。晨起或久坐起立时腰痛明显,而稍事活动后疼痛减轻,过度疲劳、阴雨天气或受风寒后症状又会加重。

(3)腰痛有时可牵涉至臀部及大腿外侧部。

(二)体征

(1)腰椎弧度改变,生理前凸减小或消失,明显者可见圆背。

(2)两侧腰肌紧张、局限性压痛,有时腰椎棘突有叩击痛。臀上皮神经和股外侧皮神经分布区按之酸痛。

(3)急性发作时腰部压痛明显,肌肉痉挛,脊柱运动受限。

(4)直腿抬高试验、后伸试验可呈阳性。

(三)辅助检查

X线片检查可显示腰椎体边缘骨质增生、唇样改变或骨桥形成。椎间隙变窄或不规则,关节突模糊不清,可伴有老年性骨萎缩。

三、治疗

(一)治疗原则

行气活血,舒筋通络。

(二)手法

㨰法、按法、揉法、点法、弹拨法、扳法、摇法、擦法等。

(三)取穴和部位

命门、阳关、气海俞、大肠俞、关元俞、夹脊、委中等穴及腰骶部。

(四)操作

(1)患者取俯卧位。术者用㨰法、按揉法在腰部病变处、腰椎两侧膀胱经及腰骶部往返操作,可同时配合下肢后抬腿活动,手法宜深沉。时间5~8分钟。

(2)继上势,用拇指按命门、阳关、气海俞、大肠俞、关元俞等穴,叠指按揉或掌根按脊椎两旁夹脊穴。时间5~8分钟。

(3)有下肢牵涉痛者,继上势,在臀部沿股后肌群至小腿后侧,大腿外侧至小腿外侧用㨰法、按揉法、捏法、拿法操作,并按揉、点压委中、承山、阳陵泉等穴位。时间5~8分钟。

(4)继上势,在腰部边用㨰法,边做腰部后伸扳法操作,然后改为侧卧位,做腰部斜扳法,左右各1次,以调整脊柱后关节。

(5)患者俯卧位,沿督脉腰段及脊柱两侧夹脊穴用掌擦法,腰骶部用横擦法治疗,以透热为度。然后患者仰卧位,做屈髋屈膝抖腰法,结束治疗。

四、注意事项

(1)对骨质增生明显或有骨桥形成者,老年骨质疏松者,伴有椎体滑移者,不宜用扳法。

(2)有腰椎生理弧度变直或消失者,可采用仰卧位腰部垫枕;对腰椎生理弧度增大者,可采用仰卧位臀部垫枕,以矫正或改善其生理弧度。

(3)注意腰部保暖,慎防受风寒湿邪侵袭。注意适当的功能锻炼。

(周东侠)

第九节　第三腰椎横突综合征

第三腰椎横突综合征是以第三腰椎横突部明显压痛为特征的慢性腰痛,又称为第三腰椎横突周围炎或第三腰椎横突滑囊炎。本病是腰肌筋膜劳损的一种类型,多数为一侧发病,部分患者可有两侧发病。本病以青壮年体力劳动者多见。

一、病因病理

由于第三腰椎为腰脊椎的中心,活动度大,其横突较长,抗应力大。为腰大肌、腰方肌起点,并附有腹横肌、背阔肌的深部筋膜。当腰、腹部肌肉强力收缩时,该处所承受的牵拉应力最大。因此,第三腰椎横突上附着的肌肉容易发生牵拉损伤,引起局部组织的炎性出血、肿胀、渗出等病理变化。横突顶端骨膜下假性滑囊形成,渗出液吸收困难,使穿行其间的血管、腰脊神经后支的外侧支受到刺激或压迫,产生腰痛和臀部痛,反应性地引起骶棘肌痉挛。日久横突周围瘢痕粘连,筋膜增厚,神经纤维可发生变性,使症状持续。

本病属中医伤科"腰痛"范畴。常因闪挫扭腰,筋肌损伤,气血瘀滞,筋粘拘僵,时时作痛;或因慢性劳损,或被风寒湿邪所困,致气血痹阻,筋肌失荣,久而黏结挛僵,活动掣痛,发为本病。

二、诊断

(一)症状

(1)腰部常有疲劳、不适感、疼痛等表现,疼痛常以一侧为甚,呈弥漫性。

(2)腰痛多呈持续性,劳累、天气变化、晨起或弯腰时加重,稍事活动疼痛减轻。

(3)少数患者可出现间歇性酸胀乏力、疼痛,可牵涉臀部、股后部及股内侧等部位。

(二)体征

(1)压痛:一侧或两侧的第三腰椎横突顶端有局限性压痛,可触及纤维性结节状或囊性样肿胀。

(2)肌痉挛:病变侧腰部肌肉紧张或肌张力减弱。

(3)活动功能:活动功能基本正常。急性发作时,腰部活动功能可明显受限。

(4)直腿抬高试验可为阳性。

(三)辅助检查

X线检查可发现第三腰椎横突明显过长,远端边缘部有钙化阴影,或左右横突不对称、畸形等。

三、治疗

(一)治疗原则

活血散瘀,舒筋通络。

(二)手法

㨰法、摩法、推法、揉法、按法、点法、弹拨法、擦法。

(三)取穴与部位

阿是穴、环跳、承扶、殷门、委中、承山,腰背部。

(四)操作

(1)患者取俯卧位,术者用㨰法在脊柱两侧的竖脊肌、骶骨背面或臀部操作,并配合用手掌根或肘尖,在病变侧第三横突上下反复地推、揉、按、点等手法操作。时间约5分钟。

(2)继上势,术者以拇指反复按、揉环跳、承扶、殷门、委中、承山等穴,并配合腰部后伸被动活动。时间3~5分钟。

(3)继上势,术者用一手拇指在第三腰椎横突处对结节样或条索状硬块进行弹拨、按揉,操作要围绕横突的顶端、上侧面、下侧面和腹侧面进行操作,力要由轻到重,以缓解疼痛。时间5~8分钟。

(4)医师用掌根沿患侧骶棘肌自上而下的推、摩、按、揉操作;最后在病变侧沿竖脊肌纤维方向做上下往返的擦法,以透热为度。时间2~3分钟。

四、注意事项

(1)治疗期间应睡硬板床,可佩戴腰围加以保护。

(2)纠正不良姿势,避免或减少腰部的前屈、后伸和旋转活动。

(3)注意腰部保暖,避免过度疲劳。

五、功能锻炼

同"急性腰扭伤"。

六、疗效评定

(一)治愈

腰痛消失,功能恢复。

(二)好转

腰痛减轻,活动功能基本恢复,劳累后仍觉疼痛不适。

(三)未愈

腰痛未明显减轻,活动受限。

(周东侠)

第十节　慢性腰肌劳损

慢性腰肌劳损是指腰部肌肉、筋膜、韧带等组织的慢性疲劳性损伤,又称慢性腰部劳损、腰背肌筋膜炎等。本病好发于体力劳动者和长期静坐缺乏运动的文职人员。

一、病因病理

引起慢性腰肌劳损的主要原因是长期从事腰部负重、弯腰工作,或长期维持某一姿势操作等,引起腰背肌肉筋膜劳损。或腰部肌肉急性扭伤之后,没有得到及时有效的治疗,或治疗不彻底,或反复损伤,迁延而成为慢性腰痛。或腰椎有先天性畸形和解剖结构缺陷,如腰椎骶化、先天性隐性裂、腰椎滑移等,引起腰脊柱平衡失调,腰肌功能下降,造成腰部肌肉筋膜的劳损。其病理表现为肌筋膜渗出性炎症、水肿、粘连、纤维变性等改变,刺激脊神经后支而产生持续性腰痛。

中医认为,平素体虚,肾气亏虚,劳累过度,或外感风、寒、湿邪,凝滞肌肉筋脉,以致气血不和,肌肉筋膜拘挛,经络阻滞而致慢性腰痛。

二、诊断

(一)症状

(1)有长期腰背部酸痛或胀痛史,时轻时重,反复发作。

(2)天气变化,劳累后腰痛加重,经休息后,或适当活动、改变体位后可减轻。

(3)腰部怕冷喜暖,常喜欢用双手捶腰或做叉腰后伸动作,以减轻疼痛。

(4)少数患者有臀部及大腿后外侧酸胀痛,一般不过膝。

(二)体征

(1)脊柱外观正常,腰部活动一般无明显影响。急性发作时可有腰部活动受限、脊柱侧弯等改变。

(2)腰背肌轻度紧张,压痛广泛,常在一侧或两侧骶棘肌、髂嵴后部、骶骨背面及横突处有压痛。

(3)神经系统检查多无异常。直腿抬高试验多接近正常。

(三)辅助检查

X线检查一般无明显异常。部分患者可见脊柱生理弧度改变、腰椎滑移、骨质增生等;有先天畸形或解剖结构缺陷者,可见 L_5 骶化、S_1 腰化、隐性脊柱裂等。

三、治疗

(一)治疗原则

舒筋通络,活血止痛。

(二)手法

滚法、推法、按法、揉法、点法、弹拨法、擦法等。

（三）取穴与部位

肾俞、命门、大肠俞、关元俞、秩边、环跳、委中、阿是穴，腰背部和腰骶部。

（四）操作

（1）患者取俯卧位，术者用㨰法或双手掌推、按、揉腰脊柱两侧的竖脊肌。时间约5分钟。

（2）继上势，用拇指点按或按揉、弹拨竖脊肌数遍。再用拇指端重点推、按、拨揉压痛点。时间约5分钟。

（3）继上势，用双手指指端或指腹按、揉、振肾俞、命门、大肠俞、关元俞、秩边、环跳、委中等穴，每穴各半分钟。

（4）继上势，沿督脉腰段及两侧膀胱经用直擦法，横擦腰骶部，以透热为度。

四、注意事项

（1）保持良好的姿势，注意纠正习惯性不良姿势，维持腰椎正常的生理弧度。

（2）注意腰部保暖，防止风寒湿邪侵袭。

（3）注意劳逸结合，对平素体虚，肾气亏虚者配合补益肝肾的中药治疗。

五、功能锻炼

（一）腰部前屈后伸运动

两足分开与肩同宽站立，两手叉腰，做腰部前屈、后伸各8次。

（二）腰部回旋运动

姿势同前。做腰部顺时针、逆时针方向旋转各8次。

（三）"拱桥式"运动

仰卧床上，双腿屈曲，以双足、双肘和后头部为支点（五点支撑）用力将臀部抬高，呈"拱桥状"8次。

（四）"飞燕式"运动

俯卧床上，双臂放于身体两侧，双腿伸直，然后将头、上肢和下肢用力向上抬起，呈"飞燕式"8次。

六、疗效评定

（一）治愈

腰痛症状消失，腰部活动自如。

（二）好转

腰痛减轻，腰部活动功能基本恢复。

（三）未愈

症状未改善。

（周东侠）

333

第十一节　臀上皮神经炎

臀上皮神经炎亦称臀上皮神经损伤,是指臀上皮神经在腰臀部的腰背筋膜和臀筋膜交汇处受到挤压、牵拉引起无菌性炎症,刺激臀上皮神经所致的以臀部及腿部疼痛为主的一组综合征。本病是临床常见的"臀腿痛"发病原因之一。

一、病因病理

臀上皮神经由 $L_1 \sim L_3$ 脊神经后支的外侧支组合而成,经骶棘肌外缘穿出腰背筋膜,穿出后的各支行于腰背筋膜的表面,向外下方形成臀上皮神经血管束,越过髂嵴进入臀上部分叶状结缔组织中,至臀大肌肌腹缘处,支配相应部位的臀筋膜和皮肤组织的感觉。

由于腰背筋膜与臀筋膜的纤维方向不一致,臀上皮神经分布其中,当弯腰动作过猛或过久,突然地腰骶部扭转、屈伸牵拉损伤,局部受到直接暴力的撞击可引起筋膜撕裂损伤。其病理表现为局部充血、水肿、炎症渗出增多,刺激臀上皮神经而出现分布区域疼痛。损伤不愈或反复损伤则出现局部组织粘连、变性、机化、肥厚或瘢痕挛缩,压迫周围血管、神经,使疼痛缠绵。

本病属中医伤科"筋伤""筋出槽"范畴。

二、诊断

(一)症状
(1)多数患者有腰骶部闪挫或扭伤史,部分患者外伤史不明显或仅臀部受凉后慢性发病。

(2)一侧腰臀部疼痛,呈刺痛、酸痛或撕裂样疼痛,急性发作者疼痛剧烈,且有患侧大腿后部牵拉样痛,但多不过膝。

(3)行走不便,弯腰受限,坐或起立困难;尤以改变体位时,疼痛加剧。严重者下坐或起立需他人搀扶,或自己扶持物体方能行动。

(二)体征
(1)患侧臀上部及下腰区皮肤及肌肉呈板状,臀上皮神经分布区域有广泛的触痛。

(2)在髂嵴最高点内侧 $2 \sim 3$ cm 处下方的皮下可触及隆起的、可滑动的"条索状"筋结物,触压时感酸、麻、胀、刺痛难忍。

(3)对侧下肢直腿抬高可受限,但无神经根受刺激征。

三、治疗

(一)治疗原则
舒筋通络,活血止痛。

(二)手法
㨰法、一指禅推法、按法、揉法、点法、弹拨法、擦法等。

(三)取穴与部位
阿是穴、肾俞、白环俞、秩边、环跳、风市、委中及腰臀部等。

（四）操作

（1）患者俯卧位,术者立于患侧,用㨰、按、揉手法在患侧腰臀部及大腿后外侧往返施术,用力宜深沉和缓,时间3～5分钟。以放松局部及相关的筋肌组织,促进炎症、水肿吸收,以达到舒筋活血的目的。

（2）继上势,在上述穴位用一指禅推法、指揉法治疗,重点在阿是穴、白环俞、秩边等穴。时间3～5分钟。

（3）在髂嵴最高点内侧2～3 cm处下方条索状肌筋处施以弹拨法,手法由轻渐重,以患者能忍受为限,可与按揉法交替操作,时间2～3分钟。以松解粘连,消散挛缩筋结,以解痉止痛。

（4）沿神经、血管束行走方向施擦法,以透热为度。以促进局部血循环,达到祛瘀散结、止痛之目的。

四、注意事项

（1）因臀上皮神经位置浅表,故弹拨手法宜轻柔,避免强刺激。

（2）治疗期间以卧床休息为主,减少腰臀部活动,以减少渗出,有利于炎症水肿吸收。

（3）缓解期应进行腰部前屈、后伸及左右侧屈、旋转活动锻炼,可减少复发。

（4）注意局部保暖,避免过度劳累。

（王　霞）

第十二节　肩关节周围炎

肩关节周围炎简称"肩周炎",是指肩关节囊及关节周围软组织因劳损、退变、风寒湿侵袭等因素所致的一种慢性非特异性炎症。临床上以肩关节周围疼痛、活动功能障碍、肌肉萎缩为主要特征。本病好发于中老年人(50岁左右),女性发病率高于男性,故有"五十肩"、肩凝症、肩关节粘连症、冻结肩之称。

一、病因病理

肩关节周围炎的发病原因与年龄、气候环境、劳损及关节周围软组织病变有关。人到中年以后,形体气血渐衰,骨节疏弛,复感风寒湿邪,致使肩部气血凝滞,筋失濡养,筋脉拘急发为本病。

肩关节活动范围大,关节灵活,活动频繁,关节囊薄弱,参与肩部活动的肌肉、韧带、滑液囊多,易受到来自各方面的摩擦、挤压和牵扯,而致非特异性炎症或退变;肩部的急慢性劳损,可造成关节周围韧带、肌腱、关节囊广泛性充血、渗出、水肿、增厚、粘连,导致关节活动功能障碍。邻近组织的病变,如冈上肌肌腱炎、肩袖损伤、肩峰下滑囊炎等,日久也可引起肩关节功能障碍。上肢其他部位的骨折、脱位后的固定,使肩关节长期处于不活动状态,也是引起肩关节粘连的一个因素。

本病的发展过程可分为炎症期、粘连期和肌肉萎缩期。炎症期由于局部渗出、充血水肿明显,局部张力增加,刺激神经末梢而疼痛剧烈,其功能障碍以主动活动受限明显,而被动活动则不明显为主;粘连期由于关节囊及周围软组织广泛性粘连导致活动功能障碍,此期疼痛明显减轻,而关节主动活动和被动活动均受限;肌肉萎缩期由于粘连日久,因关节功能障碍出现失用性肌萎缩,尤以三角肌、冈上肌萎缩明显,萎缩的程度与病程时间的长短有关。

本病中医称"肩凝""漏肩风"等。筋络节,节属骨,骨为肾所主。人值中年之后,形体渐退,肾气将衰,肾气衰则不足以生精养髓,骨疏节弛,髓不足以养肝,则筋纵。若因动之太过,或跌仆闪挫,或劳伤筋节,气血瘀滞,筋拘节挛,日久,则筋肌节窍滞僵,或因气血失于疏导而瘀滞,或为风寒湿邪所客,寒凝气聚,气血痹阻,筋肌节窍失于濡养,筋肌拘结而不得舒展,节窍不得屈伸而僵固。脉络不通,不通则痛。久之筋脉失养,拘挛不用,发为本病。

二、诊断

(一)症状

(1)中年后发病,起病缓慢。多数患者有肩关节劳损史,少数可因感受风寒而急性发作。

(2)初起感患肩经常性酸楚疼痛,局部怕冷,有僵滞感,肩关节不灵活,甚者害怕活动。

(3)肩部疼痛,多数为钝痛,日轻夜重,肩部动作过大时则剧烈疼痛。疼痛可累及整个肩部,可向上臂及颈背部放散。

(4)活动受限,呈进行性加重,早期因疼痛所致,中后期因关节粘连所致。可影响穿脱衣服、梳头、洗脸、叉腰等动作。

(二)体征

1.压痛

肩关节周围均有广泛性压痛,在肩内陵、肩髃、秉风、肩贞等穴及三角肌前后部均有不同程度的压痛。

2.功能障碍

患肩前屈、后伸、外展、内收、旋内及旋外运动均有不同程度的障碍,尤以上举、旋内后弯摸背障碍明显。

3.肌肉萎缩

病情较久者,患肩肌肉萎缩、僵硬,肩峰突起。肌肉萎缩以三角肌、冈上肌尤为明显。

(三)辅助检查

X线摄片检查可排除骨性病变。病程较久者可见有骨质疏松,肌腱、韧带不同程度的钙化征象。

三、治疗

(一)治疗原则

初期以舒筋通络,活血止痛为主;中期以松解粘连为主;后期以促进功能恢复为主。

(二)手法

滚法、一指禅推法、按法、揉法、拿法、摇法、扳法、搓法、抖法、擦法等。

(三)取穴与部位

肩内陵、肩髃、肩贞、秉风、天宗、臂臑、曲池等穴,肩关节周围、三角肌部。

(四)操作

(1)患者取坐位。术者站于患侧,以一手托起患肢手臂,另一手用滚法或按揉法在肩前部、三角肌、上臂至肘部往返治疗,同时配合患肢做外展、后伸和旋转活动。手法宜轻柔,时间约5分钟。

（2）继上势，术者一手托住患肢手臂，另一手在肩外侧、腋后部用㨰法治疗，同时配合患肢做前屈、上举活动。手法宜轻柔，时间约5分钟。

（3）术者站于患侧，按揉肩内陵、肩髃、肩贞、秉风、天宗、臂臑、曲池等穴。手法宜深沉缓和，每穴约1分钟。

（4）继上势，术者将患肩抬至最大上举幅度，分别在肩前部、胸大肌、肱二头肌短头肌腱处和肩后部、大圆肌、小圆肌及冈下肌处，做按揉、弹拨手法治疗，手法宜深沉缓和，约3分钟。

（5）采用肩关节杠杆扳法。术者站于患肩侧背后，以一手前臂置于患肩腋下，另一手托其肘部使肘关节呈屈曲状，利用杠杆原理，一手上抬患肩，另一手将肘部向内侧推3～5次，以松解关节内粘连，增加关节活动度。

（6）术者站于患侧，做托肘摇肩法或大幅度摇肩法操作，操作时幅度应由小到大，顺时针、逆时针方向各5～8次。以松解粘连，促进功能恢复。

（7）术者站于患侧后方，在肩背部、冈下区用㨰法、按揉法交替治疗，并提拿肩井穴、三角肌部，时间约3分钟。再在肩关节周围施擦法，以深透热为宜，以促进功能恢复。

（8）术者站于患侧，从肩关节至前臂用搓法往返3～5次。患肩外展约60°做抖肩法，时间1～2分钟。以起到舒筋活络时的作用。

四、注意事项

（1）注意肩部保暖，避免风寒刺激。
（2）初期患肩应减少活动量，以免炎性渗出增多。
（3）中、后期患肩应主动功能锻炼。

五、功能锻炼

肩关节周围炎功能锻炼应持之以恒，循序渐进。常用锻炼方法有以下几种，供选择应用。

（一）背墙外旋法
患者背靠墙站立，患肢屈肘90°握拳，掌心向上，上臂逐渐外旋，尽可能使拳眼接近墙壁，反复进行。适用于外旋功能障碍者。

（二）越头摸耳法
患侧手指越过头顶摸对侧耳朵，反复进行。适用于梳头功能障碍者。

（三）面壁摸高法
患者面朝墙壁站立，患侧手沿墙壁做摸高动作，尽量使胸部贴近墙壁，反复进行。适用于上举功能障碍者。

（四）背后拉手法
双手放于背后，用健侧手握住患肢手腕部，渐渐向健侧拉并向上抬举，反复进行。适用于旋内后弯摸背功能障碍者。

（五）扶墙压肩法
患侧手外展扶墙，用健侧手向下压肩至最大幅度，反复进行。适用于外展功能障碍者。

（六）单臂环转法
患者站立，患肩做顺时针和逆时针方向交替的环转运动，反复进行。适用于旋转功能障碍者。

六、疗效评定

(一)治愈
肩部疼痛消失,肩关节功能完全或基本恢复。

(二)好转
肩部疼痛减轻,活动功能改善。

(三)未愈
症状无改善。

(王　霞)

第十三节　冈上肌肌腱炎

冈上肌肌腱炎又称冈上肌肌腱综合征、外展综合征,是指肩峰部由于外伤、劳损或感受风寒湿邪,产生无菌性炎症,从而引起肩峰下疼痛及外展活动受限。好发于中年以上的体力劳动者、家庭妇女和运动员。

一、病因病理

冈上肌肌腱炎的发病与损伤、劳损及局部软组织的退行性病变有关。冈上肌是组成肩袖的一部分,起于肩胛骨冈上窝,止于肱骨大结节的上部,被视为肩关节外展的起动肌。由于冈上肌肌腱从喙肩韧带及肩峰下滑囊下面的狭小间隙通过,与肩关节囊紧密相连,虽然增加了关节囊的稳定性,但影响了本身的活动。冈上肌与三角肌协同动作使上肢外展,在上肢外展 60°～120°时,肩峰与肱骨大结节之间的间隙最小,冈上肌在其间易受肩峰与大结节的挤压磨损,继发创伤性炎症,充血、水肿、渗出增加,引起疼痛、活动功能受限。日久,可致肌腱肿胀、纤维化、粘连。肿胀的肌腱纤维一方面加重了肌腱的挤压、摩擦损伤,另一方面促进了钙盐沉积,以致继发冈上肌肌腱钙化。

本病可急性发作或慢性发作,后者患者因无明显的功能活动影响,很少诊治。

本病属于中医伤科"筋伤"范畴。手阳明经筋循肩络节,凡肩部用力不当,或扭捩伤及筋络,血瘀经络,筋肌挛急而为筋拘;或积劳成伤,气血瘀滞,久之不散;或为风寒湿邪所侵,肌僵筋挛,筋肌失荣,发为筋结。

二、诊断

(一)症状
1.发病

起病缓慢,有急、慢性损伤史或劳损史。

2.疼痛

肩部外侧疼痛,并扩散到三角肌附近。有时疼痛可向上放射到颈部,向下放射到肘部及前臂,甚至手指。

3.活动受限

患者害怕做外展活动,常外展到某一角度时突然疼痛而不敢再活动,为本病的主要特点。

(二)体征

(1)压痛。常位于冈上肌肌腱的止点,即肱骨大结节之顶部和肩峰下滑囊区、三角肌的止端。同时可触及该肌腱增粗、变硬等。

(2)功能障碍。患肩在外展30°以内启动困难,在外展60°～120°范围内疼痛加剧,活动受限,超过此活动范围则活动不受限。

(3)肌肉萎缩。病情较久者,患肩三角肌、冈上肌萎缩。

(4)疼痛弧试验阳性。

(三)辅助检查

X线片检查,可排除骨性病变。少数患者可显示冈上肌肌腱钙化。

三、治疗

(一)治疗原则

舒筋通络,活血止痛。

(二)手法

㨰法、一指禅推法、按法、揉法、拿法、弹拨法、摇法、搓法、抖法、擦法等。

(三)取穴与部位

肩井、肩髃、肩贞、秉风、天宗、曲池等穴,肩关节周围、三角肌等。

(四)操作

(1)患者取坐位。术者站于患侧,以一手托起患肢手臂,另一手用㨰法施术于肩外部及肩后部、三角肌处,同时配合患肢做外展、内收和旋转活动。然后用拿法施术于同样部位,时间约5分钟。

(2)术者站于患侧,按揉肩井、肩髃、肩贞、秉风、天宗、曲池等穴,手法宜深沉缓和。时间每穴约1分钟。

(3)继上势,术者用拇指拨揉痛点及病变处,手法宜深沉缓和,时间约3分钟。

(4)继上势,医者先用双手掌放置患肩前后做对掌挤压、按揉,然后在肩关节外侧施掌擦法治疗,以透热为度。时间3～5分钟。

(5)摇肩关节,可选用托肘摇肩法或大幅度摇肩法操作。最后搓肩关节及上臂,牵抖上肢,结束治疗。时间2～3分钟。

四、注意事项

(1)急性损伤,手法宜轻柔缓和,适当限制肩部活动。

(2)慢性损伤,手法宜深沉内透,同时配合肩部适当功能锻炼。

(3)无论急、慢性损伤,在运用弹拨法时,刺激要柔和,不宜过分剧烈,以免加重损伤。

(4)注意局部保暖,可配合局部湿热敷。

五、功能锻炼

可参照"肩关节周围炎"的功能锻炼方法。

六、疗效评定

(一)治愈
肩部疼痛及压痛消失,肩关节活动功能恢复。

(二)好转
肩部疼痛减轻,功能改善。

(三)未愈
症状无改善。

(王　霞)

第十四节　肱二头肌长头腱腱鞘炎

肱二头肌长头腱腱鞘炎是指肩关节急、慢性损伤,退变及感受风寒湿邪等,导致局部发生创伤性炎症、渗出、粘连、增厚等病理改变,引起肩前疼痛和外展、后伸功能障碍的一种病证。本病是肩关节常见疾病之一。

一、病因病理

肱二头肌长头肌腱起于肩胛骨盂上结节,越过肱骨头穿行于肱骨横韧带和肱二头肌腱鞘,藏于结节间沟的纤维管内,在肩部用力外展、外旋时,该肌腱在腱鞘内滑动的幅度最大。人到中年以后因退行性改变,使结节间沟底部粗糙或结节间沟底部骨质增生,沟床变浅,以及其他软组织因素造成肩部不稳等,均可增加肌腱的摩擦。长期从事肩部外展、外旋用力过度,加剧了肌腱与腱鞘的摩擦,造成腱鞘滑膜层慢性创伤性炎症。其病理表现为腱鞘充血、水肿,鞘壁肥厚,肌腱肿胀、粗糙、失去光泽,腱鞘内容积变小,处于超"饱和"状态,影响了肌腱在鞘内的活动,阻碍了肩关节的活动功能,甚至纤维粘连形成。

本病属于中医"筋伤""筋粘证"范畴。肩前部为手太阴经筋、络筋所聚,凡扭捩撞挫,伤及肩髃,或慢性积劳,致使血瘀凝聚,气滞不通而为肿痛;或风寒湿邪客于肩髃之筋,寒主收引,湿性重着,气血痹阻,筋失濡养,筋挛拘急,发为本病。

二、诊断

(一)症状
(1)发病缓慢,有急慢性损伤和劳损史。

(2)初起表现为肩部疼痛,可伴有轻度肿胀,以后逐渐加重,直至出现肩前或整个肩部疼痛。受凉或劳累后症状加重,休息或局部热敷后减轻,有时肩部有乏力感,提物无力。

(3)肩部活动受限,尤其以上臂外展、向后背伸及用力屈肘时明显,可向三角肌部放射,影响前臂屈肌。

(二)体征

1.压痛

肱骨结节间沟处有锐性压痛,少数患者可触及条索状物。

2.功能障碍

关节活动明显受限,尤其上臂外展再向后背伸时受限明显。肱二头肌收缩时,常能触及轻微的摩擦感。

3.特殊检查

肩关节内旋试验阳性,抗阻力试验阳性。

(三)辅助检查

X线摄片检查一般无病理体征,可排除骨性病变。病程较久者可有骨质疏松,肌腱、韧带不同程度的钙化征象。

三、治疗

(一)治疗原则

急性损伤者应以活血化瘀,消肿止痛为主;慢性劳损者应以理筋通络,松解粘连为主。

(二)手法

㨰法、一指禅推法、按法、揉法、拿法、弹拨法、摇法、搓法、抖法等。

(三)取穴与部位

肩内陵、肩髃、肩髎、肩贞、曲池、手三里等穴。

(四)操作

(1)患者取坐位。术者站于患侧,以一手托起患肢手臂,另一手用㨰法施术于肩前与肩外部。然后用拿法、一指禅推法施术于同样部位,重点在肱二头肌长头肌腱与三角肌前部,使之放松。时间约5分钟。

(2)继上势,术者用拇指按揉肩内陵、肩骺、肩髎、肩贞、曲池、手三里等穴,每穴约1分钟。

(3)继上势,术者用拇指弹拨结节间沟内的肱二头肌长头肌腱,手法宜深沉缓和,时间约3分钟。

(4)接上势,医者先用双手掌放置患肩前后做对掌挤压、按、揉操作。然后用托肘摇肩法或大幅度摇肩法摇肩关节,搓肩部,牵抖上肢结束治疗。时间3～5分钟。

四、注意事项

(1)疼痛剧烈者,手法宜轻柔缓和,适当限制肩部活动,尤其不宜做外展、外旋活动。

(2)慢性损伤,手法宜深沉内透,同时配合肩部适当功能锻炼。

(3)注意局部保暖,可配合局部湿热敷。

五、功能锻炼

可参照"肩关节周围炎"的功能锻炼方法。

六、疗效评定

(一)治愈

肩部疼痛及压痛点消失,肩关节功能恢复。

(二)好转

肩部疼痛减轻,功能改善。

(三)未愈

症状无改善。

(王　霞)

第十五节　肩峰下滑囊炎

肩峰下滑囊炎是指其滑囊的急、慢性损伤所致的炎症性病变。临床上以肩峰下肿胀、疼痛和关节活动功能受限为主要症状的一种病证。本病又称三角肌下滑囊炎。

一、病因病理

肩峰下滑囊位于三角肌深面,肩峰、喙肩韧带与肩袖和肱骨大结节之间,将肱骨大结节与三角肌、肩峰突隔开,冈上肌肌腱在肩峰下滑囊的底部。正常情况下,滑囊分泌滑液,起润滑作用,能减少肱骨大结节与肩峰及三角肌之间的磨损。肩峰下滑囊炎可分为原发性病变和继发性病变两种,以继发性病变为多见。原发性病变是因肩部遭受明显的直接撞击伤或肩部外展时受间接暴力损伤,使三角肌下滑囊受损,造成急性的肩峰下滑囊炎。继发性病变常因滑囊在肩峰下长期摩擦引起炎性渗出,滑囊周围邻近组织的损伤、劳损或退变,促使肩峰下滑囊产生水肿、增厚、囊内张力增高,或发生滑囊壁内互相粘连,从而限制了上臂外展和旋转肩关节的正常活动。同时由于炎症和张力的因素反射性地刺激神经末梢产生疼痛。冈上肌肌腱发生急、慢性损伤时,滑囊也同时受累,从而继发肩峰下滑囊的非特异性炎症。

肩峰下滑囊与三角肌下滑囊的囊腔是相通的,因而在病理情况下也是相互影响的。在手下垂时,三角肌下滑囊肿胀明显;当手上举时,则肩峰下滑囊肿胀明显。

本病属中医伤科"筋伤"范畴。肩髃部为手少阳经筋所循,手阳明、手太阴经筋所结。凡磕碰扭挫、慢性劳损,所循经筋受累,筋肌挛急,气滞血瘀,渗液积聚,故肿胀疼痛。久滞不散则筋肌失荣,拘僵牵掣。

二、诊断

(一)症状

(1)常有急、慢性损伤和劳损史,多继发于冈上肌肌腱炎。

(2)肩外侧深部疼痛,并向三角肌止点方向放散。疼痛一般为昼轻夜重,可因疼痛而夜寐不安。

(3)急性期可因滑囊充血水肿,三角肌多呈圆形肿胀。后期可出现不同程度的肌肉萎缩。

(4)初期肩关节活动受限较轻,日久与肌腱粘连而使活动明显受限,尤以外展、外旋受限更甚。

(二)体征

1.压痛

肩关节外侧肩峰下和肱骨大结节处有明显的局限性压痛;手下垂时则三角肌止点处饱满,有广泛性深压痛。

2.功能障碍

肩关节外展、外旋功能障碍。急性期多因疼痛引起,慢性期多因粘连而限制功能活动。

3.肌肉萎缩

病程日久可出现冈上肌萎缩,甚至三角肌也可出现失用性萎缩。

(三)辅助检查

X线摄片检查一般无异常,但可排除骨性病变。晚期可见冈上肌腱内有钙盐沉着。

三、治疗

(一)治疗原则

急性期以活血化瘀,活血止痛为主;慢性期以舒筋通络,滑利关节为主。

(二)手法

擦法、一指禅推法、按法、揉法、拿法、弹拨法、摇法、搓法、抖法、擦法及运动关节类手法。

(三)取穴与部位

肩井、肩髃、肩髎、臂臑等穴,肩峰下方及三角肌止点处。

(四)操作

(1)患者取坐位。术者站于患侧,以一手托起患肢手臂,另一手用擦法施术于患肩外侧,重点在肩峰下及三角肌部位。同时配合拿法,使之放松。时间约5分钟。

(2)继上势,用按揉法或一指禅推法在肩井、肩髃、肩髎、臂臑等穴施术,并在三角肌止点处重点按揉,时间5~8分钟。

(3)继上势,术者用拇指弹拨肩外侧变性、增厚的组织,约3分钟。

(4)继上势,在患肩三角肌部位用冬青膏或按摩霜等做擦法,以透热为度。

(5)医者先用双手掌放置患肩前后做对掌挤压、按、揉操作,时间2~3分钟。然后用托肘摇肩法或大幅度摇肩法摇肩关节,搓肩部,牵抖上肢结束治疗。

四、注意事项

(1)急性期手法宜轻柔,可配合局部热敷,以促进炎症、水肿吸收;慢性期手法宜深透,应加强肩关节各方向的被动运动,防止关节粘连。

(2)急性期应以制动休息为主;慢性期应坚持肩关节主动功能锻炼。

五、功能锻炼

可参照"肩关节周围炎"的功能锻炼方法。

六、疗效评定

(一)治愈
肩部无疼痛及压痛,肿块消失,功能恢复正常。

(二)好转
肩部疼痛减轻,肿块缩小或基本消失,功能改善。

(三)未愈
症状无改善。

（王　霞）

第十六节　肱骨外上髁炎

肱骨外上髁炎是指因急、慢性损伤而致的肱骨外上髁周围软组织的无菌性炎症。临床上以肘关节外侧疼痛,旋前功能受限为主要特征。本病为劳损性疾病,好发于右侧,并与职业工种有密切关系。常见于从事反复前臂旋前、用力伸腕作业者,如网球运动员、木工、钳工、泥瓦工等。因本病最早发现于网球运动员,故又名"网球肘"。

一、病因病理

肱骨外上髁为肱桡肌及前臂桡侧腕伸肌肌腱的附着处。在前臂旋前位做腕关节主动背位的突然猛力动作,使前臂桡侧腕伸肌强烈收缩,最易造成急性损伤。其病理表现如下。

(1)桡侧腕伸肌肌腱附着处骨膜撕裂、出血、渗出、水肿,引起局部组织发生粘连、机化,或肌腱附着点钙化、骨化等病理改变。

(2)引起前臂腕伸肌群痉挛、挤压或刺激神经导致疼痛。

(3)肘关节囊的滑膜可能嵌入肱桡关节间隙,加剧疼痛。

(4)可能引起桡侧副韧带损伤,从而继发环状韧带损伤,而使疼痛范围扩大,甚至引起尺桡近侧关节疼痛。

(5)由于反复牵拉损伤,使肌腱附着点形成一小的滑液囊,渗出液积聚在囊内,致使囊内压力增高,反射性刺激局部组织和神经末梢,形成固定压痛。

本病属中医伤科"筋节损伤"范畴。肘节外廉为手阳明经筋所络结,其结络之处急、慢性劳伤,累及阳明经筋;或风寒湿邪客犯筋络,致使气血瘀滞,积聚凝结,筋络粘连,壅阻作痛,筋肌拘挛,则屈伸旋转失利。

二、诊断

(一)症状
(1)有急、慢性损伤史。

(2)肘关节桡侧疼痛,牵涉前臂桡侧酸胀痛。轻者症状时隐时现;重者反复发作,持续性疼痛。

（3）前臂旋转，腕背伸、提拉、端、推等活动时疼痛加剧，影响日常生活，如拧衣、扫地、端水壶、倒水等。

（二）体征

（1）肿胀：肱骨外上髁局部肿胀，少数患者可触及一可活动的小滑液囊。

（2）压痛：肱骨外上髁压痛，为桡侧腕短伸肌起点损伤；肱骨外上髁上方压痛，为桡侧腕长伸肌损伤；肱桡关节处压痛，为肱桡关节滑囊损伤；桡骨小头附近压痛，可能为环状韧带或合并桡侧副韧带损伤。可伴有前臂桡侧伸腕肌群痉挛、广泛压痛。

（3）前臂旋前用力时，肱骨外上髁处疼痛明显。

（4）前臂伸肌紧张试验阳性，网球肘试验阳性。

（三）辅助检查

X线摄片检查一般无异常，可排除骨性病变。有时可见钙化阴影或肱骨外上髁处粗糙。

三、治疗

（一）治疗原则

舒筋活血，通络止痛。

（二）手法

㨰法、一指禅推法、按法、揉法、拿法、弹拨法、擦法等。

（三）取穴与部位

曲池、曲泽、手三里等穴，肱骨外上髁、前臂桡侧肌群。

（四）操作

（1）患者取坐位或仰卧位，将前臂旋前屈肘放于软枕上。术者站于患侧，用轻柔的㨰法从患肘部桡侧至前臂桡外侧往返治疗，可配合按揉法操作。时间3～5分钟。

（2）继上势，在肱骨外上髁部位用一指禅推法和弹拨法交替重点治疗，用拇指按揉曲池、手三里、曲泽、合谷等穴位，手法宜缓和，同时配合沿前臂伸腕肌往返提拿。时间3～5分钟。

（3）继上势，术者一手拇指按压肱骨外上髁处，其余四指握住肘关节内侧部，另一手握住其腕部做对抗牵引拔伸肘关节片刻，然后于肘关节完全屈曲位，前臂旋前至最大幅度时，快速向后伸直肘关节形成顿拉，连续操作3次。目的使滑液囊撕破，以利滑液溢出而吸收。

（4）继上势，在肱骨外上髁部用掌根或鱼际按揉，沿前臂伸腕肌群做按揉弹拨法治疗。时间约3分钟。施术后患者有桡侧三指麻木感及疼痛减轻的现象。

（5）最后，用拇指自肱骨外上髁向前臂桡侧腕伸肌推揉8～10次。以肱骨外上髁为中心行擦法，以透热为度。

四、注意事项

（1）疼痛剧烈者，手法宜轻柔缓和，以免产生新的损伤。

（2）治疗期间应避免做腕部用力背伸动作。

（3）注意保暖，可配合局部湿热敷。

（4）保守治疗无效时，可局部封闭治疗或小针刀治疗。

五、功能锻炼

患者屈患肘，用健侧手拇指按压肱骨外上髁痛点处，做患肢前臂向前向后的旋转活动，使旋转的支点落在肘外侧部。每天 2 次,每次 1～2 分钟。

六、疗效评定

(一)治愈
疼痛消失,持物无疼痛,肘部活动自如。

(二)好转
疼痛减轻,肘部功能改善。

(三)未愈
症状无改善。

(王 霞)

第十七节 腕管综合征

腕管综合征是指由于腕管内压力增高,腕管狭窄,压迫从腕管内通过的正中神经及屈腕肌腱,导致功能障碍的一种病证。临床上以手指麻木、无力、刺痛、感觉异常、腕管部压痛为主要特征。本病又称"腕管卡压综合征""止中神经卡压征"。好发于中年人,女性多于男性。

一、病因病理

腕管是由背侧的 8 块腕骨组成的凹面与掌侧的腕横韧带构成的一个骨纤维管道,管内有正中神经、屈指浅肌腱(4 根)、屈指深肌腱(4 根)和拇长肌腱通过。正常情况下,管内有一定的容积供肌腱滑动。当局部遭受损伤,如骨折脱位、畸形愈合、骨质增生、韧带增厚等因素;或腕管内腱鞘囊肿、脂肪瘤压迫、指屈浅、深肌腱非特异性慢性炎症的影响,可导致腕管相对变窄,或腕管内容物体积增大,肌腱肿胀,正中神经即被卡压而发生神经压迫症状。

中医学认为本病由于急性损伤或慢性劳损,使血瘀经络,以及寒湿淫筋,风邪袭肌,致气血流通受阻而引起。

二、诊断

(一)症状
(1)起病缓慢,少数患者有急、慢性损伤史。

(2)初期主要为正中神经卡压症状,患手桡侧三个半手指(拇、示、中、环指桡侧半指)有感觉异常、麻木、刺痛。昼轻夜重,当手部温度增高时更显著。劳累后加重,甩动手指,症状可缓解。偶可向上放射到臂、肩部。患肢可发冷、发绀、活动不利。

(3)后期患者出现鱼际肌(拇展短肌、拇对掌肌)萎缩、麻痹及肌力减弱,拇指外展、对掌无力,握力减弱。拇、示、中指及环指桡侧的一半感觉减退。肌萎缩程度常与病程长短有密切关系,一般病程在 4 个月以后可逐步出现。

(二)体征
(1)感觉障碍。多数患者痛觉减退,少数患者痛觉过敏,温觉、轻触觉不受影响,痛觉改变以拇、示、中三指末节掌面为多。

（2）肌力减退。鱼际肌变薄，拇指肌力减弱，外展、对掌无力，活动功能受限。

（3）叩击腕管时，正中神经支配的手指有触电样放射性麻木、刺痛。

（4）屈腕试验阳性。

（三）辅助检查

1.X 线片检查

一般无异常，可排除骨性病变。

2.肌电图检查

鱼际肌可出现神经变性。

三、治疗

（一）治疗原则

舒筋通络，活血化瘀。

（二）手法

一指禅推法、𰠭法、按法、揉法、拿法、摇法、擦法等。

（三）取穴与部位

曲泽、内关、大陵、鱼际、劳宫等穴，腕管部、前臂手厥阴心包经循行线。

（四）操作

（1）患者正坐，将手掌心朝上放于软枕上，术者面对患者而坐，用𰠭法沿前臂屈肌群至腕部往返治疗，并配合轻快的拿法使前臂肌肉放松。时间 2～3 分钟。

（2）继上势，术者用一指禅推法、拿揉法在前臂沿手厥阴心包经往返治疗。重点在腕管及鱼际处，手法先轻后重。时间 2～3 分钟。用拇指点按曲泽、内关、大陵、鱼际、劳宫等穴，每穴1分钟。

（3）摇腕法。患者正坐，前臂放于旋前位，手背朝上。术者双手握患者掌部，右手在桡侧，左手在尺侧，而拇指平放于腕关节的背侧，以拇指指端按入腕关节背侧间隙内。在拔伸情况下摇晃腕关节，然后，将手腕在拇指按压下背伸至最大限度，随即屈曲，并左右各旋转其手腕 2～3 次。

（4）患肢屈肘 45°，术者一手握患手以固定腕部，另一手拇指从腕管向前臂屈肌方向做推揉法 8～10 次。可使腕管内渗出液推至前臂肌群以利吸收，从而缓解管内压力。

（5）继上势，从腕管至前臂用掌擦法操作，以透热为度。最后，摇腕关节及各指关节，并捻各指关节结束治疗。时间 2～3 分钟。

四、注意事项

（1）治疗期间，腕部避免用力，必要时可应用护腕保护，或制动休息。

（2）注意保暖，可配合局部湿热敷。

五、功能锻炼

可进行各手指的灵活精细动作锻炼。

（王　霞）

第十八节 腕关节扭伤

腕关节扭伤又称损伤性腕关节炎、腕关节软组织损伤等,是指因外力作用,或慢性劳损,造成腕关节周围韧带、肌肉、肌腱、关节囊等软组织受到过度牵拉损伤,临床以腕关节周围肿胀、疼痛、功能障碍为主要特征。可发生于任何年龄。

一、病因病理

腕部结构复杂,软组织众多,活动又频繁,因此极易发生扭伤。慢性劳损多见于腕关节频繁劳作,或长期从事某一单调的动作,使韧带、肌腱过度紧张和牵拉所致;急性损伤常见于生产劳动、体育运动过程中,或不慎跌仆,手掌猛力撑地,腕关节突然过度背伸、掌屈或扭转,使腕关节超越了正常活动范围;或因持物而突然旋转及伸屈腕关节;或因暴力直接打击,致使韧带、肌腱、关节囊受损。轻者出血、关节周围的韧带撕裂,或部分纤维断裂;重者肌腱错位、韧带完全断裂。当暴力过大时可合并发生撕脱骨折和脱位。由于损伤的作用机制不同,所造成损伤的部位也各不相同。常见损伤的部位有腕掌侧韧带、腕背侧韧带、腕桡侧副韧带和腕尺侧副韧带,其相应部位疼痛明显。

中医认为本病由"筋脉受损,气血凝滞"所致,属中医"骨错缝""筋出槽"范畴。腕节为多气少血之节,为手三阴、手三阳经筋起循之处,各种急、慢性损伤,伤筋伤节,筋脉受损,气血凝滞,为肿为痛,有伤筋、伤节、伤窍之分。《诸病源候论》说腕关节扭伤"皆是卒然致损,故气血隔绝,不能周荣……按摩导引,令其血气复也。"

二、诊断

(一)症状
(1)有腕部急、慢性损伤史。

(2)急性损伤腕部疼痛,不敢活动,活动时疼痛加剧;慢性劳损者腕关节疼痛不甚,较大幅度活动时,可有痛感。腕部常有乏力、不灵活之感。

(3)肿胀程度:急性损伤明显,皮下有瘀肿,瘀肿范围大小与损伤程度有关,早期呈青紫色,后期呈紫黄相兼,慢性损伤则不明显。

(二)体征
1.压痛

损伤一侧的韧带有明显压痛,因损伤部位不同其压痛也不相同。

(1)腕背侧韧带与伸指肌腱损伤:压痛点常在桡背侧韧带部。

(2)腕掌侧韧带与屈指肌腱损伤:压痛点常在桡掌侧韧带部。

(3)腕桡侧副韧带损伤:压痛点常在桡骨茎突部。

(4)腕尺侧副韧带损伤:压痛点常在尺骨小头部。

2.功能障碍

常与损伤侧相反方向的活动障碍明显。

（1）腕背侧韧带与伸指肌腱损伤：腕关节掌屈时疼痛,活动受限。

（2）腕掌侧韧带与屈指肌腱损伤：腕关节背屈时疼痛,活动受限。

（3）腕桡侧副韧带损伤：腕关节向尺侧屈时疼痛,活动受限。

（4）尺侧副韧带损伤：腕关节向桡侧屈时疼痛,活动受限。

（5）伴有肌腱复合损伤：各方向活动均有疼痛,且活动明显受限。

3.辅助检查

X线摄片检查一般无异常,可排除腕骨骨折和脱位。

三、治疗

（一）治疗原则

舒筋通络,活血止痛。

（二）手法

一指禅推法、按法、揉法、拿法、弹拨法、摇法、拔伸法、擦法等。

（三）取穴与部位

内关、外关、神门、阳谷、阳溪、阳池、大陵、太渊、腕骨等穴及腕关节部。

（四）操作

患者取坐位。因损伤部位和时间不同,在手法的具体运用上也有所不同。

（1）在伤处附近选用相应经络上的穴位,如尺侧掌面,可选手少阴心经的神门穴;桡侧背面,可选手阳明大肠经的合谷、阳溪等穴;桡侧掌面,可选手太阴肺经的列缺、太渊等穴。其他部位同上法选取相应穴位,用点按法使之得气,每穴约1分钟。

（2）在伤处周围用按揉法或一指禅推法操作,同时配合拿法,并沿肌肉组织做垂直方向的轻柔弹拨时间3～5分钟。

（3）一手握其前臂下端,一手握其手的掌骨部,做腕关节的拔伸摇动,并做腕关节的旋转、背伸、掌屈、侧偏等动作,以恢复其正常的活动功能。

（4）在腕关节损伤侧用擦法治疗,以透热为度。搓揉腕关节,局部可加用湿热敷。

四、注意事项

（1）推拿应在排除骨折、脱位、肌腱完全断裂后才能进行。

（2）急性损伤局部肿胀、皮下出血严重者,应及时给予冷敷或加压包扎,防止出血过多。推拿应在损伤后24～48小时进行。

（3）急性期手法宜轻柔缓和,以免加重损伤;慢性期手法宜深沉。

（4）治疗期间注意局部保暖,可佩戴护腕保护。

（5）合并脱位、撕脱性骨折时,应按脱位、骨折处理,固定6～8周后。解除固定后再考虑推拿治疗。

五、功能锻炼

嘱患者在疼痛减轻后进行功能锻炼。可用抓空增力势,即五指屈伸运动,先将五指伸展张开,然后用力屈曲握拳。

六、疗效评定

(一)治愈
腕部肿痛消失,无压痛,腕关节活动自如。

(二)好转
腕部肿痛减轻,活动时仍有不适。

(三)未愈
症状无改善。

(王 霞)

第十九节 桡骨茎突狭窄性腱鞘炎

桡骨茎突狭窄性腱鞘炎是指因腕及拇指经常用力过度或劳损,而致拇长展肌腱与拇短伸肌腱的腱鞘发生非特异性炎症,出现桡骨茎突处肿胀、疼痛为特点的病证。狭窄性腱鞘炎在指、趾、腕、踝等部位均可发生,但以桡骨茎突部最为多见,是中青年的好发病,多发生于经常用腕部劳作的人,如瓦工、木工、家庭妇女等,女性多于男性。本病又称拇短伸肌和拇长展肌狭窄性腱鞘炎。

一、病因病理

桡骨茎突腱鞘的内侧为桡骨茎突,外侧和背侧由晚背侧横韧带包裹,形成一狭窄的骨纤维管道,且腱沟浅窄而粗糙不平。腕部经常活动或短期内活动过度,腱鞘因摩擦而慢性劳损或慢性寒冷刺激是导致本病的主要原因。在日常生活和工作中,若经常用拇指捏持操作,或做拇指内收和腕关节过度尺偏动作的劳作,使拇长展肌腱和拇短伸肌腱在狭窄的腱鞘内不断地摩擦,日久可引起肌腱、腱鞘的损伤性炎症,如遇寒则症状加重。其主要病理变化表现为肌腱与腱鞘发生炎症、水肿,腱鞘内外层逐渐增厚,使原本狭窄的腱鞘管道变得更加狭窄。腱鞘炎症初期水肿明显,继而因受挤压而变细,两端增粗形成葫芦状,以致肌腱从腱鞘内通过变得困难,影响拇指的功能活动,可产生交锁现象。

由于肌腱的肿胀、受压,腱鞘内张力增加,在腱鞘部位产生肿胀、疼痛,甚至肌腱与腱鞘之间粘连,活动障碍更为明显。

本病属中医伤科"筋伤"范畴。腕桡之节为手阳明经筋所结,拇指过度展伸牵拉劳损,渗液积聚,留而不去,以致气血瘀滞,筋肌僵粘,拘凝挛掣,发为本病。

二、诊断

(一)症状
(1)起病缓慢,一般无明显外伤史。早期仅感局部酸痛,腕部无力。

(2)腕背桡骨茎突及拇指掌指关节部疼痛,初起较轻,逐渐加重,可放散到肘部及拇指,严重时局部有酸胀感或烧灼感,遇寒冷刺激或拇指活动时疼痛加剧。

(3)拇指活动无力,伸拇指或外展拇指活动受限,常活动到某一位置时突然不能活动。日久可引起鱼际萎缩。

(二)体征

1.肿胀

桡骨茎突处轻度肿胀,可触及豆粒大小的硬结,质似软骨状。

2.压痛

桡骨茎突部明显压痛,腕部尺偏动作时疼痛加重。

3.摩擦感

拇指外展、背伸时,可触及桡骨茎突处有摩擦感或摩擦音,功能障碍常固定在拇指活动到某一位置时,待肌腱有摩擦跳动后则又能活动。

4.特殊检查

握拳尺偏试验阳性。

(三)辅助检查

X线摄片检查一般无异常。

三、治疗

(一)治疗原则

舒筋活血,松解粘连,消肿止痛。

(二)手法

㨰法、一指禅推法、按法、揉法、拔伸法、弹拨法、擦法等。

(三)取穴与部位

手三里、偏历、阳溪、列缺、合谷,桡骨茎突部及前臂桡侧。

(四)操作

(1)患者坐位或仰卧位。患腕下垫软枕,小鱼际置于枕上,术者先于前臂桡侧伸肌群桡侧施㨰法往返操作4～5遍;再点按手三里、偏历、阳溪、列缺、合谷等穴,以达到舒筋活血之目的。时间5～8分钟。

(2)沿前臂拇长展肌与拇短伸肌到第一掌骨背侧,用轻快柔和的弹拨法,上下往返治疗4～5次,然后术者用拇指重点揉按桡骨茎突部及其上下方。时间3～5分钟。

(3)术者以一手握住患腕,另一手握其拇指做拔伸法,同时配合做拇指的外展、内收活动,缓缓摇动腕关节并做掌屈、背伸活动。时间2～3分钟。

(4)推按阳溪穴(相当于桡骨茎突局部)。以右手为例,术者左手拇指置于桡骨茎突部,右手示指及中指夹持患者拇指,拇指及示指等握住患者其他四指向下牵引,同时向尺侧屈曲,然后,术者用左手拇指捏紧桡骨茎突部,用力向掌侧推压挤按,同时右手用力将患者腕部屈曲,以后再伸展,反复3～4次。

(5)以桡骨茎突为中心做擦法,擦时可配合介质,以透热为度。并可配合热敷及外敷膏药。

四、注意事项

(1)治疗期间应避免或减少拇指外展、内收活动;手法应柔和,避免刺激量过大。

(2)注意局部保暖,避免风寒刺激;后期患者应主动功能锻炼。

（王　霞）

第二十节 掌指、指间关节扭挫伤

手指是日常生活中活动最频繁的器官,所以受伤的机会也多,尤以指间关节及掌指关节的侧副韧带及关节囊等软组织纤维的损伤最为常见。严重时可有一侧或两侧侧副韧带断裂。临床表现为关节周围肿胀、疼痛明显,且不易消失,多见于年轻人。近年来随着电脑应用的普及,"鼠标指"的发生率明显上升,尤以右手的示、中指发病居多。

一、病因病理

在正常情况下,掌指关节与指间关节两侧都有副韧带加强稳定,限制指关节的侧向活动。当掌指关节屈曲时,侧副韧带紧张;指间关节的侧副韧带在手指伸直时紧张,屈曲时松弛。

拇指的掌指关节和其他四指的近侧指间关节囊比较松弛,当关节遭受来自侧方或指端方向的暴力冲击,或指间关节受外力作用过度背伸扭转,使关节的侧向运动瞬间加大,而引起一侧副韧带的牵拉损伤或撕裂,甚至断裂。这种损伤往往伴有该关节的暂时性半脱位。有的在韧带附着处有撕脱骨折的小骨片,骨片常包含一部分关节软骨。由于侧副韧带和指间关节囊紧密地连在一起,当侧副韧带断裂时,必然有关节囊的撕裂伤,影响到关节的稳定性。临床上双侧副韧带损伤较少见。

本病属中医伤科"节伤"范畴。指节扭挫,筋腱撕挷,轻者伤及筋节,气血瘀滞于节窍,节肿如梭,拘挛疼痛;重者伤及节窍,节隙错脱,瘀肿痛剧,筋节畸挛,屈伸不能。

二、诊断

(一)症状

(1)有明显的暴力受伤史,或慢性劳损史。

(2)关节周围肿胀,疼痛明显,常伴有皮下出血。

(3)关节功能活动受限,少数患者伴有畸形,手指偏向一侧,并向该侧活动程度增加。

(二)体征

1.压痛

损伤关节周围有明显压痛,做被动侧向活动时疼痛加重。

2.肿胀

损伤关节呈梭形肿胀,瘀血初起为青紫色,逐渐转为紫黄相兼。

3.功能障碍

关节屈伸功能受限。侧副韧带断裂时,关节畸形突向伤侧,侧向活动幅度增大。

(三)辅助检查

X线摄片检查可明确是否有关节脱位和撕脱性骨折。

三、治疗

(一)治疗原则

有撕脱性骨折及脱位者,应及时复位固定;单纯性扭挫伤者,宜活血祛瘀,消肿止痛。

(二)手法

按法、揉法、捻法、摇法、拔伸法、擦法等。

(三)取穴与部位

以损伤关节部位为主。

(四)操作

(1)患者取坐位。术者一手捏住伤指,另一手拇、示指在其损伤关节的周围用捻法,配合按揉法在局部交替治疗。手法宜轻柔缓和,时间5~8分钟。

(2)继上势,术者一手用拇、示两指捏住伤指关节近侧,指骨两侧;另一手捏住伤指远端,做关节拔伸法,并轻轻摇动损伤关节6~7次;然后,在拔伸的同时做捻法、按揉法、抹法操作,反复伸屈关节数次,以理顺损伤筋膜,整复损伤关节。时间3~5分钟。

(3)在损伤关节周围用擦法,以透热为度。

(4)伴有侧副韧带断裂或关节脱位者,应先复位固定3周,待解除固定后才能进行推拿治疗。

四、注意事项

(1)损伤有出血者,应在伤后24~48小时后才能推拿。

(2)推拿应在排除骨折、脱位的情况下进行。

(3)治疗期间患指应减少活动量,制动休息。

(4)损伤伴撕脱性骨折者,按骨折处理,固定6~8周。待解除固定后再考虑推拿。

五、疗效评定

(一)治愈

腕桡侧肿痛及压痛消失,功能恢复,握拳尺偏试验阴性。

(二)好转

腕部肿痛减轻,活动时轻微疼痛,握拳尺偏试验(±)。

(三)未愈

症状无改善。

(王　霞)

第十六章

儿科病证的推拿治疗

第一节 百 日 咳

百日咳即顿咳,是由百日咳杆菌引起的急性呼吸道传染病。临床以阵发性、痉挛性咳嗽,咳毕有特殊鸡鸣样吸气性吼声为特征,是小儿时期常见的呼吸道传染病之一。

本病一年四季均可发病,主要发生于冬春季节。以5岁以下小儿为多见。年龄越小,则病情越重,且病程较长,可持续2个月以上。一般预后良好,但年幼体弱患儿发病,往往病情较重,容易并发肺炎喘嗽、惊厥等,甚至危及生命。

本病的传染源主要是患者,发病前1~2天至病程3周内传染性最强。主要通过飞沫经呼吸道传播。易感儿如密切接触患者后,其发病率可高达75%~90%。病后有较持久免疫力,若再次感染,症状较轻。

一、病因病机

本病由外感时行疠气侵入肺系,夹痰交结气道,导致肺失肃降,气逆上冲而发病。

(一)邪犯肺卫

本病初起,邪毒从口鼻而入,侵犯肺卫,肺气失宣,表卫失和,则见咳嗽、流涕等肺卫表证,类似感冒咳嗽。

(二)痰火阻肺

邪热不解,深伏于肺,肺失清肃,累及于肝,木火刑金,气冲上逆,则见痉咳不止;邪热蕴肺,日久伤脾,脾运失司,聚湿生痰,痰湿犯肺,则见鸡鸣样吼声;邪热伤津,则见日轻夜重之象。

年幼儿体禀不足,肺气娇弱,痰火内阻,呼吸不利,则见憋气、窒息,甚则内陷心肝,痰浊上蒙,痰盛生惊,而见神昏、抽搐之变证。若痰热闭肺或复感外邪闭肺,可见肺气郁闭,产生发热、咳喘之肺炎喘嗽。

(三)气阴耗伤

病至后期,邪气渐退,气阴暗耗,肺脾俱损,可出现咳声无力或低热盗汗等肺脾气虚或肺阴亏损之象。

二、诊断

(一)诊断要点

(1)当地有本病发生或流行,近期有接触史。

(2)有典型阵发性、痉挛性咳嗽,并作鸡鸣样吼声,伴舌系带溃疡。

(3)年幼体弱儿,常无典型痉咳,主要表现为阵发性憋气、青紫、甚则窒息、惊厥。

(4)实验室检查白细胞数增多,尤以淋巴细胞数增多为主,占 60%~80%。

(二)临床表现

1.初咳期

从起病至发生痉咳,1~2 周。出现咳嗽、喷嚏、流涕、眼结膜充血或有发热等类似感冒症状。2~3 天后,其他症状逐渐消失,但咳嗽日渐加重,以入夜为甚,痰液稀白或稠黄,苔薄白或薄黄,脉浮有力,指纹浮红或浮紫。

2.痉咳期

2~6 周。阵发性痉咳为本期特征。咳嗽连续,可达数十声,咳毕常伴有深吸气鸡鸣样回声,然后再发生下一次痉咳。如此反复发作多次,直至吐出痰涎为止。轻者每天数次,重者每天数十次,日轻夜重。痉咳日久,可见面目浮肿、目睛出血、咯血、衄血、舌下生疮、二便失禁,舌红、苔黄,脉滑数,指纹紫滞。3 岁以内患儿,常无痉咳和鸡鸣样回声,表现为阵发性憋气、青紫,甚则窒息、惊厥。

3.恢复期

2~3 周。阵发性痉咳减轻,次数减少,鸡鸣样吸气性吼声消失,咳声无力,或干咳痰少而稠,神倦乏力,食欲缺乏,明显消瘦,舌红少苔,脉细数。

(三)辅助检查

1.血常规

初咳期末和痉咳期,血白细胞数增多,可达(20~50)×10⁹/L,淋巴细胞计数增多,可达60%~80%。

2.细菌培养

鼻咽拭子细菌培养和咳碟法细菌培养,可有百日咳嗜血杆菌生长,早期培养阳性率高。

3.免疫学检查

取鼻咽腔分泌物,检测直接荧光抗体,可以快速诊断本病。对各种血清抗体的检测,也是高灵敏的确诊方法。

(四)鉴别诊断

1.支气管炎、肺炎

有时亦有类似百日咳的痉咳,但无鸡鸣样吸气性吼声,常伴发热。肺部听诊,有干性或湿性啰音;胸部 X 线片提示,有炎症改变。

2.肺门淋巴结核

当气管交叉处淋巴结肿大时,可出现百日咳样痉咳。本病常伴有不规则低热、盗汗、食欲缺乏、疲乏、消瘦等慢性结核中毒症状。结核菌素试验阳性。

3.感冒

百日咳初咳期,类似感冒咳嗽。但感冒咳嗽无日轻夜重和逐日加重的表现。

三、推拿治疗

百日咳的治疗原则以清热泻肺、化痰降逆为主。初期重于宣肺,痉咳期侧重泻肺,恢复期佐以养肺。

(一)治则

清热化痰,降逆止咳。

(二)处方

揉掌小横纹、清肺经、运内八卦、退六腑、搓摩胁肋、揉乳根、揉乳旁、揉肺俞、推揉膻中。

(三)方义

揉掌小横纹,以宽胸宣肺,化痰止咳;清肺经,以宣肺清热;退六腑,以清热泻火;搓摩胁肋,以顺气化痰;揉肺俞、揉乳根、揉乳旁、运内八卦、推揉膻中,以宽胸理气,化痰止咳。

(四)加减

初咳期,加推坎宫、推攒竹、揉太阳;痰多者,加揉丰隆;恢复期,去清肺经、退六腑,加补肺经、补脾经。

四、注意事项

(1)发现百日咳患儿,应及时隔离3~4周;有密切接触史者,观察3周。
(2)应配合药物治疗,增强疗效。
(3)按期接种百日咳疫苗。
(4)注意休息,饮食清淡,避免接触刺激物,保证室内空气流通。
(5)痉咳时,轻拍背部,防止痰液吸入,阻塞气道,引起窒息。

(孟广峰)

第二节　疳　　积

疳积是积滞和疳证的总称,因证候轻重虚实不同,分为积滞和疳证。病因均为伤于乳食,停聚不化,形成积滞;积久不消,进一步发展形成疳证。两者关系密切,故有"积为疳之母,无积不成疳"之说。本病多见于5岁以下小儿,发病无季节性,呈慢性过程,迁延日久,影响小儿生长发育。古代疳证被列为儿科"四大要证"之一。

西医学所说的蛋白质-热能营养不良与疳证的临床表现相似,主要是小儿摄入不足或摄入食物不能充分利用的结果。近些年来疳证的发病明显下降,临床症状也有所减轻。

一、病因病机

本病因喂养不当,乳食内积不化或其他疾病影响,致脾胃功能受损而逐渐形成。

(一)乳食不节

小儿饥饱失调,过食肥甘生冷之品,或偏食,致脾胃受损,运化失职,升降不调,而成积滞。积滞日久,脾胃更伤,转化为疳。

(二)喂养不当

因母乳不足,或过早断乳,未能及时添加辅食,使乳食摄入不足,脾胃生化乏源,而致营养失调,日久便形成疳证。

(三)疾病影响

病后失调,反复发热,或久吐久泻,或肠道虫证等,均可耗伤津液,导致脾胃受损,气血生化不足,诸脏失养而成疳证。

(四)禀赋不足

先天禀赋不足,加之后天喂养、调护不当,致脾胃虚弱,乳食不化,停滞中州,营养失调,气血两亏,日久形成疳积。

二、诊断

(一)诊断要点

(1)有消化不良史或其他急、慢性疾病史。

(2)积滞以不思乳食,食而不化,嗳腐吞酸,脘腹胀满,大便不调,但病程不长为特征。

(3)疳证以长期形体消瘦,体重低于正常值40％,面色不华,毛发稀疏枯黄,饮食异常,肚腹膨胀,大便干稀不调,或精神不振,烦躁易怒,有明显的脾胃和精神症状为特征。

(二)临床表现

1.积滞伤脾

形体消瘦,体重不增,肚腹膨胀,纳食不香,精神不振,夜卧不安,大便不调,常有恶臭,或手足心热,舌苔厚腻。

2.气血两亏

面色萎黄或㿠白,骨瘦如柴,毛发枯黄稀疏,精神萎靡,烦躁不安,睡卧不宁,啼哭无力,四肢不温,发育障碍,腹凹如舟,大便溏泄,舌淡苔薄,指纹色淡。

(三)辅助检查

1.血常规

合并贫血时,红细胞、血红蛋白均低于正常值。

2.血浆蛋白

正常或稍偏低;血清蛋白显著减低者,常易发生水肿。

3.大便常规

多有不消化食物残渣或脂肪球。

(四)鉴别诊断

1.营养不良性水肿

水肿前,可有体重减轻、消瘦等表现,但血浆蛋白显著减少。常继发于多种维生素缺乏症,以维生素 A、维生素 B、维生素 C 的缺乏为多见。

2.厌食

主要表现为长期食欲缺乏,但精神状态尚可,无明显形体消瘦和其他症状。

三、推拿治疗

疳积的治疗原则以调理脾胃为主。积滞伤脾者,佐以消食导滞;气血亏虚者,佐以补益气血。

(一)积滞伤脾

1.治则

调理脾胃,消积导滞。

2.处方

补脾经、揉板门、推四横纹、揉中脘、揉天枢、按揉足三里、分腹阴阳、运内八卦、摩腹。

3.方义

补脾经、摩腹、按揉足三里,以健脾和胃,消食和中;揉板门、揉中脘、揉天枢、分腹阴阳,以消积导滞;推四横纹、运内八卦,以理气调中,调和气血。

4.加减

便溏者,加补大肠、揉龟尾;便秘者,加清大肠、按揉膊阳池、推下七节骨。

(二)气血两亏

1.治则

温中健脾,补益气血。

2.处方

补脾经、推三关、揉外劳宫、掐揉四横纹、运内八卦、揉中脘、按揉足三里、捏脊。

3.方义

补脾经、推三关、揉中脘、捏脊,以温中健脾,补益气血;掐揉四横纹,以主治疳积;运内八卦、揉外劳宫,以温阳助运,理气和中;按揉足三里,以健脾和胃,调和气血。

4.加减

烦躁不安者,加掐五指节、清肝经;五心烦热、盗汗者,去推三关、揉外劳宫,加补肾经、揉二马、清肝经;便溏者,加补大肠;便秘者,加清大肠、推下七节骨。

四、注意事项

(1)推拿治疗疳积,疗效显著,每1个疗程7~10天,单用捏脊法或配合针刺四横纹治疗,隔天1次或每周2次,效果亦好。病情严重者,配合药物治疗,效果更好。

(2)手法治疗食欲好转时,应逐渐添加食物,防止损伤脾胃。

(3)寻找病因,综合治疗,根治。

(4)调整饮食,给予喂养指导。

(孟广峰)

第三节 厌 食

厌食是指小儿较长时间不欲饮食,甚至拒食的一种病证。临床以食欲缺乏为主要特征。本病多见于1~6岁小儿。城市儿童发病率较高,无明显季节性。患儿一般除厌食外,其他情况较好。若长期不愈,营养缺乏,影响小儿生长发育。

一、病因病机

厌食的病因病机主要为喂养不当,或先天不足,或病后失调,导致脾胃不和,受纳运化失健。

(一)喂养不当

饮食过于滋补,或过于溺爱,乱投杂食或纵其所好,养成偏食、吃零食的习惯或饮食不节,饥饱无度等,均可导致脾失健运,胃失受纳,脾胃不和而厌食。

(二)先天不足

先天禀赋不足,加之后天喂养调护不当,致脾胃虚弱,胃不思纳而致厌食。

(三)病后失调

小儿热病伤津或用药不当,过于寒凉或过于温燥或病后调理不当,均可导致胃津受灼,脾胃气阴不足,受纳运化功能失调,而产生厌食。

二、诊断

(一)诊断要点

(1)以长期食欲缺乏为主要特征。

(2)除形体偏瘦,面色少华外,一般无其他阳性体征。

(3)排除其他慢性疾病和外感病。

(二)临床表现

1.脾胃不和

食欲缺乏,甚至厌恶饮食,多食或强迫进食,则脘腹饱胀;形体偏瘦,但精神尚好;舌质淡红,苔薄白或白腻,脉有力,指纹淡红。

2.脾胃气虚

不欲饮食,甚或拒食,面色萎黄,精神倦怠,懒言乏力,大便夹有不消化的食物残渣,舌淡,苔薄白,脉弱无力,指纹色淡。

3.胃阴不足

不欲进食,口干多饮,皮肤干燥,手足心热,大便秘结,小便黄赤,舌红少津,苔少或花剥,脉细数,指纹淡紫。

(三)辅助检查

血生化锌、铜、铁等多种微量元素含量偏低。

(四)鉴别诊断

1.积滞

有伤乳食病史,除食欲缺乏、不思乳食外,伴有嗳气酸腐,大便酸臭,脘腹胀痛。

2.疳证

亦可有食欲缺乏,但也可有食欲亢进,嗜食异物者。以体重下降,明显消瘦,肚腹膨胀,面黄发枯,伴烦躁易怒或萎靡不振的精神症状为主要特征。

3.疰夏

以食欲缺乏为主,可有全身倦怠,大便不调,或有发热。本病发生在夏季,有明显季节性。

三、推拿治疗

厌食的治疗原则以开胃运脾为主。根据临床表现的不同,或运脾和胃,或健脾益气,或养胃育阴。

(一)脾胃不和

1.治则

和胃运脾。

2.处方

补脾经、补胃经、揉中脘、按揉足三里、摩腹、揉板门、推四横纹、运内八卦。

3.方义

补脾经、补胃经、按揉足三里,以和胃运脾;揉中脘,以消食助运;摩腹、揉板门,以健脾和胃,理气消食;运内八卦、推四横纹,以调中和胃。

4.加减

手足心热者,加清天河水。

(二)脾胃气虚

1.治则

健脾益气。

2.处方

补脾经、揉脾俞、揉胃俞、摩腹、摩中脘、揉足三里、运内八卦、捏脊、推三关、揉外劳宫、摩脐。

3.方义

补脾经、揉脾俞、揉胃俞、摩中脘、揉足三里,以健脾益气,和胃消食;摩腹、运内八卦、捏脊,以理气和中,补益气血;推三关、揉外劳宫,以温阳益气;摩脐,以补中益气,消食助运。

4.加减

大便不实者,加补大肠。

(三)胃阴不足

1.治则

养胃育阴。

2.处方

补胃经、补脾经、揉二马、揉板门、运内八卦、揉脾俞、揉胃俞、运内劳宫、清天河水。

3.方义

补胃经、补脾经、揉胃俞、揉脾俞,以开胃运脾;揉二马,以养阴清热;揉板门,以健脾和胃,消食导滞;运内八卦,以理气和中;运内劳宫、清天河水,以滋阴退热。

4.加减

大便秘结者,加清大肠、摩腹、推下七节骨、揉龟尾。

四、注意事项

(1)纠正不良饮食习惯。定时进餐,饭前勿吃零食和糖果,荤、素、粗、细粮合理搭配,不挑食、不偏食,少食生冷、肥甘厚味之品。饭前、饭后勿大量饮水或进饮料。

(2)切勿在进食时训斥、打骂小儿。营造良好进食环境,增强小儿食欲。

(3)积极寻找厌食原因,采取针对性有效措施。

(孟广峰)

第四节 腹 痛

腹痛是小儿时期许多疾病中常见的一个症状,是腹部外科疾病主要表现之一,尤其是急腹症。许多内科疾病也经常发生腹痛,其病因十分复杂。本节讨论的是针对小儿常见的由感受寒邪、乳食积滞、虫积腹中、脾胃虚寒引起的非外科急腹症之腹痛。

西医学根据病因将腹痛分为腹内脏器和腹外脏器引起的两类,其中腹内脏器腹痛中有功能性和器质性之分。功能性腹痛,由管腔壁痉挛或蠕动异常所致,如消化不良、胃肠蠕动紊乱、过敏性肠痉挛;腹痛呈阵发性或持续性,无固定痛点,腹肌柔软,间歇时精神好,肠鸣音正常。器质性腹痛,因脏器的炎症、梗阻、穿孔、套叠、扭转等引起,如阑尾炎、肠炎、急性肠梗阻、急性肠套叠等;腹痛呈持续性,部位固定,有压痛或反跳痛、腹肌紧张、可触及肿块或肠型等。腹外脏器病变也可表现局部腹痛。在诊断中,必须详细询问发病经过,注意腹痛性质,伴随症状,以及有关体征,以防贻误病情。

一、病因病机

(一)感受外邪

护理不当,或气候突变,或过食生冷,腹部中寒。寒为阴邪,性主收引,寒凝而滞,经络不通,气机壅阻,不通则发为腹痛。

(二)乳食积滞

乳食不节,或暴饮暴食,或过食不易消化食物,以致脾胃受损,运化失常,食积中焦,壅塞气机,升降失调,传化失职,而致食积腹痛。

(三)虫积

由于感染蛔虫,扰动肠中,或蛔入胆道,或虫多而扭结成团,阻滞气机,致气滞作痛。

(四)脾胃虚寒

由于平素脾胃虚弱,或久病脾虚,致中阳不足,脾运失司,寒湿内停,气机不利,血脉凝滞,而致虚寒腹痛。

二、诊断

(一)诊断要点

(1)疼痛在胃脘以下,脐周及耻骨以上。

(2)腹痛起病急骤或较缓慢。疼痛呈阵发性或持续性,疼痛范围不清楚,痛止后活动如常。

(3)腹软,多喜按,多无包块,无腹膜刺激征,肠鸣音正常或亢进。

(二)临床表现

1.寒痛

腹痛突发,阵阵发作,哭吵不安,得温则舒,面色青白,甚则唇色紫黯,肢冷,或兼大便清稀,小便清长,舌淡、苔白滑,指纹色红。

2.伤食痛

腹部胀满疼痛,按之痛甚,不思饮食,嗳哕酸腐,时有呕吐,吐物酸腐,矢气频作,大便臭秽,或腹痛欲泻,泻后痛减,夜卧不安,苔厚腻,脉滑。

3.虫痛

腹痛突发,以脐周为甚,时作时休,食欲不佳,或嗜食异物,形体消瘦,有时可在腹部摸到蠕动之块状物,按之腹软,可凹陷变形,时隐时现,多有便虫史;若蛔虫窜入胆道,则痛如钻顶,时发时止,伴呕吐。

4.脾胃虚寒

腹痛绵绵,喜暖喜按,精神倦怠,面色萎黄,形体消瘦,食欲缺乏,大便稀溏,舌淡苔薄,指纹色淡。

(三)辅助检查

1.血常规

功能性腹痛一般无异常。器质性腹痛,根据病史,可查血常规、血糖等。

2.粪便常规

虫积腹痛,大便中可找到虫卵。

(四)鉴别诊断

1.急性阑尾炎

本病多见于年长儿,以脐周痛,转移性右下腹疼痛为主,且有明显的压痛、反跳痛和腹肌紧张,常伴呕吐及发热,白细胞计数和中性粒细胞计数增高。

2.肠套叠

多发生在婴幼儿,突然发生间歇性腹痛,伴呕吐,便血,腹部可触到腊肠样肿块。

3.肠扭转

除一般腹痛、腹胀、频繁呕吐等症状外,可触及胀大的肠襻,X线检查可协助诊断。

4.急性坏死性肠炎

腹痛呈阵发性加剧,腹泻,明显中毒现象,排腥臭味、赤豆汤样大便。X线腹部平片可协助诊断。

5.过敏性紫癜

腹型或混合型,常腹痛明显,下肢对称性紫癜及关节疼痛或肿胀。

6.肠痉挛(肠绞痛)

本病亦可出现腹痛,但多由不消化食物刺激,食物过敏,寒冷、饥饿等导致肠蠕动过强,或肠内气体过多所致。

三、推拿治疗

腹痛的治疗原则以理气止痛为主。外感者,佐以温经散寒;食积者,佐以消食导滞;虫积者,佐以安蛔;脾胃虚寒者,佐以温补脾肾。

(一)寒痛

1.治则

温中散寒,理气止痛。

2.处方

补脾经、推三关、揉外劳宫、掐揉一窝风、摩腹、拿肚角、揉中脘、按揉足三里。

3.方义

补脾经、摩腹、揉中脘、按揉足三里,以温中健脾;推三关、揉外劳宫,以助阳散寒;掐揉一窝风、拿肚角,以理气散寒止痛。

4.加减

大便清稀者,加补大肠。

(二)伤食痛

1.治则

消食导滞,和中止痛。

2.处方

揉板门、摩腹、拿肚角、补脾经、清大肠、揉中脘、揉一窝风、分腹阴阳、揉天枢、揉足三里、运内八卦。

3.方义

揉板门、摩腹、补脾经、揉中脘、揉足三里,以健脾和胃,消食导滞,理气止痛;清大肠、揉天枢,以疏调肠腑积滞;揉一窝风,以行气止痛;运内八卦,以宽胸理气,调和气血;拿肚角,以止腹痛。

4.加减

呕吐者,加清胃经、推天柱骨、横纹推向板门;发热者,加退六腑、清天河水。

(三)虫痛

1.治则

温中行气,安蛔止痛。

2.处方

揉一窝风、揉外劳宫、推三关、摩腹、揉脐。

3.方义

揉一窝风、揉外劳宫、推三关,以温中散寒,安蛔止痛;摩腹、揉脐,以健脾和胃,行气止痛。

4.加减

腹痛甚者,加按揉脾俞、胃俞、足三里。

(四)虚寒腹痛

1.治则

温补脾肾,益气止痛。

2.处方

补脾经、补肾经、揉丹田、推三关、揉外劳宫、揉中脘、揉脐、按揉足三里。

3.方义

补脾经、补肾经、推三关、揉外劳宫,以温补脾肾,益气止痛;揉丹田,以温补下元;揉中脘、揉脐、按揉足三里,以温中和胃,散寒止痛。

4.加减

腹泻者,加补大肠、摩腹。

四、注意事项

(1)推拿治疗小儿腹痛效果明显,但需明确诊断,排除非适应证。

（2）急腹症引起的腹痛,应及时采取其他治疗方法,以免延误病情。

（3）部分内科性腹痛,除推拿治疗外,配合药物治疗效果更好。

（4）虫积腹痛者,推拿止痛后,应以驱虫药根治。

（孟广峰）

第五节 夜 啼

夜啼是指婴儿入夜则啼哭不安,或每夜定时啼哭,甚则通宵达旦,而白天如常的病证。民间俗称为"夜啼郎"。本病多见于小婴儿,一般预后良好。如长期夜啼失治,可影响小儿正常生长发育。

夜啼原因甚多,大致可分脾寒、心热、伤食、惊吓4类。此外,若因口疮、发热等疾病引起的夜啼,应积极治疗其主要病症。至于因尿布潮湿,或衣被过暖过寒,或因饥渴等引起者,找出原因及时处理后,啼哭可停止,不必治疗。

一、病因病机

(一)脾寒

由于孕妇素体怯弱,胎儿禀赋不足,虚怯则脏冷或护理不当,沐浴受凉、睡眠时腹部中寒,导致寒邪犯脾。阴盛于夜,阴胜则脏冷愈盛,脾为阴中之至阴,喜温而恶寒,寒则运化不健,气机不利,绵绵腹痛而夜啼不止。

(二)心热

由于孕妇性素躁急,或喜食辛辣香燥之物,导致心热内蕴,胎儿在母腹中感受已偏,出生后蕴有胎热,热盛则心烦而多啼,夜寝不安。

(三)伤食

由于喂养不当,乳食积滞,导致脾胃功能失调,积滞郁结于胃肠不化,胃不和则卧不安,故夜间时时啼哭。

(四)惊吓

小儿脏气娇嫩,神气怯弱,如遇非常之物,或闻特异声响等意外刺激,则心神不宁,神志不安而夜间时时啼哭。

二、诊断

(一)诊断要点

（1）入夜啼哭,不得安睡,甚则通宵不眠,连夜不止,少则数天,多则月余,白天如常。体格检查无异常。

（2）从小儿的年龄、啼哭的时间、精神状况、面色、舌、脉、腹部体征、体温及实验室检查等方面,排除因各种疾病引起的啼哭。

(二)临床表现

1.脾寒啼

面色白,手足欠温,蜷曲而啼,啼声无力,不欲吮乳,口中气冷,腹痛喜按喜暖,大便色青而溏,唇舌淡白,指纹淡红。

2.心热啼

面赤唇红,神烦啼哭,哭声洪亮有力,手腹俱热,吮乳时口中气热,大便秘结,小便短赤,舌尖红,指纹紫滞。

3.伤食啼

夜卧不安,时时啼哭,不欲吮乳,脘腹胀满,或有腹痛拒按,甚则呕吐酸腐,大便秘结或泻下秽臭,苔厚腻,脉滑,指纹滞。

4.惊吓啼

面色青,有恐惧啼哭之状,或睡眠中时作惊惕不安,猝然啼哭惊叫,指纹青色。

(三)辅助检查

实验室及其他各项检查多无异常指标。

三、鉴别诊断

小儿不会言语,啼哭是他的一种表达方式,可以通过听啼哭的声音和伴随症状鉴别因感冒、发热、咳嗽、出疹、腹泻、呕吐、肠套叠、中耳炎等病证引起的啼哭。

四、推拿治疗

夜啼的治疗原则以温脾、清心、镇惊安神为主。

(一)脾寒啼

1.治则

温中健脾,养心安神。

2.处方

推三关、揉外劳宫、补脾经、揉中脘、揉脐、揉小天心、揉百会。

3.方义

推三关、补脾经、揉中脘,温中健脾;揉外劳宫、揉脐,加强温中散寒,止腹痛作用;揉小天心、揉百会能镇惊安神。

(二)心热啼

1.治则

导赤清心,安神。

2.处方

清心经、揉内劳宫、清天河水、掐五指节、捣小天心。

3.方义

清心经、揉内劳宫、清天河水,清心散热,除烦;掐五指节、捣小天心,镇惊安神。

4.加减

小便赤者,加清小肠;腹胀者,加运内八卦、摩腹。

(三)伤食啼

1.治则

消积导滞,和中安神。

2.处方

清补脾经、揉板门、清肝经、运八卦、分腹阴阳、揉中脘、推下七节骨。

3.方义

清肝经、清补脾经,抑木扶土;运内八卦、分腹阴阳,理气消积;揉中脘、推下七节骨,导滞和中,综合方义,积滞得消,胃和则睡安。

(四)惊吓啼

1.治则

平肝,镇惊安神。

2.处方

清肝经、清心经、清补脾经、掐五指节、掐揉小天心、猿猴摘果、清天河水。

3.方义

清肝经、清心经、清补脾经、清天河水,清心平肝;掐五指节、掐揉小天心、猿猴摘果,镇惊安神。

五、注意事项

(1)推拿治疗夜啼疗效显著。

(2)加强新生儿护理,注意保暖,温度适宜;及时换尿布。

(3)保持环境安静,养成良好睡眠习惯。

(4)合理喂养,以满足生长发育需要为原则。

(5)乳母饮食不宜辛辣厚味和寒凉。

(孟广峰)

第六节　惊　风

惊风又称抽风、惊厥。以抽搐伴神昏、两目上视为主要临床特征。多见于6岁以下小儿,年龄越小,发病率越高,病情变化越迅速,是古代中医儿科"四大要证"之一。临床上分为急惊风和慢惊风两种,急惊风来势凶急,处理不当可使脑组织和局部机体缺血缺氧,遗留后遗症,严重的可引起窒息,发生呼吸和循环衰竭,因此治疗要及时、果断,必要时要积极抢救。

西医学认为,惊风是中枢神经系统功能紊乱或器质性异常的一种表现,发病原因很多,本节所述为因高热或中枢神经系统感染而引起的惊风。

一、病因病机

急惊风主要因感受风邪或温热疫毒,出现痰、热、惊、风四证,病位在心、肝两经,属实证、热证;慢惊风多由急惊或大病后等因素所致,病情复杂,多属虚证、寒证。

(一)急惊风

小儿体属纯阳,感受风邪,化热极速,风热化火,侵扰心、肝两经,易发一过性高热惊厥,热退后抽搐自止;感受温热疫毒,邪毒内闭,从热化火,炼津成痰,痰蒙心窍,引动肝风,故见神昏、抽搐;小儿神情怯弱,暴受惊恐或乳食积滞,积滞、痰热内壅,清窍蔽塞,气机逆乱,发为惊风。

(二)慢惊风

急惊延治,或久痢、久泻、久吐、大病后正气亏损,气血津液耗伤,筋脉失于滋养而致虚风内动。

西医学认为小儿中枢神经系统发育不完善,当产伤、高热或炎症刺激时,容易促使大脑皮质运动神经元异常放电,导致全身或局部肌肉暂时性的不随意收缩。

二、诊断

(一)诊断要点

(1)多见于6岁以下小儿。

(2)发病突然,变化迅猛。

(3)以肢体痉挛抽搐、两目上视、意识不清为特征。

(二)临床表现

1.急惊风

(1)高热惊风:急性热病或不明原因的高热致使高热内闭,扰乱神明,引动肝风而发为惊风。患儿体温在39℃以上,初起神情紧张,烦躁不安,项背不适,继则壮热无汗,口渴欲饮,眼红颊赤,神昏谵语,颈项强直,四肢抽搐,牙关紧闭,两目上视,舌质红绛、苔黄,脉数,指纹青紫。

(2)突受惊恐:暴受惊恐后,神情紧张,突然抽搐,惊惕不安,惊叫,面色乍青乍白,睡眠不安,或昏睡不醒,醒时啼哭,四肢厥冷,大便色青,舌苔薄白,脉细数,指纹青紫。

(3)乳食积滞:好发于饱食或过食之后,先见脘腹胀满,呕吐,腹痛,便秘,继而目瞪视呆,神昏抽搐,呼吸短促,苔黄腻,脉滑数。兼有痰湿者,喉中痰声辘辘,咳吐不利,呼吸急促,苔白腻等症。

2.慢惊风

起病缓慢,病程长。面色苍白,嗜睡无神,两手握拳,抽搐无力,时作时止,有的在沉睡中突发痉挛,形寒肢冷,纳呆,便溏,舌淡苔白,脉沉无力。

(三)辅助检查

(1)除血、尿、大便常规外,应有选择性地做血电解质测定、肝肾功能、血糖等化验,必要时做脑脊液检查。

(2)惊厥控制后,要有选择性进行头颅X线、脑电图、CT、MRI等检查。

三、鉴别诊断

癫痫是一种由于脑功能异常所致的疾病,以突然昏仆,不省人事,口吐白沫,两目直视,四肢抽搐,发过即苏,醒后如常人为特征。多见于年长儿,一般不发热,有反复发作病史,发作时,先有猪、羊样叫声。脑电图检查可见棘波或尖波、棘慢或尖慢复合波、高幅阵发性慢波等癫痫波形。

四、推拿治疗

(一)急惊风

1.治疗原则

急则治其标,先以开窍镇惊,然后分别予以清热、导痰、消食以治其本。

2.处方

(1)开窍：掐人中、拿合谷、掐端正、掐老龙、掐十宣、掐威灵、拿肩井、拿仆参(以上穴位可选择应用)。

(2)止抽搐：拿合谷、拿曲池、拿肩井、拿百虫、拿承山、拿委中。

3.方义

掐人中、掐老龙、掐十宣等，醒神开窍；拿合谷、拿委中、拿承山等，止抽搐。

4.辨证加减

(1)肝风内动，角弓反张：拿风池、拿肩井、推天柱骨、推脊、按阳陵泉、拿承山。

(2)痰湿内阻：清肺经、推揉膻中、揉天突、揉中脘、搓摩胁肋、揉肺俞、揉丰隆。

(3)乳食积滞：补脾经、清大肠、揉板门、揉中脘、揉天枢、摩腹、按揉足三里、推下七节骨。

(4)邪热炽盛：清肝经、清心经、清肺经、退六腑、清天河水、推脊。

(二)慢惊风

1.治则

培补元气，息风止搐。急性发作时可按急惊风处理。

2.处方

补脾经、清肝经、补肾经、按揉百会、推三关、拿曲池、揉中脘、摩腹、按揉足三里、捏脊、拿委中。

3.方义

补脾经、补肾经、推三关、揉中脘、摩腹、按揉足三里、捏脊，健脾和胃，培补元气；清肝经、按揉百会、拿曲池、拿委中，平肝息风，止抽搐。

五、注意事项

(1)推拿治疗本病，着重醒神开窍解痉，同时要抓住危及生命的主要矛盾，积极查找病因，中西结合对症治疗。

(2)在发作时，应使患儿侧卧，并用纱布包裹的压舌板放在上下牙齿之间，以免咬伤舌头。

(3)保持环境安静，避免患儿受不良刺激。

(4)对于发热患儿，尤其既往有惊厥病史者，要注意降温，以防体温过高，再次引发惊厥。

(孟广峰)

第七节 遗 尿

遗尿是指3周岁以上小儿在睡眠中小便自遗，醒后方觉的一种疾病，又称"尿床"。本病有原发和继发之分，临床以前者为多见。3岁以下小儿，肾气未盛，脑髓未充，智力未全，排尿控制能力尚未健全；学龄儿童因白天贪玩过度，精神疲劳，夜间熟睡，偶发尿床，这些都不属病态。

遗尿多自幼得病，也有在儿童期发生，可以一时性，也有持续数月后消失，而后又反复者，有的可持续到性成熟时才消失。遗尿若长期不愈，会妨碍儿童的身心健康，影响智力及体格发育。

一、病因病机

尿液的生成、排泄与肺、脾、肾、三焦、膀胱有密切关系。其病因主要为肾气不足、肺脾气虚、肝经郁热。

(一)肾气不足

下元虚冷为遗尿的主要病因。肾为先天之本,主水,藏真阴元阳,开窍二阴,职司二便,与膀胱互为表里。肾气不足,不能温养膀胱,膀胱气化功能失调,闭藏失职,不能制约水道而成遗尿。

(二)脾肺气虚

肺主一身之气,为水之上源,有通调水道,下输膀胱功能;脾为后天之本,属中焦,主运化,喜燥恶湿而制水。肺脾功能正常,则水液得以正常输布排泄。素体虚弱,或久病肺脾俱虚,上虚不能制下,无权约束水道而成遗尿。

以上肺、脾、肾功能失健者,均属虚证。

(三)肝经郁热

肝主疏泄,调畅气机,通利三焦。若肝经郁热,郁而化火,或夹湿下注,疏泄失常,影响三焦水道正常通利,迫注膀胱,而成遗尿,其尿臭难闻,此属实证。

西医学认为,正常排尿机制在婴儿期由脊髓反射完成,以后建立脑干-大脑皮质控制。近年来骶神经调节疗法,治疗原发性遗尿症的物理疗法取得重要进展。其治疗原理为,增加膀胱骶神经至中枢上行传入通路信息、提高神经兴奋性、明显改善睡眠觉醒障碍、增加膀胱容量、抑制逼尿肌不稳定收缩造成的膀胱过度活动。临床研究认为,这是一种安全、有效的治疗方法。

西医学认为,原发性遗尿是大脑皮质及皮质下中枢功能失调所致,一般无器质性疾病,但有较明显的家族倾向。如突然受惊,过度疲劳,生活环境的骤变,不恰当的教育等均为导致遗尿的常见因素。继发性遗尿可因精神创伤、泌尿系统或全身性疾病引起。

二、诊断

(一)诊断要点

3岁以上小儿,睡眠中不经意尿床,轻则数夜一次,重则每夜1~2次或更多,且睡眠较深。年长儿童有害羞和紧张心理。

(二)临床表现

1.肾气不足

睡中经常遗尿,多则一夜数次,醒后方觉,面色无华,精神萎靡,记忆力减退,腰酸腿软,小便清长,舌淡苔少,脉细。

2.脾肺气虚

睡中遗尿,尿频量少,神疲乏力,面色萎黄,自汗消瘦,食少便溏,舌淡苔白,脉细弱。

3.肝经郁热

睡眠中遗尿,尿量不多,气味腥臊,小便色黄,平素性情急躁,面红唇赤,舌红苔黄,脉数。

(三)辅助检查

1.尿常规及尿培养

原发性遗尿一般无异常。继发性遗尿,根据病史,可检查尿常规、尿比重、尿糖等。

2.X线检查

继发性遗尿,注意有无脊柱裂、尿道造影有无畸形或其他异常。

三、鉴别诊断

(一)糖尿病

因尿量增多,儿童患者常有遗尿。但多伴有多饮、消瘦、乏力等症状。通过检查尿糖可以确诊。

(二)尿崩症

本病在儿童也可表现为遗尿,但饮水量明显多于正常,且尿比重明显下降。做垂体加压素试验或禁水试验可以确诊。

(三)泌尿系统感染

常有尿频、尿急、尿痛等膀胱刺激症状,尿常规检查可证实。

(四)脊柱裂

脊柱X线摄片即可明确诊断。

(五)蛲虫感染

肛周瘙痒,夜间有虫体在肛周排卵。大便镜检虫卵可确诊。

四、推拿治疗

遗尿的治疗原则以固涩下元为主。虚者温补脾肾,肝经郁热者平肝清热。

(一)脾肺肾虚

1.治则

补益脾肺,温肾固涩。

2.处方

补脾经、补肺经、补肾经、推三关、揉外劳宫、按揉百会、揉丹田、按揉肾俞、擦腰骶部、按揉三阴交、灸关元、灸百会、揉小天心。

3.方义

推三关、揉丹田、补肾经、按揉肾俞、擦腰骶部以温补肾气;补肺经、补脾经,补肺脾气虚;按揉百会、揉外劳宫温阳升提;按揉三阴交以通调水道。

4.加减

食少便溏加揉板门、捏脊、揉足三里、补大肠。

(二)肝经郁热

1.治则

平肝清热。

2.处方

清肝经、清心经、分手阴阳、清小肠、捣小天心、推箕门、补肾经、揉上马、揉三阴交、揉涌泉。

3.方义

清肝经、清心经、清小肠,清心火以平肝;补肾经、揉上马、推箕门,养阴清热;捣小天心,清热镇惊安神。

4.加减

小便色黄,尿频加清补肾经。

五、注意事项

(1)注意对继发性遗尿相关疾病的诊断和综合治疗。

(2)建立良好的医患关系,鼓励患儿树立信心,消除焦虑情绪,战胜疾病。同时请家长配合,不要打骂和歧视小儿。

(3)夜间入睡后,家长要定时叫醒小儿起床排尿,建立合理的生活制度,养成按时排尿习惯。

(孟广峰)

第八节　脱　肛

脱肛是指肛管、直肠向外翻出而脱垂于肛门外,是幼儿时期一种常见病症。一般在1岁前罕见,多数见于2~4岁,随年龄增长多可自愈。

脱肛可分为黏膜脱垂型、完全脱垂型和盆结肠套叠脱垂型3型。临床常见的黏膜脱垂型,是肛管或肛管直肠的黏膜与肌层分离,向下移位,脱出于肛门之外,此型是小儿特有的病变。

中医分为气虚和实热两型。

一、病因病机

(一)气虚下陷

久泻久痢,长期咳嗽,某些消耗性疾病后,耗伤正气,气虚下陷,摄纳无权,导致本病。

(二)湿热下注

大肠积热,湿热下注,大便干燥秘结,肠腔内压增加而使直肠脱垂。

二、诊断

(一)诊断要点

1.黏膜脱垂型

病程短,排便时有肿物脱出肛门外,便后能自行回复,无疼痛感。

2.完全脱垂型

病程长,反复发作后,有便后下坠和排便不尽感,排便时脱出物增大,便后肿块不能回缩,须用手帮助托回,以后腹部稍作用力即从肛门脱出。局部感染时伴黏膜充血、水肿、出血、疼痛等。

(二)临床表现

1.气虚

肛门直肠脱出不收,肿痛不甚,兼有面色㿠白或萎黄,形体消瘦,精神萎靡,舌淡苔薄,指纹色淡。

2.实热

肛门直肠脱出,红肿刺痛、瘙痒,兼有大便干结,小便短赤,口干苔黄,指纹色紫。

(三)辅助检查

实验室和其他检查无异常。局部检查,用力努挣后,直接见到脱出发红的直肠黏膜,伴感染时,脱出物黏膜出现充血、水肿、溃疡。

三、鉴别诊断

(一)肛瘘

瘘管时愈时破,局部有时红肿、疼痛、溃破、流脓。排便时无肿物突出,用探针贯通瘘管可鉴别。

(二)肛周湿疹

肛周有红色丘疹,瘙痒,但排便时无肿物突出。

四、推拿治疗

脱肛的治疗原则以升提固脱为主,根据临床辨证,予以清热、利湿、导滞。

(一)气虚

1.治则

补中益气,升提固脱。

2.处方

补脾经、补肺经、补大肠、推三关、按揉百会、揉龟尾、推上七节骨、捏脊。

3.方义

补脾经、补肺经、推三关、捏脊,补中益气;补大肠、推上七节骨,涩肠固脱;按揉百会以升阳提气;揉龟尾以理肠提肛。

(二)实热

1.治则

清热利湿,导滞通便。

2.处方

清脾经、清大肠、清小肠、退六腑、按揉膊阳池、揉天枢、推下七节骨、揉龟尾。

3.方义

清大肠、揉天枢、退六腑,清理肠腑积热;清脾经、清小肠,清利湿热;按揉膊阳池、推下七节骨,清热通便;揉龟尾以理肠提肛。

五、注意事项

(1)首先治疗促成脱肛的原发疾病。

(2)全面改善小儿的生活制度,增加营养,增强体质。

(3)培养每天定时排便习惯,要求尽快地排出;训练小儿做有效的使劲,切忌坐便盆时间过长。

(4)注意局部护理,每次大便后用温水洗净,将脱出物揉托回纳。

(孟广峰)

第十七章

急性病证的推拿治疗

第一节 高　热

高热在临床上属于危重症范畴。小儿正常体温常以肛温 36.5～37.5 ℃,腋温 36～37 ℃衡量。若腋温超过 37.4 ℃,且 1 天间体温波动超过 1 ℃,可认为发热。所谓低热,指腋温为 37.5～38.0 ℃,中度热38.1～39 ℃,高热 39.1～40 ℃,超高热则为 41 ℃以上。

一、诊断要点

(一)症状

体温上升时出现恶寒、战栗、皮肤苍白并干燥无汗,体温可在几分钟、几小时、几天内达到高峰。临床表现为皮肤潮红、灼热、出汗、呼吸及心率加快等,并有眼结膜充血、口唇疱疹、头痛,甚至意识障碍。

(二)体征

体温 39 ℃以上,心率 100 次/分以上,呼吸 24 次/分以上,面色潮红,周身汗出或无汗。败血症伴有皮疹、皮肤黏膜出现血点;伤寒、副伤寒伴有表情淡漠、玫瑰疹、肝脾大。风湿热可伴有关节红肿、心律失常,少数患者可出现环形红斑或结节性红斑。

(三)实验室检查

(1)败血症患者白细胞计数常在 15×10^9/L 以上,有核左移,中毒颗粒者应考虑为金黄色葡萄球菌败血症。

(2)结核病患者白细胞计数正常或减少。淋巴细胞分类增加,应考虑浸润性肺结核,结合胸片及痰菌检查可确诊。

(3)伤寒、副伤寒患者白细胞计数减少,贫血、血或骨髓涂片可找到疟原虫。

(4)细菌性或阿米巴性肝脓肿患者白细胞计数明显增加,X 线透视、超声波有助于诊断定位。

(5)尿路感染患者尿常规检查可见白细胞、脓球。

(6)中枢神经系统感染患者应及时做脑脊液检查及 CT 检查。

(7)风湿热患者血沉增快,黏蛋白增高,抗"O"增高,系统性红斑狼疮血沉加快,抗核抗体阳性,骨髓或血中有时可检出狼疮细胞。

二、辨证分型

(一)外感高热型

发病急,病程短,体温在39℃以上,初起伴有恶风寒等外感证候。

(二)风热型

高热恶寒,咽干,头痛,咳嗽,舌红苔黄,脉浮数。

(三)肺热型

伴有咳嗽,痰黄而稠,咽干口渴等。

(四)热在气分型

高热汗出,烦渴引饮,舌红,脉洪数。

(五)热入营血型

高热夜甚,斑疹隐隐,吐血便血,舌绛心烦,甚则出现神昏谵语、抽搐。

三、推拿治疗

(一)治则

清热,泻火,退热。

(二)手法

一指禅推法、点法、擦法、揉法、分法等。

(三)取穴

以足太阳经、手阳明经、督脉腧穴为主,配合有关经脉腧穴,取大椎、大杼、肺俞、风池、中府、玄门、尺泽、曲池、肩井、合谷、外关、太阳、印堂、迎香等穴。

(四)操作方法

(1)患者坐位,术者站于其前方,先用一指禅推法于前额印堂穴向上推至前发际,再推向太阳穴再沿眉弓推回印堂,如此往返操作治疗2~3分钟,治疗重点以印堂、太阳、鱼际诸穴为主。继之用双手拇指分抹法于前额部,重点以印堂、太阳、鱼际诸穴为主。继之用双手拇指分抹前额部,自印堂眉弓由中间向两侧向上逐次分推抹至前发际两侧头维、太阳,反复操作治疗2~3分钟,再用双手拇指按揉印堂、太阳、头维、神庭、迎香穴,反复操作治疗2~3分钟,均以酸胀感为佳。

(2)承上势,术者位于其背后,先用擦法于肩背部沿大肠经和肺经向指端方向往返操作治疗2~3分钟,其重点以曲池、尺泽、外关、鱼际诸穴为主,继之拿按风池,手法宜重,令其发汗。用双手示、中指按揉中府、云门穴各1分钟,再点按肩井、大椎、大杼、肺俞诸穴,反复治疗2~3分钟,均以酸胀感为度。

(3)接上势,术者施用擦法于肩背两侧及膀胱经,左右上下往返治疗3~5分钟,继用掌擦督脉、膀胱经,上下反复擦至皮肤色红、热透入里为度。然后用掌拍肩背脊柱部,反复拍打3~5遍。最后,拿揉风池,拿按肩井,搓揉肩背部,结束手法操作。

(五)随证加减

(1)无汗或自汗,四肢不温者,加揉按肺俞、脾俞、肾俞、足三里,艾灸气海穴。

(2)发热,出汗,痰黄,咽肿痛,口渴者,加点揉大椎,按揉肺俞、尺泽,拿按曲池。

(3)无汗怕冷,鼻塞流涕者,加按揉风门,擦大椎,摩中脘,艾灸合谷、神阙。

（六）注意事项

（1）内伤发热，或流行性感冒并发肺炎、脑炎、伤寒、副伤寒、败血症等出现高热不退，应及时转科诊治。

（2）嘱患者注意保暖，多饮开水，避免过劳或受寒凉。

（3）平时坚持锻炼身体，经常做头面部保健操及保健功法以增强体质。

四、自我保健推拿

患者取坐位，用示、中指指腹揉印堂，按揉太阳，抹前额，揉推迎香，按揉风池，拿按合谷，拿揉内关、外关，按揉中府、云门、尺泽，擦胸部，重按大椎、肺俞。每次操作时间约 15 分钟，每天早晚各 1 次。

（刘　洋）

第二节　休　克

休克是临床上较为常见的一个急症，系由各种致病因素引起有效循环血量下降，使全身各组织和重要器官灌注不足，从而导致一系列代谢紊乱、细胞受损及脏器功能障碍。其临床表现为面色苍白、四肢湿冷、肢端发粗、脉搏细速、尿量减少及神志迟钝、血压下降等。休克特征为微循环障碍，临床上各科均可遇到。不论其病因如何，导致休克根本因素为有效血容量锐减，最终使组织缺血、缺氧，细胞代谢异常，造成细胞死亡。

一、诊断要点

（1）有诱发休克的原因。

（2）有意识障碍。

（3）脉搏细速，超过 100 次/分或不能触知。

（4）四肢湿冷，胸骨部位皮肤指压阳性（压迫后再充盈时间超过 2 秒钟），皮肤花纹，黏膜苍白或发绀，尿量少于 30 mL/h 或尿闭。

（5）收缩血压低于 10.7 kPa（80 mmHg）。

（6）脉压小于 2.7 kPa（20 mmHg）。

（7）原有高血压者，收缩血压较原水平下降 30％以上。

凡符合上述第（1）项及第（2）、（3）、（4）项中的两项和第（5）、（6）、（7）项中的一项者，可诊断为休克。

（8）实验室检查：细菌感染，特别是化脓性感染时，白细胞总数和中性粒细胞增高，而病毒、立克次氏体、疟原虫及某些细菌感染，白细胞总数正常或减少。动脉血乳酸含量增高，血中乳酸脱氢酶含量增高表明组织破坏严重。若一度升高而后逐渐下降，表明缺氧和坏死得到改善。休克患者可能伴有低钠、低氯、高钾血症。

二、辨证分型

(一)热厥型

身热头痛,口干舌燥,烦渴,大便燥结,脉沉滑数,舌红苔黄燥等,与革兰阳性菌所致脓毒性休克相符。

(二)寒厥型

以肢体厥冷,出冷汗,唇甲青紫,精神萎靡,舌淡苔滑,脉沉微细欲绝为主要特点,是一种阴寒内盛、阳气衰败的全身虚寒性急危重症。

(三)气脱型

精神萎靡,面色苍白,胸闷气短,汗出黏或汗出湿冷,舌淡红,脉细数无力,与心源性休克相符。为卫气不固、正气外脱、气阴伤耗之证。

(四)血脱型

多与失血性休克相符,表现口渴,心悸,面色苍白,四肢厥冷,舌质淡,脉细数。

三、推拿治疗

(一)治则

急则治其标,缓则治其本。以醒脑开窍,回阳救逆为法,缓则培元固本,补益血气。

(二)手法

按揉法、一指禅推法、掐法、拿法、点法等。

(三)取穴

素髎、内关,配以人中、中冲、涌泉、百会、神阙、关元等。

(四)操作方法

(1)患者仰卧位,术者位于其右侧,先施用掐法、点按法于素髎、人中、内关、合谷、涌泉诸穴,以升阳救逆;症状稍有缓解时,施用一指禅推法。揉按百会、神阙、关元、涌泉,掐揉中冲(或十宣)以醒脑开窍。

(2)承上势,隔天再以按揉法、一指禅推法于上述各穴位,并加用拿揉肩井、肩髎、肩贞、曲池、少海、手三里。点按太冲、足三里诸穴,以平肝潜阳,降逆宽胸,补中益气。操作治疗时间20分钟左右。

(五)注意事项

(1)休克是一种严重病症,术者必须密切观察病情变化。

(2)患者应平卧,不用枕头,宽衣解带,并注意保暖和安静。待血压稳定后,必须搬动时,动作要轻缓。

(3)经推拿治疗效果不显著者,可配服独参汤或建议其他方法治疗。

(刘　洋)

第三节 昏　厥

昏厥是一种突发性、短暂性、一过性的意识丧失而昏倒,系因一时性,广泛性脑缺血、缺氧引起,并在短时间内自然恢复。昏厥的产生可由于心排血量明显减少,或心脏瞬时停搏,大循环中周围血管阻力下降,或由于局部脑供血不足所致。当人体站立时,心排血量停止 1～2 秒,就会有头昏无力感,3～4 秒可发生意识丧失。

一、诊断要点

(一)症状

突然昏厥,不省人事,面色㿠白,四肢厥冷。昏前常有诱因,如疼痛、情绪不佳、恐惧、焦虑、疲劳、闷热、突然转颈、低头等。昏前常有前驱症状,如出汗、恶心、上腹不适、头晕、耳鸣、眼花、气促、胸痛、四肢发麻等。

(二)体征

(1)面色异常,如显著苍白多见于反射性昏厥;面色潮红见于某些脑性昏厥,发绀见于原发性肺动脉高压症,哭泣昏厥等。

(2)呼吸异常多见于心脏机械性阻塞或脑性昏厥。

(3)血压异常下降见于直立性低血压性昏厥,血压明显升高见于高血压脑病、妊娠高血压综合征等。

(4)心脏停搏或心动过缓可见于颈动脉性昏厥、吞咽性昏厥、排尿性昏厥。

(三)实验室检查

实验室检查对昏厥患者诊断帮助较大,一般先做常规检查。尿常规尿糖和酮体阳性可能为糖尿病。尿蛋白大量并伴有红细胞、白细胞、管型者,应考虑尿毒症的可能。血常规白细胞增高者,应考虑感染、炎症、脱水及其他应激情况。血红蛋白阳性,应考虑内出血、贫血。同时,还应注意脑脊液检查、呕吐物检查,必要时再做血液生化检查。

(四)X 线、CT 特殊检查

X 线检查有助于寻找隐匿病因,如头颅 X 片可发现颅骨骨折,胸部 X 片可发现肺部肿瘤或炎症,腹部 X 片可发现梗阻征象等。

CT 检查对颅内、胸腔、腹腔内病变都有较高的诊断价值,在昏迷原因较难确定时,应考虑做 CT 检查,特别是头颅 CT 检查,对鉴别诊断帮助较大。

二、辨证分型

(一)气厥

1.实证

由于情志刺激而诱发突然昏仆,不省人事,呼吸气粗,口噤握拳,四肢厥冷,舌苔薄白,脉沉有力或沉弦。

2.虚证

眩晕昏仆,面色苍白,气息低微,冷汗淋漓,四肢厥冷,舌淡,脉沉细微。

(二)血厥

1.实证

猝然昏倒,不省人事,牙关紧闭,面红目赤,口唇紫黑,舌红或紫黯。脉弦。

2.虚证

突然昏厥,唇面色苍白,口张自汗,肢冷,气息微弱,目陷无光,舌淡,脉细无力或芤。

（三）暑厥

猝然昏倒,气喘不语,冷汗不止,面色潮红或苍白,口渴尿少,舌红而干,脉洪数或虚数而大。

（四）痰厥

突然晕仆,不省人事,喉间痰声辘辘作响或吐涎沫,呼吸气粗,四肢厥冷,苔白腻,脉弦滑。

（五）食厥

暴饮过食突然昏厥,胸闷气窒,脘腹胀满疼痛,舌苔黄腻,脉滑。

三、推拿治疗

（一）治则

开窍醒神,理气降逆。

（二）手法

掐法、按法、揉法、点法、推法、拿法、拍法等。

（三）取穴

人中、攒竹、百会、印堂、太阳、膻中、心俞、膈俞、内关、足三里等穴。

（四）操作方法

（1）患者仰卧位,头颈稍垫高,解开衣襟,若喉中有痰者,先用吸痰器吸痰,或将头偏向一侧,进行口对口吸痰。术者位于右侧,用拇指掐人中、攒竹两穴,先掐后揉治疗2～3分钟。继用按揉百会、印堂穴1～2分钟,再从印堂推抹至太阳、角孙穴反复操作治疗2～3分钟。

（2）承上势,术者先用双手拇指与示、中、无名指重拿肩井穴3～5次。用掌揉膻中穴,用四指端点揉期门、章门诸穴2～3分钟。继用双手分推两侧心俞、膈俞、肝俞诸穴,反复操作2～3分钟,以酸胀感为度。继用指掌分推法于背脊部自大椎穴分推至两侧胁肋部,往返操作5～7遍。最后用掌拍法于脊背部重拍督脉、膀胱经,反复操作1～2分钟。

（五）注意事项

（1）昏厥重症,出现循环衰竭、脱水昏迷等严重病情时,不宜手法治疗,应及时转诊其他科治疗处理。

（2）患者苏醒后,应积极寻找病因,进行治疗。

（3）嘱患者避免情志刺激、暴饮、暴食、暑热劳作等各种诱发因素。

（刘 洋）

第四节 抽 搐

抽搐是不随意运动表现,是神经-肌肉疾病的病理现象,表现为横纹肌的不随意收缩。中医认为引起抽搐的病因病机主要有热毒内盛,风阳扰动,风毒窜络,阴血亏损等方面。常见于脑系疾病、传染病、中毒、头颅内伤、厥病、子痫、产后痉病、小儿惊风、破伤风、狂犬病等病中。

一、诊断要点

（一）症状

突然发病,项背强直,口噤不开,四肢和躯干出现肌肉抽搐,甚则角弓反张,不省人事,或手指蠕动。可伴有发热或畏寒、头痛、呕吐、心悸、二便失禁等。癔症性抽搐,在发作前多有精神刺激,出现全身僵直,牙关紧闭,双手紧握,或为不规则四肢挥舞,杂以啼哭,叫喊,发作时间一般偏长,数分钟至数小时,偶尔更长。

(二)体征

(1)患者肌张力增高,呈强直性或痉挛性肌收缩,可有意识障碍。

(2)体温可异常升高,血压亦可异常,可有心肺体征或神经系统体征,以及其他方面体征。

(3)癔症性抽搐患者无异常体征,肌张力变化不定。

(三)X 线、CT 特殊检查

如考虑为大脑功能障碍性抽搐,脑缺血、脑梗死、脑肿瘤、脑外伤应做心电图、脑彩超、CT、脑血管造影等检查。

(四)实验室检查

可按需要做血常规、尿常规、血糖、血电解质测定、肝功能、肾功能测定,脑脊液检查,血气分析,寄生虫抗原皮内试验等。

二、辨证分型

(一)邪壅经络型

发热恶寒,头痛,项背强直甚或口噤不得语,四肢搐搦,或筋脉拘急,胸脘痞闷,渴不欲饮,苔白腻,脉浮紧。

(二)风痰闭神型

突然昏仆,肢体抽搐或瘫痪,喉中痰鸣,口吐涎沫,苔白腻,脉弦滑。

(三)热郁阳明型

壮热胸闷,口噤龂齿,项背强直,四肢抽搐甚至角弓反张,口渴喜冷饮,躁扰神昏,腹胀便秘,苔黄腻,脉弦数。

(四)热盛动风型

壮热汗出口渴,躁扰不宁,甚则神昏,四肢抽搐,颈项强直,两目上视,面赤,舌质红绛,苔黄,脉数。

(五)热动营血型

身热夜甚,神昏,口噤抽搐,项背强直,角弓反张,或身见斑疹,舌红绛,苔黄燥,脉弦数或细数。

(六)肝阳化风型

头痛眩晕,项强不舒,肢体麻木,震颤或抽搐,急躁易怒,或见昏迷,口苦,面红目赤,舌红,苔黄,脉弦细。

(七)阴虚动风型

头痛眩晕,腰酸耳鸣,心烦失眠,肢体麻木、震颤甚或抽搐,小便短黄,大便干结,舌红,少苔,脉数。

(八)风毒入络型

四肢抽搐,牙关紧闭,舌强口噤,或肌肉震颤,或苦笑面容,或半身不遂,或口眼㖞斜,头痛眩晕,舌红,苔腻,脉弦。

(九)火毒入络型

四肢抽搐无力,肌肉瞤动,肢体发麻,食少,腹胀,便溏,神疲乏力,肢凉,眩晕,体瘦,面色萎黄,舌淡,苔薄白,脉缓弱。

三、推拿治疗

(一)治则

急则治其标,缓则治其本,以开窍、醒脑、解痉、止搐为法。

(二)手法

掐法、点法、拿法、按法、揉法等。

(三)取穴

以督脉为主,取人中、印堂、百会、大椎、筋缩、合谷、太冲、后溪、涌泉等穴。

(四)操作手法

(1)患者仰卧位,术者位于其一侧,先用拇指指端掐人中、十宣,先掐后揉反复操作 3~5 次,继之重按揉印堂、百会、大椎、筋缩、合谷、太冲、后溪,施用点按法于两侧阳陵泉、太冲、涌泉诸穴,反复操作 3~5 分钟,均要有明显酸胀感。

(2)承上势,术者用拿揉法于两上肢曲池、内关、合谷、手三里诸穴反复操作治疗 3~5 分钟,再拿按委中、承山、昆仑诸穴,反复操作治疗 2~3 分钟,最后用双手掌搓揉上、下肢,反复操作2~3 遍。

(五)注意事项

(1)治疗应针对原发病因处理,在急症期应用推拿治疗同时应配合其他必要的综合抢救措施。

(2)治疗时,必须注意患者平卧,头偏向一侧,保持呼吸道通畅,并将患者下颌托起,防止舌后坠阻塞。

(3)要解开患者领口、衣扣,放松裤带,以减轻呼吸道阻力,应注意大小便护理。

四、自我保健推拿

取坐位,用示、中指按揉印堂、百会、大椎、合谷、太冲、阳陵泉各 1 分钟,拿曲池、委中、承山穴,搓擦涌泉,时间 15 分钟,每天 1 次,两侧交替进行。

(刘 洋)

第五节 尿潴留

膀胱内积大量尿液而不能排出,称为尿潴留。引起尿潴留的原因很多,一般可分为阻塞性和非阻塞性两类。阻塞性尿潴留是由前列腺增生、尿道狭窄、膀胱或尿道结石、肿瘤等疾病阻塞了膀胱颈或尿道而发生;非阻塞性尿潴留即膀胱和尿道并无器质性病变,尿潴留是由神经或肌源性因素导致排尿功能障碍引起的。如脑肿瘤、脑外伤、脊髓肿瘤、脊髓损伤、周围神经疾病及手术和麻醉等均可引起。

一、诊断要点

(1)小便不利,点滴不畅,或小便闭塞不通,尿道无涩痛,小腹胀满。

(2)多见于老年男性,或产后妇女及术后患者。

(3)男性直肠指诊检查可见前列腺肥大,或膀胱区叩诊明显浊音。

(4)做膀胱镜、B超、腹部X线等检查,有助诊断。

二、证候分型

(一)湿热下注型

小便量少难出,点滴而下,甚或涓滴不畅,小腹胀满,口干不欲饮。舌红,苔黄腻,脉数。

(二)肝郁气滞型

小便突然不通,或通而不畅,胁痛,小腹胀急,口苦。多因精神紧张或惊恐而发。舌苔薄白,脉弦细。

(三)瘀浊阻塞型

小便滴沥不畅,或尿如细线,甚或阻塞不通,小腹胀满疼痛。舌质紫黯,或有瘀斑,脉涩。

(四)肾气亏虚

小腹坠胀,小便欲解不得出,或滴沥不爽,排尿无力。腰膝酸软,精神萎靡,食欲欠佳,面色㿠白。舌淡,苔薄白,脉沉细弱。

三、推拿治疗

(一)治则

疏调气机,通利小便。

(二)手法

摩法、揉法、按法、一指禅推法等。

(三)取穴

中极、气海、关元、石门、利尿穴(位于神阙至耻骨联合线的中点)、髀关穴等。

(四)操作方法

(1)患者仰卧位,术者位于其一侧方,先施用四指摩法于小腹部膀胱区域,按顺时针方向做摩法治疗,反复操作3～5分钟。继之掌揉中极、气海、关元、石门、水分诸穴,反复治疗3～5分钟。在操作时应顺着患者呼吸气,由浅入深,徐徐地向耻骨联合及脊柱方向用力以促使排尿意感增强。再用掌推抹法从神阙向下推抹至中极处,反复治疗5～7次。

(2)承上势,术者先用一指禅推摩法于两侧腹股沟上方沿大腿内侧上下往返治疗3～5分钟,继之按揉冲门、急脉、阴廉、足五里、髀关、箕门诸穴,反复治疗3～5分钟。再用拇指指端按压利尿穴,压力由轻至重持续操作片刻。

(五)随证加减

(1)肾气不足者,加一指禅推法,或按揉肾俞、命门1～2分钟,以微感酸胀为度。横擦腰背部肾俞、命门,直擦腰背督脉,反复操作治疗直至皮肤热透入里为度。

(2)湿热蕴积者,加按揉三阴交、阴陵泉、膀胱俞、中极穴,反复操作2～3分钟。横擦腰骶部八髎穴反复擦至局部热透入里为度。

（3）尿道阻塞者,加按揉大肠俞、肾俞、志室、三焦俞、水道、三阴交诸穴,反复治疗2～3分钟。

（六）注意事项

（1）手法操作宜轻柔缓和,用劲深沉,动作要有节律。

（2）对泌尿道感染,肿瘤和膀胱不充盈的无尿症患者,不宜推拿治疗。

（3）忌烟、酒等辛辣刺激食物,以清淡饮食为佳,适当参加体育锻炼。

（4）注意保暖,预防尿路感染。

（5）坚持自我推拿治疗,可加速本病康复。

四、自我保健推拿

（一）推拿取穴,手法及操作方法

按揉三焦俞;揉擦肾俞;重擦腰骶;揉气海、天枢;拿内关、外关;拿揉合谷;拿按阴陵泉、阳陵泉;按揉三阴交;双手重叠向下推腹;向下推大腿内侧。

（二）随证加减

（1）小便淋沥不畅,或量极少而短处灼热,小腹胀满,口苦咽干或大便不畅者,加拿揉曲泉,点按和捶击膀胱俞,点按太冲,拿按合谷。

（2）小腹坠胀,时欲小便而不得出或量少而不爽利,神疲乏力,气短食欲缺乏者,加擦大椎,按揉肺俞、脾俞、足三里。

（3）小便不通,点滴不爽,排出无力,面色㿠白,腰膝酸冷,倦怠无力者,加擦大椎,搓揉命门,拿揉太溪、阳谷、委阳。

（4）忧郁或烦躁易怒,肺胀腹满,小便不通或通而不爽者,加揉擦章门,点按太冲,揉按太溪、内关。

（孙华安）

第六节　中　暑

中暑是高温环境下,人体产生的严重不良反应。正常人的体温由大脑皮层、间脑、延髓及视丘脑下部的体温调节中枢管理。人体产生的热通过传导、辐射、对流和蒸发而散失,从而维持适当的体温。当外界温度过高,长时间日晒、湿热或空气不流通的高温环境等阻碍了散热时,就会发生中暑。

一、诊断要点

（一）先兆中暑型

高温或日晒下,出现头昏、耳鸣、胸闷、出汗、口渴、恶心等。

（二）轻度中暑型

体温高于38.5℃时,除先兆中暑症状外,可有呼吸及循环衰竭早期症状。

（三）重症中暑型

除上述症状,体温可高达40℃,并有昏迷、痉挛及呼吸、循环衰竭,还可以出现热痉挛,导致低血钠、低血氯、低血钙及维生素缺乏。

二、辨证分型

(一)暑入阳明致气阴两伤型

壮热多汗,口渴引饮,面赤气粗,大便燥结,小便短赤,舌质红,脉洪数,指纹深红,透达气关。

(二)暑犯心包致热余气机型

猝然昏倒或昏狂谵语,身热肢厥,斑色紫黑,舌绛起刺,脉洪大而滑数,指纹紫黯,直达命关。

(三)暑热亢盛致肝风内动型

昏眩欲倒,四肢挛急,头项抽搐,甚至角弓反张,牙关紧闭,神志不清。

(四)阴损及阳致气虚欲脱型

面色不华,头晕心悸,精神萎靡,汗出肢冷,发作时昏倒仆地,气息短促,舌质紫黯,苔白腻,脉沉微、沉缓,指纹多淡滞。

三、推拿治疗

(一)治则

清暑化湿,解表和里。

(二)手法

一指禅推法、拿法、按法、滚法、拍击法等。

(三)取穴

以任脉、手太阴经、足太阴经、足太阳经腧穴为主,配以有关经脉腧穴。取中脘、膻中、章门、孔最、尺泽、合谷、足三里、丰隆、三阴交、肺俞、胃俞、印堂、太阳、迎香等穴。

(四)操作方法

(1)患者仰卧位,术者位于其一侧,先用一指禅推法于脘腹部沿任脉自膻中穴向下推至神阙穴,上下往返操作3~5分钟,其治疗重点为膻中和中脘穴。继之用按揉膻中、中脘、章门诸穴,反复按揉治疗3~5分钟,均以酸胀感为度。

(2)承上势,术者先用双手拇指自印堂穴向上向两侧分推前额部,反复操作治疗2~3分钟。继之用两手拇指分别按揉两侧太阳、迎香、攒竹、神庭、百会诸穴2~3分钟,再拿揉孔最、尺泽、外关、合谷、足三里、丰隆、三阴交诸穴,反复操作5~7分钟,均以酸胀感为度。

(3)患者俯卧位,术者位于其一侧,先用滚法于背脊部自大椎穴向下沿膀胱经至腰部两侧,反复操作2~3分钟,手法宜偏重,均以明显酸胀感为佳。最后,用掌拍肩背两侧和背脊膀胱经,反复操作2~3分钟,结束手法治疗。

(五)注意事项

(1)及时将中暑患者迅速移至阴凉通风处,解开衣领,让患者躺在床上休息,头部不要垫高,并给冷盐水或清凉饮料,或采取冷湿敷、酒精擦浴处理。

(2)当中暑出现循环衰竭,脱水,昏迷等严重病情时,应及时采取中西医综合抢救,如静脉补液、冰块降温等措施。

四、自我保健推拿

取坐位,用右手拇指按揉膻中、中脘、章门穴各1分钟,摩腹、分推腹部2分钟,按揉太阳、印堂、迎香、拿按孔最、尺泽、合谷、足三里、丰隆穴各3~5分钟,每天1~2次。　**(孙华安)**

第七节　冻　伤

冻伤是机体暴露于低温环境所致的全身性或局部性急性冻结性损伤,是由寒冷所致末梢部局限性炎症性皮肤病,是冬季常见病,以暴露部位出现充血性水肿红斑,遇温高时皮肤瘙痒为特征。严重者可能会出现患处皮肤糜烂、溃疡等现象。该病病程较长,冬季还会反复发作,不易根治。

一、诊断要点

(一)一度冻伤

一度冻伤为皮肤浅层冻伤。局部皮肤初为苍白色,渐转为蓝紫色,继之出现红肿、发痒、刺痛和感觉异常,无水疱形成。约1周后,症状消失,表皮逐渐脱落,愈后不遗留瘢痕。

(二)二度冻伤

二度冻伤为全层皮肤冻伤。局部皮肤红肿、发痒、灼痛,可于24~48小时内出现水疱,如无继发感染,经2~3周,水疱干涸,形成黑色干痂,脱落后创面有角化不全的新生上皮覆盖,局部可能有持久的僵硬和痛感,但不遗留瘢痕和发生痉挛。

(三)三度冻伤

三度冻伤为皮肤全层及皮下组织被冻伤。皮肤由苍白逐渐变为蓝色,再转为黑色。皮肤感觉消失,冻伤周围组织出现水肿和水疱,并伴较剧烈的疼痛和灼痒。坏死组织脱落后留有创面,易继发感染。愈合缓慢,愈后遗留瘢痕,并可影响功能。

(四)四度冻伤

四度冻伤为皮肤、皮下组织、肌肉甚至骨骼都被冻伤。伤部感觉和运动功能完全消失。患处呈暗灰色,与健康组织交界处可出现水肿和水疱。2~3周内有明显坏死分界线出现。一般为干性坏疽,但有时由于静脉血栓形成,周围组织水肿及继发感染,形成湿性坏疽。往往留下伤残和功能障碍。

二、辨证分型

(一)寒凝血瘀型

局部麻木发凉,冷痛,肤色青紫或黯红,肿胀结块,或有水疱,发痒,或灼痛,感觉迟钝,舌苔白,或舌有瘀斑,脉沉或细。

(二)寒凝化瘀型

冻伤后,局部坏死,疮面溃烂流脓,四周红肿,疼痛加剧,伴有发热、口干,舌质红,苔黄,脉数。

(三)寒盛阳衰型

时时寒战,四肢厥冷,蜷卧嗜睡,感觉麻木,肢端冷痛,面色苍白,舌质淡,苔白,脉沉迟。或神志不清,反应迟钝,知觉丧失,四肢厥冷,全身僵直,唇甲青紫,面色青灰,瞳孔散大,喘息微弱,脉微欲绝,或六脉俱无。

三、推拿治疗

(一)治则
温经活血(推拿治疗适用于早期一、二度冻伤)。

(二)手法
滚法、按法、揉法、拿法、捻法、擦法等。

(三)取穴
上肢部:曲池、手三里、孔最、内关、合谷等;下肢部:足三里、阳陵泉、承山、昆仑、太溪、太冲等。

(四)操作方法
(1)患者仰卧位,术者位于一侧,先用滚法于前臂内、外侧,反复操作治疗3～5分钟。继之按揉曲池、手三里、孔最、内关、拿揉合谷,反复操作3～5分钟,均以酸胀为度。再用摩法、捻法施于冻伤处及手指,手法摩揉捻动要轻柔缓和,反复操作3～5分钟。然后轻擦前臂外侧及手背冻伤处,以温热感为宜。

(2)承上势,若足部冻伤,术者位于患足侧方,先用一指禅推摩法施于足踝部及足背趾部,反复推摩治疗5～7分钟。继之用拇指轻按揉足三里、解溪、丘墟、商丘、内庭、地五会、京骨、太冲诸穴,反复治疗3～5分钟,然后用轻揉的掌擦法施于足踝足背部反复治疗,以温热感为宜。最后,摇踝关节,轻缓柔和顺、逆时针方向各摇转3～5次。

(3)患者俯卧位,术者位于患肢侧方,先用一指禅推法施于患小腿后侧,足跟底部,自上而下反复操作5～7分钟,小腿肚、足踝病变处为重点治疗部位。继用拇指按揉足三里、阳陵泉、承山、昆仑、太溪诸穴,反复治疗2～3分钟,均以酸胀感为度。再施用擦法于小腿肚、足踝、足掌心,反复擦至发热为佳。

(五)随证加减
(1)手部冻伤者,加双手在温热水中浸泡15～20分钟,擦浴后在冻伤处用轻揉5～8分钟,继用按揉法施于足三里、孔最、外关诸穴,拿揉合谷,反复治疗3～5分钟,揉前臂外侧及手背部3～5分钟,每天2～3次。

(2)足部冻伤者,加用热水洗净双足,浸泡15～20分钟,先将两掌心搓热放在冻伤处轻揉5～8分钟,继用拇指在患处周围做指压治疗5～7次,点揉足三里、绝骨、太冲诸穴2～3分钟,再做踝关节屈伸及旋转被动活动各3～5次,每天2～3次。

(六)注意事项
(1)注意保暖,适当参加体育运动。

(2)本法对冻伤面积较大者,3度以上冻伤,不宜推拿治疗。

(3)轻度冻伤者,坚持自我推拿,效果更佳。

四、自我保健推拿治疗

(一)手部冻伤
双手在温热水中浸泡15～20分钟,擦干后在冻伤处轻揉5～8分钟,按揉手三里、孔最、外关,拿合谷等。揉前臂外侧及手背部约10分钟,每天2～3次。

(二)足部冻伤

用热水洗净双足,浸泡 15～20 分钟,将两手掌心搓热在冻伤处轻揉 5～8 分钟,用拇指在患处周围做指压法 5～10 次,点揉足三里、绝骨、太冲等穴,做踝关节屈伸旋转运动 20～30 次,每天 2～3 次。

(孙华安)

第八节 雷 诺 病

雷诺病是血管神经功能紊乱引起肢端小动脉异常痉挛性疾病。继发于某些病因的称为雷诺现象。临床特点是阵发性肢端对称的小动脉痉挛引起皮肤苍白、发绀,痉挛动脉扩张充血导致皮肤发红,伴感觉异常。

一、诊断要点

(一)症状

多在寒冷刺激或情绪激动以后,指(趾)端突然苍白、发凉,多见于双手全部手指或部分手指,也可侵及脚趾,常为对称性。症状发展缓慢,发作延续时间短则几分钟,一般为几小时,甚则几天,同时伴有局部发汗、麻木,烧灼感或刺痛感。晚期可持续发绀。

(二)体征

一般无明显阳性体征。肢体远端可呈手套、袜子样感觉异常,早期可见皮肤苍白,晚期皮肤发绀。

二、辨证分型

(一)阳虚寒凝型

患指(趾)肿痛,肤色白如蜡状,继则青紫、潮红,握摄不力,形寒肢冷,或有麻木肿胀感。精神萎靡,面色㿠白,大便溏薄或五更泄泻。舌质淡,苔薄白,脉来沉细。

(二)气虚血瘀型

患指(趾)肤色苍白,麻木,肢端逆冷时间较长,继而转为青紫,遇温则肢端皮色恢复正常。同时伴关节肿胀,活动欠利,神疲乏力,少气懒言,肌肉瘦削,面色无华。舌质淡嫩,边有齿印,脉细弱无力。

(三)气滞血瘀型

肢端较长时间出现青紫或紫红,皮肤发凉,麻木疼痛,症状随情志变化可反复出现,指(趾)端肌肤可见瘀点,或见指甲畸形,常伴胸胁胀痛,精神抑郁等。舌质黯紫或有紫斑,脉来细涩或沉细。

三、推拿治疗

(一)治则

补气益血,温通经脉。

（二）手法

一指禅推法、按法、揉法、捻法、擦法等。

（三）取穴

大椎、肩井、心俞、脾俞、肺俞、肾俞、关元、气海、尺泽、手三里、丰隆、解溪、涌泉等穴。

（四）操作方法

（1）患者俯卧位，术者位于其一侧，先以一指禅推法于背脊部沿两侧膀胱经自上而下往返操作治疗7～10分钟，治疗重点以大椎、心俞、肺俞、脾俞、肾俞为主。继以搓法沿上述路线，上下往返操作治疗3～5遍，再用双手拇指按揉法分别于两侧肺俞、脾俞、心俞、脾俞、肾俞、命门诸穴，反复按揉3～5分钟，均以酸胀感为度。然后掌擦腰背脊部膀胱经、督脉，由上而下反复操作，至皮肤色红、热透入里为佳。最后拿按肩井穴5～7次。

（2）患者俯卧位，术者位于其一侧，先以一指禅推法施于脘腹部沿任脉向下推至中极穴处，往返操作治疗5～7分钟，以中脘、气海、关元诸穴为重点治疗部位。继用掌揉法于脘腹部做顺时针方向揉腹治疗3～5分钟，以温热感为佳。

（3）承上势，术者先用多指拿患上肢，自肩臂拿至手腕部，上下往返操作3～5遍，继之按揉尺泽、手三里，拿内关、外关、太渊、合谷诸穴，反复按揉治疗3～5分钟。再用掌擦患上肢内、外侧，反复操作1～2分钟，然后按揉下肢足三里、丰隆、解溪，点揉太冲诸穴，反复按揉治疗2～3分钟，均以酸胀感为佳。再用掌擦涌泉穴以热透入里为佳。最后用捻揉指法施于手足诸指或（趾），反复操作治疗。做腕、踝关节拔伸和环转摇动被运动，反复治疗5～7分钟。

（五）随证加减

如面色不华、神疲、食欲缺乏、病情加重者，加按揉脾俞，揉擦肾俞，摩中脘，揉气海。

（六）注意事项

（1）不宜吃辛辣等刺激性食物。

（2）冬天应注意四肢保暖，用温水洗手、脚。

（3）坚持每天自我推拿治疗，促进肢体血液循环，有利于本病康复。

四、自我保健推拿治疗

（1）拇指按揉尺泽、手三里、内关、外关、太渊、合谷1～2分钟，以四指指腹按压极泉穴，以腋窝及前臂酸胀感为佳。

（2）做顺时针方向摩腹100～300次。

（3）按揉血海、梁丘、足三里、委中，拿承山，揉涌泉，共10～15分钟。

（4）用一手指掌按揉、捻捏患手病变处，反复操作1～3分钟，每次操作20～30分钟，每天2～3次。

（孙华安）

第十八章

临床常见病证的康复治疗

第一节 脑 卒 中

脑卒中是脑中风的学名,是一种突然起病的脑血液循环障碍性疾病,又叫脑血管意外。其中缺血性脑卒中又称为脑梗死,包括脑血栓形成、脑栓塞和腔隙性脑梗死等。出血性脑卒中包括脑出血和蛛网膜下腔出血。

由于脑损害的部位、范围和性质不同,脑卒中发病后的表现不尽相同,多见一侧上下肢瘫痪无力,肌肤不仁,口眼㖞斜,时流口水,面色萎黄,舌强语謇。久之,则肢体逐渐痉挛僵硬,拘急不张,甚则肢体出现失用性强直、挛缩,进而导致肢体畸形和功能丧失等。可分为运动功能障碍、感觉功能障碍、言语功能障碍、认知障碍、心理障碍及各种并发症,其中运动功能障碍以偏瘫最为常见。

传统医学认为本病的发生,主要因素在于患者平素气血亏虚,心、肝、肾三脏阴阳失调,兼之忧思恼怒,或饮酒饱食,或房室劳累,或外邪侵袭等因素,以致气血运行受阻,经脉痹阻,失于濡养;或阴亏于下,肝阳暴涨,阳化风动,血随气逆,夹痰夹火,横窜经络,蒙闭清窍而猝然仆倒,半身不遂。

传统康复疗法主要以针灸、推拿、中药和传统运动疗法等为手段,从而减轻结构功能缺损(残损)程度,在促进患者的整体康复方面发挥重要作用。

一、康复评定

(一)现代康复评定方法

1.整体评定内容

(1)全身状态的评定:包括患者的全身状态、年龄、并发症、主要脏器的功能状态和既往史等。

(2)功能状态的评定:包括意识、智能、言语障碍、神经损害程度及肢体伤残程度等。

(3)心理状态的评定:包括抑郁症、焦虑状态和患者个性等。

(4)患者本身素质及所处环境条件的评定:包括患者爱好、职业、所受教育、经济条件、家庭环境、患者与家属的关系等。

(5)其他:对其丧失功能的自然恢复情况进行预测。

2.具体康复评定

脑卒中康复评定是脑卒中康复的重要内容和前提,它对康复治疗目标和康复治疗效果起着决定作用,且有利于评估其预后。原则上,在脑卒中早期就应进行评定,之后应定期评定。康复评定涉及的内容包括有脑损害严重程度、脑卒中的功能障碍、言语功能、认知障碍、感觉、心理、步态分析、日常生活活动能力等评定。

(二)传统康复辨证

1.病因病机

中医认为本病的发生多因肝肾阴虚,肝阳偏亢,肝风内动为其根本,当风阳暴涨之际,夹气、血、痰、火,上升于巅,闭塞清窍,以致猝然昏迷,横窜经络,气血瘀阻,形成脑卒中。

2.辨证分型

临床上常将本病分为中脏腑与中经络两大类。中脏腑者,病位较深,病情较重,主要表现为神志不清,半身不遂,并且常有先兆及后遗症状出现。中经络者,病位较浅,病情较轻,一般无神志改变,仅表现为口眼㖞斜,语言不利,半身不遂。具体证型如下。

(1)风痰入络:肌肤不仁,手足麻木,突然发生口眼㖞斜,语言不利,口角流涎,舌强语謇,甚则半身不遂,或兼见手足拘挛,关节酸痛等症,舌苔薄白,脉浮数。

(2)阴虚风动:平素头晕耳鸣,腰酸,突然发生口眼㖞斜,言语不利,甚或半身不遂,舌红苔腻,脉弦细数。

(3)气虚血瘀:半身不遂,肢软无力,或见肢体麻木,患侧手足水肿,语言謇涩,口眼㖞斜,面色萎黄,或黯淡无华,舌色淡紫,瘀斑瘀点,苔白,脉细涩无力。

(4)风阳上扰:平素头晕头痛,耳鸣目眩,突然发生口眼㖞斜,舌强语謇,或手足重滞,甚则半身不遂等症,舌红苔黄,脉弦。

二、康复策略

(一)目标

脑卒中康复目标是采用一切有效的措施预防脑卒中后可能发生的残疾和并发症(如压疮、泌尿道感染、深静脉血栓形成等),改善受损的功能(如运动、语言、感觉、认知等),提高患者的日常活动能力和适应社会生活的能力。

(二)治疗原则

(1)只要患者神志清楚,生命体征平稳,病情不再发展,48小时后即可进行康复治疗。

(2)康复治疗注意循序渐进,需脑卒中患者的主动参与及家属的配合,并与日常生活和健康教育相结合。

(3)采用综合康复治疗,包括物理因子治疗、运动治疗、作业治疗、言语治疗、心理治疗、传统康复治疗和康复工程等。

(4)康复与治疗并进。脑卒中的特点是障碍与疾病共存,故康复应与治疗同时进行,并给予全面的监护与治疗。

(5)重建正常运动模式。在急性期,康复运动主要是抑制异常的原始反射活动(如良好姿位摆放等),重建正常运动模式;其次才是加强肌力的训练。脑卒中康复是一个改变"质"的训练,旨在建立患者的主动运动,保护患者,防止并发症的发生。

(6)重视心理因素。严密观察脑卒中患者有无抑郁、焦虑情绪,它们会严重影响康复治疗的进行和效果。

(7)预防复发,即做好二级预防工作,控制危险因素。

(8)根据患者功能障碍的具体情况,采取合理的药物治疗和必要的手术治疗。

(9)坚持不懈,康复是一个持续的过程,重视社区及家庭康复。

偏瘫恢复的不同阶段治疗方法不同。软瘫时以提高患侧肌张力、促进随意运动产生为主要治疗原则;痉挛时要注意降低肌张力,而在本阶段不恰当的针刺治疗易引起肌张力增高,故应特别注意。

三、针灸治疗

脑卒中的传统康复疗法包括针灸、推拿、中药内服、中药熏洗和气功疗法等,既可单独使用,也可联合应用。多种康复疗法的综合应用,可以优势互补、提高疗效。药物与针灸结合是最常用的康复疗法,体针和头针结合也得到了普遍认可。推拿疗法在改善痉挛状态方面有独特的优势。在康复过程中应特别重视针灸对肌张力的影响。故传统康复技术与现代康复技术的配合应用,可提高脑卒中康复治疗的有效率。

以疏通经络、调畅气血、醒脑开窍为原则,可选用体针或头皮针法。

(一)体针法

(1)对中风脑出血闭证,以取督脉、十二井穴为主,用毫针泻法及三棱针点刺井穴出血。口眼㖞斜者,初起单取患侧,久病取双侧,先针后灸,选地仓、颊车、合谷、内庭、承泣、阳白、攒竹等穴。半身不遂者初病可单刺患侧,久病则刺灸双侧,初病宜泻,久病宜补,选肩髃、曲池、合谷、外关、环跳、阳陵泉、足三里。

(2)阳闭痰热盛者选穴:水沟、十二井、风池、劳宫、太冲、丰隆,十二井穴点刺放血,其他穴针用泻法,不留针。

(3)阴闭痰涎壅盛者选穴:丰隆、内关、三阴交、水沟,针用泻法,每天1次,留针10分钟。

(4)中风,并发高热、血压较高者选穴:十宣、大椎、曲池。十宣点刺放血,其他穴针用泻法,每天1次,不留针。

(5)血压较高者选穴:曲池、三阴交、太冲、风池、足三里、百会,针用泻法,每天1次,留针10～20分钟。

(6)语言不利选穴:哑门、廉泉、通里、照海,强刺激,每天1次,不留针。

(7)口眼㖞斜者选穴:翳风、地仓、颊车、合谷、牵正、攒竹、太冲、颧髎,强刺激,每天1次,留针20～30分钟。

(8)石氏醒脑开窍法。主穴:双侧内关、人中、患侧三阴交。副穴:患肢极泉、尺泽、委中。配穴:根据合并症的不同,配以不同的穴位。吞咽障碍配双侧风池、翳风、完骨;眩晕配天柱等。操作。①主穴:先针刺内关,直刺0.5～1寸,采用提插捻转结合的手法,施手法1分钟,继刺人中,向鼻中隔方向斜刺0.3～0.5寸,采用雀啄手法,以流泪或眼球湿润为度,再刺三阴交,沿胫前内侧缘与皮肤呈45°角斜刺,进针0.5～1寸,采用提插针法。针感传到足趾,下肢出现不能自控的运动,以患肢抽动三次为度。②副穴:极泉穴,原穴沿经下移2寸的心经上取穴,避开腋毛,术者用手固定患侧肘关节,使其外展,直刺0.5～0.8寸,用提插泻法,患者有麻胀并抽动的感觉,以患肢抽动3次为度。尺泽穴取法应屈肘,术者用手拖住患侧腕关节,直刺0.5～0.8寸,行提插泻法,针感从肘关节传到手指或手动外旋,以手动3次为度。委中穴,仰卧位抬起患侧下肢取穴,医师用左手握住患者踝关节,医者肘部顶住患肢膝关节,刺入穴位后,针尖向外 15°,进针 1.0～1.5 寸,用提插泻法,以下肢抽动 3 次为度。印堂穴向鼻根方向进针 0.5 寸,同样用雀啄泻法,最好能达到两眼流泪或湿润,但不强求;后用 3 寸毫针上星透百会,高频率(＞120 转/分)捻针,有明显酸胀感时留针;双内关穴同时用捻转泻法行针 1 分钟。每周三次。

治疗时可结合偏瘫不同时期的特点采用不同的治疗方法。如偏瘫 Brunnstrom 运动功能恢复分期,在出现联合反应之前,采用巨刺法,即针刺健侧;出现联合反应但尚无自主运动时,采用针刺双侧的方法;当患肢出现自主运动之后,则采用针刺患侧。巨刺法可促进联合反应和自主运动的出现。但有些脑卒中患者病变范围较广,巨刺法虽可诱发出联合反应,然而促使其出现明显的自主运动仍然比较困难。

(二)头皮针法

选择焦氏头针,按临床体征选瘫痪对侧的刺激区。运动功能障碍选运动区,感觉障碍选感觉区,下肢感觉运动功能障碍选用足运感区,肌张力障碍选舞蹈震颤控制区,运动性失语选言语一区,命名性失语选言语二区,感觉性失语选言语三区,完全性失语取言语一至三区,失用症选运用区,小脑性平衡障碍选平衡区。

操作方法:消毒,针与头皮呈 30°斜刺,快速刺入头皮下推进至帽状腱膜下层,待指下感到不松不紧而有吸针感时,可行持续快速捻转 2～3 分钟,留针 30 分钟或数小时,期间捻转 2～3 次。行针及留针时嘱患者活动患侧肢体(重症患者可做被动活动)有助于提高疗效。急性期每天 1 次,10 次为 1 个疗程,恢复期和后遗症期每天或隔天 1 次,5～7 次为 1 个疗程,中间休息 5～7 天再进行下 1 个疗程。

不管是体针还是头针治疗,均可加用电针以提高疗效,但须注意选择电针参数。一般软瘫可选断续波,电流刺激后可见肌肉出现规律性收缩为度。痉挛期选密波,电流强度以患者耐受且肢体有细微颤动为度。通电时间面部 10～20 分钟,其他部位 20～30 分钟为宜。灸法、皮肤针法、拔罐疗法等也可用于偏瘫治疗,但临床上应用相对较少。

四、注意事项

(1)推拿操作时力量应由轻到重,强度过大或时间过长的手法有加重肌肉萎缩的危险。在软瘫期,做肩关节活动时,活动幅度不宜过大,手法应柔和,以免发生肩关节半脱位。对于肌张力高的肢体切忌强拉硬扳,以免引起损伤、骨折或骨化性肌炎。

(2)针刺治疗包括电针时,应注意观察患者肌张力的变化。如果发现肌痉挛加重,应调整治疗方法或停止针刺。对于体质瘦弱者,针刺手法不宜过强。针刺眼区、项部的风府等穴及脊柱部的腧穴,要掌握一定的角度,不宜大幅度的提插、捻转和长时间留针,以免伤及重要组织器官;胸胁腰背部腧穴,不宜深刺、直刺。电针时电流调节应逐渐从小到大,不可突然增强,以免造成弯针、折针、晕针等情况。应避免电针电流回路经过心脏。安装心脏起搏器者禁用电针。

(3)灸法操作时应防止因感觉障碍而造成皮肤的烧烫伤。

(李冬岩)

第二节 脑 性 瘫 痪

小儿脑性瘫痪简称脑瘫,是自受孕开始至婴儿期非进行性脑损伤和发育缺陷所导致的综合征,主要表现为运动障碍及姿势异常,是小儿时期常见的中枢神经障碍综合征。现代医学认为本病的病因是多种因素造成的。而其中早产、窒息、核黄疸是本病的三大原因。

脑性瘫痪的主要功能障碍可表现为以下几方面。①运动功能障碍:可出现痉挛、共济失调、手足徐动、帕金森病、肌张力降低等。②言语功能障碍:可表现为口齿不清,语速及节律不协调,说话时不恰当地停顿等。③智力功能障碍:可表现为智力低下。④其他功能障碍:包括发育障碍、精神障碍、心理障碍、听力障碍等。

本病在传统医学中属于"五迟""五软""五硬"和"痿证"的范畴。五迟是指立迟、行迟、发迟、齿迟、语迟;五软是指头颈软、口软、手软、脚软、肌肉软;五硬是指头颈硬、口硬、手硬、脚硬、肌肉硬。现代康复临床上按运动功能障碍的特点一般将本病分为痉挛性、不随意运动型、强直性、共济失调型、肌张力低下型和混合型。按瘫痪部位可将本病分为单瘫、双瘫、偏瘫、三肢瘫和四肢瘫。

一、康复评定

(一)现代康复评定方法

(1)粗大运动功能评定:常采用 GMFM 量表。

(2)肌张力评定:包括静止性肌张力测定(包括肌肉形态、硬度、关节伸展度等)、姿势性肌张力测定、运动性肌张力测定。

(3)肌力评定:多用徒手肌力检查法(manual muscle testing,MMT)。

(4)关节活动度评定。

(5)智能评定:包括智力测验(常用韦氏幼儿智力量表、韦氏儿童智力量表、盖塞尔发育量表等)、适应行为测验。

(6)反射发育评定:包括原始反射、病理反射、平衡反射等。

(7)姿势与运动发育评定。

(8)日常生活能力评定。

(9)其他评定:包括一般状况评定、精神评定、感知评定、认知能力评定、心理评定、言语评定、听力评定、步态分析等。

(二)传统康复辨证

1.病因病机

主要有 3 个方面。一是先天不足,多因父母精血亏虚、气血不足或者近亲通婚,导致胎儿先天禀赋不足、精血亏虚,不能濡养脑髓;母体在孕期营养匮乏、惊吓或是抑郁悲伤,扰动胎儿,以致胎儿发育不良;先天责之于肝肾不足,胎元失养,致筋骨失养,肌肉萎缩,日久颓废。二是后天失养,多因小儿出生,禀气怯弱,由于护理不当致生大病,伤及脑髓,累及四肢;后天责之于脾,久病伤脾,痰浊内生,筋骨肌肉失于濡养,日渐颓废。脑髓失养,而致空虚。三是其他因素,多为产程中损伤脑髓,或因脑部外伤、瘀血内阻、邪毒侵袭、高热久病、正虚邪盛,营血耗伤,伤及脑髓而致。

2.四诊辨证

通过四诊,临床一般将本病分为以下 3 型。

(1)肝肾不足型:发育迟缓,智力低下,五迟,面色无华,神志不清,精神呆滞,常伴有龟背、鸡胸、病久则肌肉萎缩,动作无力,舌淡苔薄,指纹色淡。

(2)瘀血阻络型:精神呆滞,神志不清,四肢、颈项及腰背部肌肉僵硬,活动不灵活、不协调,舌淡有瘀斑瘀点,苔腻,脉滑。

(3)脾虚气弱型:面色无华,形体消瘦,五软,智力低下,神疲乏力,肌肉萎缩,舌淡,脉细弱。

二、康复策略

为促进患儿正常的运动发育,抑制异常运动模式和姿势,最大限度地恢复功能,小儿脑瘫的康复应做到早诊断、早治疗,才能达到较好的康复效果。目前主要针对患儿的运动障碍采取综合治疗。在整体康复中,中国传统康复疗法有着举足轻重的作用。脑瘫的康复是一个长期复杂的过程,需要在中西医结合的理论指导下,医师、治疗师、护士、家长共同努力完成。

脑瘫传统康复治疗的目的主要在于减轻功能障碍,提高生活质量。大多以针灸、推拿为主要手段。针灸可以有效改善脑血流速度,促进脑组织的血液供应,从而进一步改善中枢神经功能,促进康复。有效的推拿方法对于运动和姿势异常而引发的继发性损害如关节挛缩等有良好的预防和康复治疗作用。

三、康复治疗方法

(一)针灸治疗

以疏通经络、行气活血、益智开窍为原则。《素问·痿论》提出"治痿独取阳明"的治法,常选取手足阳明经腧穴进行针刺,辅以头部腧穴。一般选择毫针刺法、灸法、头皮针法等。

1.毫针刺法

主穴:四神聪、百会、夹脊、三阴交、肾俞。

配穴:肝肾不足加太溪、关元、阴陵泉、太冲;瘀血阻络加风池、风府、血海、膈俞;脾虚气弱加脾俞、气海;上肢瘫痪加肩髃、肩髎、肩贞、曲池、手三里、合谷、外关;下肢瘫痪加伏兔、血海、环跳、承山、委中、足三里、阳陵泉、解溪、悬钟、太冲、足临泣;言语不利加廉泉、哑门、通里;足下垂加昆仑、太溪;颈软加天柱、大椎;腰软加腰阳关;斜视加攒竹;流涎加地仓、廉泉;听力障碍加耳门、听宫、听会、翳风。

具体操作:选用 28 号毫针针刺。一般每次选 2~3 个主穴,5~6 个配穴,平补平泻。廉泉向舌根方向刺 0.5~1 寸;哑门向下颌方向刺 0.5~0.8 寸,不可深刺,不可提插。每天或隔天 1 次,留针 15 分钟,15 次为 1 个疗程,停 1 周后,再继续下 1 个疗程。

2.灸法

选取四神聪、百会、夹脊、足三里、三阴交、命门、肾俞,上肢运动障碍配曲池、手三里、合谷、后溪;下肢运动障碍配环跳、足三里、阳陵泉、解溪、悬钟。使用艾条进行雀啄灸,每天 1 次,皮肤红晕为度;或者隔姜灸,每次选用 3~5 个腧穴,每穴灸 3~10 壮,每天或隔天 1 次,10 次为 1 个疗程。

3.头皮针疗法

运动功能障碍取健侧相应部位的运动区;感觉功能障碍取健侧相应部位的感觉区;下肢功能运动和感觉障碍配对侧足运感区;平衡功能障碍配患侧或双侧的平衡区。听力障碍取晕听区;言语功能障碍,配言语一、二、三区(具体为运动性失语选取运动区的下 2/5;命名性失语选取言语二区;感觉性失语选取言语三区)。

具体操作:一般用 1 寸毫针,头皮常规消毒,沿头皮水平面呈 30°角斜刺,深度达到帽状腱膜下,再压低针身进针,捻转,平补平泻,3 岁以内患儿不留针,每天 1 次,10 次为 1 个疗程。

(二)推拿治疗

以疏通经络、强健筋骨、醒神开窍为原则。常采用分部操作和对症操作。一般先用点法、按法、揉法、运法、扫散法等,然后被动活动四肢关节。

1.分部操作

分部操作包括上肢功能障碍和下肢功能障碍。

(1)上肢功能障碍:在患儿上肢内侧及外侧施以推法,从肩关节至腕关节,反复 3~5 次;按揉合谷、内关、外关、曲池、小海、肩髃、天宗 5 分钟,拿揉上肢、肩背部 3~5 次,拿揉劳宫、极泉各 3~5 次;摇肩、肘及腕关节各 10 次;被动屈伸肘关节及掌指关节各 10 次;捻手指 5~10 次,揉搓肩部及上肢各 3~5 次。

(2)下肢功能障碍:在患儿下肢前内侧和外侧施以推法,自上而下操作 3~5 遍;按揉内外膝眼、足三里、阳陵泉、环跳、委阳、委中、昆仑、太溪、涌泉 10 分钟;拿揉股内收肌群、股后肌群、跟腱各 3 分钟,反复被动屈伸髋关节、膝关节、踝关节 3~5 次;擦涌泉,以透热为度。

2.对症操作

对症操作包括智力障碍、大小便失禁、关节挛缩。

(1)智力障碍:开天门 50~100 次,推坎宫 50~100 次,揉太阳 50~100 次,揉百会、迎香、颊车、下关、人中各 50 次;推摩两侧颞部 50 次,推大椎 50 次;拿风池 5 次,拿五经 5 次;按揉合谷 50 次,拿肩井 5 次。

(2)大小便失禁:在患儿腰背部双侧膀胱经、督脉施以推法,反复操作 3~5 遍;擦肾俞、命门、八髎,以透热为度;按揉中脘、气海、关元、中极、足三里、三阴交各 5 分钟;摩腹 5~10 分钟,擦涌泉 50 次。

(3)关节挛缩:取挛缩关节周围的腧穴,点按法操作并结合关节活动。动作由轻到重,切忌粗暴,宜循序渐进。患肢痉挛者,应由轻到重进行掐按。肌肉萎缩、食欲差及体弱者,可在胸腹部拍打、推揉。上肢屈肌肌张力增高、屈曲者,可轻揉上肢前群肌肉,被动活动上肢,外展外旋肩关节,伸展肘、腕关节,伸展手指,改善肩、肘、腕等关节挛缩;下肢内收肌肌张力增高、伸展者,拿揉、揉搓大腿内侧肌群,减轻肌痉挛,被动活动下肢,外旋外展髋关节,屈曲膝关节,改善髋、膝关节挛缩;足尖走路者,被动背伸踝关节,牵拉挛缩肌腱,缓慢用力,避免诱发踝阵挛。

(三)其他传统康复疗法

一般包括中药疗法、足部按摩疗法等。

1.中药疗法

临床常用内服、外治两种方法。

(1)中药内服:肝肾不足型可选用六味地黄丸加减;瘀血阻络型可选用通窍活血汤加减;脾虚气弱型可选用调元散和菖蒲丸加减。对特殊并发症者则选择针对性的方药治疗。癫痫者可选用紫石汤、定痫丸、紫河车丸加减；斜视者可选用小续命汤、六君子汤合正容汤、养血当归地黄汤加减等；智力低下者可选用调元散、十全大补汤、涤痰汤、小柴胡汤加减等；失语者可选用菖蒲丸、木通汤、肾气丸、羚羊角丸、涤痰汤等。

（2）中药外治：常用的是中药熏洗方法。选择具有通经活血、祛风通络作用的药物组方。目的是促进局部血液循环，提高治疗效果。常选用红花 10 g、钻地风 10 g、香樟木 50 g、苏木 50 g、老紫草 15 g、伸筋草 15 g、千年健 15 g、桂枝 15 g、路路通 15 g、乳香 15 g、没药 10 g、宣木瓜 10 g，加入清水煮沸，进行熏洗或用毛巾浸透药液进行局部热敷。注意水温，以防烫伤，对于皮肤知觉较差的患儿尤应注意。

2.足部按摩疗法

在患儿足底均匀涂抹按摩介质，如凡士林等。医者两手握足，两拇指相对于足底，其余四指握足背，两拇指由足跟到足趾进行全足放松，手法轻柔，操作 3～5 次，取肾上腺、大脑、小脑、脑垂体等部位进行重点刺激，以拇指点按 30～40 次，按揉 1 分钟，酸胀或微痛为度。再按上述放松手法操作，结束治疗。每天1次，每次持续 20～30 分钟，10 次为 1 个疗程。

四、注意事项

（1）本病病变在脑，多累及四肢，主要表现为中枢性运动障碍及姿势异常，并可能同时伴有智力低下、听力障碍、癫痫、行为异常等症状。一般在新生儿期即可发现，但少数患儿症状不明显，待坐立困难时才发觉，本病严重影响患儿生长发育及生活能力，是儿童致残的主要疾病之一。因此，应引起广大临床医务工作者和家长的高度重视。

（2）由于婴儿运动系统、神经系统正处于发育阶段，异常姿势运动还没有固化，所以临床上对于小儿脑瘫的治疗，应做到早诊断、早治疗，以达到最好的康复效果。提倡在出生后即进行评估，如存在脑瘫发病高危因素，则立即进行干预治疗；出生后 3～6 个月内确诊，如确诊，综合康复治疗应立即进行。康复治疗最佳时间不要超过 3 岁，其方法包括躯体训练、技能训练、物理治疗、针灸治疗、推拿手法治疗等。

（3）针灸治疗本病有较好的疗效。毫针治疗关键在于选择腧穴和针刺补泻手法，选取腧穴多以阳明经穴和奇穴为主，针刺手法以补法和平补平泻为主；头皮针治疗刺激量不宜太大；灸法注意防止烫伤；痉挛型脑瘫患儿的痉挛侧不宜用电针治疗。

（4）有效的推拿方法对于运动和姿势异常而引发的继发性损害，如关节挛缩等有良好的预防和康复治疗作用。但应掌握手法的灵活运用，操作时手法宜轻柔，力度不宜过大，特别是对挛缩关节的操作，更应注意手法的力度和幅度。

（李冬岩）

第三节　面　神　经　炎

面神经炎又称特发性面神经麻痹或 Bell 麻痹。常见病因多由病毒感染、面部受凉、神经源性病变、物理性损伤或中毒等引起一侧或者双侧耳后乳突孔内急性非化脓性面神经炎，受损的面神经为周围性，故在此以"周围性面神经麻痹"作重点介绍。本病以口眼喎斜为主要特点，常在睡眠醒来时发现一侧面部肌肉板滞、麻木、瘫痪,额纹消失,眼裂变大,露睛流泪,鼻唇沟变浅,口角下垂歪向健侧,病侧不能皱眉、蹙额、闭目、露齿、鼓颊。部分患者初起时有耳后疼痛,还可出现患侧舌前 2/3 味觉减退或消失,听觉过敏等症。病程迁延日久,可因瘫痪肌肉出现挛缩,口角反牵向患侧,甚则出现面肌痉挛,形成"倒错"现象。发病急骤,以一侧面部发病为多,双侧面部发病少见。无明显季节性,多见于冬季和夏季,好发于 20～40 岁青壮年,男性居多。

本病属中医学之"口僻""面瘫""吊线风""口眼㖞斜""歪嘴风"等病证范畴。中医认为,"邪之所凑,其气必虚"。本病多由脉络空虚,风寒侵袭,以致经气阻滞,气血不和,瘀滞经脉,导致经络失于濡养,肌肉纵缓不收而发作。

颅内炎症、肿瘤、血管病变、外伤等多种病变累及面神经所致的继发性面神经麻痹与前者不同,不是本节讨论的对象。

一、康复评定

(一)现代康复评定

1.病史

起病急,常有受凉吹风史,或有病毒感染史。

2.表现

一侧面部表情肌突然瘫痪、患侧额纹消失,眼裂不能闭合,鼻唇沟变浅,口角下垂,鼓腮,吹口哨时漏气,食物易滞留于患侧齿颊间,可伴患侧舌前 2/3 味觉丧失,听觉过敏,多泪等。

3.损害部位

耳后乳突孔以上影响鼓索支时,则有舌前 2/3 味觉障碍;若镫骨肌支以上部位受累时,除味觉障碍外,还可出现同侧听觉过敏;损害在膝状神经,可有乳突部疼痛,外耳道和耳郭部的感觉障碍或出现疱疹;损害在膝状神经节以上,可有泪液、唾液减少。

4.脑 CT、MRI 检查

均正常。

5.实验室检查

急性感染性(风湿、骨膜炎等)面神经麻痹者可有:①外周血白细胞及中性粒细胞计数升高;②血沉增快;③大多数患者脑脊液检查正常,极少数患者脑脊液的淋巴细胞和单核细胞增多。

6.电生理检查

肌电图(EMG)可显示受损的面肌运动单位对神经刺激的反应,测知面神经麻痹程度及有无失神经反应,对确定治疗方针和判定预后及可能恢复的能力很有价值。通常可进行动态观察,在发病 2 周左右,应列为常规检查。神经传导速度(MCV)是判断面神经受损最有意义的指标,它对病情的严重程度、部位及鉴别轴索与脱髓鞘损害,均有很大帮助。此外,电变性检查对判定面神经麻痹恢复时间更为客观,发病早期即病后 5～7 天,采用面神经传导检查,对完全性面瘫的患者进行预后判定,患侧诱发的肌电动作电位 M 波波幅为健侧的 30% 或以上时,则 2 个月内可望恢复;如为 10%～30%,常需 2～8 个月恢复,并有可能出现合并症;如仅为 10% 或以下,则需6～12 个月才能恢复,甚至更长时间,部分患者可能终生难以恢复,并多伴有面肌痉挛及联带运动等后遗症。病后 3 个月左右测定面神经传导速度有助判断面神经暂时性传导障碍,还是永久性的失神经支配。

7.功能障碍评定

面神经炎患侧功能障碍和面肌肌力的康复评定(表 18-1 和表 18-2)。

表 18-1　功能障碍分级

分级	肌力表现
0	相当于正常肌力的 0%,嘱患者用力使面部表情肌收缩,但检查者看不到表情肌收缩,用手触表情肌也无肌紧张感
1	相当于正常肌力的 10%,让患者主动运动(如:皱眉、闭眼、示齿等动作),仅见患者肌肉微动
2	相当于正常肌力的 25%,面部表情肌做各种运动虽有困难,但主动运动表情肌有少许动作
3	相当于正常肌力的 50%,面部表情肌能做自主运动,但比健侧差,如皱眉比健侧眉纹少或抬额时额纹比健侧少
4	相当于正常肌力的 75%,面部表情肌能做自主运动,皱眉、闭眼等基本与健侧一致
5	相当于正常肌力的 100%,面部表情肌各种运动与健侧一致

表 18-2　肌力分级

分级	功能障碍情况
Ⅰ	正常
Ⅱ	轻度功能障碍,仔细检查才发现患侧轻度无力,并可察觉到轻微的联合运动
Ⅲ	轻、中度功能障碍,面部两侧有明显差别,患侧额运动轻微运动,用力可闭眼,但两侧明显不对称
Ⅳ	中、重度功能障碍,患侧明显肌无力,双侧不对称,额运动轻微受限,用力也不能完全闭眼,用力时口角有不对称运动
Ⅴ	重度功能障碍,静息时出现口角㖞斜,面部两侧不对称,患侧鼻唇沟变浅或消失,额无运动,不能闭眼(或最大用力时只有轻微的眼睑运动),口角只有轻微的运动
Ⅵ	全瘫,面部两侧不对称,患侧明显肌张力消失,不对称,不运动,无连带运动或患侧面部痉挛

(二)传统康复辨证

1.病因病机

中医对本病多从"内虚邪中"立论,认为"经络空虚,风邪入中,痰浊瘀血痹阻经络,以致经气运行失常,气血不和,经筋失于濡养,纵缓不收而发病"。

2.辨证

(1)风寒侵袭:见于发病初期,面部有受凉史。症见口眼㖞斜,伴头痛、鼻塞、面肌发紧,舌淡,苔薄白,脉浮紧。

(2)风热入侵:见于发病初期,多继发于感冒发热,症见口眼㖞斜,伴头痛、面热,面肌松弛、耳后疼痛,舌红,苔薄黄,脉浮数。

(3)气血不足:多见于恢复期或病程较长的患者。症见口眼㖞斜,日久不愈,肢体困倦无力,面色淡白,头晕等,舌淡,苔薄白,脉细无力。

二、康复治疗

面神经炎的中医治疗方法日趋多样化,有针灸、推拿、中药内服、外敷、皮肤针、电针、刺络拔罐、穴位注射、割治、埋线等。在临床中应注意诊断,以及早治疗,充分发挥中医各种治法的优势,标本兼顾,内外治疗,并中西医结合,各取所长,以达到提高疗效、缩短病程、降低费用的良好效果。

(一)一般治疗

(1)治疗期间,可在局部用热毛巾热敷,每次10分钟,每天2次。

(2)眼睑闭合不全者,每天点眼药水2～3次,以防感染。

(3)患者应避免风寒侵袭,戴眼罩、口罩防护。

(4)患者宜自行按摩瘫痪的面肌,并适当地进行功能锻炼。

(5)治疗期间,忌长时间看电视、电脑,以防用眼过度,导致眼睛疲劳,影响疗效。

(二)针灸治疗

1.毫针法

治则:活血通络,疏调经筋。

处方:以面颊局部和手足阳明经腧穴为主。

主穴:阳白、四白、颧髎、攒竹、颊车、地仓、合谷(双)、翳风(双)。

随证配穴:风寒证加风池穴祛风散寒,风热证加曲池疏风泻热,鼻唇沟平坦加迎香,人中沟歪斜加人中、口禾髎,颏唇沟歪斜加承浆,味觉消失、舌麻加廉泉,乳突部疼痛加风池、外关,恢复期加足三里补益气血、濡养经筋。

2.电针法

取地仓、颊车、阳白、瞳子髎、太阳、合谷(双)等穴,接通电针仪,以断续波刺激10～20分钟,强度以患者面部肌肉微微跳动且能耐受为度。每天1次。适用于恢复期(病程已有2周以上)的治疗。

3.温针法

取地仓、颊车、阳白、四白、太阳、下关、牵正、合谷(双)等穴,将剪断的艾条(每段1～1.5 cm)插到针柄上,使艾条距离皮肤2～3 cm,将艾条点燃,持续温灸10～20分钟,注意在艾条与皮肤之间放置一小卡片(4 cm×5 cm),防止烧伤皮肤,温度以患者有温热感且能耐受为度。每天1次。

操作要求:①初期:亦称"急性期",为开始发病的第1～7天,此期症状有加重趋势,此乃风邪初入,脉络空虚,正邪交争,治以祛风通络为主。此期宜浅刺,轻手法,不宜使用电针法过强刺激。②中期:亦称"平静期",为发病第7～14天,此期症状逐渐稳定,乃外邪入里,络阻导致气血瘀滞,故治当活血通络。此期宜用中度刺激手法,可用电针法、温针法等强刺激手法。毫针法处方、随证配穴、操作等具体方法见上。其中电针法、温针法、穴位敷贴、穴位注射、皮肤针、耳针法等均可酌情选用。③后期:又称"恢复期",为发病16天至6个月,此后症状逐渐恢复,以调理气血为主。此期浅刺多穴多捻转有助促进面部微循环,营养面神经及局部组织,同时激活神经递质冲动,利于松肌解痉,恢复面肌正常运动,类似"补法",有别于初期浅刺泄邪之"泻法"。若辅以辨证配穴,补气益血、祛风豁痰,则更显相得益彰。毫针法处方、随证配穴、操作等具体方法见上。可酌情选用电针法、温针法、穴位敷贴、穴位注射、皮肤针、耳针法等。④联动期和痉挛期:发病6个月以上(面肌连带运动出现以后),此期培补肝肾、活血化瘀、舒筋养肌、息风止痉。采用循经取穴配用面部局部三线法取穴针灸治疗。在电针法、温针法、穴位敷贴、穴位注射、皮肤针、耳针法无效下可选择手术治疗。

三、注意事项

(1)多食新鲜蔬菜、粗粮、黄豆制品、大枣、瘦肉等。

（2）平时面瘫患者需要减少光源刺激,如电脑、电视、紫外线等。

（3）需要多做功能性锻炼,如抬眉、鼓气、双眼紧闭、张大嘴等。

（4）每天需要坚持穴位按摩。

（5）睡觉之前用热水泡脚,有条件的话,做些足底按摩。

（6）面瘫患者在服药期间,忌辛辣刺激食物。如白酒、大蒜、海鲜、浓茶、麻辣火锅等。

（7）用毛巾热敷脸,每晚 3～4 次,勿用冷水洗脸,遇到寒冷天气时,需要注意头部保暖。

（8）应注意保持良好心情。心理因素是引发面神经麻痹的重要因素之一。面神经麻痹发生前,有相当一部分患者存在身体疲劳、睡眠不足、精神紧张及身体不适等情况。所以保持良好的心情,就必须保证充足的睡眠,并适当进行体育运动,增强机体免疫力。

（9）要注意面神经麻痹只是一种症状或体征,必须仔细寻找病因,如果能找出病因并及时进行处理,如重症肌无力、结节病、肿瘤或颞骨感染,可以改变原发病及面瘫的进程。面神经麻痹也可能是一些危及生命的神经科疾病的早期症状,如脊髓灰白质炎或 Guillian-Barre 综合征,如能早期诊断,可以挽救生命。

（李冬岩）

第四节　冠　心　病

冠状动脉粥样硬化性心脏病简称冠心病,是指由于冠状动脉功能性改变或器质性病变,引起冠脉血流和心肌需求之间不平衡而导致心肌缺血缺氧、心肌损害的一种心血管疾病。由于心肌供血障碍,心肌缺血,故本病又被称为"缺血性心脏病"。

现代医学认为,本病的病因大多是由于多种因素作用于不同环节而致冠状动脉粥样硬化。其中最重要的易患因素是高脂血症、高血压和吸烟,其次为肥胖、缺乏体力劳动、糖尿病、精神过度紧张等。

本病属中医"心痛""胸痹""厥心痛""真心痛""心悸""怔忡"等病的范畴。其病因多为年老体虚,饮食不当,情志失调,寒邪内侵。主要病机为心气不足、心阳不振,以致寒凝气滞、血瘀和痰浊阻滞心脉,影响气血运行而导致本病。其病位在心,与肝、脾、肾三脏功能失调有关。本病病理变化主要表现为本虚标实,虚实夹杂。本虚主要由心气虚、心阳虚、心阴虚、心血虚,且又可阴损及阳,阳损及阴,而表现为气阴两虚、气血两亏、阴阳两虚,甚至阳微阴竭、心阳外越;标实为气滞、寒凝、痰浊、血瘀,且又可以相互为病,如气滞血瘀、寒凝气滞、痰瘀交阻等。发作期多以标实为主,以血瘀最为突出;缓解期有心、脾、肾气血阴阳之亏虚,以心气虚为主。

一、康复评定

（一）现代康复评定方法

1.病史

冠状动脉粥样硬化的病程较长。

2.症状

由于冠状动脉病变的部位、范围和程度的不同,本病有不同的临床表现。一般可分为 5 型。

（1）无症状性心肌缺血：无临床症状，但静息、动态时或负荷试验心电图有 ST 段压低，T 波降低、变平或倒置等心肌缺血的客观证据；或心肌灌注不足的核素心肌显像表现。

（2）心绞痛型：表现为发作性胸骨后疼痛，常有压迫、憋闷和紧缩感，可放射至左肩、左上肢内侧、左颈部、上腹部等部位，持续时间一般为数分钟，很少超过 30 分钟。心绞痛又可分为稳定型和不稳定型两类。稳定型心绞痛，常因劳累、情绪激动、饱食等增加心肌耗氧量的因素诱发，休息或舌下含服硝酸甘油后消失，病情相对稳定。不稳定型心绞痛与心肌耗氧量的增加无明显关系，而与冠状动脉血流储备量减少有关，一般疼痛程度较重，时限较长，并且含服硝酸甘油后不易缓解。

（3）心肌梗死型：为冠状动脉供血急剧减少或中断，导致局部心肌缺血性坏死所致，是冠心病中比较严重的类型。症状表现为持续性胸骨后剧烈疼痛、发热，甚至心律失常、休克、心力衰竭。

（4）缺血性心肌病：为长期心肌缺血导致心肌纤维化所引起。表现为心脏增大，心力衰竭和/或心律失常。

（5）猝死：突发心脏骤停而死亡，多为心脏局部发生电生理紊乱，传导功能发生障碍引起严重心律失常所致。

3.体征

冠心病心绞痛发作时常见心率增快、血压升高、表情焦虑、皮肤冷或出汗，有时出现第四或第三心音奔马律，可有暂时性心脏收缩期杂音，第二心音可出现逆分裂或出现交替脉。急性心肌梗死发生时患者血压可降低，心率增快，心音可出现异常。缺血性心肌病患者可出现心脏增大。

4.其他检查

临床常用的检查方法有代谢当量评定、心电运动负荷试验、心功能评定分级、六分钟步行试验等。

（二）传统康复辨证

1.病因病机

中医认为本病为本虚标实之证。本虚应区别阴阳气血亏虚之不同。心气不足可见心胸隐痛而闷，因劳累而发，伴心慌，气短，乏力，舌淡胖嫩，边有齿痕，脉沉细或结代；心阳不振可见胸痛、胸闷气短，四肢厥冷，神倦自汗，脉沉细；心阴亏虚可见隐痛时作时止，缠绵不休，动则多发，伴口干，舌淡红而少苔，脉沉细而数。标实又应区别气滞、痰浊、血瘀、寒凝的不同。气滞可见心胸闷重而痛轻，兼见胸胁胀满，善太息，憋气，苔薄白，脉弦；痰浊可见胸部窒闷而痛，伴唾吐痰涎，苔腻，脉弦滑或弦数；血瘀可见胸部刺痛固定不移，痛有定处，夜间多发，舌紫黯或有瘀斑，脉结代或涩；寒凝可见胸痛如绞，遇寒则发，或得冷加剧，伴畏寒肢冷，舌淡苔白，脉细。

2.四诊辨证

临床一般将本病分为以下 6 型。

（1）心血瘀阻型：可见心胸剧痛、痛处固定不移、入夜痛甚，伴见心悸不宁、舌质紫黯或有瘀点、脉沉涩。

（2）痰浊闭阻型：可见胸闷如窒、痛引肩背、气短喘促、肢体沉重、体胖多痰、舌质淡胖、舌苔浊腻、脉弦滑。

（3）寒凝心脉型：可见胸痛彻背、感寒痛甚、胸闷气短、心悸喘息、不能平卧、面色苍白、四肢厥冷、舌苔薄白、脉沉细紧。

（4）心肾阴虚型：可见胸闷隐痛、心烦不寐、心悸盗汗、腰膝酸软、眩晕、耳鸣、舌红少津，或舌边有紫斑、脉细数或细涩。

(5)气阴两亏型:可见胸闷隐痛、时发时止,心悸短气,倦怠懒言,面色少华、头晕目眩、遇劳即甚、舌质偏红或有齿印、脉细无力或结代。

(6)阳气虚衰型:可见胸闷气短、胸痛彻背、心悸汗出、畏寒肢冷、腰酸乏力、面色苍白、唇甲青紫、舌质淡白或有紫黯、脉沉细或沉微欲绝。

二、康复策略

本病的传统康复疗法主要有中药、推拿、针灸、饮食、运动、心理康复等方法。对冠心病患者进行传统康复治疗,可以使患者恢复到最佳生理、心理、职业状态,防止冠心病或有易患因素的患者动脉粥样硬化的进展,减少冠心病猝死和再梗死的危险,并缓解心绞痛。最终达到延长患者生命,并恢复患者的活动和工作能力的目的。

三、针灸治疗

常用毫针刺法和艾灸进行治疗。

(一)毫针刺法

以疏通经络,活血化瘀,行气止痛为原则。

主穴:膻中、内关、心俞、厥阴俞、鸠尾、巨阙。

配穴:心阴虚加三阴交、神门、太溪;心阳虚加素髎、大椎、关元;心气虚加气海、足三里;心脉痹阻配通里、乳根;痰浊内阻配丰隆、肺俞。

操作:平补平泻手法,每次选用4～5穴,交替使用,10次为1个疗程,1个疗程后休息3～5天,再进行下1个疗程的治疗。在针刺背部腧穴的同时可注意寻找敏感点进行针刺。

(二)艾灸

对心阳不振、寒凝心脉者可用灸法。取血海、膈俞、曲池,每次每穴5～10壮,每天1次。

(李冬岩)

第五节　高　血　压

高血压是一种常见病、多发病,是引起心脑血管疾病死亡的主要原因之一。康复治疗可以有效地协助降低血压、减少药物使用量及对靶器官的损害、干预高血压危险因素,是高血压治疗的必要组成部分。对于轻症患者可以单纯用康复治疗使血压得到控制。高血压的传统康复治疗能最大限度地降低心血管的发病率,提高患者的活动能力和生活质量。

现代研究尚未明确高血压的发病机制。但可以肯定,外界不良刺激引起的长时间、强烈及反复的精神紧张、焦虑和烦躁等情绪波动,会导致或加重血压升高而发病。高血压早期无明显病理改变,长期高血压会引起动脉粥样硬化的形成和发展。

一、康复评定

(一)现代康复评定方法

血压评定:根据血压值,高血压分为3级(表18-3)。

表 18-3　高血压分级

类别	收缩压(mmHg)	舒张压(mmHg)
1 级高血压(轻度)	140～159	90～99
2 级高血压(中度)	160～179	100～109
3 级高血压(重度)	≥180	≥110

(二)传统康复辨证

1.病因病机

本病可参考中医学中眩晕证治疗,常因情志内伤,气郁化火等致肝阳上亢;或肾阴亏虚,肝失所养,以致肝阴不足,阴不制阳,肝阳上亢;或劳倦过度,气血衰少,气血两虚,清阳不展,脑失所养而发。本病病位在清窍,与肝、脾、肾三脏关系密切,以虚者居多。

2.四诊辨证

(1)辨脏腑:本病位虽在清窍,但与肝、脾、肾三脏功能失常关系密切。肝阴不足,肝郁化火,均可导致肝阳上亢,兼见头胀痛,面潮红等症状。脾虚气血生化乏源,兼有纳呆,乏力,面色㿠白等;脾失健运,痰湿中阻,兼见纳呆,呕恶,头重,耳鸣等;肾精不足者,多兼腰酸腿软,耳鸣如蝉等。

(2)辨虚实:本病以虚证居多,夹痰夹火亦兼有之;一般新病多实,久病多虚,体壮者多实,体弱者多虚,呕恶、面赤、头胀痛者多实,体倦乏力、耳鸣如蝉者多虚;发作期多实,缓解期多虚。病久常虚中夹实,虚实夹杂。

(3)辨体质:面白而肥多为气虚多痰,面黑而瘦多为血虚有火。

(4)辨标本:本病以肝肾阴虚、气血不足为本,风、火、痰、瘀为标。其中阴虚多见咽干口燥,五心烦热,潮热盗汗,舌红少苔,脉弦细数;气血不足则见神疲倦怠,面色不华,爪甲不荣,食欲缺乏食少,舌淡嫩,脉细弱。标实又有风性主动,火性上炎,痰性黏滞,瘀性留著之不同,要注意辨别。

二、康复治疗

(一)康复策略

高血压的康复治疗应在患者病情减轻,血压控制稳定时进行。高血压的传统康复主要有中药疗法、针灸疗法、传统运动疗法等,通过传统康复治疗可以降低血压,控制疾病发展,改善患者心血管系统功能,减少并发症,提高患者日常生活质量。

针对高血压阴阳失调、本虚标实的基本病理,高血压的康复当以调和阴阳、扶助正气为原则,综合运用多种传统康复治疗方法。

(二)治疗方法

1.中药疗法

针对本病阴阳失调、本虚标实的主要病因病机,中药治疗当以调和阴阳、扶助正气为原则,采用综合方法,以达到身心康复的目的。阴虚阳亢者治宜滋阴潜阳,方用镇肝熄风汤加减;肝肾阴虚者治宜滋补肝肾,方用杞菊地黄汤加减;阴阳两虚者治宜调补阴阳,方用二仙汤加减。

2.针灸疗法

(1)毫针刺法:以风池、百会、曲池、内关、合谷、足三里、阳陵泉、三阴交为主穴。肝阳偏亢者可加行间、侠溪、太冲;肝肾阴亏者可加肝俞、肾俞;痰盛者可加丰隆、中脘、解溪。每天或隔天1次,7次为1个疗程。

（2）耳针法：取皮质下、降压沟、脑点、内分泌、交感、神门、心、肝、肾等，每天或隔天 1 次，每次选 1～2 穴，留针 30 分钟。亦可用埋针法，或用王不留行籽外贴。

（3）皮肤针法：部位以后颈部及腰骶部的脊椎两侧为主，结合乳突区和前臂掌面正中线，轻刺激，先从腰骶部脊椎两侧自上而下，先内后外，再叩刺后颈部、乳突区及前臂掌面正中线。每天或隔天 1 次，每次 15 分钟。

（4）穴位注射法：取足三里、内关，或三阴交、合谷，或太冲、曲池。三组腧穴交替使用，每穴注射 0.25％盐酸普鲁卡因 1 mL，每天 1 次，或取瘈脉穴，注射维生素 B_{12} 1 mL，每天 1 次，7 次为 1 个疗程。

3.推拿疗法

一般以自我推拿为主，常用方法如揉攒竹、擦鼻、鸣天鼓、手梳头、揉太阳、抹额、按揉脑后、推桥弓、搓手浴面、揉腰眼、擦涌泉等，并辅以拳掌拍打。

4.传统体育疗法

传统体育是高血压康复的有效手段，既可起到一定的降压效果，又能调整机体对运动的反应性，从而促使患者康复。

（1）太极拳：太极拳动作柔和、姿势放松、意念集中，强调动作的均衡和协调性，有利于高血压患者放松和降压。一般可选择简化太极拳，不宜过分强调高难度和高强度。

（2）气功：气功的调心、调息和调神有辅助减压的效果，能稳定血压、心率及呼吸频率，调节神经系统。一般以静功为主，辅以动功。初始阶段可取卧式、坐式，然后过渡到立式、行式，每次 30 分钟，每天 1～2 次。

5.其他疗法

（1）音乐疗法：聆听松弛镇静性乐曲。如二泉映月、渔舟唱晚等，以移情易性，保持心情舒畅，精神愉快，消除影响血压波动的有关因素。

（2）饮食康复：饮食需定时定量，不可过饥过饱，不暴饮暴食。肥胖与钠摄入量高均与高血压有明显关系，因此日常宜采用低脂、低热量、低盐饮食，尤其应重视低盐饮食。一般摄盐应控制在每天 6 g 以下，病情较重者应限制在每天 2 g 以下。在限盐的同时，适当增加钾的摄入量（蔬菜水果中含量较丰富）。然而，也不必过分拘泥而长期素食，以防止顾此失彼，造成营养不良或降低人体抵抗力而罹患其他疾病。

三、注意事项

（1）急进性高血压，重症高血压或高血压危象，病情不稳定的Ⅲ期高血压患者不宜传统康复治疗。

（2）伴随其他严重并发症，如严重心律失常、心动过速、脑血管痉挛、心力衰竭、不稳定型心绞痛等不宜传统康复治疗。

（3）出现明显降压药不良反应而未能控制、运动中血压过度增高［收缩压＞29.3 kPa(220 mmHg) 或舒张压＞14.7 kPa(110 mmHg)］不宜传统康复治疗。

（4）继发性高血压一般应针对其原发疾病进行治疗。

（李冬岩）

第六节　糖　尿　病

糖尿病是一组以慢性血糖水平增高为特征的代谢性疾病群,是极为常见的内分泌代谢疾病之一,多见于中老年人。临床一般分1型糖尿病、2型糖尿病、其他特殊类型糖尿病和妊娠糖尿病几种类型。

糖尿病的病因目前尚未完全阐明。目前公认糖尿病不是单一病因所致的疾病,而是多种因素所致的综合征。发病与遗传、自身免疫及环境因素有关。其基本的病理生理特点为绝对或相对性胰岛素分泌不足引起的糖、蛋白质、脂肪和水、电解质等的代谢紊乱。

糖尿病属中医"消渴"或"消瘅"范畴。中医认为本病多因素体禀赋不足,长期过食肥甘厚味,脾胃积热,化燥伤津;或长期精神刺激,气郁化火,消烁阴津;或劳欲过度,致五脏柔弱,久郁化火,积热伤津,火烁损阴,耗精伤肾引起。其主要病机为阴津亏损,燥热内盛。阴虚为本,燥热为标,两者互为因果,贯穿在消渴病的整个病变过程中。

糖尿病临床早期可无症状,以后多有烦渴、多饮、多食、多尿、疲乏、消瘦等表现,严重病例可发生酮症酸中毒或其他类型的急性代谢紊乱。常见的并发症和伴随症有急性感染、肺结核、动脉粥样硬化、肾和视网膜微血管病变及神经病变等。

一、康复评定

(一)现代康复评定方法

1.病史

病史较长,并且由于缺乏疾病的特异性标志,在出现代谢紊乱前不易发现。

2.症状和体征

多饮、多食、多尿、消瘦、皮肤瘙痒,女子外阴瘙痒是常见的症状。合并眼部并发症时可出现视力减退,眼底出血;合并肾病时可出现水肿、贫血;合并神经病变时可出现肢体酸痛、麻木、性欲减退、大小便失禁及膝腱反射、跟腱反射减弱或消失等。

3.尿糖测定

尿糖阳性是诊断糖尿病的重要线索。尿糖测定包括次尿糖与段尿糖的测定,次尿糖就是在尿前2.5小时(应用口服降糖药物或胰岛素治疗的患者,应在用药前0.5小时)排空膀胱,留尿测定的尿糖,一天当中至少测4次,即三餐前与睡前,也可以根据患者情况测定任何时间次尿糖;段尿糖亦分为4段,第1段为早饭后至午饭前,不管有几次尿,均混在一起测尿糖;依此类推,午饭后至晚饭前为第2段;晚饭后至睡前为第3段;睡前至第2天早餐前为第4段。一般情况下,尿糖(＋)时,血糖<10.0 mmol/L;尿糖(＋～＋＋)时,血糖为11.0～14.0 mmol/L;尿糖(＋＋～＋＋＋),血糖为14.0～19.0 mmol/L;尿糖(＋＋＋～＋＋＋＋),血糖>19.0 mmol/L。以上情况都是针对肾糖阈正常的糖尿病患者而言,对肾糖阈不正常的患者,其尿糖不能如实反映血糖水平,应以血糖测定为准。

4.血糖测定

血糖测定是诊断糖尿病的主要指标,并可作为选择初始治疗方案的依据。正常空腹静脉血浆葡萄糖浓度为 3.9～6.0 mmol/L。用快速血糖仪测定毛细血管血糖是糖尿病检测的主要手段,通过监测 5 次血糖(即空腹、睡前及三餐后 2 小时)可观察治疗效果,调整口服降糖药物或胰岛素用量。

5.其他检查

如口服葡萄糖耐量试验(OGTT)、胰岛素释放试验、血清 C-肽浓度的测定、糖化血红蛋白A1(HbA1c)和糖化血清蛋白的测定、胰岛素抗体与胰岛素受体抗体的测定、胰岛细胞抗体的测定、尿酮体的测定、尿蛋白的测定等有助明确诊断。

(二)传统康复辨证

1.病因病机

本病涉及多个脏腑,但主要以上焦肺、中焦胃、下焦肾为主。其肺、脾胃、肾之间又常相互影响。如肺燥阴虚,津液失于输布,则胃失濡润,肾失滋养,胃热炽盛,灼伤肺津,反耗肾阴;肾阴不足,阴精源泉亏损,则阴虚火旺,灼伤肺胃,终至肺燥、胃热、肾虚同时存在,故多饮、多食、多尿相互并见。消渴日久,阴损及阳,或气阴两伤,可累及五脏和血行。如气虚不能推动血液运行,而致血瘀;阴虚发热,热邪内耗,久则炼血成瘀。瘀血内结,久则痰瘀互结,阻滞气机,犯至心脏则胸痹;犯至肢体则麻痹;犯至目则视矇;犯至脑脉则半身不遂;终至精血枯竭,燥热内蕴,阴竭阳衰。

2.四诊辨证

临床一般将本病分为以下 4 型。

(1)肝肾阴虚:可见尿频量多,浑浊如膏脂,或尿甜,腰膝酸软无力,头晕耳鸣,遗精多梦,皮肤干燥,全身瘙痒,舌红少苔,脉细数。

(2)气阴两虚:可见烦渴多饮,神疲乏力,动则汗出,心悸气短,手足心热,失眠多梦,舌红少苔,脉细数或细数无力。

(3)阴阳两虚:可见面色㿠白,形寒肢冷,耳鸣耳聋,腰膝酸软,口燥咽干,小便频数,混浊如膏,甚则饮一溲二。舌质淡胖,苔薄白,脉沉弱。

(4)阴虚燥热:可见口干、目涩、舌燥,烦渴多饮,尿频量多,多食易饥,大便秘结,疲乏、消瘦或肥胖者。舌质红或绛,苔黄或黄少津,脉弦滑或弦数。

二、康复治疗

(一)康复策略

糖尿病的康复治疗应在患者发病早期或病情减轻,尿糖控制不超过"+",或糖尿病的症状减轻,但有大血管、微血管、神经病变或糖尿病足等并发症时进行。如糖尿病并发酮症酸中毒、高渗性非酮症糖尿病昏迷、或乳酸酸中毒时不宜进行康复治疗。

糖尿病的传统康复疗法主要有传统运动、饮食、药物等,通过传统康复治疗可以预防或延缓糖尿病并发症的发生、发展,改善或恢复患者代谢紊乱,减少糖尿病的致残率和致死率,提高患者日常生活质量。

针对糖尿病阴虚为本,燥热为标的基本病理,糖尿病的康复仍要以益气养阴,清热生津为基本康复原则。对于出现并发症的患者,除了采用糖尿病的康复治疗方法外,还要针对并发症采用相应的传统康复治疗方法。在康复治疗中,要贯彻综合调理,耐心守法的原则,综合运用多种传统康复疗法。

(二)治疗方法

1.推拿治疗

以疏通经络、活血化瘀为原则。目的在于加速血糖的利用,改善全身症状。

(1)头面部:选择推、按、揉、叩等手法,主要腧穴有承浆、风池、太阳、百会等。

(2)腹部:选择推、摩、震颤等手法,重点摩腹,促进腹部血液循环,促胰腺供血恢复,主要腧穴有气海、章门、中极、中脘、关元等。

(3)背部:选择推、按、拿、拍、捏脊等手法,以捏脊为主,主要腧穴有肺俞、脾俞、胃俞、肾俞等。

(4)四肢部:选择推、按、点、揉、搓、拿等手法,主要腧穴有曲池、劳宫、隐白、然谷、太溪、足三里等。

2.针灸治疗

一般常用的针灸治疗包括毫针刺法和灸法两种方法。

(1)毫针刺法:以疏通经络、行气活血、扶正祛邪为原则。

主穴:肺俞、胃俞、肾俞、风池、曲池、内关、足三里、三阴交、关元。

配穴:烦渴多饮者加承浆;多食便秘者加丰隆;多尿腰痛者加复溜;神疲乏力、少气懒言者加气海;肝郁烦躁易怒者加太冲。

(2)灸法:选取承浆、意舍、关冲、然谷等,每次每穴 5～10 壮,每天 1 次;或选取水沟、承浆、金津、玉液、曲池、劳宫、中冲、行间、商丘、然谷等,每次每穴 5～10 壮,每天 1 次。由于糖尿病患者多合并周围神经病变,灸疗时应注意避免烫伤。

3.传统运动疗法

传统运动疗法是治疗糖尿病的一项重要措施。适当的锻炼可使肌肉组织内葡萄糖得到充分利用,使血液中的葡萄糖迅速到达肌肉和其他组织内,从而使血糖降低。常用的传统运动疗法如易筋经、八段锦、少林内功等。

4.其他传统康复疗法

(1)中药内服:肝肾阴虚者,治以滋养肝肾,润燥填精,方选六味地黄汤加减;气阴两虚者,治以益气养阴,方选生脉散加减;阴阳两虚者,治以滋阴温阳,益气生津,方选金匮肾气丸加减;阴虚燥热者,治以滋阴清热,生津止渴,方选润燥生津方加减。

(2)中药外治:取石膏 5 g,知母 2 g,生地黄 0.6 g,党参 0.6 g,炙甘草 1 g,玄参 1 g,天花粉 0.2 g,黄连 0.3 g,粳米少许,制成粉剂,放置阴凉处保存备用。每次取粉 250 mg,加盐酸二甲双胍 40 mg,混合敷脐,上盖纱布 6～8 层,外用胶布固定。每 5～7 天换药 1 次,每 6 次为 1 个疗程。

5.饮食疗法

饮食疗法是治疗糖尿病首选的一种重要方法,糖尿病饮食康复的基本原则是:主食宜粗,不宜细;品种宜杂,不宜单;副食宜素,不宜荤;肉蛋宜少,不宜多;蔬菜宜多,不宜少;口味宜淡,不宜咸;吃饭宜慢,不宜急;嚼食宜细,不宜粗;吞咽宜慢,不宜快;饭量宜少,不宜多;喝水宜多,不宜少;忌食肥甘辛辣炙煿之品。

三、注意事项

(1)心胸宽、情绪稳、心情乐观、精神放松,避免紧张、激动、压抑、恐惧等不良情绪造成血糖升高。

（2）建立规律的生活制度，避风寒、慎起居、适当饮食。

（3）糖尿病患者应当禁烟酒。使用胰岛素治疗的患者，应当注意随身携带几块糖，当出现低血糖反应时可及时吃糖，防止低血糖的发生。

（4）糖尿病合并皮肤感染、溃疡或孕妇患有糖尿病者，不宜用灸法治疗。

（李冬岩）

第七节　慢性阻塞性肺疾病

慢性阻塞性肺疾病（COPD）是一种具有气流受限特征的肺部病证，气流受限不完全可逆，并呈进行性发作，与肺部对有刺激气体或有刺激颗粒的异常炎症反应有关。COPD 与慢性支气管炎和肺气肿密切相关。当慢性支气管炎、肺气肿患者肺功能检查出现气流受限、并且不完全可逆时，即属 COPD。如患者只有"慢性支气管炎"和/或"肺气肿"，而无气流受限，则不能诊断为 COPD，可将具有咳嗽、咳痰症状的慢性支气管炎视为 COPD 的高危期。

COPD 属中医"哮证""喘证""肺胀"等疾病范畴，认为本病多因内伤久咳、支饮、哮喘、肺痨等慢性肺系统疾病，迁延失治，痰浊潴留，气滞肺间，日久导致肺虚，复感外邪诱使病情发作加剧。

一、康复评定

（一）现代康复评定方法

1.病史

COPD 起病缓慢，病程较长。

2.症状

主要有慢性咳嗽、咳痰、喘息、胸闷、气短或呼吸困难等。同时，出现运动耐力下降，活动的范围、种类和强度减少甚至不能活动。

3.体征

本病早期体征不明显，随着病情的进展可出现桶状胸、呼吸变浅、频率加快、辅助呼吸肌活动增强。重症患者可出现呼吸困难或发绀。叩诊肺部过清音，心浊音界缩小，肺下界和肝浊音界下降。听诊两肺呼吸音减弱，呼气延长，平静呼吸时可闻及干啰音，肺底和其他部位可闻及湿啰音。

4.X 线检查

肺容积增大，膈肌位置下移，双肺透亮度增加，肋间隙增宽，肋骨走行扁平，心影呈垂直狭长。

5.呼吸功能徒手评定分级

大多数 COPD 患者都不同程度存在呼吸困难，通过让患者做一些简单的动作或短距离行走，根据患者出现气短的程度可初步评定其呼吸功能。徒手评定一般分为 0～5 级（表 18-4）。

表 18-4　呼吸功能的徒手评定分级方法

分级	表现
0	虽然不同程度的阻塞性肺气肿，但活动时无气短，活动能力正常，疾病对日常生活无明显影响
1	一般活动时出现气短

分级	表现
2	平地步行无气短,速度较快或登楼、上坡时,同龄健康人不觉气短而自己有气短
3	慢走 100 m 以内即有气短
4	讲话或穿衣等轻微活动时即有气短
5	安静时出现气短,不能平卧

6.肺功能测试

(1)用力肺活量(FVC):指深吸气至肺总量位,然后用力快速呼气直至残气位时的肺活量。

(2)第 1 秒用力呼气量(FEV_1):为尽力吸气后尽最大努力快速呼气,第 1 秒所能呼出的气体容量。

临床评价通气功能障碍的两项主要指标为 FEV_1 占预计值的百分比(即 $FEV_1\%$)和 FEV_1 占 FVC 的百分比(即 FEV_1/FVC)。通过这两项指标来评价气流的阻塞程度,用于 COPD 肺功能的分级(表 18-5)。

表 18-5 肺功能的分级标准

分级	$FEV_1\%$	$FEV_1/FVC(\%)$
基本正常	＞80	＞70
轻度减退	80～71	70～61
显著减退	70～51	60～41
严重减退	50～21	≤40
呼吸衰竭	≤20	

7.COPD 的严重程度分级

肺功能康复是慢性阻塞性肺疾病的康复的主要内容,根据慢性阻塞性肺疾病全球倡议,将本病的严重程度分为 5 级(表 18-6)。

表 18-6 COPD 严重程度分级

级别	分级标准
0(危险期)	有慢性咳嗽、咳痰症状;肺功能正常
Ⅰ(轻度)	伴或不伴慢性咳嗽、咳痰症状;$FEV_1/FVC<70\%$,$FEV_1 \geqslant 80\%$预计值
Ⅱ(中度)	伴或不伴慢性咳嗽、咳痰、呼吸困难症状;$FEV_1/FVC<70\%$,$30\% \leqslant FEV_1 <80\%$预计值
Ⅲ(重度)	伴或不伴慢性咳嗽、咳痰、呼吸困难症状;$FEV_1/FVC<70\%$,$30\% \leqslant FEV_1 <85\%$预计值
Ⅳ(极重度)	伴慢性呼吸衰竭;$FEV_1/FVC<70\%$,$FEV_1 <30\%$预计值

8.COPD 病程分期

(1)急性加重期:在疾病过程中,短期内咳嗽、咳痰、气短和/或喘息加重、痰量增多,呈脓性或黏液脓性,可伴发热等症状。

(2)稳定期:患者咳嗽、咳痰、气短等症状稳定或症状轻微。

9.活动能力评定

(1)活动平板试验或功率车运动试验:通过活动平板或功率车进行运动试验可获得最大吸氧量、最大心率、最大代谢当量(MET)值、运动时间等量化指标来评定患者的运动能力,也可通过活动平板运动试验中患者主观劳累程度分级(Borg分级)等半定量指标来评定患者的运动能力。

(2)定量行走评定(6分钟步行试验):适用于不能进行活动平板试验的患者,让患者行走6分钟,记录其所能行走的最长距离,以判断患者的运动能力及运动中发生低氧血症的可能性。

(3)日常生活活动能力评定:可根据需要进行Barthel指数、Katz指数、修订的Kenny自理指数和Pulses等评定。

(二)传统康复辨证

1.病因病机

本病病位主要在肺、脾、肾及心,病变首先在肺,继而影响脾、肾,后期则病及于心。因肺主气、司呼吸,开窍于鼻,外合皮毛,故外邪从口鼻、皮毛入侵,多首先犯肺,以致肺之宣降功能不利,气逆于上而为咳,升降失常而为喘。久则肺虚,而致主气功能失常,影响呼吸出入,肺气壅滞,导致肺气胀满,张缩无力,不能敛降。若肺病及脾,子盗母气,脾失健运,则可导致肺脾两虚。肺为气之主,肾为气之根,若久病肺虚及肾,肺不主气,肾不纳气,可致咳喘日益加重,吸气尤为困难,呼吸短促难续,动则尤甚。肺与心同居胸中,经脉相通,肺气辅佐心脏治理,调节血脉的运行,心阳根于命门真火,故肺虚治节失职,或肾虚命门火衰,均可病及于心,使心气无力、心阳衰竭,甚则可以出现喘脱等危候。

2.四诊辨证

(1)稳定期分为肺虚、脾虚、肾虚3型进行康复评定。①肺虚型:偏气虚者易患感冒,自汗怕风,气短声低,或兼见轻度咳喘,痰白清稀;偏阴虚者,多见呛咳,痰少质黏,咽干口燥。②脾虚型:偏气虚者常常痰多,倦怠,气短,食少便溏;伴阳虚者,则可见形寒肢冷,泛吐清水等症状。③肾虚型:平素常短气息促,动则尤甚,吸气不利,腰膝酸软。

(2)急性加重期一般分为以下2型行康复评定。①外寒内饮型:咳逆喘满不得卧,气短气急,咳痰白稀、呈泡沫状,胸部膨满;或恶风寒,发热,口干不欲饮,周身酸楚,面色青黯,舌体胖大,舌质黯淡、舌苔白滑,脉浮紧或浮弦滑。②痰热郁肺型:咳逆喘息气粗,胸满烦躁,目睛胀突,痰黄或白、黏稠难咯;或发热微恶寒,溲黄便干,口渴欲饮,舌质红黯、苔黄或白黄厚腻,脉弦滑数或兼浮象。

二、康复策略

COPD目前尚无有特效的治疗方法。其病程可长达数十年,在缓解期因症状轻微常被患者忽视,若出现并发症,如肺心病、肺性脑病、呼吸衰竭等往往预后不良。因此在缓解期进行康复治疗是非常必要的。

COPD急性加重期病情严重者应住院治疗,采取控制性氧疗、抗感染、舒张支气管、纠正呼吸衰竭等多种方法对症治疗,不宜进行康复治疗。COPD患者的传统康复治疗应在稳定期进行。由于稳定期患者气流受限的基本特点仍持续存在,如果不做有效治疗,其病变长期作用的结果必然会导致肺功能的进行性恶化。因此,应重视COPD患者稳定期的传统康复治疗,采取综合性康复治疗措施,以减轻症状,减缓或阻止肺功能进行性降低为目标。

COPD的传统康复治疗主要有针灸、推拿、中药疗法、食疗、运动疗法、情志康复等具有中医特色的治疗手段和方法。通过全面的传统康复治疗措施,可明显改善患者症状,增加呼吸运动效率,提高生活自理能力,减少住院次数,从而延长患者寿命,提高生活质量。

三、康复治疗

(一)中药疗法

1.内服法

(1)肺脾两虚者可见喘促短气,乏力,咳痰稀薄,自汗畏风,面色苍白,舌淡脉细弱,或见口干,盗汗,舌红苔少,脉细数,或兼食少便溏,食后腹胀不舒,肌肉消瘦,舌淡脉细。治以健脾益气,培土生金,方取补中益气汤加减。

(2)肺肾两虚者可见胸满气短,语声低怯,动则气喘,或见面色晦黯,或见面目水肿,舌淡苔白,脉沉弱。治以补肺益肾,止咳平喘,方取人参蛤蚧散加减。

(3)肺肾阴虚者可见咳嗽痰少,胸满烦躁,手足心热,动则气促,口干喜饮,舌红苔少,脉沉细。治以养阴清肺,方取百合固金汤加减。

(4)脾肾阳虚者可见胸闷气憋,呼多吸少,动则气喘,四肢不温,畏寒神怯,小便清长,舌淡胖,脉微细。治以补脾益肾,温阳纳气,方取金匮肾气丸加减。

2.外治法

白芥子、延胡索各20 g,甘遂、细辛各10 g,麝香0.6 g,共为细末,用姜汁调和,在夏季三伏天时,每伏第一天外敷于肺俞、膏肓、颈百劳等腧穴,4小时后除去,共分三次敷完。每年1个疗程。

3.药膳

药膳可以提高本病康复治疗效果,现介绍几种常用药膳。

(1)紫苏粥:紫苏叶10 g、粳米50 g、生姜3片,大枣5枚。具有祛风散寒,理气宽中的作用。

(2)枇杷饮:枇杷叶10 g、鲜芦根10 g。具有祛风清热,止咳化痰的作用。

(3)鲫鱼汤:鲫鱼200 g以上1条,肉豆蔻3~5 g。具有健脾益肺的作用。

(4)梨子汤:梨子200 g,川贝10 g。具有养阴润肺化痰的作用。

(5)薏苡杏仁粥:薏苡仁50 g、杏仁(去皮尖)10 g。具有健脾祛湿,化痰止咳的作用。

(6)人参蛤蚧粥:蛤蚧粉2 g、人参3 g、糯米75 g。具有补肺益肾,纳气定喘的作用。

(7)虫草全鸭汤:冬虫夏草10 g、老雄鸭肉300 g、黄酒15 g、生姜5 g、葱白10 g、胡椒粉3 g、食盐3 g。具有补肺益肾,平喘止咳的作用。

(8)紫河车汤:紫河车1个,生姜3~5片。具有补肺疗虚的作用。

(二)针灸治疗

以毫针刺法、灸法为主,以疏通经络、宣肺止咳为原则。

1.毫针刺法

主穴:肺俞、脾俞、肾俞、膏肓、气海、足三里、太渊、太溪、命门。

配穴:合谷、天突、曲池、列缺。

操作方法:每次选3~5穴,常规方法针刺,用补法,隔天1次。

2.灸法

主穴:大椎、风门、肺俞、肾俞、膻中、气海。

操作方法:用麦粒灸,每穴每次灸3~5壮,10天灸1次,3次为1个疗程。

（三）推拿治疗

以疏通经络、宣肺止咳为原则,分部选择腧穴进行推拿治疗。

1.按天突

适用于阵咳不止或喉中痰鸣不易咳出,或气短不能平卧者。用拇指按压天突穴。注意拇指要从天突穴向胸骨柄内面按压,以有酸胀感为宜。按压 10 次。

2.叩定喘

适用于剧咳不出、气喘明显者。在该部用指尖叩击,症状常可缓解。

3.叩丰隆

功能化痰止咳。手握拳状,以指间关节背侧叩击该穴。

4.叩足三里

功能调理脾胃,手法同叩丰隆。

5.宽胸按摩

常用于呼吸烦闷不畅时。①抹胸:两手交替由一侧肩部由上而下呈斜线抹至对侧肋下角部,左右各10 次;②拍肺:两手自两侧肺尖部开始沿胸廓自上而下拍打,两侧各重复 10 次;③捶背:两手握空拳,置于后背部,嘱患者配合呼吸,呼气时由内向外捶打,同时背稍前屈;吸气时由外向内拍打,同时挺胸,重复10 次;④摩膻中:用掌根按于膻中穴,做顺、逆时针方向按摩各 36 次。

（四）传统运动疗法

常用的传统运动疗法如八段锦、易筋经、少林内功、五禽戏等。

四、注意事项

（一）饮食调理

饮食做到"三高四低","三高"即高蛋白、高维生素、高纤维素,故宜多食用瘦肉、豆制品、鱼类、乳类等含蛋白量较高食品,以及蔬菜、水果、菌类、粗粮等含维生素、纤维素较多的食物,经常食用有助于增加营养,改善体质,通畅大便,排出毒素。"四低"即饮食中应注意低胆固醇、低脂肪、低糖、低盐。

（二）调节情绪

对患者及时有效地运用语言疏导法,有助于病情的康复和生活质量的提高。首先要改善患者对本病的消极态度,协助其解脱因呼吸困难而产生的焦虑,又因焦虑而产生呼吸困难的恶性循环。其次,应鼓励患者参加适当的活动,改善其躯体功能。另外,要及时发现患者潜在的身体和心理方面的异常变化,防止患者因极度痛苦而感到绝望,甚至产生自杀行为。医护人员及家属要多与患者交流,以满足患者对关怀的需求,消除抑郁、孤独的情绪。

（三）吸氧

绝大多数患者有低氧血症,尤其夜间容易发生缺氧,吸氧可以使患者运动能力提高,也可以防止肺动脉高压的发展,以及肺心病的发生。

（四）慎起居

平时要注意防寒保暖、忌烟酒、远房事、调情志、加强体育锻炼,增强体质,提高机体免疫力。

（李冬岩）

第八节　腰椎间盘突出症

一、导引

导引治疗腰椎间盘突出症的原理,是通过经络的生理功能来实现的。通过功能的锻炼,畅通经络气血,使颈部肌肉韧带松弛;颈部关节的活动,后纵韧带绷紧,有助于突出髓核的还纳,减轻对神经根和脊髓的刺激和压迫。还可增强颈部前后肌群的肌力,加强颈部的稳定性。

(一)调身

可采用坐式、卧式或站式。

1.坐式

可采用平坐式(坐在方凳或椅子上,身体自然端正,头正直,松肩含胸,口眼轻闭,两手轻放大腿上,腰部自然挺直,腹部宜松,两足平行分开,两膝与肩等宽或相距两拳)、靠坐式(靠坐在靠椅或沙发上,其余做法同平坐式)、盘坐式(床、炕或地面铺坐垫均可盘坐。可用自然盘,即上半身与平坐相同,身体略往前倾,臀部稍垫高,两腿交叉盘起,两手相互轻握,置于腰前或分放大腿上;或用单盘,即将一腿置于另一腿上,余同自然盘;或用双盘,即将左足置于右腿上,同时将右足置于左腿上,两足心朝天。余同自然坐)或跪坐式(两膝着地,脚朝上,身体自然坐在脚掌上,两手相互轻握置于腹前。余同平坐式。

2.卧式

可采用仰卧(全身仰卧于床上,头正,枕头高低适宜,轻闭口眼,四肢自然伸直,两手分放身旁或相叠于腹部。本式适宜于体弱患者及睡前练功)、侧卧(一般采用右侧卧位。腰部宜稍弯,身成弓形,头略向胸收,口眼轻闭,上侧的手掌自然放在胯部,下侧的手置于枕上,手掌自然伸开,下侧的小腿自然伸直。上侧的腿弯曲放在下侧腿上。体弱的人,不惯仰卧的人可做本式。)

3.站式

可采用三圆式(两脚左右分开,与肩等宽,两脚尖呈内八字,站成一半圆形。两膝微屈,收胯直腰,含胸拔背,两臂抬起,两手与乳部平,作环抱树干状。两手指均张开弯曲如抱球状,两手掌心相对,距离20 cm左右。头部正直,两眼平视前方某一目标或向下看前方1~2 m处地面某一目标。口轻闭,舌尖轻抵上腭。所谓三圆是足圆、臂圆、手圆)、下按式(两脚左右分开,与肩等宽,两臂自然下垂,两手指伸直向前,掌心似按向地面。余同三圆式)或伏虎式(左脚向前跨出一步,两脚相距约1 m,成丁字步,身体稍向下蹲,前后两脚均屈成90°角。左手置于左膝上方,右手竖在右膝上,均与膝部2 cm左右。左手似把着虎头,右手似把着虎座。头部正直,眼向左前方平视。也可向右侧做)站式适合体力较好的患者。

上述姿势虽各有一定要求,但主要的是要掌握"四要两对"。四要是一要塞兑垂帘,即轻合口,轻闭目而露一线之光;二要沉肩垂肘,即两肩松开,两肘下垂;三要松颈含胸,即颈部松弛,胸部内含;四要舒腰松腹,即坐则腰直,卧则腰弯,腹部放松。两对是一为鼻与脐对,正面视之,鼻与脐成一直线;二为耳与肩对:侧面观之,耳直对肩。

（二）调息

调息就是调练呼吸。本功可采用自然腹式呼吸。即呼吸时腹部随呼吸起伏。

（三）调心

调心即意念锻炼。本功要求在人体背部纵行线上虚设两个区域，一上一下。两个区域的具体位置，可以一在机体，一在空间，也可以均在机体。练功开始后，心静体松，用微微意念，存思在两个区域之中，分心两用，双方兼顾。力则从此而生，自行牵拉。腰椎间盘突出症患者可思牵拉腰椎段：头顶前上三寸空间-夹脊区。在调心时，要避免着意、着相、执著三种倾向。用意要轻，要求若有意，若无意，勿忘勿助，似守非守。着意、着相是指过于意守某些部位，存想过甚，执著是说有意追求某种现象。这三种都可能引起不良后果。

在做上述锻炼时，注意全身放松、心静、配合呼吸，动作一定要缓慢、柔和，切忌僵硬用力。目前流行的许多功法对本病有效，如大雁功、太极拳等，患者可根据自己的具体情况，加以选择锻炼。

二、药物、针灸疗法、推拿疗法

正气虚损和正虚邪恋是腰椎间盘突出症康复阶段的主要病理机制。经过临床治疗，虽症状得以控制，但腰椎间盘退变这一基本病理尚未能彻底根除，仍需一较长的治疗和恢复过程。此外有些尚余留一些症状，此因病邪尚未完全除尽，气血尚未通畅。因此扶正固本和扶正祛邪是康复治疗的主要原则和方法。

用药轻灵是康复阶段药物治疗的要点。所谓用药轻，是指药量，轻重相宜，对于康复阶段的疾病，已经由急性转为慢性，治疗上不能急于求成，在药物上当用小量服之，使正气渐复，邪气渐消，方能"窨然而日彰"。用于正气的恢复，就如雨露滋润，而禾苗渐生，使正气渐复，欲速则如"拔苗助长"，反有壅塞之弊；用于余邪痼积，就如春起而回温，阳气布散，则阴气自消，攻欲速则致正气更伤，而余邪深伏，故曰"虚邪之体，攻不可过"，此之谓也。在腰椎间盘突出症的康复阶段，一般可用一些丸、散、膏、丹之类或小剂量汤剂长期服用。所谓灵，是指用药的灵动。在疾病的康复阶段，重在调理，使用补剂时，应辅以疏导之药，使补而不滞；在使用祛邪之通剂时，则必加少量收敛之药，使散中有收，而不耗伤正气。

三、心理康复治疗

（一）恐惧心理

每个腰椎间盘突出症患者最担心的是引起瘫痪，害怕丧失工作和生活能力是患者的主要心理，尤其是病情严重或已经出现肢体功能障碍的患者，更容易产生这种心理。

对策：进行腰椎间盘突出症科学知识的普及和教育，使他（她）们了解到，只要经过科学的恰当的治疗，上述的情况是完全可以避免的，即使是严重的类型者，只要治疗得当，也可避免发生或经治疗后好转（或痊愈），以消除其悲观、恐惧心理。

（二）悲观心理

大多产生于已经某些治疗而失败或疗效甚微的患者，严重者可产生悲观厌世的情绪。这种心理除了与治疗有关的诸因素外，亦与患者的心理作用有关。

对策：帮助患者分析治疗失败或疗效不佳的原因，若因治疗措施不当者，可改用正确的治疗方法，若因疗程不够者，要帮助患者克服急躁心理，稳定情绪，耐心配合治疗，树立起战胜疾病和治疗的信心。尤其是各种神经精神症状,肢体瘫痪和语言障碍之类者,可适当加以暗示以促使其恢复。

(三)急躁情绪

多与性格、职业和年龄有关。很多患者恨不得第二天就能治愈,他们要求医师使用最好的疗法、最好的药物,要求在最短的时间内得到满意的疗效。短期没有达到患者的要求,有些患者就会失去信心,改换主治医师,并要求改变治疗方法。

对策:告知患者,腰椎间盘突出症的演变为一缓慢过程,因此,治疗和康复治疗上也需要一定的时间,并随着病程较长、病情的程度的严重而需要更多的康复时间。患者必须明白这一道理,克服急躁情绪,否则,不仅影响疗效,且使患者长期处于不稳定状态,以致常难以坚持需一定时间方可显示疗效的疗法。因此,亦应设法克服与改变这种心理状态。

四、睡眠体位

理想的睡眠体位应该是使胸部及腰部保持自然曲度、双髋及双膝呈屈曲状,如此可使全身肌肉放松。但并非每个患者均能习惯此种体位。因此亦可根据其平日的习惯不同而采取侧卧或仰卧,但不宜俯卧,因俯卧既不利于保持腰部的平衡,又影响呼吸。尤其是对病情严重的脊髓型患者。

床铺的选择:各种床铺各有其优缺点,但从腰椎间盘突出症的预防与治疗角度来看,应选择以木板为底的席梦思床,因为将此种类似沙发结构的弹性床垫放在木床板上,可随着脊柱的生理曲线而具有相应的调节作用。尤其是目前国内外已采用的多规格弹簧结构,它是根据人体各部位负荷大小的不同和人体曲线的特点,选用不同规格的弹簧合理排列组合的,从而达到维持人体生理曲线的作用。

五、功能锻炼

(一)易筋经

运动疗法的主要目的是改善腰部血液循环,增强腰部肌肉力量,改善腰椎椎间关节、韧带、关节囊的功能,加强腰椎的稳定性,促进炎症的消退,缓解肌肉痉挛,减轻疼痛。提高中枢神经的紧张性、兴奋性和反应性,增强神经系统的调节功能,改善患者的心血管系统及呼吸系统功能,改善组织器官的营养代谢,提高药物疗效和矫正不良的身体姿势等。

在腰椎间盘突出症急性发作期内原则上保持静止和卧床休息,禁止任何形式的运动和锻炼。在康复期,主要进行腰椎各种伸展运动。练习时应平稳、慢速,并在患者能耐受的情况下进行,避免因过度锻炼引起损伤和症状复发。练习可以在家中进行,要持之以恒,长期坚持下去。

"易",指移动、活动;"筋",泛指肌肉、筋骨;"经",指常道、规范。顾名思义,"易筋经"就是活动肌肉、筋骨,使全身各部分得到锻炼,从而增进健康、祛病延年的一种传统养生康复方法。

易筋经是为了锻炼肌肉、筋骨而创立的。易筋经活动以形体屈伸、俯仰扭转为特点,以达到"抻筋拔骨"的锻炼效果。对青少年来说,这种方法可以纠正身体的不良姿态,促进肌肉、骨骼的生长发育;对于年老体弱者来讲,经常练此功法,可以防止老年性肌肉萎缩,促进血液循环,调整和加强全身的营养和吸收;对慢性疾病的恢复及延缓衰老都很有益处,尤对于腰背疼痛康复有重要作用。

《易筋经》一书自明代为道家所创以来,广泛流传于武林界及民间。《易筋经》因作者托名创建少林寺院的印度法师达摩编写,后又名为《少林拳术精义》。《易筋经》的基本理论和练功方法对少林拳的发展起到了积极的推动作用,并深受武林界人士的重视和推崇。易筋经是一种动静结合,松紧结合的锻炼方法。其刚柔并济,内外兼行的练功方法与中医学理论的密切联系对后世推拿门派的形成亦起了独特的指导意义。

《易筋经》面世近400年来,广泛流传于民间。其功法各流派之间稍有差异,但其练功的本质并无大异,皆为十二式。下面再介绍一种流派的《易筋经》以飨读者。

预备姿势:两腿开立,全身放松,调匀呼吸(图18-1)。易筋经十二式,各式预备姿势完全相同,故以下从略,不再重复。

1.捣杵舂粮

屈肘、立掌至胸前,掌心相对(相距2～3寸)手型如拱(图18-2)。吸气时,用暗劲使掌根内挤,指向外翘(按:用暗劲是指形体姿势不变,而肌肉用力紧张起来);呼气时放松。可酌情做8～10次,多至20次不等。

2.扁担挑粮

两臂侧平举,立掌,掌心向外。吸气时,臂后挺,胸部扩张;呼气时,掌向外撑,指尖内翘(图18-3)。可反复进行8～20次不等。

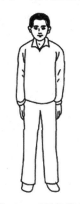
图18-1　预备姿势

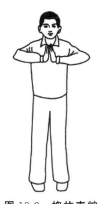
图18-2　捣杵舂粮

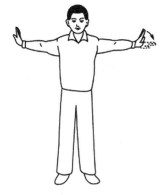
图18-3　扁担挑粮

3.扬风净粮

两臂上举,掌心向上。全身伸展,臂挺直。吸气时,两手尽力上托,两脚用力下蹬;呼气时,全身放松,掌心向前下翻(图18-4)。可反复做8～20次不等。

4.换肩扛粮

右手上举,掌心向下,两目仰视右掌心;左臂自然置于背后(图18-5)。吸气时,头往上顶,肩后挺;呼气时,全身放松。连续做5～10次后,两手交换。

5.推袋垛粮

两臂前平举,立掌,掌心向前,目平视(图18-6)。吸气时,两掌用力前推,手指后翘;呼气时,放松。可连续做8～20次。

6.牵牛拉粮

右脚跨步屈膝,成右弓步。双手握拳,右手举至前上方,左手斜垂于身后(图18-7)。吸气时,两拳紧握内收;呼气时,放松复原如图。连续做5～10次后,左右易位,随呼吸再做5～10次。

7.背牵运粮

两臂屈肘背于身后,左右手指相互拉住,足趾抓地,身体略前倾,状若背牵(图18-8)。吸气时,双手拉紧,呼气时放松。连续做5～10次后,左右手易位,再做5～10次。

8.盘箩卸粮

左脚横跨一步,屈膝成马步。两手屈肘翻掌向上,小臂平举,如托重物(图18-9)。吸气时,手用力上托;呼气时,两手翻掌向下,放松。可连续做5～10次。

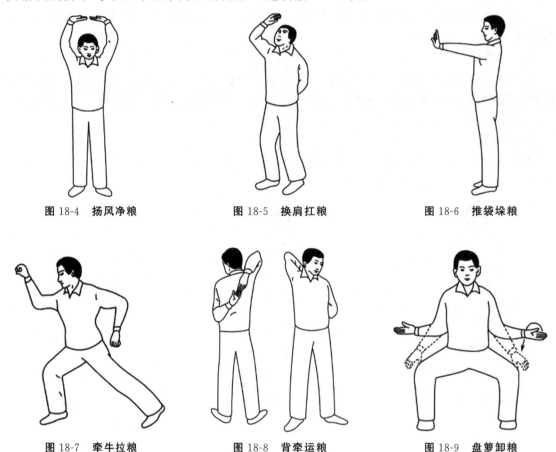

图 18-4　扬风净粮　　　　　　图 18-5　换肩扛粮　　　　　　图 18-6　推袋垛粮

图 18-7　牵牛拉粮　　　　　　图 18-8　背牵运粮　　　　　　图 18-9　盘箩卸粮

9.围围粮

左手握拳,置于腰间,右臂伸向左前方,五指捏成钩手(图18-10)。呼气,腰自左至右转,右手随之向右划圆,至身体正前方时,上体前倾;继续向左转时,上体伸直,同时吸气。连续做5～10次后,左右手交换,再做5～10次。

10.扑地护粮

右脚向前跨步,成右弓步。上体前倾,双手撑地,头微抬,眼看前下方(图18-11)。吸气时,两臂伸直,上体抬高;呼气时,屈肘,上体前倾。连续做5～10次后,换左弓步,再做5～10次。此动作似模仿寻捉害虫之状。

11.屈体捡粮

两手用力合抱头后部,手指敲脑后若干次(即做"鸣天鼓"),先呼气,同时俯身弯腰,头探于膝间作打躬状;吸气时,身体挺直。此模仿捡粮动作(图18-12)。可酌情做8~20次。

12.弓身收粮

上体前屈,两臂下垂,手心向上,用力下推,头上抬(图18-13)。稍停片刻,上体直立,两臂侧举。呼气时屈体,吸气时直立。可连续做8~20次。

注意:屈体时,足跟稍稍提起,直立时着地。

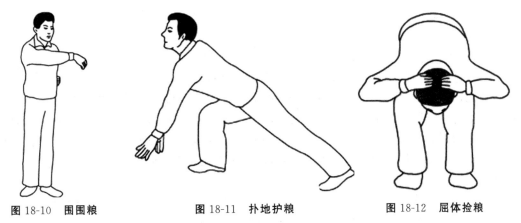

图18-10　围围粮　　　　　图18-11　扑地护粮　　　　　图18-12　屈体捡粮

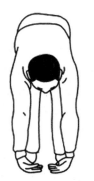

图18-13　弓身收粮

(二)泳疗法

泳疗法是按照腰椎间盘突出症康复治疗方案,利用水自身的机械刺激作用,即水的浮力作用,水的静压力作用,水的液体微粒运动对机体的摩擦作用、温热作用,促进患者机体康复的一种方法。游泳时手脚不停地运动,所有的肌肉群和内脏器官都参与有节奏的运动,可使脊柱充分伸展,肌肉对称发达,使躯体全面匀称协调的发展,同时游泳使人的皮肤脱氧胆固醇在紫外线照射下转变为维生素D,从而促进钙磷吸收,有利于骨骼的钙化,适宜于各型腰椎间盘突出症的康复治疗。

有条件者,也可以充分利用海水浴。海水是一种含各种化学成分(氯化钠、氯化钙、硫酸钙、硫酸镁、碘盐、溴盐等)的矿水,还含有氡、镭等微量元素,浴疗中各种矿物质刺激皮肤,引起皮肤血管扩张,改善血液循环及组织间营养,促进新陈代谢,激活机体防御功能,有增强体质、提高机体免疫力、祛病延年的作用,适用于各种腰椎间盘突出症的治疗。

海水浴有两种方法,一是直接到大海中沐浴或游泳,浴前应先活动活动,然后用干毛巾摩擦身体数遍。沐浴时间依体质而定,循序渐进,逐渐增加;另一种浴法为碧海水浴,即取海水放入盆中煮热到一定温度进行沐浴。

六、未病先防

未病先防,也称无病防病,是指在人体没有发病之前,当采取各种积极而有效的措施,以防止疾病的发生。这是预防为主精神最突出的体现,每能收到事半功倍的效果。

(一)预防原则

1.注重形体锻炼

形体的锻炼活动,不仅可以促进气血流通,使人体筋骨强健,肌肉壮实,脏腑功能旺盛,增强体质,还能以动济静,调节人的精神情志活动,促进人的身心健康。预防腰椎间盘突出症的形体锻炼,要重在腰背肌群的锻炼及平衡运动的锻炼。运动锻炼的目的,可以促进脊柱及其周围组织的血液循环和代谢。进行有序的、适当的运动锻炼,还可以增进脊柱内外肌肉、韧带的活力,减少其疲劳,从而加强脊柱的内外稳定性,有效地防止腰椎间盘突出症的发生。

2.注意姿势体位

人体的姿势和体位与脊柱的活动密切相关,长期的不良姿势和体位,容易引起肌力失调,破坏脊柱的力学平衡,甚至导致脊柱的结构性改变。从生物力学角度来看,不良的体位在增加颈部劳损及椎间隙内压的同时,也增加腰椎间盘突出症的发生率;而正确的姿势则可减轻颈部的疲劳程度,当然也有利于腰椎间盘突出症的防治。

3.调摄日常生活

日常生活调摄,主要包括精神调摄、饮食调养、起居调理三个方面。精神情志的活动异常,虽不是腰椎间盘突出症的直接病因,但长期过激或突然剧烈的情志刺激,超过了人体调节适应范围,往往会成为腰椎间盘突出症的重要的间接病因,并常常使病情随情绪波动异常。故重视精神调摄,常使精神情志安静愉快(即静神)是预防腰椎间盘突出症的基本原则之一。

饮食是生命活动的基本需要,调理得当,不仅能维持正常的生命活动,提高机体的抗病能力,还可以对某些疾病起到治疗作用。饮食不节或调理不当,则可诱发腰椎间盘突出症。因此,饮食的合理调摄、适时有节亦是预防腰椎间盘突出症的重要环节。

有规律的生活和工作,有利于身心健康。根据"天人相应""形神合一"的整体观念,居处适宜,起居有常,节欲保精,自然有度,顺时摄养,慎防劳伤,是预防腰椎间盘突出症的重要内容。

4.防止病邪侵害

慎避外邪是预防养生学的一项重要原则。由于腰椎间盘突出症一个重要原因是由邪气入侵或劳伤、外伤等原因所致,故"虚邪贼风,避之有时"(《素问·上古天真论篇》),注意"避其毒气"以防止其致病和"染易",做好劳动保护防范外伤等均为预防腰椎间盘突出症的重要措施。

(二)预防方法

1.护养肾气,调神练形

腰椎间盘突出症的发生,多因劳伤,致肾气虚损,肾精不能生髓,骨失濡养,故发生骨及椎间盘退变。因此,护养肾气,使肾精充养于髓,是防止骨质和椎间盘退变的根本所在。

劳伤,包括劳力、劳思、房劳三个方面。劳力损伤筋骨,肝肾失调,精血失养,加剧了椎间盘的退变,并在一定的条件下,诱发椎间盘的突出;劳思伤及心脾,气血不足,肾精失去后天气血的濡养,加剧椎间盘的退变;房劳是指房事过度而不节,使肾精亏耗,精不能生髓,骨失濡养而退变。

了解以上发病的原因,就应当注意劳动保护,不要疲劳过度,不要损伤筋骨,注意劳逸结合;脑力劳动者,则应避免过度劳思,注意身体的锻炼;同时亦应注意节制性生活,防止房劳太过。

调神的方法,要顺应四时,生活规律,饮食有节,起居有常,淡泊名利,远离声色,养静藏神,动形怡神,移情易性。经常参加适当的体育锻炼、欣赏音乐、歌舞、吟诗作画、交友览胜、种花垂钓等情趣高雅、动静相宜的活动,使气血流畅,脏腑功能协调,增强体质,提高抗病康复能力。

2.保持正确的姿势和体位

(1)改善工作姿势:避免被迫体位。尽管我们强调在平日工作时应避免某一种体位持续过久,但由各种职业本身的要求。例如办公室工作人员、各种机动车司机、各种流水线的装配工、电脑操作者等,这些长期坐位、弯腰工作者,其椎间盘内压力随着时间的延长可骤然升高,一旦超过其本身代偿限度则必然产生髓核后移,乃至后突。因此应设法避免这一不良体位,但又必须保质保量完成工作。以下措施将有利于避免或减轻这一情况。

定期改变头腰部体位:因工作需要的被迫体位不可维持过久,15～20分钟即应直腰数分钟或站立数分钟,活动一下腰部,以便腰部肌肉放松。

自行腰部按摩:对已有腰椎间盘突出症早期症状者,在工作一段时间后不妨用自己双手对腰后肌群进行自我按摩。手法轻重适度,并在按摩的同时使腰椎前后左右适度活动。

(2)改善工作条件。选择合适的工作台高度:桌椅高度一定要根据个人身材高低加以调整。目前市场上出售的办公桌椅均属标准件,其高度并不适合每种身材,不同身材的人,均应通过调节椅子的高低,或前方加用脚垫而加以调整。

保持腰椎生理曲度:正常情况下,腰椎应呈前凸状,因此在坐位时亦应保持此种体位包括驾车途中、制图、绘画及上网等,均应保持腰部的前凸曲度。

(3)改善睡眠姿势。睡眠时,枕头不宜过高,以免使颈、肩、背肌劳损而发生脊柱病变。已患病者,一般以平躺为宜,侧卧时以患侧在上为佳,防止病情加重。或根据病情需要适当调整姿势与体位。

在一般情况下,腰背部平卧于木板床上(或以木板为底,上方垫以适当硬度的席梦思床垫亦可),使双膝、髋略屈曲。如此,可使全身肌肉、韧带及关节获得最大限度的放松与休息。对不习惯仰卧者,采取侧卧位亦可,但双下肢仍以此种姿势为佳。

3.运动锻炼

运动锻炼的目的,可以促进脊柱及其周围组织的血液循环和代谢,加强对代谢产物及炎性产物的及时排除,保证其正常的生理功能。进行有序的、适当的运动锻炼,还可以增进脊柱内外肌肉、韧带的活力,减少其疲劳,从而加强脊柱的内外稳定性,有效地防止腰椎间盘突出症的发生。

预防腰椎间盘突出症的形体锻炼,要重在腰背伸肌、臀肌、腹肌的锻炼,并配合股、腓、腘等部位肌肉的锻炼及平衡运动的锻炼。有条件时尽量适当地进行一些体育活动,如游泳、跑步及各种球类活动等。现在许多家庭已经有了家庭用健身器,对于形体的锻炼,防止腰椎间盘突出症有积极的意义。但在形体锻炼时亦应注意,锻炼时的运动量要因人而异,不可过量,但应持之以恒。

4.劳动防护

(1)劳逸结合。工作有计划、有步骤,避免过度紧张、劳累,以防积劳成疾。

(2)从事长期坐位或站位工作的人,应定时活动腰背部的肌肉、关节,以疏通筋脉,防止腰背肌肉过度疲劳而发病。

(3)定期进行身体检查,以及时发现或防治各种脊柱病。

5.家庭中应避免潮湿及寒冷

低温及湿度与颈部疾病的发生与发展亦密切相关,因此在家庭中亦应避免此种不良刺激尤应注意以下两点。

(1)气候变化时,防止受凉:除应注意在初夏或晚秋在户外休息时,由于气温多变,易受凉而引起腰部肌肉痉挛或风湿性改变外,更应避免在空调环境下冷风持续吹向身体,特别是腰部,可以造成腰椎内外的平衡失调而诱发或加重症状。

(2)避免潮湿环境:室内环境过于潮湿,必然易引起排汗功能障碍,并易由此引起人体内外平衡失调而诱发腰椎间盘突出症及其他骨关节疾病。因此,应设法避免。

(白　楠)

第九节　脊　髓　损　伤

脊髓损伤主要是因直接暴力(砸伤、摔伤、刺伤、枪伤等)造成脊柱过度屈曲、骨折、脱位伤及脊神经,其次是因脊髓感染、变性、肿瘤侵及脊髓引起。本节重点介绍外伤性脊髓损伤。

外伤性脊髓损伤根据损伤水平和程度差异,可分为脊髓震荡、脊髓挫伤、椎管内出血和脊髓血肿4种类型。本病多造成严重瘫痪致残。胸、腰髓损伤引起双下肢和躯干的部分瘫痪称截瘫,颈髓C_4以上损伤上肢受累则称四肢瘫。可伴有损伤水平以下躯干、肢体、皮肤感觉、运动反射完全消失、大小便失禁等症状。

中医认为脊髓损伤多为督脉损伤,从而导致督脉和其他经络、脏腑、气血之间的功能紊乱,出现一系列临床表现。中医古籍中无脊髓损伤这样的病名,也缺乏与脊髓损伤相关疾病的完整记载。《灵枢·寒热病》:"身有所伤,血出多……若有所堕坠四肢懈惰不收,名为体惰。"本句描述了外伤所致的截瘫与脊髓损伤极为类似,提出了中医病名"体惰",可被认为是对本病的最早病名记载。

一、康复评定

(一)现代康复评定方法

康复评定通过对患者功能障碍的性质与程度进行评估,为医师在治疗前制订康复治疗策略做准备。同时,通过治疗前后评估客观指标的变化比较,体现治疗效果,有助于进一步康复治疗与策略的修改。康复评定一般分为初期评定(入院后1周)、中期评定(治疗1个月后)和末期评定(出院前1周)。具体评定项目如下。

1.脊柱脊髓功能评定

脊柱脊髓功能评定包括脊柱骨折类型与脊柱稳定性及脊柱矫形器评定,根据美国脊髓损伤学会(ASIA)标准对脊髓损伤程度的评定,根据肌力评定与感觉评定对脊髓损伤水平的评定。

2.躯体功能评定

躯体功能评定包括关节功能评定,肌肉功能评定,上肢功能评定,下肢功能评定,自助具与步行矫形器的评定,泌尿与性功能评定,心肺功能评定,疼痛评定等。

3.心理功能评定

心理功能评定包括心理状态评定,性格评定等。

4.日常生活活动能力评定

可采用 Barthel 指数评定或独立生活能力评定(FIM)。

5.社会功能评定

一般包括生活能力评定,就业能力评定等。

(二)传统康复辨证

1.病因病机

本病属于中医之"痿证""痹证""痿躄""体惰"的范畴。坠落、摔伤、挤压、车祸、砸伤及战时火器伤,造成督脉损伤,肾阳不足;迁延日久,阳损及阴,使肝肾亏损。督脉受损,阳气不足,导致临证多变。总之,脊髓损伤病位在督脉;累及肾、脾、肝、肺。在病理性质方面,以经络瘀阻、阳气不足为主,甚则阳损及阴,导致阴阳两虚。故其病因为"瘀血",病机为"督脉枢机不利"。

2.辨证

辨证包括:①瘀血阻络证;②脾肾阳虚证;③肝肾亏虚证。

二、康复策略

确定各种不同损伤水平患者的康复目标,使患者使用尚有功能的肌肉,学习相关的技术,完成尽可能独立地进行自理生活的各种活动,完成从一个地方到另一个地方的转移,甚至要努力重新就业。

康复治疗在很大程度上可以预防或降低脊髓损伤所引起的一系列严重的并发症,如肺部感染、尿路感染、压疮、关节僵硬和挛缩、精神抑郁等。通过装配和使用辅助设施使患者最大限度地恢复日常生活活动和工作、学习娱乐等能力。

脊髓损伤康复在早期即应开始。在受伤后有两种情况:一是需手术治疗,一是保守治疗。只要病情稳定、无其他合并损伤,康复即应开始。当然早期活动不能影响手术效果。主要是活动身体各个关节,保持关节正常活动度,每天活动 2～3 次,每个关节活动不少于 1 分钟。另外,在医师允许情况下,在护士指导下进行体位更换,也就是定时翻身,防止压疮产生,一般 2 小时一次,突出骨部分(如肩胛骨、足跟、后背部、骶尾骨、双肢部)加软垫垫起,注意大小便排出通畅,注意体温变化,经常安慰患者,改善患者心理,注意伙食的营养,定时饮水。如果早期康复做得好,会为今后进行全面康复训练创造良好基础。

传统康复治疗对脊髓损伤患者,不论在缩短康复疗程、提高生活自理能力,还是在解除患者病痛方面,都有着不容忽视的作用。它可使脊髓损伤患者的肌力得到不同程度的提高,降低痉挛性瘫痪患者的肌张力,对痉挛有一定的缓解作用,减轻患肢疼痛;改善尿便排泄功能,改善性功能,对泌尿系统感染、继发性骨质疏松和压疮等合并症有很好的防治作用。

脊髓损伤所导致的各种功能障碍和并发症,需采用不同的治疗原则。截瘫或四肢瘫宜疏通督脉,通达阳气;痉挛宜疏通督脉,养血柔肝散寒;骨质疏松应补肾通经,行气活血;直立性低血压应补脾益肾;便秘宜调理肠胃,行滞通便;尿潴留应疏调气机,通利小便;泌尿系统感染宜利尿通淋;脊髓损伤神经痛应通经活血行气止痛。

三、康复治疗方法

(一)推拿治疗

1.原则

疏通经络、行气活血、补益肝肾。选择以足阳明胃经脉和督脉的腧穴为主,辅以足少阳胆经脉、足太阳膀胱经经脉及腧穴。

2.具体操作

患者仰卧位,治疗师位于患侧。治疗师用㨰法沿上肢自上而下操作2~3遍;拿上肢,然后按揉上肢手三阳经穴位合谷、阳溪、手三里、曲池、臂臑、肩贞、肩髃等穴,每穴操作1~2分钟。捻五指。用㨰法沿下肢前面自上而下㨰2~3遍。按揉髀关、伏兔、足三里、解溪等穴,每穴操作1~2分钟。用拿法从大腿根部拿向小腿至足踝部,操作2~3遍,以腓肠肌部位为重点。患者取俯卧位,治疗师位于患者一侧,用㨰法沿背部膀胱经、督脉来回滚5遍,病变脊椎节段以下手法可稍加重。自下而上对夹脊穴及督脉施捏脊法。用拇指揉法揉腰俞、腰阳关、肾俞、脾俞等穴,每穴按揉1~2分钟。拍打脊背部,以皮肤发红为度。拿下肢2~3遍后,用拇指揉环跳、风市、阳陵泉、委中、承山等穴。摇法施于下肢,结束治疗。每天1次,每次30分钟,10次为1个疗程。

3.操作要求

推拿手法的轻重可根据患者的体质和瘫痪性质来决定,痉挛性瘫痪患者手法宜轻,时间宜长,以捏、拿为主,放松过高的肌张力,顺其自然缓慢屈伸关节,同时进行上下肢各受限关节的屈伸和牵拉的被动运动3次。弛缓性瘫痪患者手法宜重,时间宜短,以拍、打、抖、振颤为主。如瘫痪部位的肌肉已有一定的自主活动,推拿手法应逐渐加重,常用搓法、㨰法、拿法等手法及揉掐肌肉法、捶拍肢体法,并加强对患肢的被动运动。

4.注意事项

颈椎骨折所致四肢瘫者,重点用拇指揉、捏、按及弹拨患者双侧颈肩(一般从骨折的上2节段椎旁开始)、上肢及手指,做手指、腕、肘关节的屈伸、肩关节外展和上举的被动运动3次。下肢用同样的方法。腰椎骨折所致截瘫者重点要从骨折上2节段的椎旁开始,沿督脉、膀胱经及下肢足阳明经、足少阳经、足太阴经进行揉、捏、按及弹拨等,最后点压其经络上的部分腧穴及涌泉穴。伴有继发性骨质疏松者选取肾俞、关元俞、气海俞、脾俞、大杼、阳陵泉、足三里进行按揉。

(二)针灸治疗

1.毫针刺法

毫针刺法是治疗脊髓损伤中应用广泛的一种疗法。以疏通经络、活血化瘀为原则。临床一般常用循经取穴和对症取穴施术。

(1)循经取穴:以足阳明胃经脉、足太阳膀胱经脉、足少阳胆经脉、督脉、任脉为主。胃经取梁门、天枢、水道、归来、髀关、阴市、足三里、上下巨虚;膀胱经取各背俞穴及膈俞;胆经取京门、环跳、风市、阳陵泉、悬钟、丘墟、足临泣;督脉取大椎、陶道、身柱、神道、至阳、筋缩、脊中、悬枢、命门、腰阳关;任脉选中脘、建里、水分、气海、关元、中极。也可酌选足三阴经穴,如章门、三阴交、地机、血海、涌泉等。

(2)对症取穴。①二便障碍:选取八髎、天枢、气海、关元、中极、三阴交;②下肢瘫:下肢前侧选取髀关、伏兔、梁丘,下肢外侧选取风市、阳陵泉、足三里、绝骨,下肢后侧选取承扶、殷门、昆仑;③足下垂选取解溪、商丘、太冲;④足外翻选取照海,足内翻选取申脉;⑤上肢瘫选取肩髃、肩髎、臑臑、曲池、手三里、外关透内关、阳溪、合谷。

另外,还可按脊髓损伤节段取穴:$C_{5\sim7}$节段损伤取手太阴经或手阳明经的穴位,$C_8\sim T_2$节段损伤取手少阴经或手太阳经的穴位;$T_{4\sim5}$节段损伤取双乳头连线相平的背部俞穴;$T_{7\sim9}$损伤取平肋缘或肋缘下方的背部俞穴;T_{10}损伤取脐两旁腰部的穴位;$L_{1\sim5}$损伤取足阳明经和足太阴经的穴位;$S_{1\sim3}$损伤取足太阳经和足少阳经穴位。临床还常用华佗夹脊疗法,一般选取从受损脊柱两侧上 1～2 椎体至第 5 骶椎夹脊穴为主。

(3)具体操作:各经腧穴,轮流交替使用。常规方法针刺上述穴位,软瘫宜用补法,痉挛性瘫痪宜用泻法,针感差者常加电刺激。留针 30 分钟,每天或隔天 1 次,30 次为 1 个疗程。1 个疗程结束后休息 1 周再进行下 1 个疗程。

2.头皮针疗法

以疏通经络、行气活血为原则。选择焦氏头针进行治疗,截瘫选取双侧运动区上 1/5,感觉区上 1/5;四肢瘫选取双侧运动区上 1/5、中 2/5,感觉区上 1/5、中 2/5 及足运感区。痉挛者加取舞蹈震颤区。

具体操作:采用大幅度捻转手法,每次捻针 15～20 分钟,隔天 1 次。

3.电针疗法

选择损伤脊髓平面上下的椎间隙处督脉穴位,选穴时应避开手术瘢痕。

具体操作:取督脉穴沿棘突倾斜方向进针,针刺的深度以达硬膜外为止,针刺颈段和上胸段时尤应慎重,不可伤及脊髓。针刺到位后,上下两针的针柄上分别连接直流脉冲电针仪的两个输出电极。弛缓性瘫痪,以疏波为主,输入电极正极在下,负极在上;痉挛性瘫痪以密波为主,输入电极正极在上,负极在下。打开开关,电刺激频率为 1～5 Hz,电流强度宜从小到大逐渐加大,以引起肌肉明显收缩,患者能够耐受而无痛苦或者以患者下肢出现酸、麻、胀、轻度触电样等感觉为度。对高位损伤的患者强度不宜过大。每天治疗 1 次,每次 30 分钟,30 次为 1 个疗程。1 个疗程结束后,可休息 1～2 周再进行下 1 个疗程的治疗。

(三)其他传统康复疗法

1.中药疗法

(1)督脉受损,瘀血阻络:方用通督化瘀汤(当归、赤芍、桃仁、红花各 10 g,三七粉 3 g,延胡索 15 g,大黄 8 g,川断、川牛膝各 15 g,炮附子 10 g),水煎服,每天 1 剂。

(2)督脉受损,肾阳不足:可用软瘫康(鹿茸 15 g,鹿角 30 g,干、熟地 80 g,生地 20 g,川牛膝 25 g,杜仲 30 g,山萸肉 25 g,炮附子 20 g,肉苁蓉 20 g,枸杞子 30 g,鸡血藤 25 g,酒当归 30 g,炙地龙 15 g,五味子 15 g),共为末,炼蜜为丸,麝香为衣,每丸 10 g,每次 1 丸,温开水服下,每天 2～3 次。

(3)阳损及阴,虚风内动:可用硬瘫康(鹿茸 15 g,鹿角 20 g,山萸肉 20 g,干、熟地黄 20 g,生地黄 20 g,乳香 10 g,没药 10 g,五灵脂 15 g,酒当归 20 g,炮川乌 10 g,炙马钱子 0.4 g,白附子 9 g,全蝎 2 条,乌蛇肉 10 g,白芍 60 g,鸡血藤 15 g),共为末,炼蜜为丸,麝香为衣,每丸 9 g,每次 1 丸,温开水服下,每天 2～3 次。

2.灸法

以温通经脉、散寒解痉、舒筋止痛、扶正祛邪为原则。一般根据痉挛部位选择穴位,下肢痉挛取肾俞、委阳、浮郄、承山,隔姜灸或温和灸,每天 1 次,每穴 10～15 分钟。

3.拔罐疗法

可参照毫针刺法局部取穴,也可用刺络拔罐法;选用大号玻璃罐在股四头肌和肱二头肌的相应皮肤区行闪罐,刺激量以皮肤充血红润为度;或者取督脉、背部膀胱经为主,外涂红花油走罐、闪罐或皮肤针叩刺后闪罐,每天 1 次,10 次为 1 个疗程。

四、注意事项

(1)脊髓损伤初期,推拿手法宜轻柔,不可用强刺激手法;已有肌肉痉挛者,推拿重点应放在其拮抗肌上,以恢复拮抗肌的肌力为主;背部推拿时,应在不影响脊柱稳定性的前提下进行;运用摇法时注意幅度、频率和力度等。

(2)自主神经过于反射亢进者,慎用针刺治疗。对于体质瘦弱者,针刺眼区、项部的风府等穴及脊柱部的腧穴,要掌握一定的角度,不宜大幅度的提插、捻转和长时间留针,以免伤及重要组织器官;胸胁腰背部腧穴,不宜深刺、直刺。对尿潴留患者小腹部的腧穴,应掌握适当的针刺方向、角度、深度等,以免误伤膀胱等器官。

(3)由于脊髓损伤患者存在不同程度的感觉障碍,施灸法时要注意患者的皮肤温度和颜色,避免造成烫伤。

(4)电针的电流调节应逐渐从小到大,不可突然增强,以免造成弯针、折针、晕针等情况。应避免电针电流回路经过心脏,安装心脏起搏器者禁用电针。

(5)皮肤针叩刺时,重刺而出血者,应及时清洁和消毒,防止感染;拔火罐时应注意勿灼烫伤皮肤。

(6)要积极预防和及时处理并发症。

(7)在开展传统康复疗法治疗脊髓损伤的同时,要积极应用现代康复的技术,如肌力增强术、关节活动术、关节松动术、体位转移训练、轮椅训练等让患者利用尚有功能的肌肉,完成尽可能独立地进行自理生活的各种活动,使患者最大限度地恢复日常生活活动和工作、学习娱乐等。

(白　楠)

第十节　尿　失　禁

尿失禁是指在清醒状态下,排尿失去控制,尿液从膀胱不自主流出的病证。常因神经系统的疾病所致,尿道括约肌损伤、膀胱过度膨胀时也可发生尿失禁。咳嗽剧烈、直立过久、打喷嚏、大哭、惊吓等时尿可自行流出。《诸病源候论》最早以"小便不禁"病名论述此证。

一、病因病理

西医学认为,尿失禁是脊髓排尿中枢病变或支配膀胱的神经遭受损伤,致使尿道括约肌松弛或麻痹而失去控制排尿的功能。

中医学认为,本病多由先天禀赋不足、年老体虚或久病气虚,肾气不足,下元不固,膀胱约束无权;或脾肺气虚,脾失健运,上虚不能制下;或火热郁于下焦,湿热蕴结,脉络瘀阻,膀胱气化失司,开合失职而致小便失禁。

二、临床表现

尿失禁在临床上以神志清楚时,尿液不能自控而经尿道流出为特征。常在咳嗽、打喷嚏、上楼梯、大哭大笑、直立过久、惊吓时发生,多见于妇女产后、久病年老体弱者。

三、诊断要点

(1)临床上以神志清楚时,尿液不能自控而经尿道流出为特征。

(2)在咳嗽、打喷嚏、大哭、惊吓等情况下,尿液不自主从尿道流出。

(3)实验室检查多无尿检异常。

四、康复治疗

(一)物理治疗

(1)物理因子治疗:①低频电刺激。②生物反馈治疗。③体外磁疗。

(2)运动治疗:收缩尿道、肛门和会阴 5～10 秒后放松,间隔 5～10 秒重复上述动作,连续做 20 分钟,每天 2 次,8 个疗程。可在站位、坐位及卧位时进行。

(二)针灸治疗

1.毫针法

处方一:百会、关元、太溪、肾俞、三阴交、足三里、次髎。

操作:局部消毒后针刺,关元、足三里、肾俞用补法;百会、三阴交、太溪、次髎平补平泻。针关元时针尖略下斜,使针感到达会阴部;针次髎时,以 45°角朝尾骨方向进针,使针感到达前阴部。留针 30 分钟。每天 1 次,7 次为 1 个疗程。

处方二:足三里、脾俞、膀胱俞、关元、三阴交。

操作:常规消毒后针刺,得气后行捻转结合提插补法,针足三里时,使针感传至会阴部,关元穴针后加灸,留针 30 分钟。每天 1 次,10 次为 1 个疗程。

处方三:中极、行间、下髎、膀胱俞、三阴交、阴陵泉。

操作:常规消毒后针刺,中极、行间、膀胱俞用泻法,中等强度刺激;阴陵泉、下髎、三阴交平补平泻,下髎采用强刺激,使针感放射至前阴部。每天 1 次,每次 30 分钟,7 次为 1 个疗程。

处方四:关元、气海、肾俞、三阴交。肾阳不足加脾俞、命门;肺脾气虚加肺俞、脾俞、足三里。

操作:常规消毒后针刺,得气后施提插捻转补法,留针 20～30 分钟。关元、气海针后加灸。每天 1 次,12 次为 1 个疗程。

处方五:承浆、太冲、委中、大敦、阴陵泉、膀胱俞。

操作:常规消毒后针刺,得气后留针 30 分钟,每天 1 次,12 次为 1 个疗程。

处方六:腰俞穴。

操作:常规消毒,选取 30 号 3 寸毫针,沿与皮肤呈 15°～30°角进针,麻胀感上传至腰骶部下传至会阴部,此为得气。后用周林频谱仪照射俞穴,使局部穴位及周围有热感,皮肤潮红充血。每次治疗 40 分钟,每天 1 次。

处方七:气海、关元、肾俞、中极、三阴交、阴陵泉。

操作:常规消毒后针刺,得气后行补法,留针 30 分钟,每 10 分钟行针 1 次,若小腹冷痛,可加灸肾俞、关元。每天1次,7次为1个疗程。

处方八:关元、中极、三阴交、膀胱俞、肾俞。

操作:常规消毒后针刺,得气后行补法,留针20分钟,关元、肾俞可加灸。每天1次7次为1个疗程。

处方九:百会、长强、脾俞、肺俞、气海。

操作:局部皮肤常规消毒后,用28号1.5寸毫针针刺,得气后行补法,百会、气海可加灸。每天1次,10次为1个疗程。

处方十:神门、三阴交、心俞、肾俞、关元、内关。

操作:局部皮肤常规消毒后,采用28号1.5寸毫针针刺,得气后行平补平泻法。每天1次,10次为1个疗程。

处方十一:肾、肝、肝俞、太溪、太冲、水泉。

操作:局部皮肤常规消毒后,采用28号2寸毫针针刺,刺肝俞时,针尖朝棘突方向针刺,得气后行平补平泻法。每天1次,7次为1个疗程

处方十二:膀胱俞、中极、阴陵泉、行间、太溪。

操作:局部皮肤常规消毒后,用毫针针刺,得气后行泻法。每天1次,7次为1个疗程。

处方十三:中极、合谷、血海、三阴交、行间。

操作:局部皮肤常规消毒后,用28号1.5寸毫针针刺,得气后行平补平泻法。每天1次,12次为1个疗程。

2.温针灸法

处方一:气海、肾俞、关元、命门、膀胱俞、三阴交。

操作:常规消毒后针刺,行捻转提插补法。前3穴和后3穴交替使用。得气后在针柄上串一段约2 cm长的艾段,从下端点燃,待燃毕针冷出针。每天1次,10次为1个疗程。

处方二:肾俞、关元、气海、太溪、膀胱俞、足三里。

操作:患者取仰卧位,取背俞穴,常规消毒后针刺,得气后行温针灸,每个艾段长25 cm左右,燃尽针冷出针,然后再针腹部及下肢穴位,得气后施灸。每天1次,12次为1个疗程。

处方三:肾俞、膀胱俞;中极、关元。

操作:两组穴位交替使用。皮肤严格消毒后针刺,中极、关元刺15～20寸,施呼吸补泻之补法,使局部产生酸胀感,并向外生殖器扩散;肾俞、膀胱俞直刺1～1.5寸,施捻转补法,每次1分钟,然后在针柄上串一段约2 cm的艾段,自下点燃,燃尽留针20分钟,针冷出针。每天1次,12次为1个疗程。

处方四:关元、中极;肾俞、膀胱俞。

操作:局部皮肤常规消毒后针刺,关元、中极二穴进针1.5～2寸,取呼吸补泻之补法使局部酸胀感并向外生殖器扩散。肾俞、膀胱俞直刺1～1.5寸,施捻转补法,每穴施术1分钟。然后每穴在针柄上穿置一段长2～3 cm长的艾条,自下端点燃施灸,等艾灸燃毕,留针20分钟后起针。每天2次,两组穴交替使用,10天为1个疗程。

3.电针法

处方一:关元、气海、中极、肾俞、足三里。

操作:局部皮肤常规消毒后,选25号2寸毫针针刺,得气后接通C6805电针仪,通电分钟。每天1次,12次为1个疗程。

处方二:腰俞、会阳、八髎。

操作:局部皮肤常规消毒后快速针刺,进针得气后接通 C6805 电针仪,用连续波持续 30 分钟,刺激强度以患者能耐受为度。每天 1 次,12 次为 1 个疗程。

4.头针法

处方一:百会。

操作:严格消毒,取 2 寸毫针,沿头皮向后刺入 1.5 寸,以 200 次/分的速度捻转 5 分钟,留针30 分钟,每 5 分钟行针 1 次。每天 1 次,7 次为 1 个疗程。

处方二:四神聪。

操作:严格消毒,取 2 寸毫针,向百会方向透刺,得气后留针 30 分钟,间隔刺激,用指甲刮针柄 5 次左右,使患者头顶有微热感。每天 1 次,7 次为 1 个疗程。

处方三:头部顶区。

操作:局部皮肤严格消毒后,用 28 号 3.0 寸毫针,于头皮呈 15°,快速平刺,进入帽状腱膜下疏松组织内 1.5～2.0 寸,得气后施捻转提插补泻手法,使针感扩散至整个头部,留针 30 分钟,留针期间行针 2～3 次。每天 1 次,15 天为 1 个疗程。

5.耳针法

处方一:外生殖器、交感、三焦、膀胱。

操作:每次选 3～4 穴,用 0.5 寸毫针刺入 0.2～0.3 寸,中等刺激,留针 40～60 分钟。每天1 次,10 次为 1 个疗程,疗程间隔 2～3 天。

处方二:脑、肾、神门、膀胱、尿道区、敏感区。

操作:每次选 3～4 穴,严格消毒后针刺,中等刺激,留针 30～40 分钟。每天 1 次,12 次为1 个疗程,两耳交替使用。

处方三:肾、膀胱、尿道区、脑、下脚端、神门、敏感点。

操作:局部皮肤常规消毒后,选 2～3 穴,毫针刺,弱刺激,留针 20 分钟。每天 1 次,10 次为1 个疗程,两耳交替使用。

处方四:内分泌、肝、肾、神门、皮质下。

操作:局部皮肤常规消毒后,用毫针针刺,中度刺激,留针 20 分钟。隔天 1 次,10 次为 1 个疗程。

处方五:膀胱、肾、交感、肾上腺。

操作:局部皮肤严格消毒后,用耳针针刺,强刺激,不留针。每天 1 次,12 次为 1 个疗程。

处方六:心、肾、交感、内分泌、神门。

操作:局部皮肤常规消毒后,用耳针针刺,中等刺激,留针 30 分钟。隔天 1 次,7 次为 1 个疗程。

处方七:肾、肝、膀胱、皮质下。

操作:局部皮肤常规消毒后,用 0.5 寸毫针针刺 0.2～0.3 寸,中等刺激,留针 30 分钟隔天1 次,7 次为1 个疗程。

处方八:肺、脾、肾、皮质下。

操作:局部皮肤常规消毒后,用耳针针刺,中等刺激,留针 30 分钟。每天 1 次,10 次为 1 个疗程。

处方九:肾、膀胱、皮质下。

操作:局部皮肤常规消毒后,用毫针针刺,得气后中度刺激,留针 10～20 分钟。隔天 1 次, 7 次为 1 个疗程。

6.耳压法

处方:肾、三焦、尿道、交感、外生殖器。

操作:每次选 4～5 穴,用胶布将王不留行籽分别压于耳穴上,每天按压 3～5 次,每次 3 分钟。 每 3 天换 1 次,7 次为 1 个疗程。

7.鼻针法

处方:心、肾、前阴、生殖器。

操作:局部皮肤常规消毒后,选 28 号 1.5 寸毫针针刺,得气后留针 10 分钟,每天 1 次,10 次 为 1 个疗程。

8.眼针法

处方:下焦区、心区、肾区。

操作:局部皮肤常规消毒后针刺,直刺 2 分,行平补平泻法,留针 10 分钟。每天 1 次,10 次 为 1 个疗程。

9.穴位注射法

处方一:关元、三阴交;中极、阴陵泉。

操作:每次选一组穴位,局部皮肤严格消毒后,用注射器吸出莨菪碱注射液 10 mg,加 0.9% 氯化钠 2 mL,对准穴位快速进针,得气后回抽无回血后将药液缓缓注入,每穴 1 mL 左右。每天 1 次,10 次为 1 个疗程,疗程间隔 5 天,两组穴位交替使用。

处方二:百会。

操作:局部皮肤常规消毒后,取醋谷胺 100 mg,呋喃硫胺 20 mg,用带 5 号针头的注射器取 2～3 mL 药液,并由穴位部位沿头皮向后矢状缝方向进针约 3 cm,再边推注药液边退出注射针, 拔针后在注射部位压迫 20 分钟,防止出血。隔天 1 次,10 次为 1 个疗程。

处方三:肾俞、小肠俞。

操作:局部皮肤严格消毒后,用 5 mL 注射器吸入麻黄素注射液 0.5 mL,2% 普鲁卡因 1 mL, 再吸注射用水至 5 mL,肾俞与小肠俞交替使用,每穴注射 1 mL,每天 1 次,下午 5 点以后注射, 5 次为 1 个疗程。

10.穴位照射法

处方:关元、三阴交。

操作:关元、三阴交(双)行穴位封闭后,3 穴交替照射。照射距离 30 cm,照射时间每穴 20～ 30 分钟,每天 1～2 次,10 天 1 个疗程,2 疗程间休息 3～5 天,一般 2～3 个疗程。

11.穴位贴敷法

处方一:神阙。

操作:硫黄 30 g,大葱 120 g,先将硫黄研末,再和大葱共捣如泥,烘热,装纱布袋,敷脐,外用 纱布包裹,或用胶布固定。每晚 1 次,7 次为 1 个疗程。

处方二:神阙。

操作:甘草 50 g,白芍、白术各 20 g,硫黄 50 g,白矾 10 g,前三味水煎 2 次,每次 1 小时,2 次 药液混合浓缩成膏糊,后两味药研末后掺入搅匀,再烘干研细备用,每次 2～3 g,纳入神阙穴,上 盖薄纸片,胶布固定。每 3～7 天换药 1 次。

12.灸法

处方一:命门、肾俞。

操作:将艾条点燃对准上述穴位,距皮肤4～16 cm施灸,以皮肤潮红为度。每穴15～20分钟。每天1次,12次为1个疗程,疗程间隔3天。

处方二:关元、天枢、上髎、下髎;中极、气海、中髎、次髎。

操作:天枢、气海、中极、关元用1.5寸毫针施补法,留针20分钟,起针后再施灸法前4个穴位施温和灸,艾条的点燃端距皮肤2～3 cm,约10分钟,以皮肤暗红为度,使之起泡。隔1天,再灸后4个穴位,使之起泡,不要挑破,使之自然吸收。

(三)不同类型尿失禁的康复治疗

1.吴氏用眼针配头针加电治疗脑血管意外后尿失禁

(1)眼针取穴:主穴双侧下焦区、肝区、肾区。肝阳上亢者常伴有烦躁不安,舌红苔黄脉弦,加胆区;气虚血瘀者伴有面黄气怯神疲,舌淡暗,加心区;风痰阻络者伴有腹胀食欲缺乏,舌淡苔白腻,加脾区。局部常规消毒后,用29号0.5寸毫针,与皮肤呈10°～15°角沿皮刺入相应穴位,得气后不施手法,留针15分钟。

(2)头针(加电)取穴:双足运感区及生殖区。选用28号1.5～2寸长的毫针,针尖向上向后平刺所选穴位0.8～1寸,针刺得气后接通C6805型电针治疗仪,选取连续波频率80～100 Hz,留针30分钟。针刺治疗每天1次,每周休息1天,4周后评定疗效。

2.刘氏用电针配合TDP照射治疗中风后尿失禁

主穴取关元、水道(双);配穴取阴陵泉(双)、三阴交(双)。针刺关元、水道时,针尖斜刺向下进针2寸,针感局部酸麻胀并向外阴放射;针刺阴陵泉、三阴交均用2寸毫针直刺15寸左右,用G6805针灸治疗仪正极接关元穴、负极接两边水道穴,然后用TDP照射小腹30分钟,每天1次,10次为1个疗程,并嘱咐患者定时排尿,勤洗外阴,更换内裤,每晚睡觉前热水泡脚并按摩涌泉穴各200次。针刺2个疗程后,小便失禁症状有所好转,再继续治疗3个疗程,小便基本恢复正常,至今未复发。

3.李氏用头体针配合治疗压力性尿失禁

取穴。第一组:足运感区、关元、气海、中脘、足三里、阴陵泉。

第二组:足运感区、脾俞、胃俞、肾俞。操作:先针头针,后针体针。常规消毒足运感区,用26号1.5寸毫针,迅速刺入足运感区帽状腱膜下,快速捻转强刺激,禁提插。体针:常规消毒穴位,用30号1.5寸毫针针刺关元、气海、中脘、足三里、脾俞、胃俞、肾俞穴,得气为度,用补法,留针30分钟,中间捻针2次。每天针刺1次,12次为1个疗程。共治15例,治愈13例,有效2例。

4.刘氏等用电针治疗老年急迫性尿失禁

取穴:肾俞、次髎、会阳、三阴交。肾俞、三阴交,常规刺法;次髎,用3～4寸毫针向下斜刺入骶后孔中;会阳,3寸毫针直刺25寸。得气后,分别连结HANS电极于双侧次髎、会阳,频率15 Hz,疏密波形,渐增大电流至不能耐受为度,持续电针20分钟。电针治疗每天1次,周六、周日休息,半月为1个疗程。

5.卢氏用针灸配合穴位贴敷治疗尿失禁

针灸治疗。Ⅰ组:中极、关元、足三里、三阴交;Ⅱ组:肾俞、膀胱俞、次髎、委阳、太溪。两组穴位交替使用。根据所选穴位,让患者采取适当体位,局部常规消毒,取28号1.5寸毫针,针刺得气后用补法,关元、肾俞、膀胱俞,留针40分钟,针后局部加艾条灸。

穴位贴敷:用陈醋配五倍子细末,填脐,外用纱布封后用胶布固定,每天更换1次。10次为1个疗程,疗程间隔3~5天。

6.杨氏等用针药灸三法治疗脑中风性尿失禁

头皮针治疗:选用足运感区、运动区上中点,双侧交替进行。选足运感区、运动区上中点后,分开头发,常规消毒后选用26号不锈钢针1.5~2寸长,针尖与头皮呈30°夹角,快速进针,快速捻转,使针体来回转动200次/分左右,捻转约2分钟,留针15分钟,再捻转1~2分钟,在捻转中并诱导患者做憋尿动作。

艾灸:选神阙、关元、气海穴位,备好艾炷,姜片厚0.2 cm左右。嘱患者平卧,保持身体平衡,将备好的姜片贴在上述穴位上,取穴力求准确,在姜片上放上艾炷,然后在艾炷的顶端点燃,火力由小到大,由热变灼热微痛,若患者灼疼受不了,可用镊子夹住艾炷稍抬高一下,待温度略降后放下再灸,至局部皮肤红晕为度,每天灸1次,每次1~2炷。

自拟益肾活血缩尿汤:芡实9 g、山茱萸9 g、桑螵蛸9 g、益智仁9 g、丹参15 g、当归12 g、熟地15 g、首乌10 g、肉苁蓉9 g、红花6 g、牛膝12 g、黄芪30 g、白术10 g、石菖蒲12 g、远志9 g。每天1剂,水煎分服。上述治疗10天为1个疗程,可连续进行2~3个疗程。

7.卢氏用头体针配合治疗老年性尿失禁

头皮针取额旁3线、顶中线;肾气虚衰型加额顶带下焦,肾气虚衰型用进气法,膀胱湿热型用抽气法,均留针15分钟,每5分钟行针1次(行针时均让患者作约束膀胱动作)。体针以关元、水道、气冲(双侧)、阳陵泉、三阴交(均单侧)为主穴,肾气虚衰型配肾俞、命门(均双侧),膀胱湿热型配大敦(单),操作时让患者取仰卧位,主穴用无痛进针法刺入皮下,得气后于主穴(三阴交除外),使用温针灸15~20分钟,肾气虚衰型患者再于肾俞、命门穴处针刺得气后施用烧山火手法留针15~20分钟,膀胱湿热型配大敦穴点刺放血。每天1次,10天为1个疗程。

8.郭氏芒针治疗尿失禁

取穴:中极、关元、膀胱俞、肾俞、百会、秩边透水道、三阴交。常规消毒,中极、关元选3寸毫针针刺,施以呼吸补泻法的补法,关元穴加灸;三阴交直刺1.5寸,捻转补法;膀胱俞、肾俞直刺1.5~2寸,捻转补法;百会斜刺0.5寸,捻转补法;秩边透水道由秩边进针,针尖刺向水道,进针4~4.5寸,捻转泻法,快针不留针;其余各穴留针20分钟,每天1次,10天为1个疗程。1个疗程后评定疗效。

9.王氏等用温针灸治疗老年性尿失禁

取百会、中极、关元、气海。令患者仰卧,放松调息,以毫针直刺以上穴位,得气后分别在百会、关元穴针上各插长2 cm左右的艾条施灸。艾条下端和皮肤间隔以中间带小孔的硬纸壳,以防灰烬落下烫伤皮肤。30分钟后艾条燃尽,除去灰烬后起针。每天1次,6天为1个疗程,疗程间休息1天,3个疗程后观察疗效。

10.薛氏等头针配合温针灸治疗老年急迫性尿失禁

取穴:头针取双侧足运感区、生殖区。温针灸取中极、三阴交及双侧提托。常规消毒,头针用28号1.5~2.5寸毫针,与头皮呈30°夹角快速进针,至帽状腱膜下层,然后使针与头皮平行,继续进针1.0~1.5寸,快速捻转,200~300转/分,不提插,中等刺激强度,以局部有胀感为得气,每次留针50分钟。每天1次。10次为1个疗程。温针灸先针刺中极与提托,斜向下深刺,令针感放散至会阴及大腿内侧;余穴按常规刺入,施补法,以得气为度。针刺后在中极、提托2穴上放置硬纸板,取1~2 cm长艾条插在针柄上点燃,温针灸20分钟。每天1次,10天为1个疗程。

(白　楠)

参 考 文 献

[1] 崔姗姗.中医门径 中医基础通识[M].郑州:河南科学技术出版社,2021.

[2] 杨卓欣.中医临证撷英[M].广州:广东科学技术出版社,2020.

[3] 王健,王耀智.新编中国现代推拿[M].上海:上海交通大学出版社,2021.

[4] 彭清华,刘旺华.中医诊断现代研究[M].长沙:湖南科学技术出版社,2020.

[5] 王向莹,王诗源.中医基础与疾病辨证[M].哈尔滨:黑龙江科学技术出版社,2021.

[6] 朱建平.总论、中医基础理论[M].上海:上海科学技术出版社,2020.

[7] 王少英.临床中医诊疗精粹[M].北京:中国纺织出版社,2020.

[8] 胡德胜,朱锐.实用小儿推拿学[M].武汉:华中科技大学出版社,2021.

[9] 王心东.中医实践论语[M].北京:中医古籍出版社,2020.

[10] 王常海,车志英.中医诊断学研究[M].济南:山东科学技术出版社,2021.

[11] 梁少华.临床中医诊疗学[M].长春:吉林科学技术出版社,2020.

[12] 张永臣,王健.针灸学[M].济南:山东科学技术出版社,2020.

[13] 王红民.经络诊察与推拿临床思维训练[M].北京:中国中医药出版社,2021.

[14] 吴耀持,涂宇明.针灸疗法[M].上海:上海科学技术出版社,2020.

[15] 曾培杰.认识中医[M].沈阳:辽宁科学技术出版社,2020.

[16] 张捷.脑卒中针灸康复诊疗[M].太原:山西科学技术出版社,2020.

[17] 黄福忠.中医诊治常见疾病[M].成都:四川科学技术出版社,2021.

[18] 杜广中,李青青.现代并发症的针灸诊疗[M].北京:中国医药科技出版社,2020.

[19] 牟成林,沈向楠,朱学亮,等.实用骨病针灸推拿康复技术[M].北京:科学技术文献出版社,2021.

[20] 肖少卿.肖少卿针灸中药治验荟萃[M].沈阳:辽宁科学技术出版社,2020.

[21] 吴中云.中医文化纵观[M].北京:知识产权出版社,2021.

[22] 黄国健.针灸单穴应用大全[M].北京:中国医药科技出版社,2020.

[23] 赵吉平,符文彬.针灸学[M].北京:人民卫生出版社,2020.

[24] 宋柏林,于天源,赵焰,等.推拿治疗学[M].北京:人民卫生出版社,2021.

[25] 许桂青.临床针灸与推拿实践[M].哈尔滨:黑龙江科学技术出版社,2020.

[26] 李桂.中医临床精要[M].北京:中医古籍出版社,2021.

［27］王艳君,王鹏琴,龚利.针灸推拿康复学［M］.北京:中国中医药出版社,2020.

［28］孙涛.推拿手法［M］.北京:中国劳动社会保障出版社,2021.

［29］黄龙徵.临床中医诊疗与针灸［M］.哈尔滨:黑龙江科学技术出版社,2020.

［30］李灿东.实用中医诊断学［M］.北京:中国中医药出版社,2021.

［31］秦华佗,刘格,陈苑珠.中医临证经验与方法［M］.长春:吉林科学技术出版社,2020.

［32］汪文军,顾赤.推拿疗法［M］.上海:上海科学技术出版社,2020.

［33］李宁,吕建琴.针灸学［M］.成都:四川大学出版社,2021.

［34］吕明.推拿手法学［M］.北京:中国医药科技出版社,2020.

［35］张必萌,汤晓龙.常见眼病针灸治疗实用手册［M］.上海:上海科学技术出版社,2021.

［36］陈倩婧,陈彦,江华,等.小儿推拿对咳嗽变异性哮喘缓解期患儿 IL-4、IL-13、γ-干扰素的影响［J］.中医学,2021,10(3):304-308.

［37］张莎莎,肖婷婷,沈凤梅,等.针药联合言语康复训练治疗脑卒中后失语症 62 例临床研究［J］.江苏中医药,2020,52(12):58-61.

［38］王梅,邱占军,陈宪海.中医辨体论治流行性感冒的研究进展［J］.中国中医急症,2020,29(3):558-561.

［39］江颖,陈日兰,范馨维.针灸治疗偏头痛的临床研究进展［J］.大众科技,2021,23(12):98-100.

［40］马军虎,胡沛铎,周伟,等.基于平乐正骨之推拿手法治疗神经根型颈椎病效果观察［J］.西部中医药,2021,34(4):122-126.